JN312266

理学療法 MOOK 14

腰痛の理学療法

シリーズ編集　黒川　幸雄（埼玉医科大学保健医療学部）
　　　　　　　高橋　正明（群馬パース大学保健科学部）
　　　　　　　鶴見　隆正（神奈川県立保健福祉大学）

責任編集　　　伊藤　俊一（埼玉県立大学保健医療福祉学部）
　　　　　　　鶴見　隆正（神奈川県立保健福祉大学）

編集にあたって

　企画開始から2年以上の歳月を要して，苦渋を重ねながらどうにか理学療法MOOKシリーズ「腰痛症の理学療法」を完成させることができました．ご執筆していただいた先生方にはたいへん申し訳ありませんでしたが，近年の運動器疾患の中で最大のトピックの一つである「腰痛」に関する最新の事情と，理学療法の新しい方向性を示すことができたと考えます．

　腰痛に関しては，厚生労働省の国民生活基礎調査の毎回有訴受診率（健康保険を使用した疾患の割合）で第1位か第2位にもかかわらず，その理学療法治療に関しては科学的でない，効果が明らかでない，つまりエビデンスがないとされてきました．

　本書は，2007年10月に米国で13年ぶりに新たに出された腰痛診療ガイドラインにも合致する「急性腰痛」と「慢性腰痛」という新たなくくりと，今後ますます重要視されると考えられる「障害予防」を包括した章立てで構成させていただきました．特に第1章では，日本の腰痛治療の第一人者であられる福島県立医科大学の菊地臣一教授に腰痛の保存療法に対する新たな概念と戦略を執筆していただき，腰痛に対する新しい考え方をご提示いただきました．さらに，前述した急性腰痛と慢性腰痛に区分して，それぞれに対する治療法を現在わが国の第一線でご活躍されている先生方にご執筆していただき，2008年の現状で最善と考えられる治療方法を数多く収録できました．

　いうまでもなく腰痛とは病態の総称であって，その原因は多岐にわたり単一の評価法や治療法で改善するものではありません．本書に掲載させていただいた多くの考え方や治療法が，多種多様な腰の痛みで苦しんでおられる患者さんに対するセラピーのために必要となる引き出しの一つとして，多くのセラピストに臨床で役立てていただければ幸いです．

　最後に，本書の完成によって腰痛に対する理学療法が，科学的根拠に基づいた治療法として患者さんに提供されれば，企画した者として望外の喜びであります．

　2008年4月吉日

伊藤　俊一

目　次

第1章　腰痛診断と保存療法
1. 腰痛の病態と治療―新しい概念と戦略 ……………………… 関口美穂，他・2
2. 腰痛に対する理学療法のEBM ………………………………… 内田賢一，他・9
3. 腰痛―診断と治療の基本 ……………………………………… 白土　修・18

第2章　急性腰痛
1. 急性腰痛の診断と保存療法 …………………………………… 矢吹省司・32
2. 運動療法Ⅰ ……………………………………………………… 石田和宏，他・39
3. 運動療法Ⅱ ……………………………………………………… 青木一治，他・48
4. 徒手療法Ⅰ ……………………………………………………… 藤縄　理・62
5. 徒手療法Ⅱ ……………………………………………………… 荒木秀明，他・77
6. アスリートの急性腰痛 ………………………………………… 山本泰雄・87
7. 物理療法―急性期 ……………………………………………… 沖田　実，他・96

第3章　慢性腰痛
1. 慢性腰痛の診断と保存療法 …………………………………… 高橋和久・108
2. 慢性腰痛の理学療法 …………………………………………… 竹井　仁，他・114
3. 運動療法Ⅲ―筋力強化法 ……………………………………… 隈元庸夫，他・130
4. 運動療法Ⅳ―McKenzie法 …………………………………… 酒井義人・141
5. 運動療法Ⅴ―スリングセラピー ……………………………… 藤本修二，他・149
6. 運動療法Ⅵ―教育的アプローチ（腰痛学級） ……………… 隈元庸夫，他・156
7. 労働従事者における腰痛とその指導 ………………………… 辻下守弘・168
8. アスリートの慢性腰痛 ………………………………………… 平田光司・179
9. 慢性腰痛のストレッチング …………………………………… 鈴木敏和，他・188
10. 物理療法―慢性期 …………………………………………… 青山　誠・201

第4章　腰痛理学療法の現状と展望
1. 痛みの評価と治療アプローチ―脊柱姿勢と腰痛の観点から …… 熱田裕司，他・210
2. 腰痛予防 ………………………………………………………… 伊藤友一・219
3. 脊柱分節的アプローチ ………………………………………… 齋藤昭彦・226
4. 慢性腰痛に対する認知行動療法 ……………………………… 甲田宗嗣，他・234
5. 根拠に基づいた腰痛理学療法の評価と治療 ………………… 伊藤俊一，他・245

付録　新しい腰痛評価
① 日本整形外科学会腰痛疾患治療成績判定基準（JOAS） ……… 伊藤俊一・260
② 腰痛アンケート用紙 …………………………………………… 伊藤俊一・262
③ Roland-Morris disability questionnaire（RDQ日本語版） ……… 伊藤俊一・263
④ JLEQに関する運動器リハビリテーション委員会報告 ……… 白土　修，他・264

第 1 章

腰痛診断と保存療法

　腰痛は「腰が痛い」という病態であり，その原因は多岐にわたり，診断法，評価法，治療法が異なる場合が多い．

　本章では，腰痛の病態とその治療に関して世界的トピックとなっている新しい概念を紹介するとともに，最新の腰痛に対する理学療法の科学的根拠を整理した．

1. 腰痛の病態と治療―新しい概念と戦略
2. 腰痛に対する理学療法のEBM
3. 腰痛―診断と治療の基本

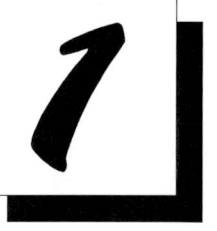

1 腰痛の病態と治療
―新しい概念と戦略

関口美穂* 菊地臣一**

◆ Key Questions ◆
1. 腰痛の病態とは
2. 腰痛治療の最新概念とは
3. 治療戦略は

1. はじめに

腰痛の生涯発生率は50〜80%であるといわれている[1〜3]．腰痛が医学的な，そして社会的な問題である理由の一つに，「腰痛」という病態それ自体が抱えている問題がある．腰痛という言葉は症状であり，疾患名ではない．Macnabは，腰痛を内臓，血管，神経性，心因性，脊椎性と5つに大別した[4]．つまり，あらゆる疾患が腰痛を主訴とする可能性がある．しかも，腰痛の病態は生物学的な問題だけではなく，心理・社会的因子といった機能的な障害も深く関与している．さらに，高齢化社会の到来に伴う問題がある．高齢者は，若年者に比べて，腰痛を引き起こすことが明らかに多い．特に女性の場合は，年齢とともにその頻度が増す．わが国の1カ月の有病率は，30〜60歳代は年齢や性別にかかわらず約30%，70歳代の男性は28%で，女性は47%である[5]．

高齢化社会となった今，高齢者の人口増加は，腰痛を訴える患者の増加につながる．医療費の面では，腰痛に対する治療費は治療を受ける患者が多いことから，費用がそれに応じてかさみ，社会に対する総費用，すなわち社会的負担と社会・心理的負担は高額になる．米国では，腰痛はプライマリケアを受診する患者が訴える2番目に大きい理由である．整形外科医，脳神経外科医，あるいは産業医を受診する最大の理由が腰痛である．患者数が多いため結果的に医療費は高騰する．しかも，仕事に関連した腰痛に支払われている休業補償と就労不能時間を合わせると，その額は医療費の3倍にも達する．休業補償の点からみると，米国の労働人口の約2%は毎年腰痛のために補償を受けている．この腰痛のために仕事を休み，それが本人や家族あるいは地域社会，さらには職場に与える影響を考えると，その費用は莫大になると考えられる．腰痛は，個人の健康問題としてのみではなく，国の財政や産業基盤をも脅かす問題となっている．

近年，EBM（evidence based medicine）という概念・手法が導入された．これは，臨床判断や治療における個人や施設間のばらつきを是正することと，医療費の効率的な運用と削減の一環として，最新の医療情報のうち信頼できる論文を臨床の診断や治療に応用するという方法である．このEBMにより腰痛の診断や治療を

---

* Miho SEKIGUCHI/公立大学法人福島県立医科大学医学部整形外科学講座
** Shin-ichi KIKUCHI/公立大学法人福島県立医科大学 理事長兼学長

再検討する必要性が指摘されている．ここでは，腰痛に対する今後の対策に向けて，腰痛の新たな概念について述べる．

II．腰痛の病態とは

1．診断・評価基準の再検討の時代背景

医療費の高騰に対する支払側の危機感により，患者や支払側は，医療従事者側にEBMの手法・概念の導入，対費用効果の評価，患者の満足度への配慮などを求めている．その結果，治療成績評価基準の見直しに至っている．

従来の医療内容が妥当であるかの検証には，評価基準が適正であることが前提となる．評価基準の1つ目には，治療の費用と質との関係がある．ある一定のレベルまで達すると，それ以上治療に費用を投じても，よりよい治療成績を得ることができないと考えられている．2つ目には，医療行為に地域差があることである．つまり，腰痛のために活動の制限を余儀なくされた患者が，適切な治療を受けていないのではないかということを示唆する報告が増えているからである．わが国でも国民一人当たりの医療費に地域間でばらつきがあることが知られているが，腰痛に限ってみると，米国では地域間で腰痛のために手術や入院をする頻度にばらつきがみられる．地域的なばらつきは，腰痛診断のための検査内容にも認められる．このようなばらつきがあるということは，診断や治療の概念が不統一であり，その結果，患者の一部は適切な治療を受けていないのではないかという疑問がでてくる．また，地域によって手術の頻度が異なっていることについて医療供給側は，第三者を納得させる根拠をもっていない．さらに，治療後に症状が悪化している患者も存在する．このような事実も，治療手段や内容に対する再検討が必要であることを示唆している．3つ目は，国民が健康に対して，自分自身で責任をもって健康に対する専門的な助言や指導に協力してくれる医療関係者を自分で探し求めているという，国民の意識の変化である．

以上の時代背景から，腰痛の病態に対する概念が変化してきている．

2．従来の腰痛診断の問題点

従来の問題点を知ることが新しい方針を見極めるために不可欠である．腰痛診断の問題点は，以下の4点である[6]．① 従来の腰痛の診察は「脊椎の障害」により惹起されるという前提で，診断手順が組み立てられている．すなわち，腰痛を局所のみの問題として捉えた結果，腰痛発生の原因として外傷の存在および画像診断に偏り，機能障害という捉え方が過度に軽視されてきた．特に，腰痛発生の原因としては，外傷の存在を当然視していた．② 診断上の症状や所見，あるいは診断手技の精度（感度や特異度）の検証が現時点では，なお未完成である．したがって，疾患概念の確立や診断基準の作成が，まだ完全には達成されていない．③ 機能障害をきたす大きな要因である心理・社会的因子の関与の有無や，その度合いを評価する普遍的，簡単，そして正確な手技，すなわちスクリーニングの手段が欠如している．④ 患者立脚型のアウトカム（out come）が未確立である．

3．腰痛の病態に対する新たな認識と概念の変化

1）「解剖学的損傷」から「生物・心理・社会的疼痛症候群」へ

近年，腰痛の捉え方が変化してきている．従来は，腰痛を椎間板の損傷や障害に代表される生物学的な「脊椎の障害」と捉え，画像検査を代表とする形態学的異常の検索が病態把握に重要な役割を果たし，その概念に基づいて診断や治療が組み立てられていた．しかし，このような概念に基づいたプライマリケアの段階における治療は，著しい治療効果を得ることができなかった．これからは「形態・機能障害」として

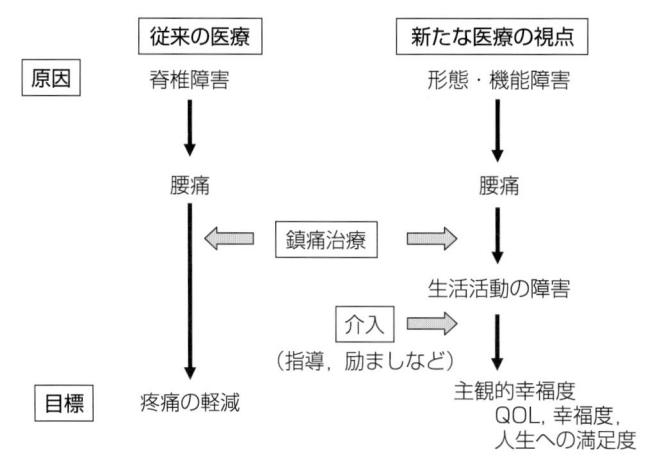

図 1 腰痛治療の新たな視点

捉えなおすというのが新しい考え方である．つまり，椎間板の損傷・障害という解剖学的，生理学的病態が原因とする考え方から，生物学的因子とともに多様な因子，特に心理・社会的因子が今まで認識されていた以上に，早期から腰痛の増悪や遷延化に深く関与していることが指摘されている（図1）[7]．

大規模な臨床疫学研究の結果，腰痛は生涯にわたり再発を繰り返すことが少なくないということも明らかになった．また従来は，腰痛は自己限定性で予後良好であり，急性腰痛の慢性化が慢性腰痛ではないという認識も修正が必要である．さらに，腰痛病態の2極化である．外来患者の大部分を占めている非特異的腰痛（腰部に起因する腰痛であるが，神経症状や重篤な基礎疾患を有していない）を，特異的腰痛（椎間板ヘルニアや腰部脊柱管狭窄など腰部に起因する神経症状を有している）や重篤な脊椎疾患や外傷（感染・腫瘍・骨折など）とは区別して対応することが望ましい．

2）腰痛と外傷との関係

医療従事者や一般の人々には，急性腰痛は外傷により引き起こされるという認識がある．腰痛の引き金となる動作や損傷，例えば，腰をひねった，物を挙上した，滑って転倒したなどが外傷と考えられている．しかし，この外傷説を疑問視する報告がされるようになった．

労災補償，保険金の請求，あるいは賠償に関与していない患者の非利益群と，なんらかの経済的利益を得た患者の利益群を比較した研究では，腰痛を誘発した動作の有無の頻度に差が認められる．非利益群では，腰痛を誘発した動作を思いつくことができたのは約1/3であり，利益群では，90%以上の患者が腰痛の原因を特定している．また，腰痛の自然発症率の研究では軽作業と認識しており，経済的利益をもたらさない人では，利益群の4倍の自然発症率である．一方，重労働者間では，非利益群では利益群と比較して9倍の自然発症率である[8]．以上の事実は，腰痛発生が外傷と必ずしも直結しているわけではないことを示唆している．

3）心理・社会的因子との関係

腰痛の増悪や遷延化には，従来われわれが認識していた以上に早期から心理・社会的因子が深く関与している．腰椎由来の痛み（特に腰痛）と関節痛を，SF-36（MOS short-form 36-item health survey）を用いて比較した報告では，関節痛には通常，高度な心理的苦痛や活動障害，あるいは全般的な健康状態の不調を伴わない[9]．一方，腰痛患者は生活に対応するのに困難を感じるのが普通である．この差は，なんらかの解剖学的理由，社会の受け止め方，医師の反

応，患者側の理由によるものなのか，適切な答えはない．しかし，腰椎由来の疼痛と関節痛との間には，苦痛に差があるということが立証されている．

ここで，failed back についても考えてみる．手術によって治療効果が得られなかったり，術後短期間のうちに症状が再燃した場合がある．これは，従来は整形外科医の知識・技術，あるいは評価上の問題に帰せられていた．しかし，手術例の約10％は術前の身体症状に精神医学的問題が関与している．さらに，手術成績不良例の約30％で精神医学的問題の存在が指摘されている[10]．このように failed back には，心理・社会的問題が深く関与している．従来の治療概念は，これらの点に対する配慮が不十分である．この点について着目されるようになったのも最近である．

このような新しい概念を診療に受け入れることで，解決への方向性がみえてくることが期待できる．

4）腰痛に対する多元的評価の必要性

腰痛は，患者本人だけでなく，家族や友人の活動を妨げることにもなる．このような社会への影響という視点から腰痛の評価の新しい指標として，患者の視点に立脚した主観的なアウトカム指標（患者立脚アウトカム）が取り上げられるようになってきた．代表的な指標としては，疼痛(symptom)，機能状態(functional status)，包括的健康状態（generic health status），能力低下(disability)，および患者の満足度があげられる．

腰痛は，日常生活に悪影響を及ぼす度合いが強く，腰痛関連機能障害が惹起され，さらには患者の生活の質（QOL：quality of life）が低下する．腰痛患者の総合健康感では，疼痛の程度よりも，むしろ日常の生活の機能状態と強い関連が認められた．したがって，腰痛患者の治療にあたっては，単に痛みの軽減だけではなく，患者の生活上の障害という視点をもった医療構築が重要である[11]．

III．腰痛治療の最新概念とは

1．従来の腰痛治療の問題点

従来の腰痛治療の問題点は，以下の4点である[6]．① 従来行われてきた腰痛の治療法のほとんどが科学的根拠の裏づけに乏しい．つまり，ミクロの手法（分子生物学，病態生理学）重視という視点から妥当と考えられていた治療法が，マクロの手法（臨床疫学など）からみると，必ずしもその有効性が立証されていないことが明らかにされつつある．今後，有効性の立証に向けて医療提供側の地道な症例の積み重ねが必要である．② 腰痛を「生物・心理・社会的疼痛症候群」として捉えようとする新しい概念にも，問題点が残されている．例えば，心理・社会的問題を的確に評価するスクリーニング手段がないという点と，この問題に応じた適切な治療法が確立されていない点，さらに多面的・集学的アプローチに対する経済的報酬がない点である．このような概念に基づいた治療を行うには，今までと違った腰痛治療のアプローチが必要である．③ 妥当な治療成績の評価が欠如している．医療提供側と患者との信頼関係を含む人間関係が，治療効果や患者の満足度に影響しているという事実が明らかにされた．このような観点からの治療体系を考慮する必要がある．④ 治療の目的が鎮痛であり，QOLへの配慮が不十分であった．治療目的は，「できるだけ早く元の状態に復帰させることで，鎮痛はそのための手段である」という QOL 重視の捉え方である．以上の問題点を基にして，新たな腰痛診療の概念の構築が必要性である．

2．新しい概念に基づく腰痛治療

従来の腰痛治療とは異なる腰痛診療のための新しい概念，その一つが EBM である．EBMは，臨床上の疑問に対して，文献から最大の有

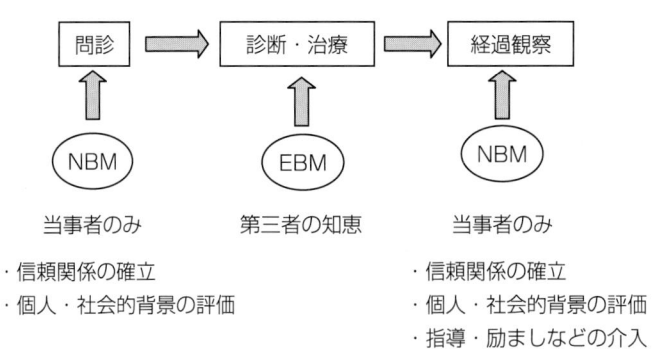

```
問診  →  診断・治療  →  経過観察
 ↑          ↑            ↑
NBM         EBM          NBM
当事者のみ   第三者の知恵   当事者のみ
・信頼関係の確立         ・信頼関係の確立
・個人・社会的背景の評価  ・個人・社会的背景の評価
                        ・指導・励ましなどの介入
```

図2　診療におけるEBMとNBMの位置

効性と効率性を追求する医療の一手段であり，「根拠に基づく医療」である．その手段として医療統計学，コンピューター科学，判断学が駆使される．最も信頼度の高い根拠となるデータを提示する研究デザインは，ランダム化比較試験（RCT：randomized controlled trial）のメタ分析（meta-analysis）である．この試験を採用する目的は，バイアスや偶然を排除することである．そのため，比較対照の設定，ランダム化，評価や計測の高い信頼性，高い追跡調査率などが求められる．むろん，それ以外にも診断手技の正確さを検討するためにRCTではなく，臨床的にみて関係する障害をもつと思われる患者の横断的研究をする必要がある．予後の問題に関しては，疾患のある一定の時期や段階で集めた患者の追跡調査をする必要がある．その証拠の究明には，遺伝子学や免疫学による研究も必要である．すなわち，個人の経験ではなく，論理的な整合性をもった研究デザインの研究による論文が求められる．一方では，EBMを過大評価しないことも大切である．EBMによってつくられた傾向が，100％の患者にあてはまるわけではなく，60～90％の患者にあてはまるにすぎないということを念頭におく必要がある．

このような科学的根拠を重視しているEBMだけでは，実際の医療現場では患者の満足度は得られない．EBMは診療行為の実施にあたっては，第三者の知恵を借用することである．しかし，EBMを適用する診療行為の前後を代行してもらうことはできない．診療行為にあたっては，患者との円滑な人間関係の確立や患者の個人的・社会的背景の評価が不可欠である．すなわちEBMのみならず，NBM（narrative based medicine）という概念・手法の導入が重要である．最も望ましい医療は，EBMとNBMの両立である（図2）[12]．NBMとは，医療現場における医療従事者と患者の信頼関係に基づく医療といえる．その手法は，対話を通じて患者の個人・社会的背景を評価し，それに応じた配慮を伴う医療の実践である．現代医学がすべて科学的に立証されているわけではないので，この認識の導入は重要であり，EBMとNBMが統合することで充実した医療ができる．

以上の新しい概念に基づく腰痛治療は，以下の4点である．第1に，安静の排除である．現時点では，安静が急性腰痛の治療として有効という報告はない[13~15]．安静以外にさまざまな保存療法があるが，保存療法での有効な手段は現時点では，全体的な優位性をもった治療法はない．例えば，作業関連性症例ではない慢性腰痛に対するコルセットの長期装着の影響の検討では，短期間で腰痛は改善し，筋持久力が増大する[16]が，引き続き装着しても，治療効果が増すとはいえない．運動療法の価値としては，主体的な治療という点でQOLや満足度の向上，機能的障害の軽減と治療成績の向上が期待できる．

ただし急性期には適応ではないが,回復期や慢性期には有効性が認められる.運動療法の内容や種類では,有効性に差はない[17].したがって,患者が希望し,継続できる治療法の処方と同時に,患者満足度や費用対効果の配慮が必要である.

第2に,患者と医師を含む医療提供側との信頼関係の確立である.医師は,患者に関心をもっていることを伝える技の獲得が必要である.

第3に,プラセボ(placebo)効果の再認識である.プラセボ効果は,慢性腰痛例の50%に認められる.手術のような強い介入では70%である[18].プラセボ効果は信仰によるものでもなく,異常な人にみられるものでもない.また,プラセボ効果の強さは治療法の効果を決定する重要な因子であるという研究も報告されている.プラセボ効果は,医師と患者の信頼関係で成り立ち,治療に対して意欲のある患者で良好である[19].

第4に,心理・社会的因子の評価が重要である.精神医学的評価,あるいは家庭や職場の人間関係への注目も必要である.しかし,それには腰痛診療従事者自身が評価技術を習得する必要がある.

IV. 治療戦略は

新しい腰痛の概念に対応した腰痛治療を行うには,新しい治療成績評価基準が必要である.ポイントは,以下の4点である.①評価基準の観点を,従来の客観性重視から主観性重視へと転換することである.②従来の医師側からの評価であった治療成績評価基準から患者の視点に立った評価への転換である.つまり,患者の満足度やQOLへの配慮が含まれている必要がある.③医療従事者の医療概念の転換である.すなわち従来の「信頼の医療」から「契約の医療」への転換である.④対費用効果の提示が医療提供側に求められる.同じ治療効果なら,コストの安い治療が優れているという評価である.

新しい治療成績評価基準とは,以上のような医療提供側だけではなく患者の視点も導入するという考え方の上に成り立つ基準である.そして,アウトカムは評価する立場によって異なることに留意する必要がある.その具体的なポイントは,患者にとって重要なアウトカム(真のアウトカム)は,痛みの程度,腰痛関連機能障害,QOL,満足度,そして職場復帰などである.一方,医療従事側にとって重要なアウトカム(代用のアウトカム)は,脊柱所見(可動域),神経学的所見(深部反射,知覚,筋力),そして歩行能力(時間,距離)などである.また,患者の視点に立った評価については,患者のQOLや満足度の重視では,腰痛の除去を目的とするのではなく,腰痛の意味を尋ね,どのような障害があるのかという視点に立った治療の組み立てが重要である.すなわち,疼痛の除去とは障害を取り除く手段である.さらに,同じ病態でも患者個人により異なる治療の重要性を認識する必要がある.例えば,医療提供側が複数の治療法を提示し,それらと患者の希望を統合するという作業によって,患者自身も治療方針の決定や治療に積極的に参加して,医療提供側とともに疾患に立ち向かうという主体的な治療体系の確立が期待できる.

治療法の選択には,インフォームドコンセント(informed consent)よりも,より患者の意見を重視するインフォームドデシジョン(informed decision)が望ましい.さらに,腰痛診療従事者の対象となる疾患は,骨粗鬆症を代表とする慢性期の病態が大多数を占めている.医療提供側は,これらの慢性期の病態に対するプライマリケア的な対応が求められている.つまり,「cure」よりも「care」が重視される.腰痛診療従事者は,患者の愁訴に対して共感を示し,患者に希望をもたせるような前向きな説明と励ましが役割として求められている.

V. おわりに

新しい概念に合致した治療の組み立ては，以下の4点である．①医療従事者の視点を「病気」から「病人」に変えることである．②心理的・社会的関与因子の評価と対策である．③「受け身の治療」から患者が治療方針の決定や治療に参加する「積極的な治療」の導入である．④プライマリケアとしての非特異的腰痛と整形外科学的治療を要する特異的腰痛を区別して考えることである．

文 献

1) Hart LG, Deyo RA, Cherkin DC：Physician office visits for low back pain. Frequency, clinical evaluation, and treatment patterns from a U.S. national survey. *Spine* **20**：11-19, 1995
2) 長總義弘，菊地臣一，紺野慎一：腰痛，下肢痛，膝痛に関する疫学的検討．整・災外 **37**：59-67, 1994
3) Frymoyer JW：Epidemiology. Magnitude of the problem. Wiesele SW (eds)：The Lumbar Spine. WB Saunders Company, Philadelphia, 1990, pp 32-38
4) McCulloch JA, Transfeldt EE：腰痛の分類．鈴木信治（監訳）：Macnab 腰痛原著第3版．医歯薬出版, 1999, pp 75-78
5) 福原俊一：日本人の腰痛有病割合と腰痛有訴者のRDQ基準値．福原俊一（編）：Roland-Morris Disability Questionnaire. 医療文化社, 2004, pp 28-31
6) 菊地臣一：腰痛に対する新しい概念．ジェロントロジーニューホライズ **17**：76-81, 2005
7) 菊地臣一：腰痛診療を巡る環境の変化．菊地臣一：腰痛．医学書院, 2003, pp 6-15
8) Hall H, McLntosh G, Wilson L, et al：Spontaneus onset of back. *Clin J Pain* **14**：129-133, 1998
9) Birrell F, Croft P, Cooper C, et al：Health impact of pain in the hip region with and without radiographic evidence of osteoarthritis：a study of new attenders to primary care. The RCT Study Group. *Ann Rhum Dis* **59**：857-863, 2000
10) 佐藤勝彦，菊地臣一，大谷晃司，他：脊椎・脊髄疾患に対するリエゾン精神医学的アプローチ（第3報）―腰椎手術成績に関与する精神医学的問題の検討．臨整外 **39**：1145-1150, 2004
11) 竹谷内克彰，菊地臣一，紺野慎一：腰下肢痛と腰痛関連機能，総合的健康感，および社会参加の関連―腰痛関連モデルを用いた疫学的検討．臨整外 **37**：1409-1417, 2002
12) 菊地臣一：腰痛診療とEBM．菊地臣一：腰痛．医学書院, 2003, pp 17-23
13) 大谷晃司，菊地臣一：急性腰痛に安静は必要か．整・災外 **47**：1373, 2004
14) Rozenberg S, Delval C, Rezvani Y, et al：Bed rest or normal activity for patients with acute low back pain：a randomized controlled trial. *Spine* **27**：1487-1493, 2002
15) Malmivaara A, Hakkinen U, Aro T, et al：The treatment of acute low back pain-bed rest, exercises, or ordinary activity? *N Engl J Med* **332**：351-355, 1995
16) 佐藤直人，菊地臣一，佐藤勝彦，他：慢性腰痛に対するコルセット長期装着の影響―prospective cohort study. 日整会誌 **75**：S118, 2001
17) Mannion AF, Muntener M, Taimela S, et al：A randomized clinical trial of three active therapies for chronic low back pain. *Spine* **24**：2432-2448, 1999
18) Fine PG, Roberts WJ, Gillette RG, et al：Slowly developing placebo responses confound tests of intravenous phentolamine to determine mechanisms underlying idiopathic chronic low back pain. *Pain* **56**：235-242, 1994
19) 中野重之，菅原英世，坂本真佐哉，他：心身症患者におけるプラセボ効果に関与する要因―医師患者関係，治療意欲および薬物治療に対する期待度．臨床薬理 **30**：1-7, 1999

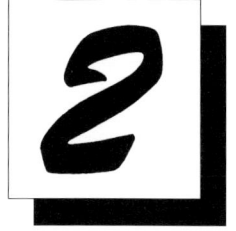

2 腰痛に対する理学療法の EBM

内田賢一* 鶴見隆正

◆ Key Questions ◆
1. 腰痛理学療法の EBM は
2. EBM に照らした腰痛保存療法の基本とは
3. 理学療法の有用性は

1. はじめに

 腰痛は，理学療法を施行する患者において非常に多い疾患であり，特に外来の理学療法では整形外科医師から処方が回ってくる保存療法疾患の中でも1，2を争う疾患であろう．日本理学療法士協会（以下，協会）が行った2005年度の実態調査[1]によると，理学療法の対象疾患の内訳は，入院と外来を合わせて脳血管疾患が全体の18.9％と最多であり，次いで骨折が13.9％，変形性関節症が13.5％と続き，第4位に筋骨格系とその他の疾患（腰痛など）が12.3％と続く．割合には違いがあるものの，この順位は1995年から変化がなく，腰痛などを含む筋骨格系とその他の疾患は，常に第4位となっている．

 腰痛に対する理学療法は，体幹を中心とした筋力増強運動，腰痛体操，ストレッチング，物理療法としての温熱療法や電気刺激，牽引など多岐に渡る．しかし，腰痛が発症してから数年も経過し慢性化した患者に対しては，ただ漠然と骨盤牽引や干渉低周波などの電気刺激を行っていることはないだろうか．平成18年度の診療報酬改訂により，理学療法の期間には上限が設けられ，腰痛も含まれる運動器リハビリテーションは，発症から180日をもって診療が原則終了することとなった．むろん，この上限日数設定に対しては多方面から問題提起がなされており，180日間で効果を出さなければならないという科学的根拠があるわけではなかろう．しかし，ある一定の期間で診療行為を終えなければならなくなった現状においては，この180日間という限られた時間の中で，それなりの理学療法効果を出さないと，理学療法，いや理学療法士の治療技術に対して患者から懐疑の念をもたれることは否定できない．つまり，限られた時間の中で結果を出すためには，腰痛に限ったことではないが，理学療法を施行する患者に対して現状を詳細に分析・評価を行ったうえで，どのような理学療法を施せばよいのかを，これまでに蓄積された研究報告を基にして検討していく必要がある．

 わが国においてEBMに基づいて作成されたガイドラインには，脳卒中治療ガイドライン[2]がある．これは2001年に，日本脳卒中学会，日本脳神経外科学会（脳卒中の外科学会），日本神経学会，日本神経治療学会，日本リハビリテーション医学会の5学会合同で脳卒中合同ガイド

---

* Kenichi UCHIDA, Takamasa TSURUMI／神奈川県立保健福祉大学保健福祉学部リハビリテーション学科理学療法学専攻

表1 エビデンスレベルの分類（脳卒中合同ガイドライン委員会）
（文献2）より一部改変引用）

レベル	内容
Ia	RCTのメタアナリシス（RCTの結果がほぼ一様）
Ib	RCT（少なくとも1つ）
IIa	よくデザインされた比較研究（非ランダム化）
IIb	よくデザインされた準実験的研究
III	よくデザインされた非実験的記述研究（比較・相関・症例研究）
IV	専門家の報告・意見・経験

表2 推奨グレードに関する分類（脳卒中合同ガイドライン委員会）
（文献2）より一部改変引用）

グレード	内容
A	行うよう強く勧められる
B	行うよう勧められる
C1	行うことを考慮してもよいが十分な科学的根拠がない
C2	科学的根拠がないので，**勧められない**
D	**行わないよう**勧められる

ライン委員会が組織化されて作成されたものである．作成にあたっては，11万件にも及ぶ文献を表1に示す基準に従って批評的吟味が行われ，その後，表2に示した該当項目の治療リコメンデーション（推奨）の評価を終えた後，2004年に「脳卒中治療ガイドライン2004」が出版された．

一方，腰痛治療ガイドラインに関してはまだ確立しておらず，特に理学療法の治療効果に対しては，まだEBMを確立するために多くの研究が行われている最中であろう．ただし，世界に目を向ければリハビリテーション医療に特化したランダム化比較試験（RCT：randomized controlled trial）のデータベースが構築されており（PEDro），EBM実践のための環境は整いつつある[3]．そのため，今後は脳卒中治療ガイドラインと同様に，多くの研究成果をまとめていくことが必要である．

そこで本稿においては，少し古いが米国理学療法士協会の学術誌「Physical Therapy」の2001年版で組まれた特集「Philadelphia Panel Evidence-Based Clinical Practice Guidelines」から，EBMに基づいた腰痛に対する治療法の検討・結果報告について簡単に紹介する．なお，原文は電子ジャーナルで閲覧できるので，詳細に関してはhttp://www.ptjournal.orgを参照していただきたい．

次に，わが国における腰痛の理学療法に対する研究の取り組み状況を把握するために，学会発表の内容を概観したい．

II．腰痛に対する介入効果に関する報告

Physical Therapy第81巻10号の特集[4]は，腰痛に対するリハビリテーションの介入効果を検討するために，MEDLINE，EMBASE，PEDroなどのデータベースを用いて，腰痛の治療効果に関する研究論文4981件を検索している．そして，その中からマッサージ，牽引，温熱療法，電気刺激，筋電バイオフィードバック，経皮的電気刺激法（TENS：transcutaneous

表 3 腰痛治療に対する推奨度とエビデンス（文献4）より一部改変引用）

	急性腰痛	亜急性腰痛	慢性腰痛	術後腰痛
運動療法	C, I	A, I	A, I	A, I
通常の生活を継続	A, I	ID	ID	ID
牽引	C, I	C, I	C, I	nd
超音波療法	C, II	nd	C, II	nd
TENS	C, I	nd	C, I	nd
マッサージ	ID	nd	ID	nd
温熱・寒冷療法	nd	nd	ID	nd
電気刺激	nd	nd	ID	nd
筋電バイオフィードバック	ID	nd	C, I	nd

A＝推奨される，C＝推奨されない，I＝RCT，II＝CCT，ID＝十分なデータがない，nd＝データがない

electrical nerve sitimulation），超音波療法，運動療法について比較検討している340論文を選択し，さらにEBMのレベルがRCTまたは比較臨床試験（CCT：controlled clinical trial）に該当する研究論文を検討対象とした．なお，腰痛が発症してから4週以内を急性期，4～12週までを亜急性期，そして12週以上を慢性期と分類し，治療開始からおおむね1カ月，6カ月，12カ月が経過した時点での効果について報告している．

表3に腰痛に対する治療ガイドラインの概略を示す．急性期では，復職率の面からはいつもどおりの生活を続けていくことが推奨されたが，疼痛や身体機能の面からは推奨されなかった．また，運動療法，牽引，超音波療法やTENSも，この急性期には推奨されなかった．一方，マッサージや筋電バイオフィードバックはデータ数が足りないことにより推奨度の判断ができず，温熱療法と電気刺激に関しては研究データそのものがないという結果であった．

亜急性期において推奨される方法は，週2回程度のMcKenzieやKendall，筋力増強などの運動療法を4週間行うことのみであった．牽引は推奨されない結果となり，そのほかの治療法はほとんどがデータがない状態であった．慢性期および術後の腰痛に対しては，亜急性期同様に運動療法のみが推奨される結果となり，それ以外の方法は亜急性期同様にデータ数が足りないか，研究データそのものがない結果であった．

以上より，腰痛に対して推奨される治療介入は，運動療法との結果であった．

III. 日本理学療法学術大会からみる研究活動の現状

協会主催の日本理学療法学術大会（以下，全国学会）は，われわれ理学療法士の研究活動を世に知らしめ，社会にその研究成果を還元していく義務を負っているものである．全国学会の演題数は，2001年度が850題，2002年度が837題，2003年度が865題，2004年度が1,059題，2005年度が1,242題，2006年度が1,186題，2007年度が1,371題であった．2004年度に開催された第39回全国学会以降は毎年演題数が1,000題を超えており，多くの理学療法士が日々研究に励んでいることがうかがえる．

そこで，2001～2007年度までの過去7年間における全国学会の演題抄録集から腰痛に関する研究報告に焦点をあて，わが国の理学療法士がどのような視点で研究を行っているのかを概観し，腰痛のEBMを確立していくために今後の研究課題の方向性について検討する一助としたい．

1．腰痛に対する研究方法

2001～2007年度までの過去7年間における全国学会の演題採択数は，総計7,410題であった．全国学会の抄録にはキーワードが3つ記載してあり，キーワードに大腰筋や腸腰筋などの筋名を除いたうえで「腰」という文字が入っている抄録を検索したところ，該当したものは209題であった．さらに，腰痛に関して検討していることを示す根拠として，これら209題の中から抄録文章中に「腰痛」という文字が記載されているものを検索したところ，全演題数7,410題の2.2％にあたる165題を抽出することができたので，これらを対象に研究内容を検討した．

腰痛に関する165題の内訳を図1に示す．アンケートを用いた研究が29題と最も多く，理学療法の介入効果に関する研究は22題であった．ほかには，関節可動域（ROM：range of motion）テストや指床間距離（FFD：finger floor distance）など，特別な機器を用いずに対象者の計測を行った研究および筋電図解析を用いた研究がそれぞれ17題，X線やMRIなどを用いた研究が15題，三次元動作解析装置やビデオなどを用いた動作解析の研究が13題，症例報告が12題，ピークトルクなど筋力評価機器を用いた研究が7題，重心動揺計を用いた研究が3題，超音波診断装置を用いた研究が2題，その他の方法で研究を行ったものが28題であった．

そこで，ここでは理学療法の介入効果に関する研究と，患者評価に関する研究を分けて，それぞれをレビューする．

2．理学療法の介入効果に関する研究について

全国学会で発表された腰痛に関する165演題のうち，理学療法の介入効果に関する報告は22題であった．内訳としては，腰椎牽引に関する演題が7題と最も多く，次いで腰痛体操が6題，スパイラルテープが2題，干渉波，腰部固定帯，

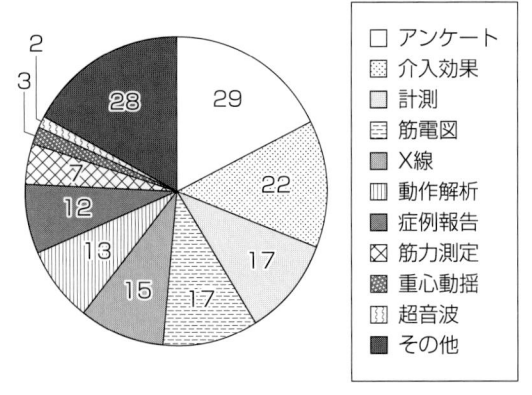

図1 腰痛に関する演題の内訳

筋力増強，炭酸泉浴，ストレッチ，TENS，マイオチューニングアプローチ（MTA：myotuning approach）に関する演題がそれぞれ1題ずつであった．

1）腰椎牽引に関する演題

畠ら[5]は，腰痛を主訴に来院し，牽引療法を処方された13名を対象に牽引療法の治療前後の痛みの変化について検討している．症例数が少ないために結果にばらつきがみられたが，腰痛発症急性期の患者のほうが牽引療法の効果が高いのではないかと報告している．

中村ら[6]は，腰痛を主訴に来院し，牽引療法が処方された13名を対象に職業の違いと痛みの改善度，および治療効果の持続時間について検討している．結果として，痛みの改善度には有意差はなく，座位よりも立位が多い職業の患者のほうが治療効果の持続時間が長かった．よって，座位姿勢が長い患者は，椎間板内圧がかかることにより牽引効果時間が短いのではないかと報告している．

井ノ上ら[7]は，牽引療法の効果について健常者12名を対象にFFDと皮膚表面温度変化を検討した．その結果，FFDが改善し，表面温度も牽引施行後に上昇したことから，軟部組織の緊張低下による循環改善が皮膚温上昇として現れたのではないかと報告している．

国島ら[8]は，間欠牽引と持続牽引の効果につ

いて，健常者 25 名を対象に腰部体表面温度変化と長座位体前屈から検討をしている．その結果，間欠牽引のほうが温度変化は大きかったが，体前屈に関しては有意差が認められなかったことから，一過性の循環反応によるものであり，間欠牽引のほうが効果的であるとはいえないと報告している．

井ノ上ら[9)]は，椎間関節機能異常 3 名，筋性腰痛 2 名，仙腸関節機能異常 1 名，健常 3 名を対象に腰部皮膚知覚閾値を指標として腰椎間欠牽引の効果を検討している．その結果，椎間関節機能異常および筋性腰痛の被験者は，牽引による心地よさとともに運動時痛の消失や半減はあったが，皮膚知覚閾値には有意差を認めなかった．また，仙腸関節機能異常の被験者は，牽引開始直後より疼痛が増強し牽引を中止したことから，腰椎間欠牽引は椎間関節機能異常では即時的効果があるが，仙腸関節機能異常に対しては禁忌であると報告している．

岡部ら[10)]は，傍脊柱起立筋群に対する腰椎間欠牽引の循環促進効果について，近赤外線分光装置による酸化ヘモグロビン量と脱酸素化ヘモグロビン量を指標として検討している．その結果，牽引期には安静期のレベルを下回り，回復期では上回るというパターンを示したが有意差は認められず，傍脊柱起立筋群に対する循環促進効果はきわめて少なかったと報告している．

高岡ら[11)]は，腰痛患者 15 名を無作為に自重牽引器である浮腰式アクティブ運動療法腰痛治療器使用群と間欠牽引器使用群に分けて治療効果を検討している．その結果，腰痛は両群ともに改善したが，FFD では間欠牽引器使用群のみに改善が認められたことから，今後は牽引肢位や牽引力，骨盤傾斜角度などの検討を行う必要性があると報告している．

2）腰痛体操

金ら[12)]は，長野県の介護老人福祉施設の女性介護職員 35 名を対象に腰痛教室を行い，腹・背・大殿筋の筋力，股関節 ROM，腰痛の程度，ビデオによる介護動作の評価を指標にして介入前と介入 4 カ月後を比較検討している．その結果，痛みの改善は 54.3％に認められ，筋力および股関節屈曲角度にも改善が認められたことから，腰痛教室により柔軟性や筋力，そして筋力バランスが改善されたことで腰痛が減少したのではないかと報告している．

朝山ら[13)]は，腰痛を主訴に来院した患者計 64 名を対象として，腰痛体操の効果を体幹可動性と疼痛を指標に検討している．その結果，筋筋膜性腰痛の患者では，体幹側屈の改善は認められなかったが，体幹前屈はほぼすべての患者で改善し，痛みも有意に改善したと述べ，腰痛体操は脊椎疾患による腰痛患者に対しても有効な治療法であると報告している．

古川ら[14)]は，老人保健施設介護職員 28 名に対して解剖学や運動学の講義，および腰痛体操の指導効果を疼痛や日常生活動作（ADL：activity of daily living）の活動状況などを指標に検討している．その結果，腰痛が改善した群と改善しなかった群では，1 週間あたりの運動時間に差が認められ，個別の運動指導を取り入れた指導を行っていく必要性があると報告している．

山谷ら[15)]は，腰痛体操と ADL 指導を行った外来腰痛患者 115 名を対象に，指導前後の痛みと体調の変化について検討している．その結果，痛みの改善率が 58.3％と低く，特に軽症腰痛患者でその傾向が強かった．また，体調の改善は全体の 81.4％であったと報告している．

佐藤ら[16)]は，腰痛を有する介護職員 16 名にストレッチングおよび筋力強化を行った群と腰痛体操を行った群に分け，体幹 ROM と疼痛を指標に検討している．その結果，両群で体幹 ROM および疼痛は改善したが，腰痛体操群では股関節の伸展 ROM が有意に低下した．このことにより，限局した筋のストレッチングや筋力強化が症状の軽減につながる可能性があると報告している．

淡路ら[17]は，腰痛を有する介護職員16名を対象にマイオセラピー施行群と腰痛体操施行群で体幹ROMと疼痛を指標に検討している．その結果，両群ともに改善したが，マイオセラピー施行群のほうが体幹ROMの改善幅が大きかった．詳細はわからないが，マイオセラピーは即時的な効果が期待できると報告している．

3）その他

大畠ら[18]は，脊柱管狭窄症患者11例を対象にスパイラルテープの腰部張り付けの効果を疼痛とFFDを指標に検討している．その結果，疼痛およびFFDともに改善したことから，詳細は不明だがテープの刺激が何かしらの影響を与えているのではないかと報告している．

大畠ら[19]は，腰痛の患者77名を対象にスパイラルテープの腰部張り付けの効果を疼痛とFFDを指標に検討している．その結果，疼痛およびFFDともに改善したが機序は不明であり，今後科学的な研究が必要であると報告している．

菊本ら[20]は，腰部固定帯を購入した145名を対象に疼痛および日常生活の改善度を指標に検討している．その結果，疼痛緩和効果は全体の80%であったが，不安の改善効果も13%認められたことから，腰部固定帯の適応は腰痛の有無のみならず精神状態にも配慮する必要性があると報告している．

馬淵ら[21]は，腰痛の既往がある13名を対象に背筋筋力増強運動の効果についてサイベックスを用いた体幹筋のピークトルク値と疼痛，OQ（Oswestry low back pain disability questionnaire）を用いた機能障害を指標に検討している．その結果，疼痛には有意な改善は認められなかったが，体幹の屈曲伸展のピークトルク値および機能障害は有意に改善した．このことから運動によるピークトルク値の改善が腰部の安定化に働き，結果として機能障害が運動後に有意に改善したのではないかと報告している．

大西ら[22]は，腰痛を訴える筋強直性ジストロフィーの患者に対する人工炭酸泉下肢局所浴の疼痛改善効果について，ホットパックおよび徒手療法と比較検討している．その結果，人工炭酸泉下肢局所浴に疼痛緩和効果が認められたことから，自律神経系の緊張緩和や血流促進による浮腫の吸収などが考えられると報告している．

岩井ら[23]は，腰痛患者12名に対する干渉波の効果について腹部筋力と疼痛，下肢伸展挙上（SLR：straight leg raising）テスト，FFDを指標にして検討している．その結果，わずかな相関は認められたものの有意差は認められなかったと報告している．

清水ら[24]は，腰痛患者20名に対し股関節外転筋群への徒手的伸長操作の効果についてFFD，疼痛，重心動揺を指標に検討している．その結果，FFDは有意に改善し，VAS（visual analogue scale）を用いた痛みの自覚度も片側腰部の痛みの場合は改善傾向がみられたが，腰椎部の痛みの場合には著明な変化は認められず，重心動揺は腰痛の部位により数パターンの変化が認められた．これにより筋，筋膜由来の腰痛に対しては痛みが一時的に緩和されやすいが，その他の場合には変化が起こりにくいと報告している．

山口ら[25]は，3カ月以上腰痛が持続している18名の患者に対してMTAを腹臥位にて20分間行った効果について，疼痛，筋力，SLR，FFDを指標に検討している．その結果，すべての指標が有意に改善を示したことから，慢性腰痛に対する腰部のMTAは即時的改善が認められると報告している．

上龍ら[26]は，急性腰痛患者28名に対し，関節ファシリテーション（synobial joint facilitation）を用いて関節機能異常にアプローチを行う群と，TENSを併用して治療する群の2群間に分け，SLRとVASを指標にして検討している．その結果，両群ともに有意な改善が認められ，特にTENSを併用して関節機能異常を治

療すると，組織損傷からくる1次痛と，1次痛からくる障害としての2次痛の減少のみならず，筋緊張の抑制や関節可動域の改善に効率よく作用することが示唆されたと報告している．

3．患者評価に関する研究について

患者評価に関する報告は，腰痛に関する報告165題のうち143題であり，そのうちアンケートを用いて患者の現状調査を行っているものが29題と最も多かった．そこで，ここでは患者評価について，どのような方法で何について研究をしているのかを概観したい．

まず，アンケートを用いた研究では，看護師や介護職員など施設職員の腰痛発生率や，腰痛を生ずる動作について調査したものが13題，中学生や高校生を対象に腰痛発生状況を調査したものが5題であった．ほかには，介助法指導前後における腰痛の変化，若年性腰痛の長期経過，腰痛患者の行動変容と心理要因，経産婦を対象とした腰痛調査，人工膝関節置換術後の歩行器使用期間と腰痛との関連性，発汗量や唾液分泌異常などを指標にした自立神経異常の発生率，腰部脊柱管狭窄症の術後能力に関するものや，日本水泳連盟より選抜されたナショナルジュニア合宿に参加した男性選手を対象にしたものなどに関する研究報告であった．

次いで，特別な機器を用いずにROMやFFDなどを指標に対象者の計測を行った研究は17題あり，患者もしくは健常者を対象にSLRやFFDなどを調査しているものが7題，徒手筋力検査と腰痛の関係を調査しているものが3題であった．ほかには，椎間板内加圧注射療法前後での理学療法評価や，腰痛と脚長差について検討しているもの，腰部脊柱管狭窄症の術式による筋力の改善度に関するものや，腰痛を有する看護師のバランス能力，高齢者の脊柱弯曲度，看護師の柔軟性評価，腰痛と投球動作に関して調査したものがそれぞれ1題ずつであった．

筋電図を用いた研究は17題あり，歩行時における筋活動に着目したものが3題，腰椎ベルトの効果について筋電図学的に検討したものや，ストレッチ効果を筋電図学的に検討したもの，筋疲労時の筋活動に関するものがそれぞれ2題であった．そのほかに，ヒールを履いた状態での重量物保持という課題遂行時の脊柱起立筋群の筋活動，重量物を持った状態での立ち上がり動作時の筋活動，腹筋群の筋活動や介助法の相違による体幹筋の活動性，ボールを用いた腰部安定化運動中の筋活動，電極の貼付位置の検討，自重を用いた背筋群トレーニングの筋疲労前後での単純反応時間，腰痛を伴う変形性股関節症患者の筋活動と腰痛を検討したもの，腰椎の生理的前弯を促すシートの有効性について検討したものなどがあった．

X線像やMRIなどを用いた研究は15題あり，腰椎前弯や仙骨角などを検討したものが7題，腰椎変性すべり症の画像から検討したものが2題，ほかにはX線像から脚長差を算出し腰痛発生回数との関係，側弯や仙骨の形状，骨盤挙上時の腰椎正面像，牽引治療器使用前後での椎間距離測定，下垂足の有無による腰椎側面像に関するものが，それぞれ1題ずつであった．

3次元動作解析装置やビデオを用いた動作解析に関する研究は13題あり，歩行分析および骨盤傾斜角度について検討したものがそれぞれ3題，ほかには体幹伸展運動や腰部アライメントについて検討したもの，妊婦の姿勢変化，腰椎骨盤ベルト装着による頸椎運動の検討，体幹屈曲角度と腰痛の検討，腰椎骨盤リズムの検討，両脚立位時と片脚立位時の肩峰移動距離について検討したものが1題ずつであった．

筋力評価機器を用いてピークトルなどについて検討したものは7題あり，すべて体幹筋に関するものであった．

ほかには，症例報告，超音波診断装置を用いた側腹筋群の筋厚評価，重心動揺計を用いた評価やスパイナルマウスを用いた脊柱アライメント評価，バイオフィードバック，市中3病院の

患者を対象に民間療法の体験率を調査した研究や，医学情報検索サイト「MEDLINE」に収載されている英語医学論文からエビデンスの検証をしているもの，近赤外線分光法を用いて多裂筋や脊柱起立筋群の末梢循環動態について検討しているものなど，多岐に渡って研究が行われていた．

IV．おわりに

本稿では，全国学会における腰痛に関する研究内容について概観したが，それぞれの研究では患者群もしくは健常群単体を対象としたものが多く，健常群と患者群を比較検討した研究は165題中わずか21題のみであった．しかも，その21題の中で理学療法の治療介入効果に関して研究した報告は1題のみであり，ほかの20題は評価に関する研究内容であった．日本人には日本独特の文化的背景があるため，「Physical Therapy」で報告された結果を日本人にそのままあてはめるのは難しいと考えられる．今後は，日本人の腰痛に対する理学療法アプローチ，特に比較検討を主体とした研究を行っていくことが望まれる．

文　献

1) 望月　久：理学療法士の業務．日本理学療法士協会（編）：理学療法白書．2005, pp 30-44
2) 篠原幸人，吉本高志，福内靖男，他：脳卒中治療ガイドライン2004．協和企画，2004
3) 里宇明元：リハビリテーションガイドラインの作成とEBM．EBMジャーナル　**5**：384-390, 2004
4) Philadelphia Panel：Philadelphia panel evidence-based clinical practice guidelines on selected rehabilitation interventions for low back pain. *Phys Ther* **81**：1641-1674, 2001
5) 畠しのぶ，佐久間加代子，国島美佐，他：腰椎間歇牽引療法による疼痛変化の検討．理学療法学　**30**：247, 2003
6) 中村仁美，国島美佐，佐久間加代子，他：腰椎間歇牽引療法効果の持続時間の検討．理学療法学　**30**：248, 2003
7) 井ノ上修一，天満和人，井崎義己，他：腰椎牽引が及ぼす脊柱柔軟性と腰背部表面皮膚温度の変化．理学療法学　**30**：308, 2003
8) 国島美佐，鈴木千勢，畠しのぶ，他：腰椎牽引における効果的な牽引時間の検討．理学療法学　**31**：294, 2004
9) 井ノ上修一，天満和人：タイプ別軽症腰痛者における腰椎間歇牽引の治療効果と腰部皮膚知覚閾値の変化．理学療法学　**32**：310, 2005
10) 岡部孝生，宅間　豊，宮本祥子，他：腰椎間歇牽引療法における傍脊柱起立筋に対する末梢循環動態の検討．理学療法学　**32**：313, 2005
11) 髙岡克宜，鶯　春夫，岡　陽子，他：自重牽引器と従来の腰椎間歇牽引器が腰痛に及ぼす影響　第1報—浮腰式アクティブ運動療法腰痛治療器プロテックを用いて．理学療法学　**33**：449, 2006
12) 金　景美，田中尚喜，小松泰喜，他：介護老人保健施設における介護職員の腰痛に対する運動・生活指導の介入とその効果．理学療法学　**28**：70, 2001
13) 朝山信司，天野謙二，髙橋邦丕，他：腰痛体操が脊柱の可動性・痛みに与える効果について．理学療法学　**28**：205, 2001
14) 古川順光，小田慎治，永富良一，他：介護老人保健施設職員に対する腰痛対策について—腰痛改善のための運動指導，介助方法の検討による変化．理学療法学　**28**：292, 2001
15) 山谷佳世子，唐沢　豊，安齋　南，他：外来腰痛症患者に対するPT効果について　第3報．理学療法学　**30**：413, 2003
16) 佐藤香織，他：限局した筋のストレッチングと筋力強化の効果と腰痛体操との比較．理学療法学　**31**：369, 2004
17) 淡路静佳，他：腰痛症患者に対する腰部への徒手療法と腰痛体操の持続時間の比較．理学療法学　**31**：369, 2004
18) 大畠純一，三浦　悟，野呂三之，他：腰部脊柱管狭窄症11症例に対するSpiral Tapingの検査・処置とその影響．理学療法学　**31**：125, 2004
19) 大畠純一，三浦　悟，野呂三之，他：男女腰痛症77症例に対するスパイラルテーピングの処置とその評価．理学療法学　**32**：200, 2005
20) 菊本東陽，白土　修，相羽達弥，他：腰部固定帯利用者の実態調査と有効性に関する検討．理学療法学　**32**：172, 2005
21) 馬淵美也子，染矢富士子：慢性腰痛症者に対する背筋力増強運動の効果．理学療法学　**32**：205, 2005
22) 大西珠枝，熊井初穂，大矢　寧，他：筋強直性ジストロフィー患者の腰痛に対する人工炭酸泉下肢局所浴の効果．理学療法学　**32**：313, 2005

23) 岩井唯紘, 鈴木和美, 中川 仁, 他：干渉波により体幹屈筋群強化を施行したときの腰痛の変化. 理学療法学 **32**：348, 2005
24) 清水宏吏, 堀 平人, 高南総一郎, 他：股関節外転筋群に対する徒手的伸張操作とその反応－腰痛の自覚的変化に注目して. 理学療法学 **33**：71, 2006
25) 山口僚子, 芹田 透, 大江小百合, 他：慢性腰痛に対する Myotuning Approach の即時的変化. 理学療法学 **34**：165, 2007
26) 上龍健二, 山下三千年, 濱出茂治：経皮的末梢神経電気刺激と SJF が腰痛症状に及ぼす影響. 理学療法学 **34**：508, 2007

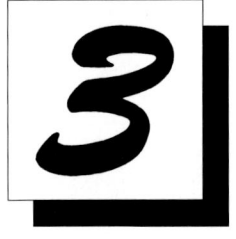

3 腰痛─診断と治療の基本

白土　修*

◆ Key Questions ◆
1. 腰痛のメカニズムは
2. 最新の診断とは
3. 保存療法戦略の基本は

1. 腰痛のメカニズムは

　脊柱は文字どおり「屋台骨」として，人間が運動するうえでの基盤となる．人間を工事現場におけるクレーンで例えるならば，脊柱は「桁」に相当する．「桁」に対して「梁」に相当するのが上肢である．脊柱は梁としての上肢が効率よく，最大の機能を発揮するためには欠くことのできない器管である．その他，脊髄をはじめとする神経組織の保護も忘れることのできない脊柱の重要な役割である．脊柱は人間が人間らしいADLを行うため，そして人間らしいQOLを保つために，最も重要な役割を担う器管の一つといえる．

　脊柱の中でも，最も基盤に存在する腰椎は，その上に連なる胸椎，頸椎，頭部を支える土台としてさらに重要な役割を果たす．体幹の深部に位置し，力学的に常に大きな外力に曝露される腰椎は，実にさまざまな疾患・外傷にさらされ，その結果として腰痛を発症することは容易に想像可能である（表1）．

　しかし，腰痛はあくまで「症状」の一つであり，疾患単位ではない．したがって，腰痛の診療に際しては，腰痛を引き起こすメカニズムを

表 1　腰痛をきたす代表的な腰椎疾患
- 腰痛症
- 腰椎椎間板ヘルニア
- 腰部脊柱管狭窄症
- 腰椎変性すべり症
- 変形性脊椎症
- 腰椎分離症
- 腰椎分離すべり症
- 脊椎腫瘍：悪性（原発性・転移性），良性
- 感染症：化膿性脊椎椎間板炎，脊椎カリエス
- 外傷：脊椎圧迫骨折，腰椎打撲・捻挫

理解することが肝要である．具体的には以下の点を考慮して，そのメカニズムを理解・検討すべきである．

1. 腰痛の原因としての "red flags（赤信号，注意信号）"（表2，図1）

　腰痛治療の原則は，保存療法である．治療の際に，医学的緊急性が必要となることはない．しかし，以下の疾患が腰痛の原因となる場合には，手術療法が必要であったり，特殊な治療法が求められる場合がある．これは，欧米の腰痛診療ガイドラインでは "red flags（赤信号，注意信号）" と呼ばれ，腰痛のメカニズムを考える場合には，決して見逃してはならない疾患である．

Osamu SHIRADO/埼玉医科大学医学部整形外科学

表2 腰痛症のメカニズムを考えるうえで，見逃してはならない病態

1．red flags（注意信号，赤信号）
 a．腫瘍（特に癌の腰椎転移）
 b．感染（化膿性脊椎椎間板炎，脊椎カリエス）
 c．骨折（圧迫骨折，脱臼骨折）
2．併発症状としての膀胱直腸障害

1）腫瘍（転移性脊椎腫瘍）

腰椎には良性から悪性までさまざまな腫瘍が発生し，腰痛を引き起こす原因となる．そのメカニズムは，腫瘍浸潤により椎骨内部の圧力が亢進し，腰椎周囲の神経終末を刺激する結果である．腫瘍浸潤により骨破壊が生じた結果，脊椎不安定性が基盤となって強い腰痛を発症する場合もある．腫瘍が脊柱管内外の神経を圧迫する結果でも発症する．腰椎腫瘍で最も頻度が高いのは，転移性腫瘍（癌の脊椎転移：図1a）である．

2）感染症（化膿性脊椎椎間板炎，脊椎カリエス）

血行の豊富な椎体終板付近に細菌が血行性で感染し，それが椎間板へ波及し，さらには椎体の骨破壊も引き起こすものである．各年代で発生するが，免疫能の低下した高齢者に多い．糖尿病や肝臓病などを併発する患者〔免疫機能低下宿主（compromised host）〕では，特に注意を要する．脊椎カリエスは，頻度が少なくなったとはいえ，いまだ注意すべき疾患・感染症の一つである（図1b）．腰痛は，細菌自体の毒素，椎骨・椎間板の破壊による不安定性，神経圧迫などのメカニズムで発生する．

3）外傷（圧迫骨折）

外傷による圧迫骨折（図1c）が腰痛の原因となることもある．高齢者で，骨粗鬆症を有する患者では，外傷の既往がまったくなくても圧迫

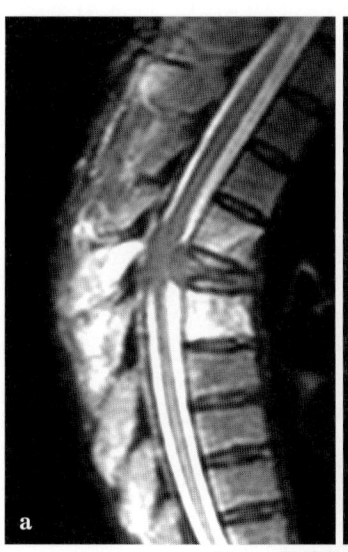

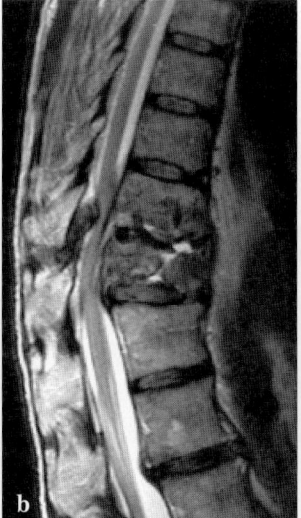

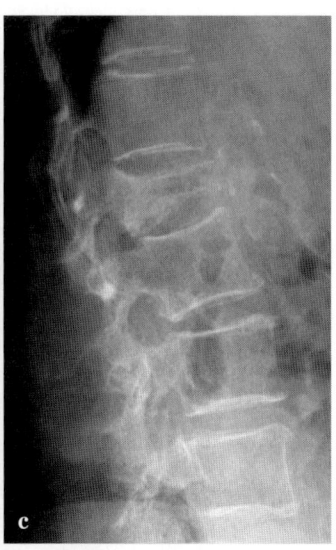

図1 腰痛診療における red flags（赤信号，注意信号）
a．肺癌の脊椎転移（MRI：T2強調画像）．第8胸椎が肺癌の転移により破壊され，病的圧迫骨折を生じている．腰椎への転移でなくとも，放散痛として腰痛を訴える場合がある．病的骨折により脊髄は圧迫され，下肢麻痺を生じていた．破壊椎体と健常椎体の間に位置する椎間板は正常に保たれていることに注意
b．脊椎カリエス（MRI：T2強調画像）．隣接する椎体と介在する椎間板の破壊が特徴である．同様に脊髄の圧迫を認める
c．第2腰椎圧迫骨折（単純X線写真）．明らかな骨粗鬆症を認め，高齢者に特徴的な圧迫骨折である

骨折を呈する場合がある．腰痛は，長管骨の骨折と同様の機序で生じる．

2．腰痛に加えて，馬尾傷害が原因となる膀胱直腸障害を伴う場合（表2，図2）

椎間板ヘルニアや脊柱管狭窄症においては，腰痛に併発して，馬尾障害を起因とする膀胱直腸障害をきたすことがある．この場合，悠長に保存療法を施行している場合ではない．緊急手術の適応である．

3．3つに大別される腰痛の原因・メカニズム

腰痛は，その原因となる部位により，以下の三種類のメカニズムが考えられる．

1）脊柱由来（図3）

文字どおり，脊柱を構成する部位が腰痛の原因となる場合である．椎骨，椎間板，靱帯（前・後縦靱帯，棘上・棘間靱帯，黄色靱帯），椎間関節・関節包，筋肉，筋膜，その他が発痛源となる．しかし，前述した腫瘍，感染症，骨折を除く一般的な腰痛の場合，この発痛源を的確・確実に指摘することは，ときに困難である．換言すれば，一般的な腰痛においては，「病理的診断」を正確に下すことは困難である[1~3]．最も一般的な腰痛は，20～60歳ごろに発症する，上記組織における退行性変化を主因とするものである．「病理診断」が困難であることから，これを便宜上，「非特異性腰痛」と呼ぶこともある．腰痛の発症や悪化因子として生活習慣が密接な関係を有することから，近年，非特異性腰痛は「生活習慣病」の範疇に入れられる場合もある[4]．

2）内蔵由来

腹腔および胸腔内臓器の病変が原因で腰痛を呈する．腎臓・尿管結石，解離性腹部大動脈瘤などがある．

3）精神心理

いわゆるヒステリー状態の患者に，ヒステリー症状の一環として腰痛が生じる場合がある．特に，慢性腰痛では精神心理状態と腰痛発生の間に密接な関係があるといわれる．

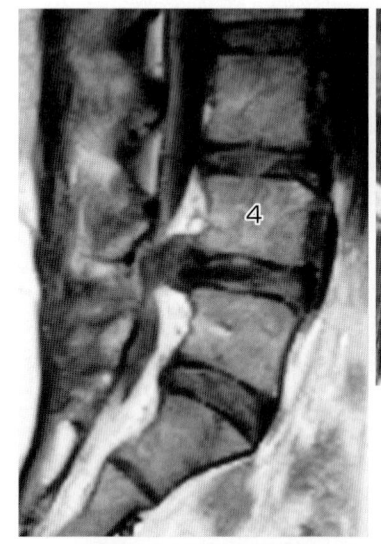

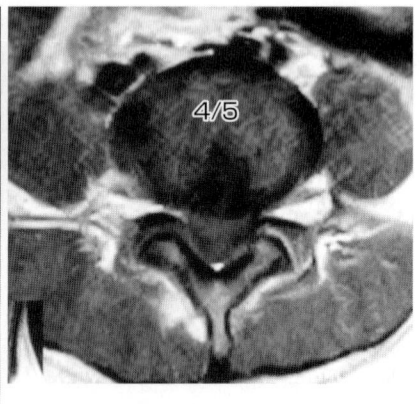

図2　L4/5巨大椎間板ヘルニアによる馬尾障害例（腰椎MRI）
脊柱管全体を占拠する巨大ヘルニアにより馬尾は高度に圧迫されている．激烈な腰痛と両下肢痛を主訴とし，排尿障害を呈していた．排尿・排便機能は，その性格上，医療側から進んで問診しなければ，患者側が主体的に訴えることは少なく，見逃す恐れがあるので要注意である

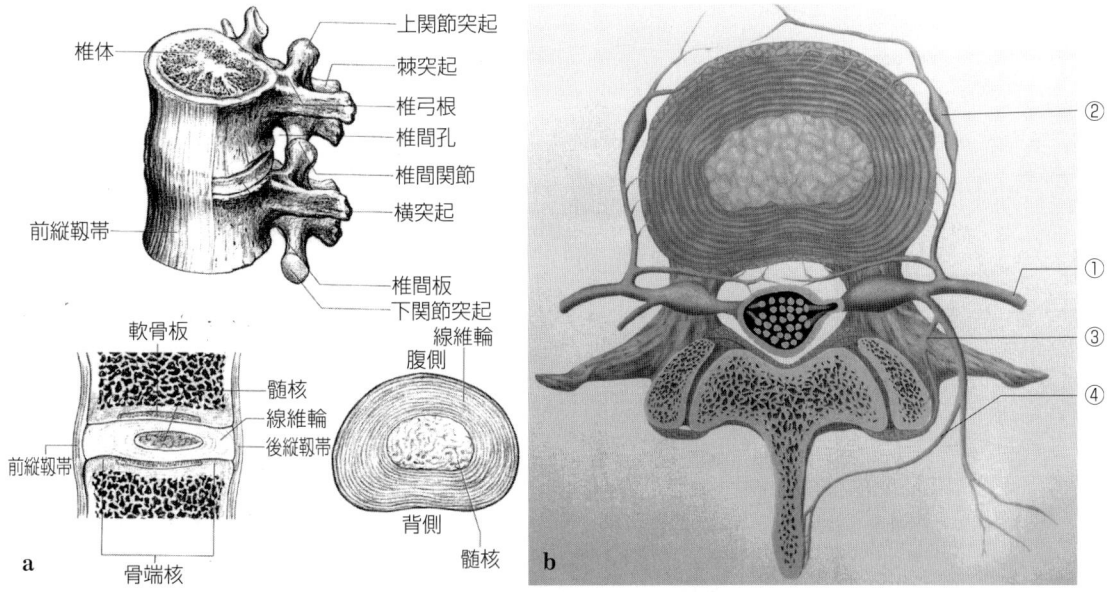

図 3　脊柱構成体から生じる腰痛
a．脊柱を構成する各組織・器管．あらゆる構成体が腰痛の発生源と考えられている．椎間板，椎間関節，椎間関節包などが主たる腰痛源である
b．各脊柱構成体への神経分布．① 脊髄神経（狭義の神経根）は椎間孔から脊柱を出ると，前枝と後枝に分かれる．前枝から枝分かれする ② 脊椎洞神経（sinuvertebral nerve）は椎間板外層に分布し，椎間板変性などを基盤として生じる腰痛を媒介する．後枝から枝分かれする ③ 後枝内側枝は，椎間関節や棘上・棘間靱帯に分布する．④ 後枝外側枝は，脊柱周囲の筋や皮膚に分布する．それぞれの異常に基づき，腰痛を媒介する

II．最新の診断とは

　診断機器の進歩した現代医療においても，その原因・メカニズムを確診するための最新・最強の診断法はない．腰痛の診断においては，従来からの「古典的」診察法が最も重要である．すなわち，問診による詳細な現病歴，既往歴の聴取がまず優先される．引き続いて視診，理学的診察，神経学的診察，各種画像検査などを行うことにより総合的に判断する．MRIをはじめとする最新の診断法は，基本的にはあくまで補助手段であるといっても過言ではない．以下に，それぞれの診察（法）での注意点を述べる．

1．問　診

① 年齢：高齢者では，外傷の既往なしに骨粗鬆症による新鮮な圧迫骨折が生じる．小児での圧迫骨折が外傷の既往なしに生じることは原則としてあり得ない．
② 腰痛発症時の状態：外傷の既往の有無．急性発症か，緩徐な発症か．
③ 腰痛発症後の経過：経過とともに改善傾向か，不変か，悪化傾向か，改善と悪化を繰り返すか．
④ 安静時腰痛の有無：安静時痛がある時には，癌の脊椎転移など，腫瘍も念頭におく．
⑤ 下肢痛，しびれなどの下肢症状の聴取：神経圧迫による神経症状の有無．
⑥ 膀胱直腸障害の有無：馬尾障害に伴う排尿・排便障害は緊急手術の適応である．
⑦ 職業，家庭環境を十分に聴取する．適切な治療法選択の際の参考資料となる．

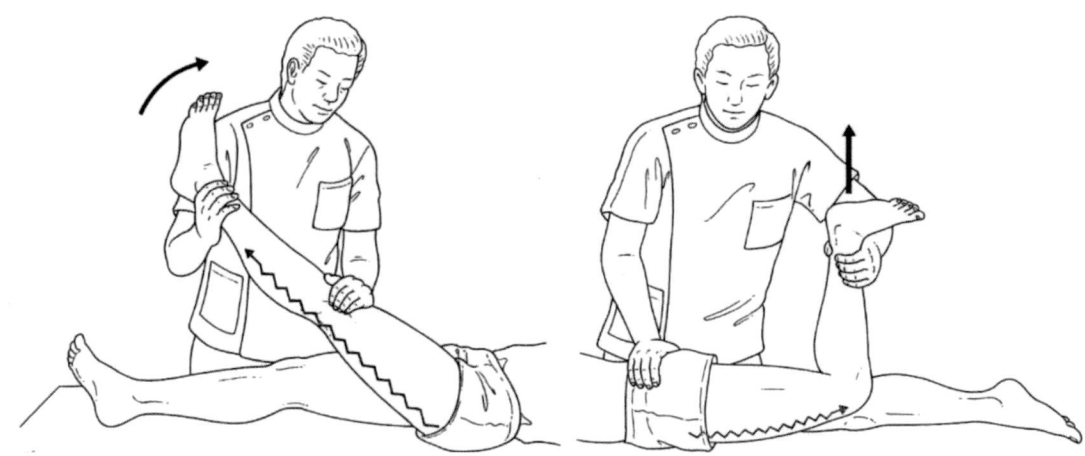

図 4　椎間板ヘルニアにおける下肢痛誘発試験
a．SLR（straight leg rasing）test：医師が患者の膝を伸ばした状態で，下肢を上に持ち上げた時，太ももの後ろからふくらはぎやすねの外側に沿って痛みがみられるかどうかを調べる診察法
b．FNS（femoral nerve stretch）test：医師が患者のを腹臥位とし，膝を90°曲げた状態で下肢を上に持ち上げる．L 3，4神経根障害では，足の痛みは一般的に太ももの付け根や前側，すねの内側に生じる

2．視診
① 歩容の観察
② 筋萎縮の観察
③ 局所の発赤・熱感
④ 皮膚の状態の確認：帯状疱疹では，神経皮膚分節に沿う領域に皮膚発疹をみる．神経線維腫症（レックリングハウゼン氏病）では，体幹・四肢に神経線維腫による膨隆（軟部腫瘤）を認める．
⑤ 脊柱の配列：側弯，異常後弯の有無を確認するために，脊柱を正面・側面から多角的に観察する．

3．理学的診察
① 腰椎・体幹の可動域：椎間板ヘルニアでは前屈が制限される．
② 動作時痛の確認．特に，運動方向と腰痛発生の関係を評価する．例えば，腰痛が前屈で生じるが，後屈では生じないなど．
③ instability catch：体幹を前・後屈する際に，ある角度で突然腰痛が発生し，スムーズな動きが制限されること．一般的に，ある椎間の不安定性による腰痛を意味するといわれる．
④ 棘突起の圧痛・叩打痛の有無を確認する．
⑤ 神経根性下肢痛の誘発テスト（図 4）：腰椎椎間板ヘルニアの診断には，下肢伸展挙上テスト（SLR：straight leg raisingテスト）（図 4 a），大腿神経伸展テスト（FNS：femoral nerve stretchingテスト）（図 4 b）を行う．前者はL 5，S 1神経根障害の際に陽性となり，後者はL 3，4神経根障害で陽性となる．

4．神経学的診察
① 腰痛に随伴して下肢症状が存在する時には，正確な神経学的所見の採取が必要となる．これによって，下肢症状の責任高位とともに，腰痛自体の責任高位を推察することも可能である．
② 筋力，感覚（表在性知覚），深部腱反射の3項目を必ずチェックする．各神経根障害により低下する筋肉の種類，知覚鈍麻を呈する皮膚領域，低下・消失する腱反射の種類

表 3 腰椎椎間板ヘルニアの高位診断（一般的な傍正中型ヘルニアの場合）

ヘルニア椎間板	障害神経根	筋力低下	腱反射低下
L3/4*	L4	大腿四頭筋	大腿四頭筋腱 (PTR)
L4/5**	L5	前脛骨筋 長母趾伸筋	―
L5/S**	S1	腓腹筋	アキレス筋 (ATR)

*大腿神経伸展テスト（FNST） 陽性
**SLRテスト（ラゼーグ徴候） 陽性

表 4 腰椎椎間板ヘルニア診療ガイドライン策定委員会提唱の診断基準

1. 腰・下肢痛を有する（主に片側ないしは片側優位）
2. 安静時にも症状を有する
3. SLRテストは70°以下陽性（ただし高齢者では絶対条件ではない）
4. MRIなど画像所見で椎間板の突出がみられ，脊柱管狭窄所見を合併していない
5. 症状と画像所見とが一致する

を認識しておかねばならない．

③一般的には，第4腰髄（L4）神経根障害，第5腰髄（L5）神経根障害，第1仙髄（S1）神経根障害が多い（**表3**）．

5．心理的診察

① 特に慢性腰痛患者では，精神・心理障害との関与が大きい場合があり，的確な判断が必要である．
② 適切な評価尺度を使用して，スクリーニングを行う．
③ うつ病自己評価尺度（SDS：self-ratring depression scale）：80点満点，40点以上でうつ傾向あり．
④ BS-POP（精神医学的問題を評価するための質問表：福島医大で開発）
⑤ MMPI：純粋な心理検査ではないが，患者自身の性格・気質評価として有用である．

6．単純X線写真

① 腰痛の画像診断で最も基本となる検査法である．
② 正面X線写真において，一側の椎弓根像欠損（winkling owl sign：ウインクするフクロウの徴候）は癌の脊椎転移をよく示す古典的徴候である．
③ 椎間板高の狭小，骨棘，分離症，すべり症の存在は，腰痛とは無関係である．

7．CT

① 単純X線写真で把握不可能な箇所の評価が可能となる．
② 分離症，椎間板ヘルニアなどの判定に有利である．

8．MRI

① 最も有益な情報が得られる検査法である．
② 問診，視診，理学的診察などでなんらかの病変が疑われる場合には，必ず検査すべき方法である．
③ 特に，腫瘍の診断には不可欠．単純X線写真に異常が現れる前の，早期診断が可能である．

1）腰椎椎間板ヘルニアの診断に寄与するMRIの役割とピットホール

MRIにより椎間板ヘルニアの診断が100％可能なわけではない．ガイドラインの診断基準（**表4**）の5番目の項目にあるように，「症状と画像所見が一致する」ことが必須である．確実なヘルニアの診断がMRIのみで可能であるはずもなく，詳細な問診の聴取，理学的診察の遂行，的確な神経学的診察を踏まえたうえで，MRIを参考にはじめて正しい診断が可能となる．例えば，無症候性の椎間板ヘルニアの存在は常に忘れてはならない．MRI上，60歳未満の20％，60歳以上の36％に無症候性のヘルニア所見をみたという報告もある．MRI上，明らかなヘルニアの所見を得たとしても，その他の診察所見と異なる場合には，他の疾患も十分に鑑別しなけ

ればならない．MRI上で推察される障害神経根と，実際の神経学的症状が乖離する場合には特に注意が必要である．

腰椎椎間板ヘルニア診断のピットホールは，ヘルニア塊の遊離移動，外側型ヘルニア，脊柱管狭窄におけるヘルニアの存在，術後瘢痕組織と再発ヘルニア，椎体隅角解離の合併，ヘルニアの自然消失である．これらの病態では，特に慎重なヘルニアの診断が要求される．

9．骨塩定量
① 骨粗鬆症が疑われる患者には，DEXAなどにより骨塩の定量を行う．
② 必要に応じて骨粗鬆症に対する薬物療法を開始する．

10．その他
① 治療結果の評価のために，自己記載式QOL評価を行う．
② RDQ (Roland Morris disability questionnaire)，ODI (Oswestry disability index) ともに英国で開発された腰痛疾患QOL特異的評価尺度である．欧米で頻繁に使用され，いわゆるglobal standardとなっている．
③ JOABPEQ (JOA back pain evaluation questionnaire)：日整会（JOA）が最近開発した腰椎疾患特異的QOL評価尺度である．
④ JLEQ (Japan low back pain evaluation questionnaire)：日整会（JOA）が開発した慢性腰痛のQOL評価に特化した尺度である．

III．保存療法戦略の基本は

腰痛治療の原則・第一選択は，保存療法である．しかし，前述したように，"red flags"と呼ばれる病態および腰痛に併発して馬尾障害を認める場合には，保存療法に先立ち，より侵襲的な治療や手術治療が優先される場合がある．まず，その見極めを確実に行わなければならない．上記の2つの状態が除外された時，保存療法を選択する．

1．腰痛に対する保存治療の目的・基本戦略

腰痛に対する重要な治療目的の一つは，疼痛の軽減・治癒である．しかし，疼痛は主観的な症状であり，特に慢性腰痛の場合には社会的・経済的・心理的要因など複雑な病態が絡み合う．腰痛患者診療の観点からは，疼痛のみに注目するだけでは不十分であり，身体機能の向上，QOLの改善，職場復帰を最終目標とした対処が必要である．これは簡単な理論であり，症状をとることばかりに目を奪われてはならず，患者自身をしっかりと凝視しなければならないということである．「森を見ずして，樹ばかりを見てはならない」[7~10]．その他，腰痛の予防を目的としたアプローチも治療以上に重要である[1~3]．

以上の目的を達するための基本的方針となる言葉が，「stay active!（常に活動的な状態にあれ！）」である．疼痛のみに目を奪われ，安静ばかりを指導してはならない．

2．脊柱の安定化システム（図5）

腰椎をはじめとする脊柱には，絶対的な「安定性」が求められる．米国の有名な生体工学研究者Panjabiは，脊柱の安定性が以下の3つのサブシステムの複雑な相互作用により維持されるとした．① 脊柱構成体（椎骨，椎間板，靱帯，筋膜）：passive subsystem（受動的サブシステム）と呼ばれる．脊柱が運動・活動するうえで，最も基本となる部位である．② 体幹筋：active subsystem（能動的サブシステム）とも呼ばれる．passive subsystemとしての脊柱構成体に動きや支持性を与えるサブシステムである．③ 中枢神経支配：脊柱構成体と体幹筋の複雑な協調運動を制御する，いわばコントロールシステムとしての役割を果たす．脊柱の安定性は，この

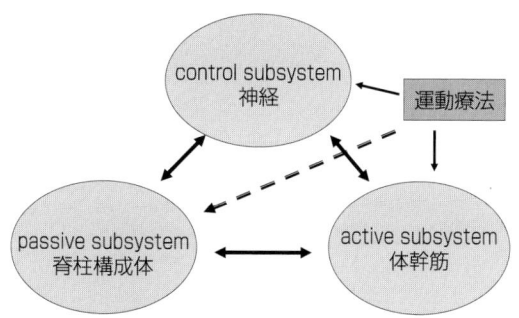

図5 脊柱の安定化システム (Panjabi, 1992)

表5 腰痛に対するリハビリテーション治療の分類

1. 受動的治療
   ・安静
   ・薬物療法
   ・ブロック療法
   ・manipulation（徒手療法）
   ・物理療法
   ・牽引療法
   ・装具療法
   ・その他
2. 能動的治療
   ・運動療法
   ・腰痛学級
   ・functional restoration program (Mayer)
   ・work hardening program
   ・その他

3つのサブシステムの中のいずれか，あるいはすべてが破綻，機能障害を呈することにより著しく損なわれる．結果として腰痛の原因となる．保存療法を処方・実施する際には，いずれのサブシステムが標的となるかを常に意識した治療戦略の組み立て・理解が肝要である．

3．受動的および能動的治療法

腰痛に対するリハビリテーションは，安静，薬物，ブロック，牽引，物理療法などのいわゆる受動的治療法（passive modalities）と，運動療法，患者教育に代表される能動的治療法（active modalities）に大別される（**表5**）．両者を有機的に有効に併用しながら治療戦略を考える．個々の治療法にはおのおの有効な点があるが，基本的には能動的治療法としての運動療法と患者教育を中心に治療戦略を組み立てるべきである[11]．

4．腰痛の経過別治療法の選択

急性期で腰痛が強い時期には，疼痛自体のコントロールを主目的に薬物療法やブロック療法などの受動的治療が行われる．これに対し，亜急性期や慢性期の腰痛においては，腰痛体操を代表とする運動療法が中心となるべきである．病期のいかを問わず，腰痛予防を主たる目的として，患者教育は常に行わねばならない．再度強調したい点は，疼痛の治療だけを目的にリハビリテーションを行うべきではないことである．急性期にあっても，身体機能の向上，QOLの改善が最終目標であることを常に忘れてはならない．

5．社会的背景を考慮した選択

腰痛患者の職業には，事務職，重労働者，学生，主婦，退職した高齢者，無職，生活保護や労働災害を伴う者などさまざまである．同一の職業を有する患者間でも，「回復」までに急を要する場合から，比較的長い時間経過をみられる場合まで症例によって異なる．スポーツ選手における腰痛では，競技レベルによっても些細な腰痛が命取りとなる．症例に応じた治療選択が重要である．スポーツ選手では，競技レベルに応じた対処・治療法の選択が重要である．

6．基本戦略に則った各種治療法の概略紹介

1）安静（bed rest）

急性期の腰痛には，従来から安静が第一とされてきた．90年代初頭まで，安静は鎮痛剤の処方と合わせて，急性期腰痛に対する「金科玉条」であった．しかし，Deyoら[12]の報告以来，現在では3日以上のベッド上安静は患者の社会復帰

にむしろ有害であるとされる．欧米で頻回に使用され，患者教育で重要な言葉は「stay active（常に活動的にあれ）」である．慢性の腰痛に対して，安静は禁忌である．

2）薬物療法

急性期で疼痛の強い時期には，非ステロイド性消炎鎮痛剤（NSAID：nonsteroidal anti-inflammatory drug）が有効である．腰痛による傍脊柱筋の痙縮が強い症例には，末梢性筋弛緩剤を投与する．心理的要因が強いと考えられる症例では，ごく少量の精神安定剤が有効である．しかし，多用してはならず，特に心理的・精神的要因の関与が疑われる場合には，専門家への紹介も考慮すべきである．

3）ブロック療法

患者自身が痛みを訴える部位，圧痛のある部位に局所麻酔剤の局所注射が行われる（トリガーポイントブロック）．硬膜外スペースに局所麻酔剤やステロイドを注入する硬膜外ブロックも腰痛自体の軽減を目的に行われる（図6）．硬膜外ブロックは，腰部の棘突起間隙から直接行う腰部硬膜外ブロックと仙骨裂孔から薬剤を注入する仙骨ブロックに大別される．

4）物理療法

急性期の症例には，冷罨法として，氷などを用いた局部の冷却が行われる．患者が冷感を好まない場合もあり，適切な選択が必要である．温熱療法としては，ホットパックが一般的であり，慢性期の腰痛に有効である．ホットパックは，体幹筋の柔軟性を増し，疼痛を和らげることを目的に，運動療法施行前に行うとより効果的である．1日1〜2回の使用が限度で，過量の使用により疲労感などが生じないように注意する．腰痛の部位に行う電気療法もときに有効である．

5）牽引療法

骨盤牽引を行う．本療法の目的は脊柱を牽引することではなく，牽引により腰椎局所の安静を図ること，間欠牽引による局所マッサージ効

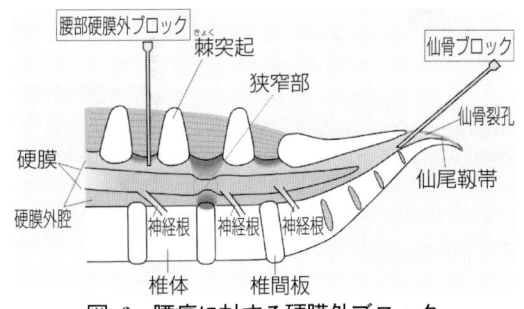

図6 腰痛に対する硬膜外ブロック

果にある．いたずらに牽引の重量を増すことは無意味である．欧米では，EBMの観点から，腰痛に対する牽引療法は無効であるという報告がある．しかし，経験的に腰痛の軽減が得られる患者もおり，牽引療法の有効性解明は今後の課題である[13]．

6）装具療法

職業性腰痛の分野で，就労上の腰痛発生予防にはある程度の効果があるという報告がある．急性期の腰痛に，装具が有効であることもしばしば経験する．しかし，EBMの観点から腰痛に対する装具の有用性を指摘する報告は少ない．腰痛に対する長期間の装具療法は，体幹筋の廃用性萎縮という大きな弊害を有する[14,15]．実際の処方に際しては，効用と弊害を十分に検討すべきである．腰椎装具を作成したにもかかわらず，患者がこれを嫌い，実際には使用されない場合も少なくない．装具に対する患者のコンプライアンスを十分に考慮して処方すべきである．

a．適応

原則として急性期の腰痛のみである．急性期を過ぎた時期には，積極的に運動療法を取り入れた治療法を計画すべきである．患者の職業上，重量物の挙上動作など腰椎に負担の加わる動作を強いられる場合には，装具着用を許可する．

b．具体的な腰痛用体幹装具[26]

腰痛に用いられる腰椎装具には，数多くの種類があるが，実際に日常の診療に使用されるも

① 軟性コルセット（ダーメンコルセット）：最も一般的な腰痛用装具である．既製品としてさまざまなタイプが用意されているが，その効果に大きな違いはない．患者のコンプライアンスを優先して決定すべきである．

② テーラー型体幹装具：骨盤帯，2本の後方支柱，肩甲帯バー，腋窩ストラップ，エプロンからなる．ダーメンコルセットより支持性は高くなるが，どこまで有意差があるかは不明である．実際の処方頻度は少ない．

③ リュックサック型体幹装具：高齢者の患者でみられる変性腰椎後弯症から，立位・歩行時の「腰曲がり」と腰痛を特徴とする患者に対しては，リュックサック型装具が近年考案され，使用されている．詳細な臨床成績は不明であるが，高齢者の脊柱後弯症に対する装具療法の一つして考慮すべきものである[16,17]．

④ その他：Knight型装具，Steindler型装具などがあるが，実際の臨床の場で使用される機会は非常に少ない．

7）運動療法[18～22]

腰痛患者に処方される運動療法は，いわゆる「腰痛体操」として総称される．腰痛患者の中でも特に慢性腰痛患者においては，疼痛の緩和もさることながら，慢性的に作り出されている全身的および局所的身体機能不全（physical dysfunction）を是正することが重要である．慢性腰痛患者では体幹筋力・筋持久力，両者の低下が症状の発現・悪化と密接な関係を有するという報告が多い．慢性腰痛患者に対して，投薬や物理療法などの受動的治療法を主体として採用することは，deconditioningの状態をさらに悪化させることを意味し，むしろ逆効果となる．治療の主眼はphysical reconditioning（身体的再整合化）であり，これが腰痛体操の最大の役割となる．Mayerらは，疼痛の完全消失が慢性腰痛患者での最大治療目的ではなく，むしろ患者の社会・職業復帰に重点をおくべきことを提案している[8]．EBMの観点から腰痛，特に慢性腰痛に対する治療効果には高い科学的根拠を有する治療法である．わが国でも近年独自の研究が実施され，NSAIDよりも有効であることが実証された．[29]

a．腰痛体操の意義

腰痛患者に対する腰痛体操の具体的な意義は，①柔軟性（mobility），②筋力（muscle strength），③筋持久力（muscle endurance），④心循環器系機能（cardiovascular fitness）の4点を改善させることである．以下に，具体的な手技について記載する．これらはすべて基本的手技であり，実際の臨床の場においてはさまざまな種類のものが処方されてよい．しかし，腰痛体操は継続施行して，はじめて効果を発揮する．はじめは効果的であり，かつ単純なプログラムを処方すべきである．

b．具体的体操プログラム

実際には，ストレッチング，体幹筋力増強訓練，体力（physical fittness）の向上訓練，腰部安定化運動（lumbar stabilization exercise）[23]などが処方・実施される．

c．腰痛体操処方・施行上の留意点

i）具体的な処方について

はじめはより平易な方法を1,2種類だけ処方するように努め，複雑な方法は控えるべきである．腹筋と背筋訓練のどちらに重点をおくかについての一致した見解はいまだないが，バランスのとれた脊柱を維持するためには両者の訓練が必要である．

ii）腰痛体操の実施に際しては，医師・患者ともに以下の点に留意する

① 運動量が過大にならないように指導する．体操時に腰痛が悪化したり，疲労感が残るようであれば逆効果である．実際には，一日約15分程度の体操を指示する．

②腰椎前弯の増強は，腰・下肢痛を悪化させる．腰椎前弯を十分とった肢位での体操を指導する．
③懇切に，何回も繰り返し指導する．体操療法の効果は，短期間では得られない．3〜6カ月，ときには年単位という長期間継続して，はじめて効果が上がるものである．

8）生活指導

腰痛の発症・悪化予防には，日常生活の注意が重要であり，腰痛の急性期から慢性期まで，時期を問わず指導すべきである．

a．「腰磨き」の勧め[23,24]

「姿勢」と「体操」は，特に腰痛予防のための2つのキーワードとして患者に徹底的に指導し，啓蒙を図るべき事項である．著者は，これを「腰磨き」の重要性と称して患者への啓蒙を図っている．これは，「歯磨き」からヒントを得た，著者自身の造語である．つまり，虫歯の予防のために行う毎日の「歯磨き」が，「虫歯」という病気になるのを未然に防いでいる．しかも，歯磨きは習慣として，ほとんど無意識に行っている動作である．腰痛に関しても，これと同様のことが該当する．歯と違い，「腰を磨く」ことは不可能である．しかし，「歯磨き」に匹敵することを行えば腰痛を予防することはある程度可能である．「腰磨き」の具体例が，腰痛を発症・悪化させる「姿勢」に気をつけ，腰椎を支持する「体幹筋・下肢筋」の「体操」を行うことに相当する．

b．腰痛学級[25]

患者を集団で「教育」し，腰痛に対する患者自身の啓蒙を図る目的で行われるのが「腰痛学級（back school）」である．この学級は，医師，理学・作業療法士などのチームによって運営される．内容は，脊椎の解剖と腰痛発生機序に関する講義，および腰痛体操やADL指導に大別される．時間的・空間的・人的な手間暇のかかる治療法であるが，腰痛のリハビリテーションの一つとして実施されるべき方法と考える．

文　献

1) Croft PR, Papageorgiou AC, McNally R：Low back pain. Stevens A, Rafferty J (eds)：Health care needs assessment 2nd series. Radcliffe Medical Press, Oxford, 1997, pp 129-182
2) Wadell G：The problem. The Back Pain Revolution. Churchill Livingstone, London, 1999, pp 85-101
3) Wadell G：Rsik factors for low back pain. The Back Pain Revolution. Churchill Livingstone, London, ch 6, 85-101, 1999.
4) 白土　修, 三浪明男：生活習慣病の予防と対策「骨粗鬆症と生活習慣病の周辺疾患—腰痛」．臨床スポーツ医学　**19**：249-258, 2002
5) 白土　修：脊椎疾患．三上真弘, 石田　暉（編）：リハビリテーション医学テキスト　改訂第二版．南江堂, 2005, pp 250-267
6) 白土　修：第3章　診断．日本整形外科学会診療ガイドライン委員会, 腰椎椎間板ヘルニアガイドライン策定委員会, 厚生労働省医療技術評価総合研究事業「腰椎椎間板ヘルニアガイドライン作成」班：腰椎椎間板ヘルニア診療ガイドライン．南江堂, 2005, pp 33-50
7) 佐藤勝彦, 菊地臣一, 増子博文, 他：脊椎・脊髄疾患に対するリエゾン精神医学的アプローチ（第二報）整形外科患者に対する精神医学的問題評価のための簡易質問表（BS-POP）の作成．臨整外　**35**：843-852, 2000
8) 川路雅之, 白土　修, 小熊忠教：心理療法「腰痛リハビリテーション実践マニュアル」MB Med Reha　**12**：50-56, 2001
9) 白土　修, 土肥徳秀, 赤居正美, 他：疾患特異的・患者立脚型慢性腰痛症患者機能評価尺度；JLEQ（Japan Low-back pain Evaluation Questionnaire）．日本腰痛学会誌　**13**：225-235, 2007
10) Shirado O, Doi T, Akai M, et al：An Outcome Measure for Japanese People with Chronic Low Back Pain；An Introduction and Validation Study of Japan Low Back Pain Evaluation Questionnaire （JLEQ）. *Spine* **32**：3052-3059, 2007
11) Mayer TG, Mooney V, Gatchel RJ：Contemporary conservative care for painful spinal disorders. Lea & Febiger, Philadelphia, 1991
12) Deyo RA, Diel AK, Rosenthal M：How many days of bed rest for acute low back pain？　*N Engl J Med* **315**：1064-1070, 1986
13) Beurskens AJ, de Vet HC, Koke AJ, et al：Efficacy of traction for non-specific low back pain：a randomised clinical trial. *Lancet* **346**：1596-1600, 1995
14) Nachemson AL：Orthotic treatment for

injuries and disease of the spinal column. *Physical Medicine and Rehabilitation : State of the Art Reviews* **1** : 11-24, 1987
15) 白土　修：腰痛疾患の保存療法―日常動作指導，腰痛体操とBracing．林浩一郎，他（編）：新版・図説臨床整形外科講座．メジカルビュー社，1995，pp 62-74
16) 佐藤貴一，白土　修：高齢者の脊椎圧迫骨折に対する装具療法．日本義肢装具学会誌 **19**：197-204，2003
17) 白土　修，桑澤安行，佐藤貴一，中下　健：脊椎圧迫骨折―私のリハビリテーションアプローチ．臨床リハ **14**：1003-1010，2005
18) Shirado O, Kaneda K, Ito T : Trunk muscle strength during concentric and eccentric contraction : A comparison between healthy subjects and patients with chronic low-back pain. *J Spinal Disord* **5** : 175-182, 1992
19) 白土　修，伊藤俊一：いわゆる「腰痛症」に対する運動療法．白土　修，宗田　大（編）：運動療法実践マニュアル．全日本病院出版会，2002，pp 142-150
20) 白土　修：腰痛症に対する患者教育と運動・装具療法．日本整形外科学会（編）：整形外科卒後教育研修用ビデオ，2003
21) 白土　修：腰痛体操．山口　徹，北原光夫（編）：今日の治療指針　2004年度版．医学書院，2004，pp 714-715
22) Shirado O, Ito T, Kaneda, K, et al : Concentric and eccentric strength of trunk muscles : Influence of test postures on strength and characteristics of patients with chronic low-back pain. *Arch Phys Med Rehabil* **76** : 604-611, 1995
23) 白土　修，伊藤俊一：腰痛症・腰部障害―新時代の運動器リハビリテーション．整形外科 **56**：969-975，2005
24) 白土　修：腰が痛い患者の対処法―「腰磨き」の勧め．糖尿病診療マスター　**3**：199-201，2005
25) Shirado O, Ito T, Kikumoto T, et al : A novel back school as multidisciplinary team approach featuring quantitative functional evaluation and therapeutic exercises for the patients with chronic low-back pain ; The Japanese experience in general setting. *Spine* **30** : 1219-1225, 2005
26) 白土　修：体幹装具（脊柱側彎症装具を含む）．日本整形外科学会・日本リハビリテーション医学会（監）：義肢装具のチェックポイント　第7版．医学書院，2007，pp 209-229
27) 白土　修，伊藤俊一：腰部脊柱管狭窄症に対する保存療法―運動療法を中心に．日整会誌 **81**：519-524，2007
28) 林　典雄，吉田　徹，見松健太郎：馬尾性間欠跛行に対する運動療法の効果．日本腰痛会誌 **13**：165-170，2007
29) Shirado O, Doi T, Akai M, et al : A multicenter randomized controlled trial of the effectiveness of intensive home exercise in the treatment of chronic low back pain : Japan LET Study. Proceeding of the 34th Annual meeting of International Society for the Study of the Lumbar Spine. Hong Kong, China, 2007

第2章

急性腰痛

「急性腰痛」の診断と,そのうち80〜90%以上を占める保存療法に対する評価と具体的な理学療法に関して整理した.

本章では,腰痛に対して現在一般的に行われている運動療法や物理療法を中心とし,さらに最新ガイドラインで示された急性期からの治療として理学療法分野で最も推奨度の高い徒手療法に関して解説した.

1. 急性腰痛の診断と保存療法
2. 運動療法Ⅰ
3. 運動療法Ⅱ
4. 徒手療法Ⅰ
5. 徒手療法Ⅱ
6. アスリートの急性腰痛
7. 物理療法―急性期

1 急性腰痛の診断と保存療法

矢吹省司*

◆ Key Questions ◆
1. 急性腰痛のメカニズムと診断
2. 急性腰痛に対する保存療法戦略
3. 急性腰痛に対する理学療法の有効性

I. はじめに

急性腰痛とは,「発症から3カ月以内の腰痛と腰椎に由来する下肢痛」と定義される.人口の80%の人々が,人生のどこかの時点で急性腰痛を経験する.この急性腰痛の90%は12週以内に改善するが,残りの10%が慢性化する.慢性化した腰痛の治療には,多額の費用が費やされているとの報告がある[1].診断に関してプライマリケアの現場では,93%が器質的疾患がない「いわゆる腰痛症」であり,神経根性疼痛を合併する腰痛は5%,重篤な病態による腰痛は2%のみであると報告されている[1].本稿では,急性腰痛のメカニズムと診断,急性腰痛に対する保存療法戦略,そして急性腰痛に対する理学療法の有効性に関して,われわれのデータを含めて述べる.ここに記載する内容は,エビデンスが欠如しているものが多い.しかし,エビデンスがないからといって,それが即「誤り」「有効でない」ということではなく,それらは今後明らかにしていく必要がある課題であると考えてほしい.

* Shoji YABUKI/福島県立医科大学附属病院リハビリテーションセンター

II. 急性腰痛のメカニズムと診断

1. 腰痛の発生源

器質的な急性腰痛には,①腰椎を構成する組織に対する侵害的損傷によって惹起される腰痛と,②腰椎の椎孔や椎間孔を通過する腰部や仙骨部の神経根の刺激によって惹起される神経根性疼痛の2種類が存在する.これらは混在することが多い[2].腰椎を構成する組織としては椎体,椎間関節,椎間板,靱帯,筋,そして筋膜などがある.椎体後面の神経叢を図1に,横断面の模式図と神経の走行を図2に示す.

2. 体性関連痛

体性関連痛とは,真の疼痛源を支配している神経の領域とは別の部位に感知される疼痛のことである.例えば,腰椎由来の腰痛が,大腿や下腿,または殿部の疼痛として感知される.これらの領域は腰椎の後枝などで支配されているわけではない.これらの現象は,脊髄における収束として説明される.つまり,腰椎の求心性神経線維と他部位からの求心性神経線維が,ともに脊髄の同一部位に収束し,脳に伝達されることが関連痛として認識されるメカニズムと考えられている.よって,腰椎のいかなる組織も

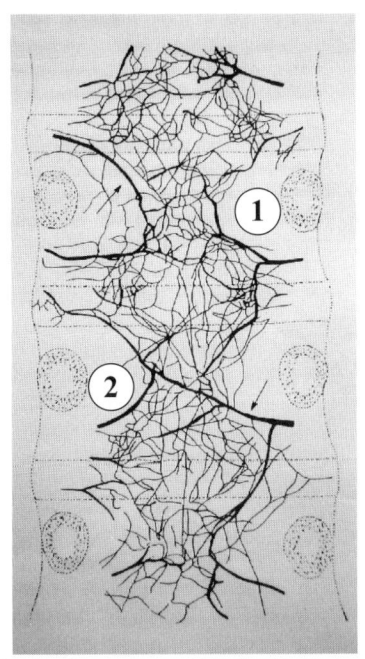

図1 腰椎後縦靱帯に分布する神経叢（文献2）より改変引用）
① 第3腰椎，② 第4腰椎，矢印：洞椎骨神経

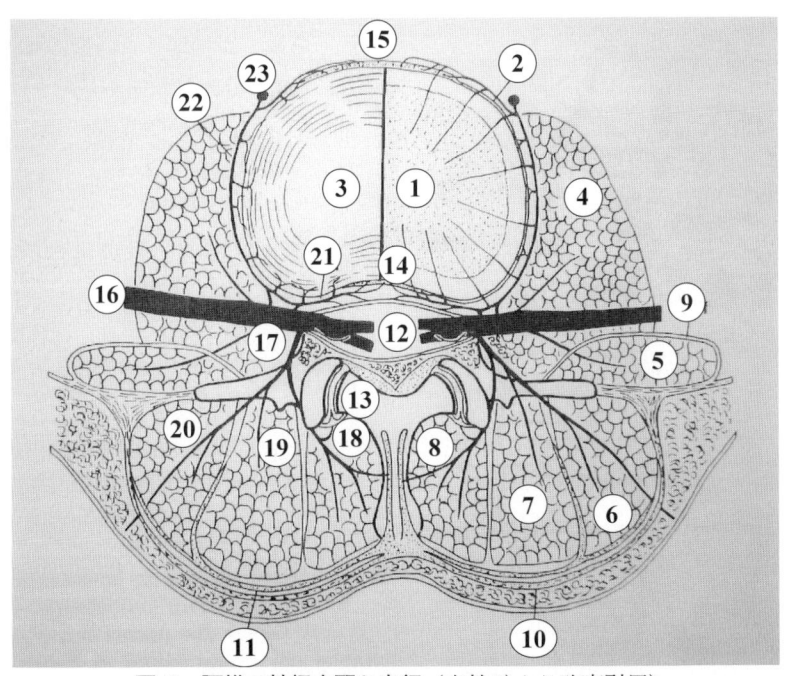

図2 腰椎の神経支配と走行（文献3）より改変引用）
① 椎体，② 椎体の骨膜，③ 椎間板，④ 大腰筋，⑤ 腰方形筋，⑥ 腰腸肋筋，⑦ 長胸筋，⑧ 多裂筋，⑨ 胸腰筋膜前層，⑩ 胸腰筋膜後層，⑪ 脊柱起立筋，⑫ 硬膜管，⑬ 椎間関節，⑭ 後縦靱帯，⑮ 前縦靱帯，⑯ 後枝，⑰ 前枝，⑱ 内側枝，⑲ 中間枝，⑳ 外側枝，㉑ 洞椎骨神経，㉒ 灰白交通枝，㉓ 交感神経幹

体性関連痛の起源となりうる．以下に，各組織について行われた疼痛誘発の研究について述べる．

1）硬　膜[4]

ボランティア患者で，局所麻酔下の腰椎手術の際に硬膜を化学的・機械的に刺激した．その結果，深部の重い感じの痛みが殿部に惹起された．しかし，この領域は硬膜由来の疼痛として診断できるようなものではなかった．

2）筋[5]

正常なボランティアに対して，腰部筋に高張生食水を注入することで侵害刺激を加えた．深部の重い感じの痛みが，殿部や鼠径部から大腿，ときに下腿までさまざまな部位に惹起された．

3）靱　帯[6,7]

正常なボランティアで行われた研究は，棘間靱帯に対してのみである．高張生食水の注入は，深部の重い感じの痛みを殿部や下肢に惹起した．高位を変えると別の部位に痛みが惹起された．この事実は分節性の関連を示唆する．

4）椎間関節[8]

高張生食水の注入や椎間関節を支配する内側枝の電気刺激によって研究された．深部の重い感じの痛みが，同側の殿部や大腿近位，ときには下腿や足に惹起された．高位を変えて刺激すると下肢の別の部位に痛みが惹起された．上位腰椎の椎間関節を刺激すると，殿部の上方部分から腸骨稜にかけての痛みが惹起され，下位の椎間関節刺激では殿部の下方部分から下肢にかけて痛みが惹起された．しかし，一定のパターンを示さなかった．

5）仙腸関節[9]

正常なボランティアで造影剤を注入すると，殿部全体の痛みが惹起された．部位からは，仙腸関節由来の痛みと診断できるものではなかった．

6）椎間板[10,11]

椎間板に関しては，正常なボランティアを用いた疼痛誘発の研究は行われていない．しかし，臨床的経験から椎間板が疼痛の起源となりうることは明らかである．例えば，正常な椎間板に対する椎間板造影は疼痛を惹起しない．これは正常な椎間板髄核や線維輪内層は，神経支配を受けていないためであると考えられるからである．一方，線維輪内層が損傷すると，椎間板造影の刺激が神経支配を受けている線維輪外層に伝わるため疼痛が惹起される．典型的な椎間板造影時の疼痛は，腰部に惹起されるが，殿部や下肢に惹起される場合がある．

以上の研究から腰椎の各組織が疼痛源となりうるが，疼痛誘発試験で惹起される痛みの性質や部位から疼痛源を同定することは困難であるということがわかる．

3．神経根性疼痛

神経根性疼痛は，体性関連痛とは明らかに異なった痛みの性質を示す．ボランティア患者で，局所麻酔下の腰椎手術の際に神経根を刺激すると，下肢までの電撃痛が惹起される[4]．これは一定していて，体性関連痛の場合とはまったく異なる．

4．体性関連痛と神経根性疼痛の合併した腰痛

実際の臨床においては，体性関連痛と神経根性疼痛は合併して存在し，それらを厳密に分けることは困難であることが多い．また，機械的な腰椎構成組織の損傷が急性腰痛の原因であると同定できることは少ない．

5．心理・社会的腰痛

急性腰痛を繰り返す患者の多くは，正常な回復を示す．しかし，一部の患者では3カ月以上続く腰痛と重度の機能障害を訴える．これらが慢性腰痛に分類される．

心理・社会的腰痛には，器質的な要因と同じくらい非器質的な因子が重要であることが示さ

表 1　Waddell 徴候

1. 圧痛点がごく表層（皮膚）に存在するか，または非解剖学的に存在する．両者の特徴をともに示すこともある
2. 肩への軽い軸圧負荷によって腰痛が誘発される．下げた腕と骨盤を押さえて回旋する（腰椎は回旋しないように）ことで腰痛が誘発される
3. 座位と背臥位での「下肢伸展挙上テスト」の結果に解離がある
4. 解剖学的に合わないストッキング型の知覚障害や，広範囲の筋力低下（膝崩れなどを起こす）を示す

これらの徴候は，器質的な腰痛と非器質的な腰痛を鑑別するのに有用である

表 2　米国のガイドラインの科学的順序づけ

順序づけ	内容
A	強力な事実に即した根拠（多数の質の高い科学的研究）
B	中等度の事実に即した根拠（一つの質の高い科学的研究または多数の妥当な科学的研究）
C	限られた事実に即した根拠（腰痛患者を対象とした複数の妥当な科学的研究）
D	事実に即した研究としては，委員会が基準を満たさないと判断した研究

表 3　英国のガイドラインの科学的順序づけ

順序づけ	内容
☆☆☆	複数の許容できる科学的研究の大半において，全般的に一貫している事実
☆☆	一つの許容できる科学的研究による根拠，または複数の許容できる科学的研究で限られた根拠しかない事実
☆	許容できる科学的研究の基準を満たさない事実

れている．心理・社会的腰痛の初期徴候としては，①広範囲の腰痛で下肢まで及ぶ．しばしば，頸部痛と皮膚知覚分布と合わない知覚障害が体の片側または四肢に存在する．②正常な知覚刺激に対して過敏である．③睡眠障害がある．④仕事や社会生活を避ける．そして，⑤Waddell 徴候が陽性である（表1）[1]．

6．欧米のガイドラインにみる急性腰痛の診断

科学的な論文を評価し，科学的事実の順序づけを行って，現時点で判明していることについてガイドラインとして表した．米国のガイドラインでは，4段階に分類し（表2），英国のガイドラインでは3つ星システムで評価している（表3）．主なものを以下に記載する．ガイドラインの中に記載のない項目は「—」とした[12]．

① 患者の年齢，症状の期間と内容，活動と仕事に対する症状の影響，過去の治療に対する反応は，腰痛の治療に重要である（B/☆☆）．

② 癌の既往，説明できない体重減少，免疫抑制剤や静注薬物の使用，尿路感染の既往，安静時の疼痛増強と発熱は，癌や感染の可能性を示唆する．これらの問診による情報は，特に55歳以上の患者に対して重要である（B/☆☆）．

③ 馬尾症候群の徴候である膀胱直腸障害やサドル麻痺を伴う下肢筋力の低下は，重症の神経障害を示唆している（C/☆）．

④ 外傷の既往（若年成人の高所からの転落や交通事故，骨粗鬆症の可能性のある患者または高齢者における転倒や重量物の挙上）は，骨折の可能性を念頭におく必要がある（C/☆）．
⑤ 精神的・社会経済的問題などの非器質的因子は，腰痛の評価と治療を複雑にする可能性があるので，初期評価では患者の精神的・社会経済的問題に注意する必要がある（C/☆）．
⑥ 疼痛図表（pain drawing）や可視疼痛計測表（visual analogue scale）は，病歴聴取に使用できる（D/—）．
⑦ 伸展下肢挙上（SLR：straight leg raising）テストは，若年成人の坐骨神経痛の評価に有用である．なお，脊柱管狭窄を有する高齢者では，SLRテストは正常となる可能性がある（B/☆☆）．
⑧ 神経障害の有無の判定には，アキレス腱反射と膝蓋腱反射，母趾の背屈筋力テスト，知覚障害の範囲が有用である（B/☆☆）．

III. 急性腰痛に対する保存療法戦略

退行性疾患による急性腰痛患者の治療の基本は保存療法である．手術が適応とされるのは，① 日常生活が不可能なほど高度の坐骨神経痛が持続する場合，② 進行性で重度の神経脱落所見，および ③ 馬尾障害のみである[13]．

急性腰痛に対する治療は「疼痛を完全に消失させる」ことよりも，「できるだけ早く日常生活や通常の仕事に復帰できるようにする」ことが重要である．急性腰痛の保存療法を，腰痛の程度を3段階に分けて考える[13]．

1. 軽度の腰痛

日常生活の指導を行い，消炎鎮痛剤などの薬物療法や理学療法を行う．

2. 中等度の腰痛

消炎鎮痛剤などの薬物療法や理学療法を行う．重労働者では，その治療効果や予防効果が科学的に立証されていないが，仕事中に腰椎保護ベルトなどの外固定装具を装着させる．神経根性疼痛を訴える患者や神経脱落所見を伴う患者では，ビタミンB群製剤や神経ブロックを行う．

3. 高度の腰痛

神経ブロック，薬物療法，腰椎の外固定を行う．以前は，「安静」が必要であるとされていたが，現在は結果としての安静はともかく，治療としての安静はむしろ有害であることが示されている．また，急性腰痛患者が痛みの限度内で日常生活を続けることは，臥床や運動療法よりもすみやかな回復をもたらすことも判明している．すなわち，動ける範囲内で動くことが重要であるといえる．エアロビックエクササイズ（有酸素運動）は体力低下を防ぎ，急性腰痛患者の機能回復を助ける．負担の少ないエアロビクスエクササイズを発症後2週以内に始めることが勧められる[13]．

IV. 急性腰痛に対する理学療法の有効性

理学療法には，物理療法と運動療法がある．運動療法に関しては他の章で詳しく記載されているため，ここでは物理療法について述べる．温熱療法や牽引療法は，腰痛に対する保存療法として汎用されている．理論的には，その治療効果，発現機序がさまざまに述べられているが，その理論的根拠について十分な検討がなされているとはいい難い．また，実際の治療効果に関しても，科学的に「有効である」と証明されているとはいえないのが現状である．英国のガイドラインにある現時点でのエビデンスについて，その一部を次に記載する[12]．

① マッサージや超音波は，治療効果がない（☆☆☆）．
② 牽引は効果がない（☆☆☆）．
③ 経皮的神経電気刺激（TENS：transcutaneous electrical never stimulation）の有効性の科学的根拠は，確定的でない（☆☆）．
④ 腰部コルセットまたはサポーターが急性腰痛に有効であるという科学的根拠はない（☆）．
⑤ バイオフィードバックが，急性腰痛に有効であるという科学的根拠はない（☆）．
⑥ 腰痛教室は，職業ごとに設定したプログラムでは有効な場合がある（☆☆）．
⑦ 職業を問わない状態での腰痛教室の有効性は，まだ証明されていない（☆）．

以上の記載のごとく，現時点では，急性腰痛に対する理学療法，特に物理療法は「有効である」とはいえない．その要因の一つとして，「頸椎疾患・腰椎疾患における理学療法は，神経症状の有無などに関係なく，すべて牽引療法・電気療法・温熱療法が主体となっており，疾患により治療法を変えているようにはみえない」ことがあげられる[14]．臨床的には，物理療法が効果を示す患者が存在することは経験する．急性腰痛患者の中で，どのような患者に有効なのかを明らかにすることで急性腰痛に対する理学療法，特に物理療法の有効性を証明できる可能性があると思われる．

ここで，われわれが行った温熱療法と牽引療法に関する研究について述べる．腰部脊柱起立筋の筋硬度を指標として温熱療法と牽引療法の効果を腹臥位と前屈位で検討した研究である．その結果，施行前の値に比して，牽引後は腹臥位での筋硬度が明らかに減少していた．また，ホットパック後は前屈位での筋硬度が明らかに減少していた[15]．これらの結果は，「姿勢」「腰部脊柱起立筋の筋硬度」「物理療法の効果」について，腰痛の病態によって物理療法の効果が異なる可能性を示唆している．今後，さらに腰痛と理学療法の効果についての基礎的・臨床的研究を進め，その有効性を科学的に証明していく必要がある．

近年，EBM（evidence based medicine）の実践が推奨されてきている．このような時代においては，科学的に有効性が証明されていない治療は，保険適応から削除されたり，患者から顧みられなくなったりしてしまうことが危惧される[15,16]．

V．おわりに

急性腰痛のメカニズム，急性腰痛に対する保存療法戦略，そして急性腰痛に対する理学療法の有効性に関して記載した．急性腰痛に対する理学療法の治療効果に関しては，科学的に「有効である」と証明されているとはいえないのが現状である．今後，腰痛と理学療法の効果についての基礎的・臨床的研究を進めて，その有効性を科学的に証明していく必要がある．

文　献

1) Bartley R：Simple low back pain. Bartley R (eds)：Management of Low Back Pain in Primary Care. Butterworth-Heinemann Medical, Oxford, 2001, pp 29-45
2) Groen G, Baljet B, Drukker J：Nerves and nerve plexuses of the human vertebral column. *Am J Anat* **188**：282-296, 1990
3) Bogduk N：Innervation and pain patterns of the lumbar spine. Twomey LT, TayLOR JR (eds)：Physical Therapy of the Low Back Pain, 3 rd ed. Churchill Livingstone, Philadelphia, 2000, pp 93-103
4) Smyth MJ, Wright V：Sciatica and the intervertebral disc. An experimental study. *J Bone Joint Surg Am* **40**：1401-1418, 1959
5) Kellgren JH：Observations on referred pain arising from muscle. *Clin Sci* **3**：175-190, 1938
6) Kellgren JH：Observations on referred pain arising from deep somatic structures with charts of segmental pain areas. *Clin Sci* **4**：35-46, 1939

7) McCall IW, Park WM, O'Brien JP : Induced pain referral from posterior lumbar elements in normal subjects. *Spine* **4** : 441-446, 1979
8) Fukui S, Ohseto K, Shiotani M, et al : Distribution of referred pain from the lumbar zygapophyseal joints. Is the lumbar facet syndrome a clinical entity? *Spine* **19** : 1132-1137, 1994
9) Fortin JD, Dwyer AP, West S, et al : Sacroiliac joint : pain referral maps upon applying a new injection/arthrography technique. Part I : Asymptomatic volunteers. *Spine* **19** : 1475-1482, 1994
10) Walsh TR, Weinstein JN, Spratt KF, et al : Lumbar discography in normal subjects. *J Bone Joint Surg Am* **72** : 1081-1088, 1990
11) Schwarzer AC, April CN, Derby R, et al : The prevalence and clinical features of internal disc disruption in patients with chronic low back pain. *Spine* **20** : 1878-1883, 1995
12) 紺野慎一, 菊地臣一：急性腰痛の診断と治療—欧米ガイドラインから. 脊椎脊髄 **14** : 946-951, 2001
13) 渡辺栄一：急性腰痛. 菊地臣一（編）：腰椎の外来. メジカルビュー社, 1997, pp 134-142
14) 藤野圭司：急性腰痛の診断と治療—理学療法の価値と限界. 脊椎脊髄 **14** : 959-964, 2001
15) 矢吹省司, 菊地臣一, 添田幸英, 他：腰痛症に対する理学療法—理論と実際. 日本腰痛会誌 **11** : 97-101, 2005
16) Clarke J, van Tulder M, Blomberg S, et al : Traction for low back pain with or without sciatica : an updated systemic review within the framework of the Cochrane collaboration. *Spine* **31** : 1591-1599, 2006

2 運動療法 I

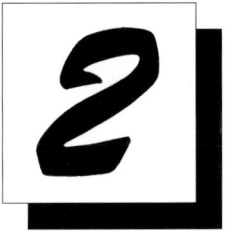

石田和宏* 佐藤栄修**

◆ Key Questions ◆
1. 急性腰痛の運動療法とは
2. 具体的方法は
3. その効果と有効性は

I. はじめに

腰痛は，成人の約70％の人が生涯に一度は経験し[1]，そのうち80～90％は発症から1週間以内に軽減・治癒し，慢性化に至るケースは少ない．すなわち「self-limiting」な疾患であると従来から考えられてきた[2]．しかし，近年の報告では，ほとんどの腰痛は速やかに軽減するが，症状が残存し，再発するのが一般的であると述べられている[3,4]．Stevensら[5]は，35～40％の人は毎月1日以上続く腰痛を訴え，15～30％の人は毎日なんらかの腰痛を訴えると述べている．また，2週間以上継続する腰痛を経験した者では，14％で再発するとの報告もある[6]．したがって，急性腰痛に対する治療は，できる限り早期の除痛を促し，通常生活へ復帰させることが第一の目標となるが，その後はいかに慢性化させず，再発を防ぐかがポイントになると思われる．

本稿では，急性期における運動療法に関して，近年作成されたガイドラインの一つである豪州政府より出された急性腰痛ガイドライン[7]および2003年以降の文献から検討し，さらにわれわれが推奨している方法も含めて概説する．

II. 急性腰痛の運動療法とは―科学的根拠（EBM：evidence based medicine）の観点から

急性腰痛に対する運動療法に関して，1995年に米国医療政策局から発刊された「成人急性腰痛に関するガイドライン」[8]では，科学的に根拠があると認められたものは「全身調整機能低下に対する自転車エルゴメータなどの適度な運動」のみであった．その後も世界各地からガイドラインが出され，1999年の英国のガイドライン[9]では，発症後6週ごろに体操プログラムおよびリハビリテーションを開始することについては，ある程度のエビデンスがあり，腰痛学級などの集団教育は，職業内容によっては有効な場合があると述べられている．2001年には，わが国において「腰痛診療ガイドライン策定に関する研究」の中間報告が出されたが，急性腰痛の運動療法については，新たな知見は認められず，米国・英国のガイドラインの紹介のみにとどまっている．

最も近年に出された豪州のガイドラインでは，運動療法の有効性について「有益な根拠が

---

* Kazuhiro ISHIDA/えにわ病院リハビリテーション科
** Shigenobu SATOH/えにわ病院整形外科

表1 豪州における急性腰痛治療ガイドライン概要（2003年6月）

I. 有益な根拠がある
① 通常の活動をできる限り継続するように指導
② 患者に対し適切な情報を与える（プリントまたは冊子）：「活動」を中心に記載したものがよい．さらに，認知行動療法による介入は長期間の能力障害を減らす
③ 温熱ラップ治療：持続的な低温度の温熱療法
II. 相反する根拠がある
① 筋弛緩剤
② 非ステロイド性抗炎症剤（NSAIDs：non-steroidal antiinflammatrory drugs）
③ マニピュレーション：除痛における短期効果（2～4週間）あり
III. 根拠が不十分である
① シンプルな鎮痛剤：パラセタモール
② 配合した鎮痛剤：パラセタモールとオピオイド配合剤
③ 鍼治療
④ ブロック療法（椎間関節，硬膜外など）
⑤ 牽引
⑥ 経皮的電気刺激療法（TENS：transcutaneous electrical never stimulation）
⑦ EMG（electromyographic）バイオフィードバック
⑧ マッサージ
⑨ ホメオパシー療法
⑩ ベッド上での安静：2日間以上の安静は早期復帰を遅延
⑪ ランバーサポート
⑫ 職場での多面的治療
⑬ 腰痛学級
⑭ 認知行動療法
⑮ 運動療法：Mckenzie療法，多裂筋のエクササイズ

ある」としたものは皆無であり，「根拠が不十分である」の中に，Mckenzie療法，多裂筋など深層筋群のエクササイズが示されている（表1）．Mckenzie療法に関しては，2004年のシステマティックレビュー[10]にて，他の治療（非ステロイド性抗炎症剤，教育的な冊子，マッサージ，腰痛管理のアドバイス，筋力強化，脊椎モビライゼーション，一般的なエクササイズ）と比較して，短期的（3ヵ月以内）には疼痛や能力障害・日常生活障害の改善，中期的（3～12ヵ月以内）には欠勤日数の減少で有効であると報告している．また，多裂筋などの深層筋群エクササイズの有効性は，2001年にHidesら[11]が，腰痛の再発率の長期的な検討を行い，1年後，3年後で通常のケアでは84％，74％，多裂筋エクササイズでは30％，35％と多裂筋エクササイズ群で有意に再発率が低かったと報告している．さらに，職場での多面的な治療，腰痛学級，認知行動療法などのアプローチも根拠は不十分であるが，有効な治療の一つとしての可能性を示唆している．

次に，表1のガイドラインよりさらに近年出された報告（2003年～2006年4月まで）の中で，高いエビデンスを有する文献のみ抜粋して表2にまとめた[10~20]．なお，ここでは急性腰痛の定義として，発症から3ヵ月未満の腰痛（急性期と亜急性期の両方を含む）としている．全体の傾向をまとめると，①評価に基づいた運動療法は疼痛や能力障害などの改善に効果的（Mckenzie療法など），②心理社会的因子を考慮したアプローチ（認知行動療法など）は，仕事復帰や生活の質（QOL：quality of life），不安による逃避（fear-avoidance）などに対し有効である可能性がある，となる．

Haydenら[21]は，腰痛の運動療法に関するメタアナリシスを行い，急性期では一般的治療と同程度の効果が得られ，亜急性期では職業に合わせた段階的なエクササイズが効果的であると述べている．

以上のとおり，急性腰痛の運動療法に関してEBMの観点からは，世界共通に認められた確固たる治療法は認められない．しかし，エビデンスレベルが低く，根拠が不十分だからといって悲観的にならず，現時点でのエビデンスと臨床経験とを統合・解釈し，実践し検討すべきであると考える．したがって，現時点でのまとめとして急性・亜急性期には，①疼痛管理に関する適切な情報を提供しつつ，通常生活の継続を目的としたアプローチを実施，②疼痛の軽減に伴い，評価に基づいた運動療法を低負荷から開始，③慢性化や再発を予防するため多裂筋など深層筋群のアプローチも含めた段階的な運動療法を実施，④心理社会的因子も含めた認知行動療法的アプローチを行うとなる．

III. 具体的方法およびその効果は

1. 疼痛管理に関する適切な情報提供，通常生活の継続を目的にしたアプローチを実施

「活動」を中心とした情報を適切に提供することは重要である．2～4日以上の安静による活動性低下は，通常生活の継続と比較して治療効果は低く，推奨されない．また，症状の軽減に伴い，段階的に運動量を増やすように指導する．仕事をしている者には，仕事を継続するか，できるだけ早期仕事に復帰するよう働きかける．また，薬物療法，物理療法，鍼・灸・マッサージ・カイロプラクティックなどの民間療法，コルセットなどの装具療法，日常生活活動の内容および程度，職場での姿勢・動作方法，環境調整などの疼痛管理に関する指導は，一般的内容については冊子を用いて，個別的内容は症例に合わせた情報提供を行うべきである．したがって，医師・理学療法士・作業療法士・看護師など，チームとしての関わりが特に重要となる．

2. 評価に基づいた運動療法を低負荷から開始

Mckenzie療法を代表とするメカニカルな評価に基づいた運動療法は，急性期から亜急性期において有効である．具体的な評価・治療方法については，別章を参照．

われわれは，一般的治療（薬物治療など）にて改善が認められなかった亜急性期の腰椎椎間板障害患者38例に対し，腰椎伸展運動（図1）を指導し，1～2カ月後には腰痛，下肢症状ともに有意な改善が認められ（図2），症状が大幅に改善した者（症状の50％以上が改善）が29例，やや改善（症状の改善が50％未満），変化なしだった者が9例であった．また，立位姿勢が腰椎過前弯である例，立位で腰椎伸展運動時に下肢症状が増強した例，立位で前屈運動時に症状が認められない例，初回の治療直後に症状の改善が認められない例を除くと，全症例で腰椎伸展運動が有効であった．腰椎の自動・他動運動テストなど各種の理学的検査より，椎間関節由来の症状が認められる場合には，椎間関節のストレッチングにて著明な改善が認められた（図3）．

いずれにしても，問診やメカニカルな評価に基づいて症状の原因が何なのか，例えば椎間板由来なのか，根性症状なのか，椎間関節由来なのか，筋・筋膜性なのか，その他の因子が関与しているのか，単独または複数の因子が関与しているのかを推察し，その仮説に対する検証（治療）を行うことで，どのような運動療法が有効なのかを見当づけて指導すべきである．

症状の軽減に伴い，日常生活活動動作（ADL：activity of daily living）の改善が認められた場合には，さらなる活動性の改善を目的に，エアロバイクや歩行など有酸素運動を行う

表 2 近年報告された急性（亜急性）腰痛に対する

報告者	治療手段・対象症例数（n）	運動療法期間
George SZ, et al (2003)	1．「逃避活動」に対応した理学療法（34） 　積極的に活動するためのアドバイスを重視 2．標準的な理学療法（32） 　解剖・病態を中心に記載した従来のパンフレットを使用	4週間
Rasmussen-Barr (2003)	1．スタビライズエクササイズ 2．マニュアルセラピー n＝47　亜急性期＋慢性期	6週間
Long A, et al (2004)	Mckenzie療法によるメカニカルな評価を使用 疼痛が軽減する方向の運動を決定 1．疼痛軽減の方向にマッチしたエクササイズ 2．疼痛軽減の方向にマッチしないエクササイズ 3．中間位でのエクササイズ，下肢のストレッチなど n＝312　急性期＋亜急性期＋慢性期	2週間
Wand BM, et al (2004)	1．評価，アドバイス，治療（エクササイズ，精神社会的教育，マニュアルセラピーなど） 2．評価，アドバイス，待期 n＝102　亜急性期＋慢性期	6週間
Mayer JM, et al (2005)	1．低出力の温熱ラップ療法 2．Mckenzie療法 3．低出力のheat wrap療法＋Mckenzie療法 4．教育用パンフレットのみ（control） n＝100	5日間
Wright A, et al (2005)	1．パンフレット＋アドバイス＋一般的なケア（37） 2．パンフレット＋アドバイス＋評価に基づいた治療＋グループエクササイズ（43）	1～2週間以上
Hay EM, et al (2005)	1．心理社会的な因子を考慮した簡易な疼痛管理プログラム（201） 2．マニュアルセラピー（201） 亜急性期	第1群：平均3回 第2群：平均4回
Jellema A, et al (2005)	1．心理社会的因子を考慮したプログラム 2．通常のケア n＝314　急性期・亜急性期	第1群：約20分 第2群：規定なし
Heymans MW, et al (2006)	1．通常治療：エクササイズなし（103） 2．低強度腰痛学級（98） 3．高強度腰痛学級（98） 亜急性期	第2群：4週間 第3群：8週間

運動療法の効果を示したRCT（2003年～2006年4月）

効果判定手段	結　果
・疼痛 ・能力障害（Oswestry disability questionnaire） ・（fear-avoidance beliefs questionnaire）	治療開始後4週，6カ月において，両群ともに疼痛，能力障害は有意に改善．不安による回避（fear-avoidance）は，第1群で有意に改善し，第2群では著しく低値
・疼痛 ・health ・機能 ・能力障害	治療開始後6週，3カ月，12カ月で，第1群が第2群に比較して有意に改善．第1群では，6週で得られた効果が長期的にも維持．両群間の相違は，6週後よりも3カ月，12カ月後でより明確に．長期的に第2群では，再発による治療が有意に多い．
・疼痛 ・能力障害（Roland-Morris disability questionnaire） ・薬物の使用 ・仕事・自宅での活動 ・うつ傾向（Beck depression inventory）	治療開始後2週で，第1群は第2・3群と比較し，すべての項目で有意な改善．また，第2・3群の1/3の症例では，治療2週間以内の間に症状が改善しない，または悪化したとの理由により逸脱
・疼痛（VAS） ・能力障害（Roland-Morris disability questionnaire） ・精神状態 ・general helth（euroqol） ・生活の質（SF 36）	治療開始後6週で，第1群は第2群と比較して能力障害，精神状態，genaral health，生活の質に関して有意に改善．長期的には，精神状態，genaral health，生活の質で有意に改善．急性期からの治療的介入は，非常に有効
・機能（multidimensional task ability profile） ・疼痛 ・能力障害（Roland-Morris disability questionnaire）	治療開始後1週で，第3群（温熱ラップ療法＋Mckenzie療法）は他の群と比較して，疼痛，能力障害ともに有意に改善
・仕事復帰率 ・疼痛（VAS） ・Mcgill pain questionnaire ・SF-12 ・コスト	第2群では，第1群に比べ仕事復帰までの日数が平均で7日間早かった．治療開始1カ月，2カ月後の疼痛，Mcgill pain questionnaire，SF-12の分析では，多くの項目で第2群において有意な改善を示した．コストの分析では，第2群が財政的に有益な治療法であることが確認
・能力障害（Roland-Morris disability questionnaire）	治療開始後12カ月で，両群において同等の改善が得られた．受診回数の中間値は，第1群と比較して第2群で有意に多かった．疼痛管理プログラムによる治療は，マニュアルセラピーによる専門的な治療と同等の効果を得ることができる
・能力障害（Roland-Morris disability questionnaire） ・回復の認知 ・病欠	12カ月間のフォローで両群間において，すべての項目で有意差は認められなかった
・仕事復帰までの日数 ・病欠日数 ・疼痛 ・機能 ・運動への恐怖心 ・自覚的回復度	第2群は，他の群と比較して仕事復帰が早かった．さらに3カ月後における機能の改善が大きく，「運動への恐怖心」の程度が低かった．亜急性期患者の早期労働復帰には，低強度腰痛学級がよい

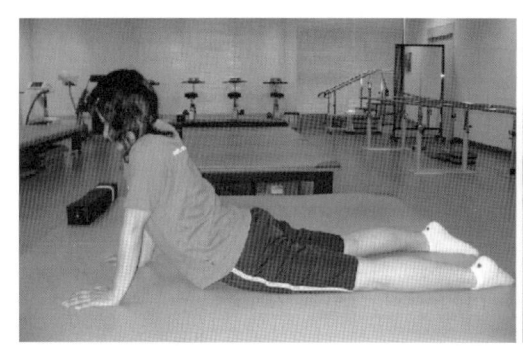

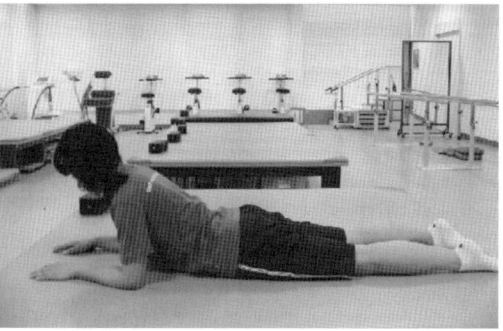

a．腹臥位での伸展運動

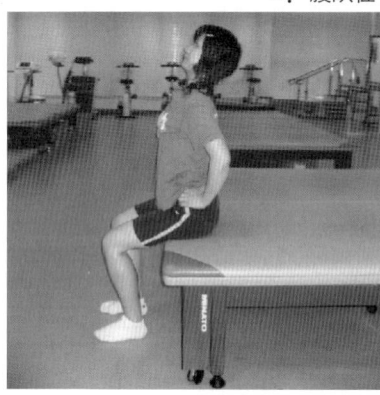

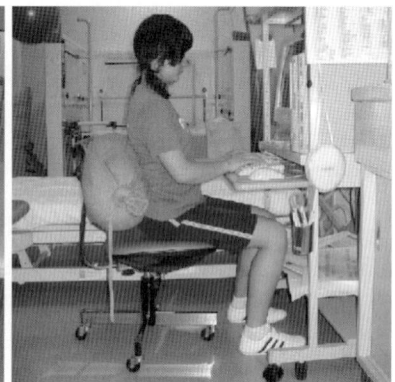

b．座位での反復伸展運動　　　c．生理的前弯位の保持

図 1　腰椎伸展運動

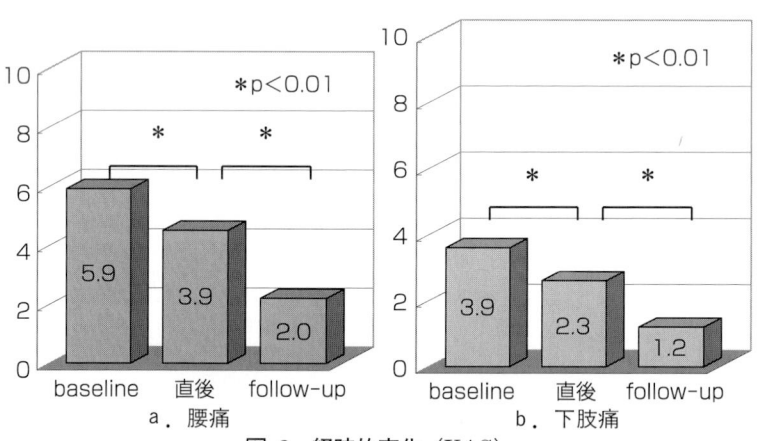

a．腰痛　　　　　　　　　　　b．下肢痛

図 2　経時的変化（VAS）
follow-up は baseline より 1〜2 カ月後

2．運動療法 I　45

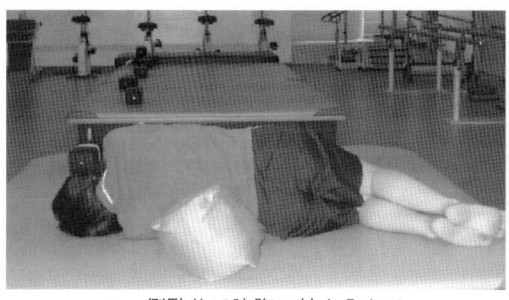

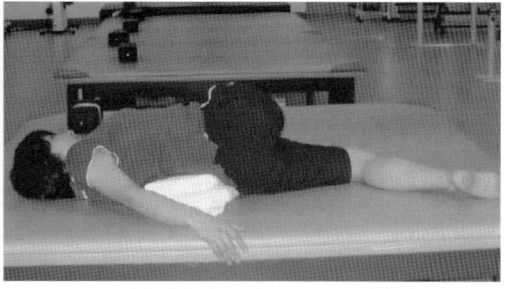

a．側臥位で脇腹に枕を入れる　　　b．aの状態から，さらに回旋を加える
図3　右椎間関節のストレッチ

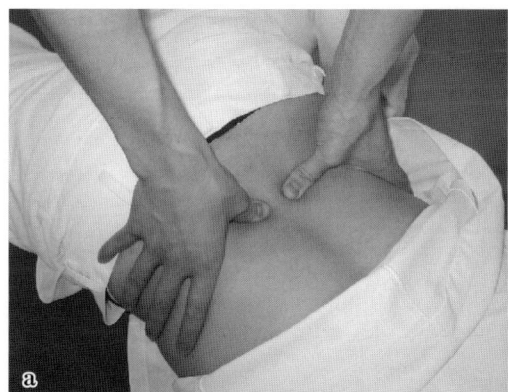

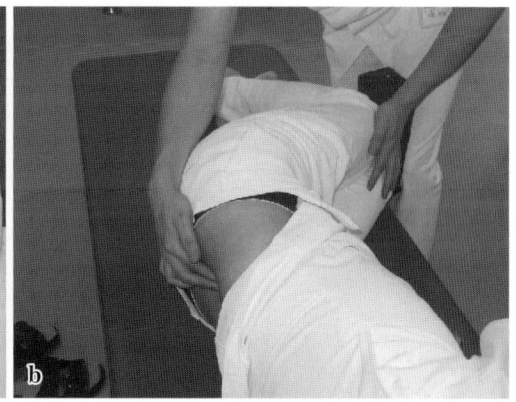

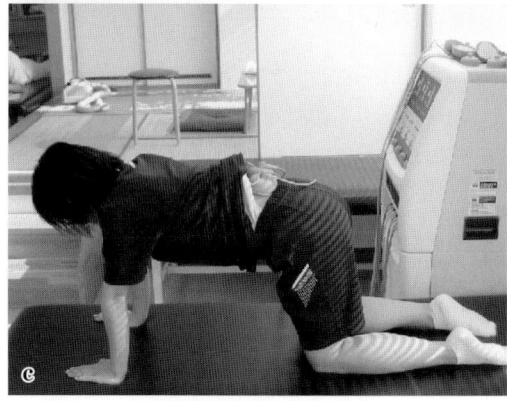

図4　多裂筋群の筋再教育
a．セラピストの両母指を押し返す（腹臥位）
b．上方の膝で大腿骨の長軸方向に向かって押す（側臥位）
c．電気刺激を使用する（四つ這い位）

ことで全身のコンディションを整え，さらに体幹・下肢筋群の筋力強化，ストレッチングを追加し，早期社会復帰へ向けてのサポートを行う．

3．多裂筋など深層筋群のアプローチも含めた段階的な運動療法を実施

多裂筋など深層筋群のエクササイズは，基本的には症状が認められない重力を除去した肢位での筋の再教育（図4）から開始し，徐々に座位・立位など抗重力位でのエクササイズへと移行する[22～24]．深層筋群による静的な姿勢保持能力の改善に伴い，段階的に表層筋群や下肢筋群も含めた，よりグローバルな保持能力，運動性を高めるエクササイズも開始する（図5）．最終的には，個々の社会復帰種目やレベルに合わせた運動プログラムを作成し，さらに実際の生活

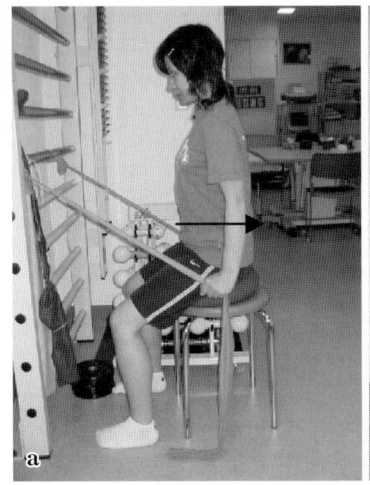

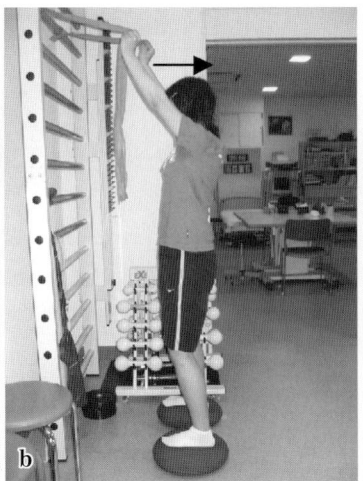

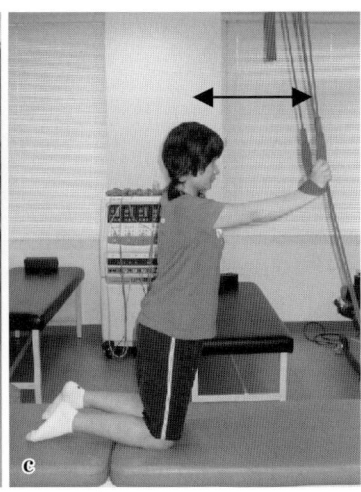

図 5 下肢筋群や体幹の表在筋群を含めたエクササイズ
a．stabilizer に座り，肩関節の伸展運動を行う（チューブ使用）
b．stabilizer に立ち，肩関節の屈曲運動を行う（チューブ使用）
c．膝立ち位にて重心を前後方向に移動する（スリング使用）
※すべてにおいて生理的前弯位の保持は必須

現場にて動作のシミュレーションを実施することで，環境面の調整も並行して検討する．

4．心理社会的因子も含めた認知行動療法的アプローチ

認知行動療法とは，患者の不適応状態に関連する行動的，情緒的，認知的な問題を治療標的とし，学習理論をはじめとする行動科学の諸理論や行動変容の諸技法を用いて，不適応な反応を軽減するとともに，適応的な反応を学習させていく治療法である．つまり，痛みに対する誤った認知・行動を弱めると同時に，自立した生活や労働など，適切な認知・行動を増やすアプローチである．

基本的には，まず傾聴することで，患者の痛みや訴えを全面的に受け入れ，患者を理解するように努めることが重要である．その結果，器質的な問題と心理的・社会的問題が相互に関連していることがみえてくる．アプローチ法としては，患者自身の気づきを促すことで急性腰痛に対する偏った認知を修正し，個別的な目標の設定を行うことで正しい行動を拡大させるように関わる[25]．

IV．おわりに

腰痛治療は，安静・薬物・物理療法などの受動的治療法と運動療法に代表される能動的治療法に大別される．Blythe ら[26]は，受動的治療法を受けている患者は，疼痛に関連した重度の活動障害を残し（オッズ比 2.59），疼痛に関連した受診が増加している（オッズ比 2.9）と報告している．つまり，急性期から能動的治療の代表である運動療法を積極的に行うことで，症状の慢性化，および再発を防ぐ可能性が十分に示唆される．したがって，急性期・亜急性期における運動療法は，現時点で科学的根拠が低いと判断されているものが大半であるが，数年後には質の高い科学的研究により根拠が証明されるに違いない．

文　献

1) Deyo RA, Rainville J, Kent DL：What can the history and physical examination tell us

about low back pain? *JAMA* **268**：760-765, 1992
2) Deyo RA, Dieh AK, Rosenthal M：How many days bed rest for acute low back pain? A randomized clinical trial. *N Engl J Med* **315**：1064-1070, 1986
3) 鈴木信治：急性腰痛症に対する治療法．整・災外 **49**：595-600, 2006
4) 白土 修：慢性腰痛症に対する運動療法．整・災害 **49**：601-610, 2006
5) Stevens A, Raftery J (eds)：Low Back Pain. Health Care Needs Assessment, 2 nd series. Radcliffe Publishing Ltd, UK, 1997, pp 129-182
6) Deyo RA, Tsui-Wu YJ：Descriptive epidemiology of low back pain and its related medical care in the United States. *Spine* **12**：264-268, 1987
7) Australian Acute Musculoskeletal pain Guidelines Group：Evidence-based Management of Acute Musculoskeletal pain. Australia Government, Australia 2003, pp 25-62
8) 菊地臣一（監訳）：成人の急性腰痛―その診断と治療．Excerpta Medica, 1995
9) 菊地臣一（監訳）：急性腰痛管理―英国クリニカルガイドライン．エフネットワーク, 2002
10) Clare HA, Adams R, Maher CG：A systematic review of efficacy of McKenzie therapy for spinal pain. *Aust J of Physiother* **50**：209-216, 2004
11) Hides JA, Jull GA, Richardsin CA：Long term effects of specific stabilizing exercises for first-episode low back pain. *Spine* **26**：E 243-248, 2001
12) George SZ, Fritz JE, Bialosky JE, et al：The effect of a fear-avoidance-based physical therapy intervention for patients with acute low back pain：results of a randomized clinical trial. *Spine* **28**：2551-2560, 2003
13) Rasmussen-Barr E, Nilsson-Wikmar L, Arvidsson I：Stabilizing training compared with manual treatment in sub-acute and chronic low-back pain. *Man Ther* **8**：233-241, 2003
14) Long A, Donelson R, Fung T：Does it matter which exercise? A randomized control trial of exercise for low back pain. *Spine* **29**：2593-2602, 2004
15) Wand BM, Bird C, McAuley JH, et al：Early intervention for the management of acute low back pain：a single-blind randomized controlled trial of biopsychosocial education, manual therapy, and exercise. *Spine* **29**：2350-2356, 2004
16) Mayer JM, Ralph L, Look M, et al：Treating acute low back pain with continuous low-level heat wrap therapy and/or exercise：a randomized controlled trial. *Spine J* **5**：395-403, 2005
17) Wright A, Lloyd-Davies A, Williams S, et al：Individual active treatment combined with group exercise for acute and subacute low back pain. *Spine* **30**：1235-1241, 2005
18) Hay EM, Mullis R, Lewis M, et al：Comparison of physical treatments versus a brief pain-management programme for back pain in primary care：a randomised clinical trial in physiotherapy practice. *Lancet* **365**：2024-2030, 2005
19) Jellem A, van der Windt DA, van der Horst HE, et al：Should treatment of (sub)acute low back pain be aimed at psychosocial prognostic factors? Cluster randomised clinical trial in general practice. *BMJ* **331**：88, 2005
20) Heymans MW, de Vet HC, Bongers PM, et al：The effectiveness of high-intensity versus low-intensity back schools in an occupational setting：A pragmatic randomized controlled trial. *Spine* **31**：1075-1082, 2006
21) Hayden JA, vsn Tulder MW, Malmivaara AV, et al：Meta-analysis：exercise therapy for nonspecific low back pain. *Ann Intern Med* **142**：765-775, 2005
22) 梅野恭代, 若山佐一, 石川明菜：腹部引き込み運動時の最長筋と多裂筋の筋活動について―姿勢による比較．弘前大学医学部保健学科理学療法学 2005年度卒業研究集, 2005
23) 石田和宏, 伊藤俊一：腰痛症に対する理学療法のキーポイント．理学療法 **19**：799-805, 2002
24) 石田和宏, 佐藤栄修, 村上 哲：運動療法．*Medical Rehabilitation* **64**：41-48, 2006
25) 辻下守弘, 小林和彦：痛みに対する行動療法．理学療法 **23**：226-231, 2006
26) Blythe FM, March LM, Nicholas MK, et al：Self-management of chronic pain. A population-based study. *Pain* **113**：285-292, 2005

3 運動療法 II

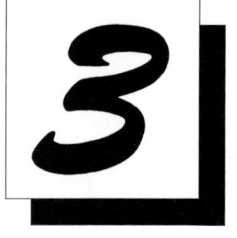

青木一治* 城 由起子

◆ Key Questions ◆
1. 急性腰痛に対するMcKenzie治療法の効果は
2. 具体的方法は
3. その効果と有用性は

I. はじめに

一般にいわれる急性腰痛とは，期間でみると数日の臥床あるいは1～2週間の安静によって症状の軽減がみられ，自然経過の中で回復がみられるものとされてきた[1]．しかし，時系列による従来の定義は，もはやあまり意味をなさなくなっている．本稿においては急性発症した腰痛（下肢痛）を便宜上，急性腰痛として取り扱うこととした．急性腰痛を訴える患者に対し，従来は安静を主とする受身的な治療法が行われ，運動療法については疼痛が軽減してから行われていた．しかし，1994年米国で発刊された「急性腰痛治療ガイドライン」[2]では，4日以上の臥床は役に立たないばかりか，患者を弱体化させる可能性があるとしており，長期の安静に対する否定的な意見がみられるようになってきた．また腰痛治療における運動療法は，1937年Williams[3]がpostural exercisesを報告して以来，屈曲運動を主体としたストレッチや筋力増強運動が施行されてきた．しかし，前述したように急性期からの運動療法は避けるべきであるとの

---

* Kazuji AOKI, Yukiko SHIRO／名古屋学院大学人間健康学部リハビリテーション学科理学療法学専攻

ことから，積極的な運動療法は亜急性期あるいは慢性期になってからとされていた．これに反し，McKenzie[4]が1979年に報告した他動的な腰椎の伸展運動療法は，腰痛の大多数は侵害刺激受容器を含む組織の構造的ストレスといった機械的根拠に基づいているため，力学的な作用により治療できるという考え方のもと，急性期より積極的に行われる方法として提唱された．

II. McKenzie治療法

1. McKenzieの機械的腰痛の考え方[4]

機械的腰痛とは，侵害刺激受容器系を含む組織の機械的変形により生ずる疼痛であり，実際に組織が損傷する必要はなく，組織にストレスを加える，あるいは変形させるのに十分な力を作用させることにより生ずる．痛みはその力の作用が停止すると消失する．McKenzieはこの機械的腰痛を，病歴，検査およびテスト運動などから以下の3つの症候群に分類した[5]．

1）姿勢症候群（postural syndrome）

姿勢性のストレスの結果として，正常な軟部組織の機械的変形により生じる．例えば，長時間ストレス下に軟部組織をおくと，ある姿勢や体位を保持することにより疼痛を生じる．これ

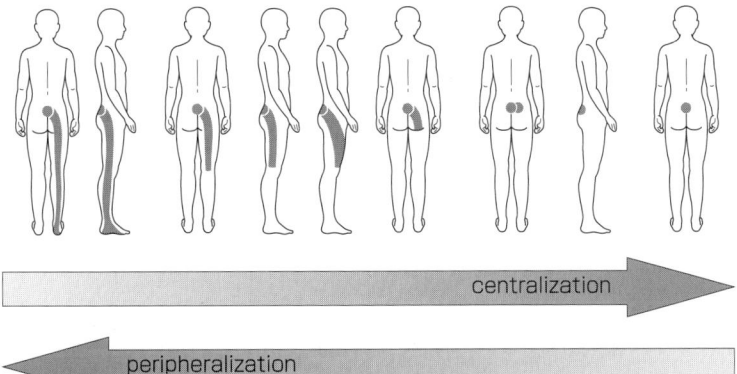

図 1 症状の centralization 現象（文献 6）より引用）

は，間欠的疼痛を特徴とし，体位の変化や姿勢の矯正により改善される．

2）機能不全症候群（dysfunction syndrome）

短縮した軟部組織の機械的変形により生じる．これにより一定方向の運動が減少し，最終可動域での間欠性疼痛が生じる．

3）内障症候群（derangement syndrome）

椎間板障害の結果，髄核の位置偏移により罹患椎間板を含む上下の椎骨，つまり運動単位の障害を生じる．内障には種々の形や程度があり，それぞれ多少異なった徴候と症状を示す．通常，持続的疼痛を特徴とするが，間欠的疼痛を生じることもある．なお，運動の部分的制限がある．

2．McKenzie 治療法の原理[4,6,7]

1）姿勢症候群

姿勢の矯正と指導が必要である．

2）機能不全症候群

疼痛を引き起こす運動により拘縮した軟部組織を徐々に伸張し，機械的変形を改善させるので，疼痛を引き起こす運動を選択することになる．

3）内障症候群

疼痛を軽減する運動は，内障を整復し機械的変形を減少させるので，この運動を治療法として選択するべきである．

a．伸展原理

腰椎の伸展運動により症状の中枢化（centralization），減少，消失を認め，屈曲運動により症状の末梢化（peripheralization）や悪化を認める場合に適用される．なお，伸展原理には臥位伸展，立位伸展，腹臥位での伸展モビリゼーションが含まれる．

b．屈曲原理

腰椎の屈曲運動により症状の centralization，減少，消失を認める場合に適用される．

屈曲原理には，臥位・座位・立位での屈曲と屈曲回旋モビリゼーションが含まれる．

4）中枢化（centralization）

下肢に放散した疼痛が，症状の回復に伴って中枢部に移行していくことを centralization という．McKenzie[7]は，内障症候群であれば最終域までの反復運動や姿勢矯正により，centralization が起こることを報告している．centralization の起こる運動を反復することで内障を減ずると考えられているが，この現象は姿勢症候群や機能不全症候群では起こらない．これに対し，症状が末梢に移行することを peripheralization といい，症状の悪化を示唆する．そのため peripheralization の起こる運動は禁忌となる（図1）．

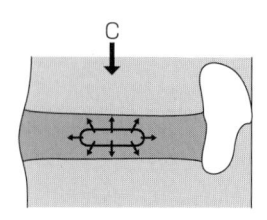

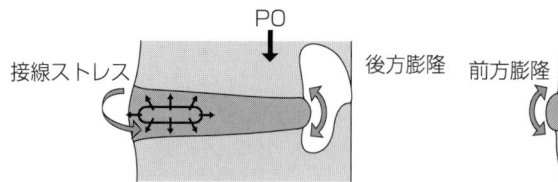

図2 髄核の移動モデル(文献8)より引用）
C：中央圧迫，AO：前方圧迫，PO：後方圧迫

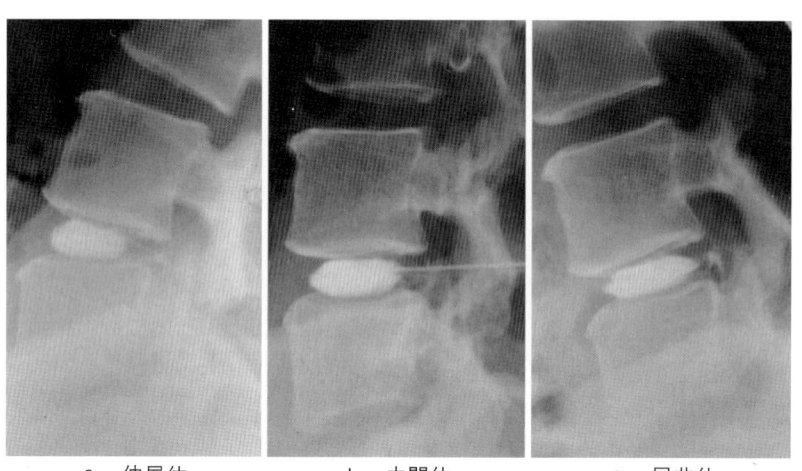

a．伸展位　　　　b．中間位　　　　c．屈曲位
図3 立位時の腰椎可動に伴う髄核の動き

3．McKenzie治療法の理論的背景

McKenzie治療法には，腰椎伸展運動（以下，伸展運動）と腰椎屈曲運動（以下，屈曲運動）があることは先に述べた．その理論的な背景は伸展運動にある．伸展運動の目的は，正常の腰椎前弯を獲得し，椎間板内の髄核を前方移動させることである．1976年，Shahら[8]は椎間板ヘルニアを想定して運動圧分（motor segment）に分けた種々の部位にストレインゲージを付け，荷重時のゆがみを分析した（図2，3）．その結果，中央圧迫では最大圧迫力は椎弓根と関節突起間部に起こる．接線ストレスと線維輪の膨隆は，椎間板の後外側で最大となった．伸展を模した椎間板の後方圧迫では，接線ストレスは前方で増加し，線維輪の膨隆が後方で現れた．この後方膨隆は，単に弛緩した線維輪のたるみにより生じると思われる．髄核は前方へ移動するため線維輪の断裂は起こりそうにない．屈曲を模した椎間板の前方圧迫では，後方線維輪の接線ストレスがかなり増加し，線維輪が損傷されると，屈曲時に後壁に現れる膨隆は増加した接線ストレス下にあり，髄核は後方に移動し腰椎椎間板ヘルニア（以下，椎間板ヘルニア）を生じる．

これに類似する研究として，Schnebelら[9]は椎間板造影により正常な椎間板では伸展で髄核の前方移動が認められるが，異常な椎間板では認められないとし，さらにL4-5椎間板ヘルニアを模した膨隆によるL5神経根への圧迫力を計測し，屈曲で圧迫が増加し伸展で減少したことを報告している[10]．

また1982年，Adamsら[11]は健常者を用いて正常範囲での圧迫と屈曲時の髄核の動き，椎間板の前方圧迫の程度，後方の伸張程度を測定し，

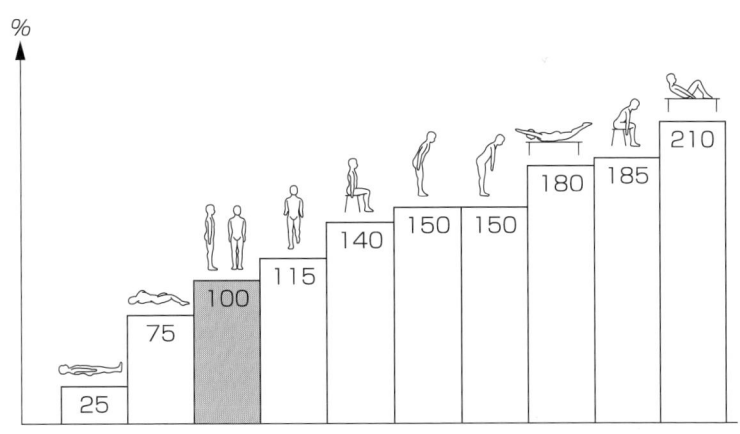

図 4 諸動作における椎間板内圧の変化（文献 12）より引用）

死体実験と比較することで，正常範囲内の屈曲に瞬間的な屈曲を与えることで急性の椎間板ヘルニアが容易に生じることを証明した．

これらは，Nachemson の研究[12]からもわかるように，腰椎の屈曲により椎間板内圧は著明に上昇，髄核は後方へ移動し，後方線維輪に損傷があれば椎間板ヘルニアを発生する可能性が高くなる（図 4）．

4. McKenzie 治療法を実施するにあたって

McKenzie は，画像診断と症状は必ずしも一致せず，診断的価値は低いとし，臨床所見を重視しなければ間違った診断を下す危険性があると指摘している．Donelson ら[6]は，非侵襲で高度な技術を必要とせず，コストもかからない反復最終域腰椎テスト運動は，画像診断よりも適切な情報が多く得られるという研究を行い，McKenzie 治療法は，MRI よりも疼痛のない椎間板と疼痛のある椎間板の鑑別に優れていると報告した（図 5）．

間違った診断のもとに病名をつけることは，治療法の選択を誤り，患者に負担をかけることになる．McKenzie 治療法では原因組織を同定することはせず，患者の症状や力学的ストレスを加えた時の反応からそれぞれの症候群に分類し，治療法を選択していく方法をとっている．このストレスの加え方として，最終可動域までの反復運動であることが強調されている．そして診断の結果，力学的な作用による治療が適応と判断された症例のみを対象とし，すべての腰痛疾患に適するものではないことを念頭において用いることを提唱している[6,7]．

しかし，腰痛（下肢痛）は症状であり病名ではない．McKenzie のいうように，画像所見のみに頼り診断をすることは危険であるが，主訴や自覚症状，他覚所見，画像所見を総合的に判断し，そこから疾患を診断し，疾患に適する治療法を選択することが重要であると筆者は考えている．

力学的な作用による治療が適応と考えられる疾患として，椎間板ヘルニア，腰椎椎間関節症（以下，椎間関節症），脊柱管狭窄症などがある．脊柱管狭窄症については，その発症様式から慢性疾患として取り上げたほうがよいと考え，本稿では割愛した．そこでここでは，椎間板ヘルニアと椎間関節症に絞って進めることとする．

III. 対象疾患と鑑別

1. 椎間板ヘルニア

椎間板ヘルニアは，線維輪の正常な解剖学的形状の限局病変部の変形として定義しうる2つ

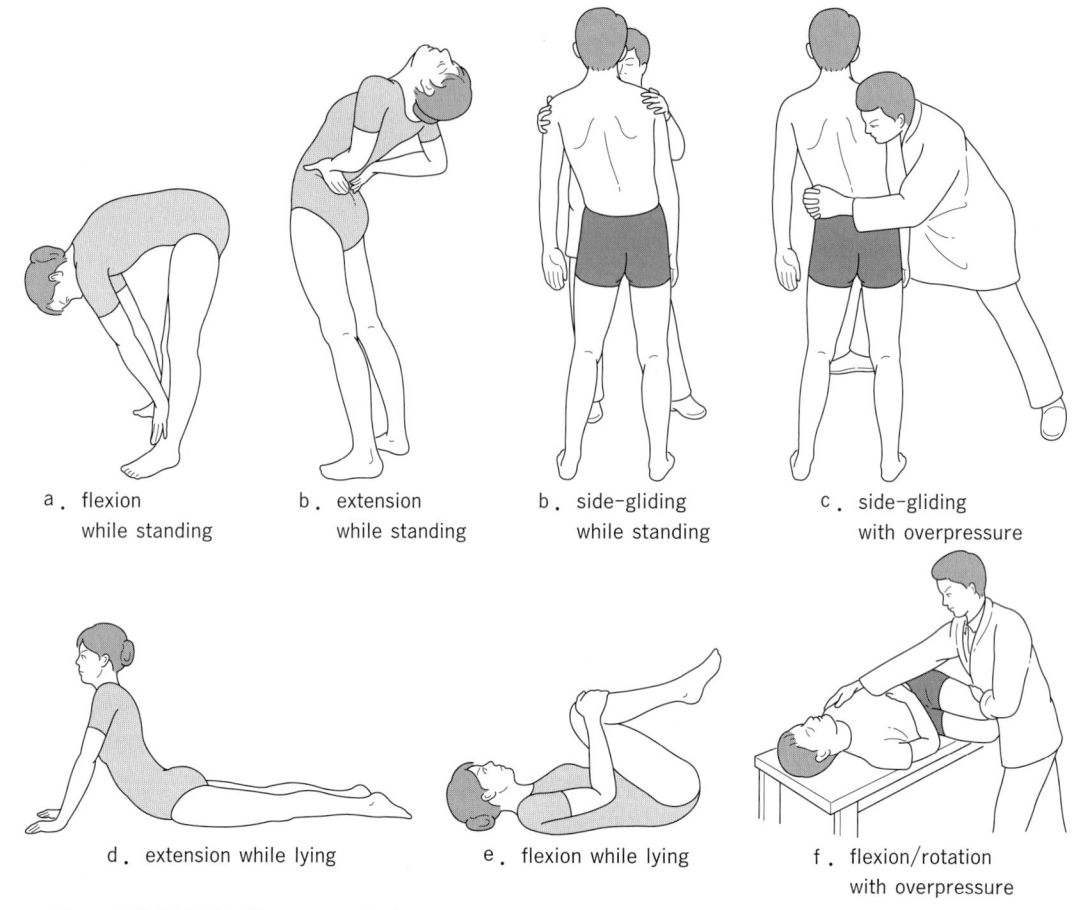

a．flexion while standing
b．extension while standing
b．side-gliding while standing
c．side-gliding with overpressure
d．extension while lying
e．flexion while lying
f．flexion/rotation with overpressure

図5　反復最終域腰椎テスト運動（repeated end-range lumbar test movement）（文献6）より引用）

の大きな病理学的状態である．これは椎間板突出（contained disc protrusion）と椎間板ヘルニア（noncontained disc herniation）に区別される[13]．

椎間板突出には，①線維輪の連続性が残っている突出（protrusion），②線維輪の連続性は絶たれているが，後縦靱帯下にある靱帯（線維輪）下脱出〔subligamentous (subannular) extrusion〕があり，椎間板ヘルニアは①靱帯をも剪破した経靱帯性脱出（trasligamentous extrusion），②髄核腔との連続性がなくなっている遊離ヘルニア（sequestration）に分類される（図6）[13]．

椎間板ヘルニアの急性期では，機械的圧迫と髄核に由来する化学因子の関与が大きく，一方，慢性期では化学的な要因ではなく，機械的な要素が主となるといわれている[13,14]．

2．椎間関節症

1933年，Ghormley[15]が椎間関節症（facet syndrome）として椎間関節が疼痛の原因である可能性を紹介した．椎間関節症は，片側または両側の腰痛（下肢痛）を訴え，神経学的所見は認められず，腰椎伸展により疼痛が増強される．椎間関節は関節包で包まれた滑膜関節であり，他の四肢の滑膜関節と同様に疼痛の発生部位となりうる．炎症を起こした関節滑膜は，自家生体内においてその周囲組織に炎症を惹起させる

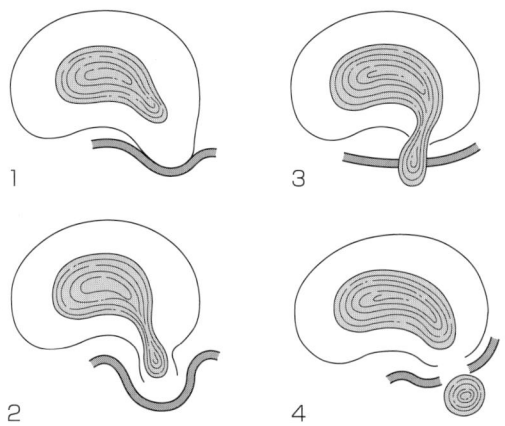

図6 椎間板ヘルニアのタイプ

椎間板ヘルニアは線推輪の正常な解剖学的形状の限局病変部の変形として定義しうる，2つの大きな病理学的状態である．これは椎間板突出（contained disc protrusion）と椎間板ヘルニア（noncontained disc herniation）に区別される．

- 椎間板突出
  1. 突出（protrusion）
  2. 靱帯（線維輪）下脱出〔subligamentous (subannular) extrusion〕
- 椎間板ヘルニア
  3. 経靱帯性脱出（transligamentous extrusion）
  4. 遊離ヘルニア（sequestered）

ため，髄核による神経根障害のように，椎間関節に炎症が発生すると神経根障害が発生する可能性もある[13,14]．

McKenzieは椎間関節症について，椎間関節注射は高い確率で偽陽性を示すため，診断的価値は低いとしている．また，患者の示す症状にも特異的なものはなく，診断することは困難であり，椎間関節が疼痛の原因である可能性は否定できないが，椎間関節症として分類することに臨床的意味はないと述べている[7]．しかし，McCullochら[13]は椎間関節注射の有効性に関する研究の問題点として，単一高位と片側への注射が多すぎることを指摘している．椎間関節はそれぞれの高位で一対になっているので，椎間関節痛はほとんど両側性であり，また腰椎の加齢変化と協力して進行するので，椎間関節注射は両側に，しかも多くの高位に行う必要があると述べている．したがって椎間関節の性質を知ったうえで，患者の症状や画像所見，他覚所見の総合的な判断による診断のもと治療法を選択するべきであると考える．

3．椎間板ヘルニアと椎間関節症の鑑別

椎間板ヘルニアと椎間関節症は，ときに類似した症状を呈し，鑑別に苦慮することがある[16]．しかし，適する運動療法はまったく異なるため治療法の選択には，疾患の鑑別が肝要である．

1）姿　勢

日常遭遇する腰痛疾患であれば，症状の進行に伴い疾患特有の姿勢を呈するようになる．立位姿勢でみると，椎間板ヘルニアであれば，腰椎の前弯が保持できず屈曲位を呈する（図7a）．その理由はヘルニア腫瘤の後方への圧が高まることにより，それを緩和しようとするため前屈位を呈する．しかし，椎間板の後方への内圧は前屈位によって高まるため，時間とともに症状が増悪し，その症状をさらに緩和するために腰椎はより後弯を呈するようになり，ついには体幹を起こせなくなる．すなわち，逃避姿勢がもたらす不良姿勢である．一方，椎間関節症では，腰椎は前弯過度（hyperlordosis）を呈する（図7b）．それに伴いアライメントを整えるために，上背部は円背傾向を呈するようになり，頸部が突出位を呈するようになる（図7d）．座位姿勢では，椎間板内圧の観点からも，椎間板ヘルニアの患者にとっては座位姿勢より臥位または立位でいるほうが楽なため，手で腰を支え，殿部を浅めにして腰掛けた姿勢となる（図7c）．椎間関節症では，腰椎前弯を減少させるように浅めに腰掛ける．

2）運動診

立位での体幹屈曲を観察する．この場合，ただ指床間距離を測定するのではなく，体幹屈曲時に腰椎の動きがあるか否か，棘突起が確認できるか否かをみなければならない．通常，椎間板ヘルニアでは前屈すると椎間板内圧が上昇す

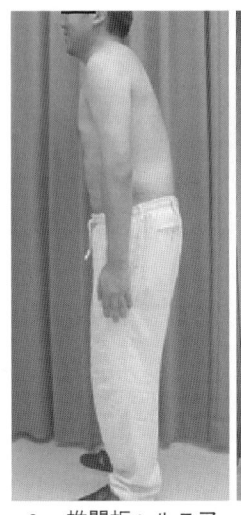

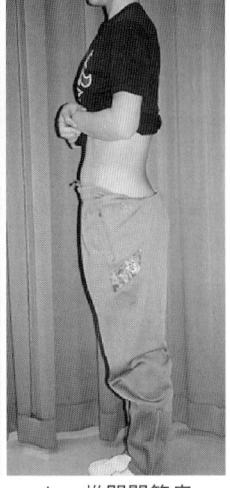

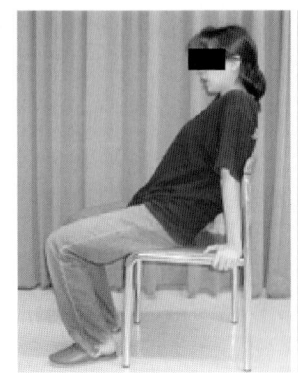

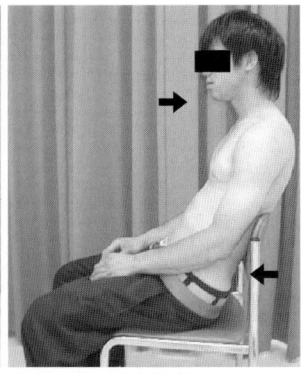

図7 腰椎椎間板ヘルニアと椎間関節症の姿勢の比較
a．椎間板ヘルニア　b．椎間関節症　立位姿勢
c．椎間板ヘルニア　d．椎間関節症　座位姿勢

a．腰椎の前弯が保持できず屈曲位を呈する
b．腰椎前弯増強
c．腰に負担をかけられないため腕で体重をカバーしている
d．顎は前方に突出し上背部は円背を呈する．腰椎は前弯を有したまま後弯位を呈さない

るため，腰痛あるいは殿部痛，下肢痛が惹起され，前屈が困難な場合が多い．椎間関節症の場合は，腰椎の動きは少なく主に股関節で前屈をし，腰椎が後弯位を呈さないケースがある（図8）．体幹の伸展では，椎間関節症では椎間関節へのストレスが増強し疼痛が誘発される．しかし，椎間関節症においても体幹の屈曲で腰痛をきたす患者を経験する．これは腰椎の前弯が強い患者で，体幹を屈曲すると脊柱が弓，脊柱起立筋が弦の役割を果たすことで，結果的に腰椎は過伸展位を強いられることになり腰痛をきたす．

腰椎の伸展は，椎間板ヘルニアでは膝を屈曲させて代償させるが，椎間関節症では腰椎の伸展方向への動きが大きい（図9）．通常のX線像における立位側面像と腰椎最大伸展位での動態像を比較し，立位時と腰椎の前弯程度が変わらなければ，進行した椎間関節症の可能性が高い[17]．

また，鑑別の一手段として筆者が用いている腿上げテストがある．壁に立位姿勢でもたれ，腰部が壁につくまで足部を前に出し，腰部を壁に押し付けたままの状態で，股関節を左右交互に90°以上屈曲させるよう腿上げを行う．この運動を30回ほど繰り返すと，一時的な腰痛の軽減，腰椎可動性の改善を認める症例がある．これは，大腰筋の最大収縮後の弛緩により，腰椎の前弯を強制していた力が弱まり，椎間関節へのストレスが軽減したことによる改善と考えられる．そのため，このような反応を示す症例は椎間関節症の可能性が高い（図10）．椎間板ヘルニアであれば，腰痛を惹起する可能性が高い．

3）神経学的所見

椎間板ヘルニアが原因の坐骨神経痛に対して，下肢伸展挙上（SLR：straight leg raising）テストは有用な検査法である．しかし，筋力・知覚・腱反射などの神経学的所見は，椎間板ヘルニアに特異的でないとされている[18]．また，椎

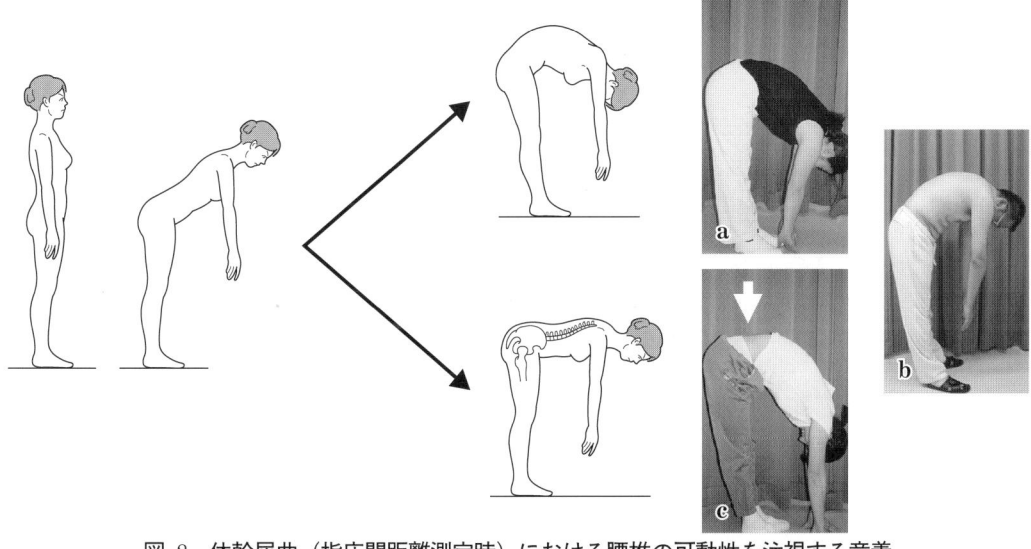

図8 体幹屈曲（指床間距離測定時）における腰椎の可動性を注視する意義
a．正常な腰椎の動き
b．椎間板ヘルニア：疼痛により屈曲困難
c．椎間関節症：腰椎の可動性がなく，腰椎部が弯曲を呈さず平坦化している

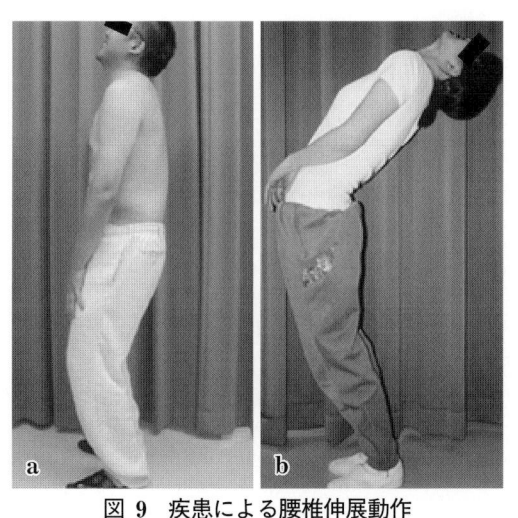

図9 疾患による腰椎伸展動作
a．腰椎椎間板ヘルニア：腰椎を伸展できず，膝を屈曲することで伸展動作を行おうとする
b．腰椎椎間関節症：通常よりも可動域が大きい

間関節症でもSLRテストにより腰痛を訴える者がいるため注意が必要である．

4）画像所見

側面X線像はできる限り立位で撮るのが望ましい．荷重下と臥位では腰椎のアライメントが異なるため，立位像から得られる情報は多い[16]．

また，最近はMRIが手軽に用いられるようになり，他覚所見の把握が軽視されMRI所見が重視される傾向にあるが，これは危険である．Boosら[19]は，四肢障害で入院した患者の協力を得て腰椎部のMRI矢状断像の撮影を行った．その結果，症状のない患者の76%に椎間板ヘルニアが存在することがわかった．矢状断像のみでは，神経根の圧迫の有無の判定には役に立たないとした．また，日本整形外科学会の腰椎椎間板ヘルニア診療ガイドライン[18]においても，MRIは椎間板ヘルニアの診断に最も優れた検査法であるが，MRI上，無症候性の椎間板ヘルニアが存在するので，その解釈にはなお注意を要するとしている．画像所見は，診断において有用な情報であるが，症状や他覚所見などを踏まえて総合的に判断すべきである．このことがMcKenzieがMRIを重要視しないゆえんであろう．

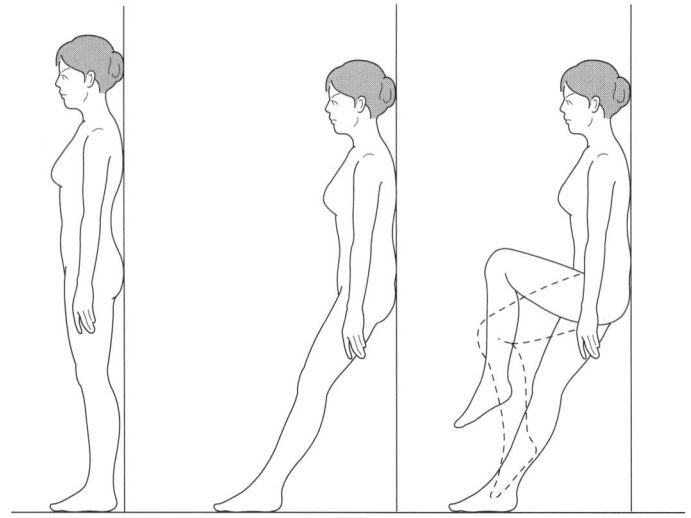

a．腿上げテスト
1．真っ直ぐ壁にもたれ，腰椎の前弯を確認する
2．壁にもたれたまま，腰椎が壁に付けられるところ（pelvic tilt）まで足を前に出す
3．腰椎を壁に付けたままの状態で腿上げを交互に30回程行う

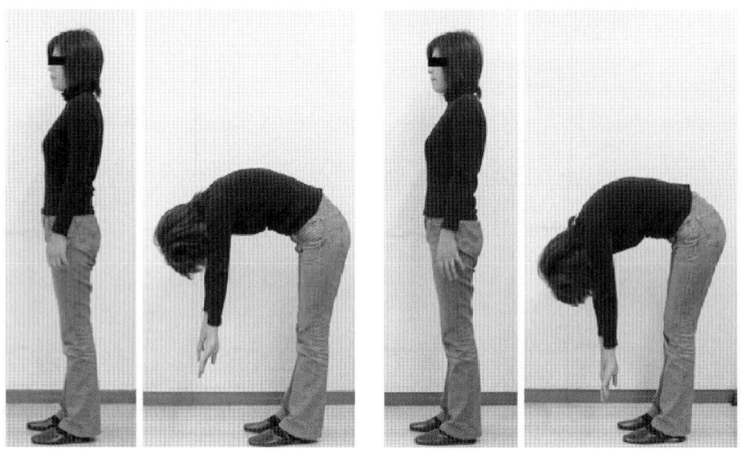

b．腿上げテスト前　　　　c．腿上げテスト後
図 10　腿上げテストと前後での腰椎可動性の変化

IV．治療と成績

1．伸展運動[20,21]

McKenzie治療法の伸展運動は，筋力増強を伴わない他動運動である．筋力増強を伴う伸展運動では，椎間板内圧は立位時の1.8倍にもなる[12]．伸展は，生理的な最大伸展位までとし，過伸展位にならないよう注意する．

1）持続伸展運動

この運動は，疼痛のため歩行もできず，搬送されてくるような患者に行っている．患者は電動式ギャッジベッドに腹臥位をとり，10分間安静とする（腹臥位も困難な患者には，腹部に枕を入れ徐々に腹臥位に慣れるようにしていく）．

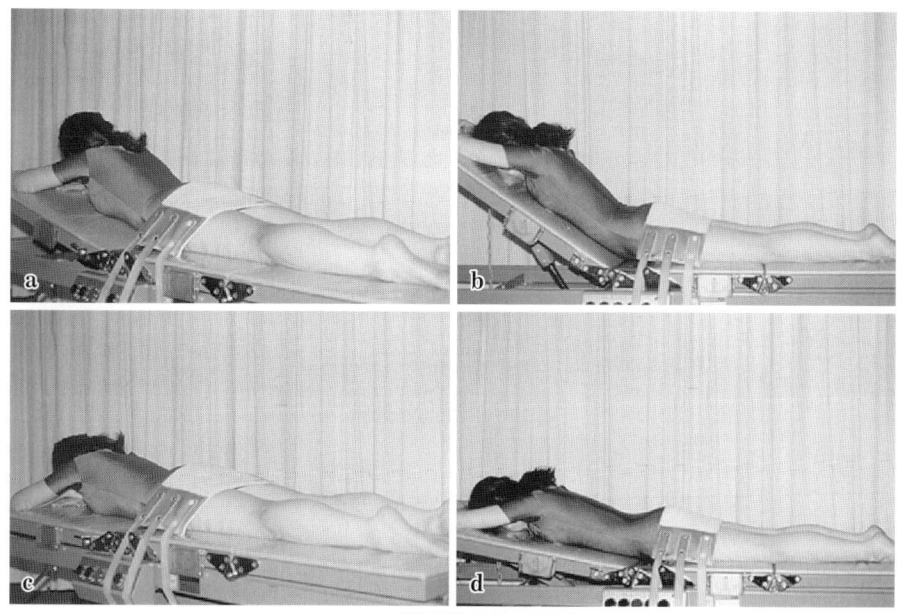

図 11 腰椎持続伸展運動
a．腰椎の前弯を獲得させるため 10 分間の腹臥位で保持する
b．痛みを起こさせないよう，ゆっくりと伸展させる
c．最大伸展位で 10 分間保持する
d．2〜3 分かけてゆっくりと戻す．15°伸展位で止める

その後 5〜10 分かけ，ゆっくりと強制的に上半身を挙上させ，腰椎を最大伸展位に 10 分間保持した後，2〜3 分かけゆっくりと 15°伸展位まで降下させる（図11）．次に，家庭で行う伸展運動を指導する（図12）．

2）伸展運動

通常はこの運動を治療として用いながら家庭で行えるよう指導する．

a．腹臥位

腰椎前弯を獲得するために腹臥位を 5 分間行う（図12 a）．

b．伸展腹臥位

腹臥位で，両方の肘を両肩の下に置き，肘で上半身を支え，腰椎の前弯を獲得させる．これを 5 分間続ける（図12 b）．

c．臥位伸展

腕立て伏せ運動のように，両肩の近くに両手を下にして置き，腕を真っ直ぐにし，腕の力だけでゆっくり上半身を押し上げ，3 秒ほど保持した後上半身をゆっくり下ろす．これを 10 回繰り返す（図12 c，d）．

d．立位伸展

職場や環境により腹臥位での運動ができない時に行う．両手を腰部におき，状態をできるだけ後方へそらし，中間位に戻る．この運動を 10 回繰り返す（図12 e）．立位では荷重による影響がでるため，腹臥位での運動を勧める．

腹臥位または伸展により腰痛（下肢痛）の増強，あるいは下肢への疼痛が出現する場合は中止する．また，疼痛性側弯がある場合には，側弯の矯正を行い，側弯が矯正された後，伸展運動を行う．

2．屈曲運動[20,21]

1）臥位屈曲運動

背臥位で膝を約 90°，股関節を約 45°屈曲し，足をベッド上に平らにつける．これを基本姿勢

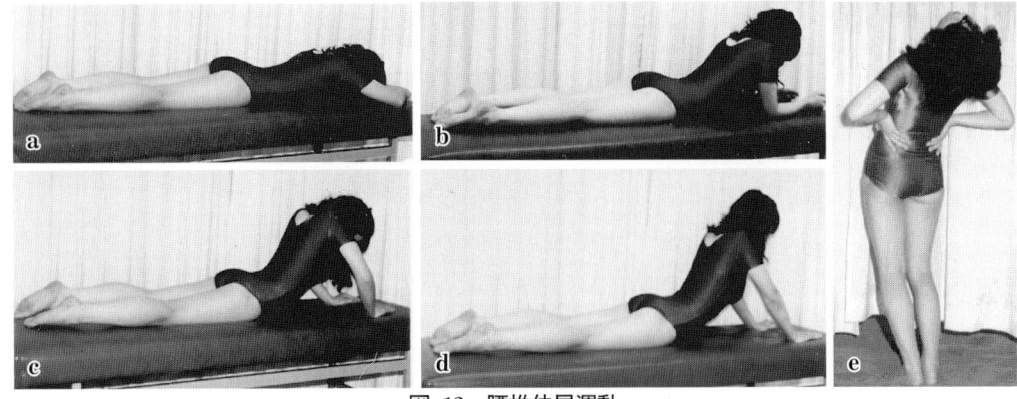

図 12　腰椎伸展運動
a．5 分間，腹臥位で安静位を保持する
b．5 分間，伸展腹臥位をとり，その後 30 秒間 a の姿勢を保持する
c．臥位伸展を 10 回行う（最初の 2～3 回は軽く行う）
d．臥位伸展の 10 回目が最大伸展位になるようにする
e．立位伸展（臥位伸展ができない時に行う）

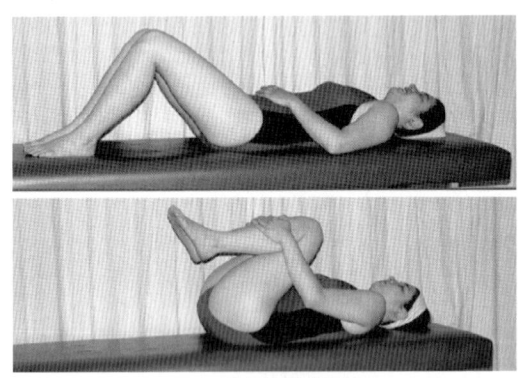

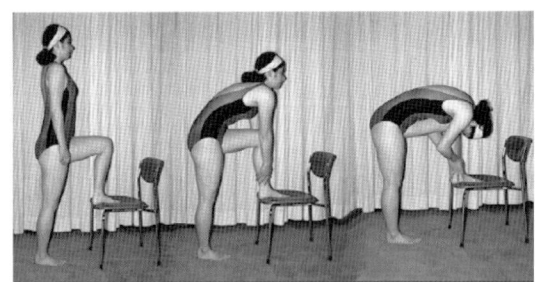

a．臥位屈曲運動　　　　　　　　　　　b．踏み台立位屈曲運動
図 13　腰椎屈曲体操

とし，片膝ずつ胸のほうへ曲げ，両手で両膝を固定し，腰椎が屈曲するよう5秒間保持する．その後，片膝ずつ戻し基本姿勢に戻る．これを10回繰り返す．腰椎の hyperlordosis を増長させることになるので両膝を一緒に曲げたり，両膝を一緒に戻さないようにする（図 13 a）．

2）踏み台での立位屈曲運動
背臥位になる場所がないような場合に行う．片脚で立ち，もう一方の脚は股関節と膝関節を約90°屈曲となるように脚を台の上に置く．荷重膝を真っ直ぐにしたままで，体幹を屈曲して，肩を膝に近づける．挙上脚の足関節を引っ張ることにより，さらに屈曲を強くする．屈曲下で5秒間保持した後，直立位に戻る．これを10回繰り返す（図 13 b）．

3）立位屈曲運動
筆者は用いないが，McKenzie は使用している運動である．両足を約 30 cm 離して立ち，手を下肢の前面を滑らせ体を曲げる．許される最大屈曲に達したら，立位へ戻る．これを10回繰り返す．

しかし，屈曲運動については椎間板の液体容

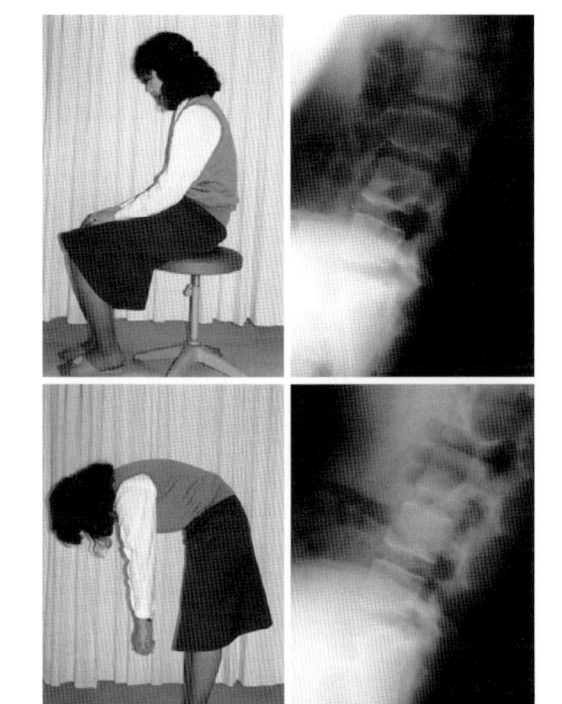

図 14 座位姿勢と体幹屈曲姿勢における腰椎アライメントの比較
上段：安楽座位姿勢と腰椎側面X線像
下段：体幹最大屈曲とその時の腰椎側面X線像

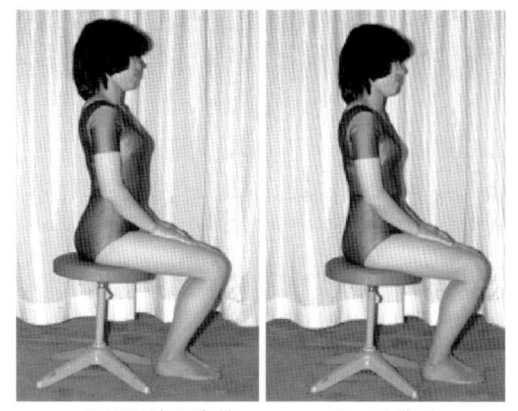

a．腰椎過伸展姿勢　　　b．良姿勢
図 15 座位姿勢の指導
座った姿勢で最大伸展し，それを少し緩めるようにして前弯を保持し，その姿勢を維持する

積が増加する就寝時や，起床後あるいは午前中は椎間板損傷の可能性があるので避けるべきであると考えている．また，脊椎の骨粗鬆症がある場合には，脊椎圧迫骨折の危険性があるので注意を要する．

3．座位姿勢の指導

腰痛患者を治療し，腰痛を予防するためには姿勢，特に座位姿勢が重要である．座位姿勢に関しては，Williams[3]は腰椎部が後弯になるようなものが正しいとしている．しかし，立位で最大屈曲した時の側面X線像とリラックスして座った安楽座位のX線像を比較すると，下位腰椎部の弯曲は，まったく同じであり，椎間板に大きな力がかかりやすい姿勢である（図14）．そのため，正常の前弯を保持した座位姿勢が必要である．実際の座位姿勢は，座った姿勢で最大伸展し，それを少し緩めるようにして前弯を保持し，その姿勢を維持する（図15）．本姿勢については，椎間板ヘルニア患者でも，椎間関節症患者でも同様に考えてよい．ただし，椎間関節症患者において，あまりにも前弯が増強しているようであれば，安楽座位を勧める場合もある．

4．治療成績[21,22]

1）伸展運動の効果[19,20]

入院で安静臥床を目的として従来の保存療法を行った患者（入院群：n＝34）と，腰椎持続伸展運動を行った患者（外来群：n＝69）とを比較した．効果判定には，日本整形外科学会腰痛疾患治療成績判定基準の自覚症状の項目の腰痛と下肢痛を用いて，初診時と3週間後の変化について観察した．

その結果，腰痛と下肢痛がなくなったものと，ときに軽い疼痛を認めるものを合わせて有効とすると，入院群52.9％，外来群79.7％と外来群のほうが有意に（$p<0.05$）改善した．

次いで，伸展運動の効果を急性（発症後2週間以内：n＝158）と慢性（発症後2週間以上：n＝86）で比較すると，有効は急性患者79.7％

で，慢性患者の54.7％より有意な改善（p＜0.01）を認めた．Nachemson[12]は，椎間板ヘルニアのヘルニア塊と神経根の間のインターフェースの水素イオン指数(pH)が異常であり，急性の状態ではインターフェースに炎症性反応が起こるため，炎症性インターフェースと膨張したヘルニア塊の機械的刺激とで疼痛を惹起していると述べている．つまり，慢性になるとヘルニア塊の弾力性は減少し，単に機械的刺激のみとなるため，慢性のほうが急性に比べ改善が悪かったと考える．

2）屈曲運動の効果[17]

神経根症状がなく，腰椎伸展時に疼痛があり，画像所見を考慮して椎間関節症と診断した患者35名に屈曲運動を行った．その結果，腰痛が消失したものと軽減したものを合わせると88.6％に有効であった．腰椎のアライメントでみると，臥位最大伸展で立位時より可動域の増加があるものは，屈曲運動の効果が得られやすい傾向にあった．つまり，症状の改善が得られないものほど，立位における腰椎の前弯傾向が強い．そのため，腰椎の前弯を減少させ，腰椎の椎間関節にかかるストレスを軽減させることを目的に行う．

しかし，椎間関節症では股関節屈筋である腸腰筋や大腿四頭筋，大腿筋膜張筋が短縮している症例が多くみられる．このような症例では，アライメントを矯正しても立位をとれば腰椎の前弯を増すことになり，屈曲運動の効果が現れ難い．これらの筋に短縮がある場合は，ストレッチなどを行ってから屈曲運動を行い，アライメントの矯正に努めるべきと考える．

V．まとめ

Williams[3]のpostural exercisesにみる屈曲運動は，疼痛軽減後施行されるが，McKenzie治療法は急性腰痛に最も適応がある[20,21]．一般に急性腰痛に対する運動療法の有効性については

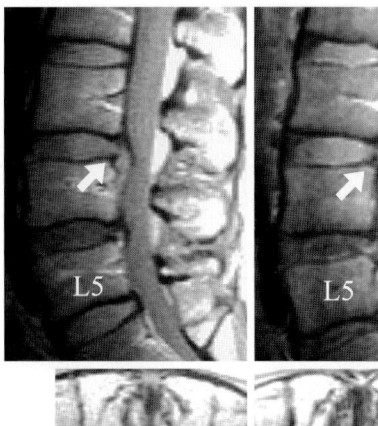

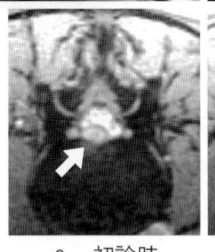

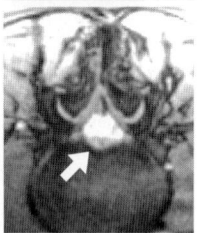

図16 ヘルニア腫瘤消退例（MRI）
a．初診時　　b．20カ月後
42歳　女性　L3/4 HNP

否定的な見解が多いなか，英国の診療ガイドライン[23]においてMcKenzie治療法は急性腰痛を短期間で若干改善することがあるとされている．しかし，McKenzieの報告にあるような伸展運動により後方へ出たヘルニア腫瘤が，前方へ移動し，整復されるという実証はない[20]．この方法の有効性は，腰仙椎のアライメントを変化させることにより，後方線維輪や後縦靱帯の緊張が緩和し椎間板内圧が減少することで，ヘルニア腫瘤による後方への圧が減少したためと考えている[20,21]．

また，1990年のSaalら[24]の報告以来，椎間板ヘルニアのヘルニア腫瘤の自然縮小（消退）の報告が多くみられるようになった(図16)．その特徴は，①急性発症の大きく脱出したヘルニア腫瘤ほど消退例が多く，②髄核成分の多い硬膜外に穿破した腫瘤は，異物反応により吸収されやすい．また，③MRIのT2強調像でヘルニア腫瘤が高輝度のものは消退しやすい[18]などである．ヘルニア縮小の機序としては，新生血管の増生，マクロファージとT細胞による異物反応

などが考えられ，東村ら[25]は，硬膜外に脱出したヘルニアが消失するまでの期間は髄核成分がほとんどであれば，脱出から12〜16週と報告している．本治療法を行った患者には，腫瘤縮小例も多いことから，伸展運動がヘルニア腫瘤に対し，なんらかの消退促進作用の一助を担っているとも考えている．

文献

1) 青木一治，加藤文之：慢性期・維持期の理学療法のあり方を考える．理学療法 23：551-557, 2006
2) Acute Low Back Problems in Adults：http://www.chirobase.org/07Strategy/AHCPR/ahcprclinician.html
3) Williams PC：Examination and conservative treatment for disc lesions of the lower spine. *Clin Orthop* 5：28-40, 1955
4) McKenzie RA（著），鈴木信治（監訳）：McKenzie 腰痛治療法．医歯薬出版，1985, pp 24-25, pp 46-47
5) 青木一治：McKenzie メソッド—腰椎椎間板ヘルニアに対する腰椎伸展運動療法．マニピュレーション 15：52-61, 2000
6) Donelson R, Apill C, Medcalf R, et al：A prospective study of centralization of lumbar and referred pain. A predictor of symptomatic discs and anular competence. *Spine* 22：1115-1122, 1997
7) McKenzie R, May S：The lumbar spine mechanical diagnosis & therapy. Spinal Publications New Zealand Ltd, Waikanae, 2003, pp 122-125, pp 139-148, pp 167-180, pp 254-257, pp 423-425
8) Shah JS, Hampson WG, Jayson MI：The distribution of surface strain in the cadaveric lumbar spine. *J Bone Joint Surg* 60-B：246-251, 1978
9) Schnebel BE, Simmons JW, Chowning J, et al：A digitizing technique for the study of movement of intradiscal dye in response to flexion and extension of the lumbar spine. *Spine* 13：309-312, 1988
10) Schnebel BE, Watkins RG, Dillin W：The role of spinal flexion and extension in charging nerve root compression in disc herniations. *Spine* 14：835-837, 1989
11) Adams MA, Hutto WC：Prolapsed intervertebral disk a hyperflexion injury 1981 Volvo Award in Basic Science. *Spine* 7：184-191, 1982
12) Nachemson AL：The lumbar spine an orthopaedic challenge. *Spine* 1：59-71, 1976
13) McColluch JA, Transfeldt EE（著），鈴木信治（監訳）：Macnab 腰痛 原著第3版．医歯薬出版，1999, pp 190-206, pp 403-408
14) 菊池臣一：腰痛．医学書院，2003, pp 46-48, pp 110-111, pp 274-279
15) Ghormley RK：Low back pain with special reference to the articular facets, with presentation of an operative procedure. *JAMA* 101：1773-1777, 1933
16) 青木一治：腰椎椎間板ヘルニアの理学療法のための検査・測定のポイントとその実際．理学療法 21：147-156, 2004
17) 青木一治，友田淳雄，上原 徹，他：腰椎椎間関節症に対する腰椎屈曲運動の効果．日本腰痛学会雑誌 8：135-140, 2002
18) 日本整形外科学会診療ガイドライン委員会腰椎椎間板ヘルニアガイドライン策定委員会：腰椎椎間板ヘルニア診療ガイドライン．南江堂，2005, pp 17-22, pp 46-48
19) Boos N, Rieder R, Schade V, et al：The diagnostic accuracy of magnetic resonance imaging, work perception and psychosocial factors in identifying symptomatic disc herniations. *Spine* 20：2613-2625, 1995
20) 鈴木信治：急性腰痛に対する McKenzie 法の適応と成績．*MB orthp* 18：30-36, 2005
21) 青木一治，平野孝行，寺西智子：腰椎椎間板障害に対する腰椎伸展運動—外来での伸展運動と入院による従来法との比較．理学療法学 21：7-12, 1994
22) 青木一治，平野孝行，川合孝代，他：腰椎椎間板障害に対する腰椎伸展運動療法—急性と慢性患者の比較．理学療法 23：6-11, 1996
23) Clinical Guidelines for the Management of Acute Low Back Pain：http://www.rcgp.org.UK/rcgp/clinspec/guidelines/backpain/index.asp
24) Saal JA, Saal JS, Herzog RJ：The natural history of lumbar intervertebral disc extrusions treated nonoperatively. *Spine* 15：683-686, 1990
25) 東村 隆，野原 裕，石川宏貴，他：硬膜外へ脱出した腰椎椎間板ヘルニアの運命—MRIと免疫組織学的検討から．臨整外 4：413-421, 1994

4 徒手療法 I

藤縄　理*

◆ Key Questions ◆
1．急性腰痛に対する徒手療法の効果は
2．具体的方法は
3．その効果と有用性は

I．急性腰痛の原因と徒手療法

　腰痛（low back pain）とは，肋骨縁下部から殿皺上部に生じる痛みや不快感で，下肢痛のある時とない時がある[1]．そして，急性腰痛（acute low back pain）は，腰痛発症から6週間以内であり，亜急性腰痛（sub-acute low back pain）は発症後6～12週間まで，慢性腰痛は発症後12週間以上を経過した状態をいう[1]．また，腰痛を起こす病態で特定の病理学的所見（例えば，感染，腫瘍，骨粗鬆症，強直性脊椎炎，骨折，炎症過程，神経根症候群あるいは馬尾神経症候群など）が認められないものを，非特異的腰痛（non-specific low back pain）という[1]．
　保存療法の一つである理学療法の適用は，神経筋骨格系組織の機能異常（dysfunction）であり，これは外傷や疾病によって特定の器官や部位に生じる正常な機能の障害を意味している[2～4]．機能異常の原因には，軟部組織の適合性短縮，癒着，筋力低下，そして正常な可動性を低下させるさまざまな状態があげられる[2]．この用語は関節やその周囲組織の正常な可動性が低下している状態（hypomobility）だけでなく，過可動性（hypermobility）あるいは不安定性（instability）など，神経筋骨格系組織（neuromusculoskeletal system）の機能変化に広く用いられ[4,5]，体性機能異常（somatic dysfunction）ということもある[6,7]．
　急性腰痛の原因となる組織には，椎間板，椎間関節，仙腸関節，筋筋膜，靱帯，骨，神経などの損傷や疾病だけでなく，腹部内臓も腰部へ関連痛を引き起こす[8]．理学療法やその一部である徒手療法が適用になる腰痛は，特定の病理学的所見のない非特異的腰痛や椎間板ヘルニア，椎間関節捻挫，筋筋膜損傷などの結果により生じた神経筋骨格系組織の機能異常を原因とするものである．また，徒手療法には多くの体系や手技があるが，ここでは関節機能異常に対する関節モビライゼーションやマニピュレーション，軟部組織機能異常に対するマッサージやストレッチングなどの軟部組織モビライゼーション，神経組織機能異常に対する神経モビライゼーションの適用について検討する．

II．腰痛治療に対するシスマティックレビューと治療ガイドライン

　理学療法についてのエビデンス（EBPT：

* Osamu Fujinawa／埼玉県立大学保健医療福祉学部理学療法学科

evidence based physical therapy) を紹介しているPEDro (physical therapy evidence database) で，腰痛に対する理学療法を検索した結果，次に述べるようなシステマティックレビューと治療ガイドラインが得られた．

1．腰痛に対する脊柱マニピュレーションのシステマティックレビュー

① 急性あるいは慢性の腰痛患者に対するマニピュレーションの効果については，まだ説得力のない状態であり，それに関する文献は介入の定義についての不一致や方法に関する欠点が残されたままである[9]．

② 急性腰痛の患者に対して脊柱徒手療法は，偽治療に対してのみ優れていた〔VAS (visual analogue scale) で100 mmに対して10 mmの差［95% CI, 2～17 mm］〕．しかし，脊柱徒手療法は従来の一般臨床医による治療，鎮痛薬，理学療法，運動，腰痛教室と比べて統計学的に，あるいは臨床的に有意な利点は見出せなかった．そして，慢性腰痛に対する結果も同様であった．結論として，脊柱マニピュレーションが急性腰痛あるいは慢性腰痛に対する治療として，他の標準的な治療と比べて優れているというエビデンスはない[10]．

2．腰痛に対する脊柱マニピュレーションのランダム化比較試験（RCT：randomized controlled trial）

脊柱マニピュレーションの効果は，著者らが用いている「臨床的予測法則」で評価した患者の状態に関係している．治療効果の最も高かったのは，「臨床的予測法則」で陽性所見（少なくとも5項目中4項目に適合）があった患者のサブグループであり，このサブグループの医療サービスの利用は6カ月間減少していた．脊柱マニピュレーションの「臨床的予測法則」は，腰痛患者への適用を判断するのに使用できることがわかった[11]．

3．腰痛に対する治療ガイドライン

1）Physical Therapy 2001に掲載されたガイドライン[12]

運動療法は慢性，亜急性，術後の腰痛に対して有効であることが見出された．急性腰痛には，通常の活動を続けることが唯一の効果的な介入である．これらの推奨される方法は，主たるエビデンスに基づいた臨床的な治療ガイドラインであるが，いくつかは他の臨床的な治療ガイドラインでは推奨されていない．しかし，これらは臨床家から広く推奨することが同意されている（85%以上）．また，いくつかの介入方法（例えば，温熱療法，超音波療法，マッサージ，電気刺激療法）の適用については，効果に関するエビデンスはない．推奨するには，まだエビデンスが不十分で，腰痛患者に対するいくつかの介入手段については，今後さらに優れた計画に基づいたRCTが必要なのはいうまでもない．

2）プライマリ・ケアでの急性非特異的腰痛に対するヨーロッパの治療ガイドライン[1]

システマティックレビューと既存のガイドラインに基づいて，プライマリ・ケアを実施している一般臨床家（家庭医，理学療法士，作業療法士，徒手療法士，カイロプラクター，整形外科医，リウマチ専門医，リハビリテーション医，神経内科医，麻酔科医など）にとって推奨される急性非特異的腰痛に対する診断方法（表1）と治療方法（表2）が示されている．推奨される治療方法として，適切な情報を与え安心させること，安静を避け活動的でいるように助言すること，鎮痛薬の処方などに加えて，患者が通常の活動に復帰できない場合は脊柱マニピュレーションの処方を考えるとしている．一方，推奨されない治療としてベッド上安静，運動療法，硬膜外ステロイド注射，腰痛教室，行動療法，牽引，マッサージ治療，TENSをあげている．

表1 推奨される急性非特異的腰痛に対する診断の要旨（文献1）より作成

- 症例の病歴をとり簡単な検査を実施すべきである
- 病歴により重篤な脊髄疾患あるいは神経根症状が疑われた場合，適切な神経学的スクリーニング検査を含むより詳細な理学的検査をすべきである
- マネジメントを決める基礎とするために最初の評価で診断的トリアージ（優先順位の選別）を実施する
- 改善がみられない場合，心理社会的要因に注意を払い，それらに関する詳細を調査する
- 画像検査（X線像，CT，MRIなど）は非特異的腰痛の場合，ルーチンな適用ではない
- 初回診療から数週間以内に改善がみられない，または徐々に悪化する患者は再評価する

表2 推奨される急性非特異的腰痛に対する治療の要旨（文献1）より作成

- 患者に適切な情報を提供し，安心させる
- 治療としてベッド上の安静を処方しない
- 患者に活動的でいるように，そしてできれば仕事も含む通常の日常生活を続けるように助言する
- 疼痛を緩和するために必要に応じて定期的に服用する薬を処方するが，その第一選択肢はparacetamol[※1]で，第二選択肢はNSAIDs[※2]である
- paracetamolあるいはNSAIDsが疼痛緩和に効果がない場合，筋弛緩薬を短期間併用することを考える
- 患者が通常の活動に復帰できない場合は，脊柱マニピュレーションの処方を考える
- 労働者で亜急性腰痛や4～8週間以上病的な状態が残っている場合，職場の状況を考慮した多種専門職による治療プログラムが選択肢となることがある

※1 paracetamol：解熱・鎮痛薬
※2 NSAIDs：非ステロイド系抗炎症薬（アスピリン，イブプロフェン，ピロキシカムなど）

III. 評価と治療

評価と治療は一体のものであり，特に徒手療法においては評価と治療で共通の手技を用いることもある．本稿のテーマは急性腰痛についてであるが，治療の連続性も考慮して6週間以内の急性腰痛と，6～12週間までの亜急性腰痛の徒手療法について述べる．なお，急性腰痛に対する徒手療法については十分なエビデンスは蓄積されていない．しかし今後，エビデンスを蓄積するためには評価によって機能異常を適切に見出し，その結果により徒手療法が適用と判断された場合，最適な治療手技を実施する必要がある．

1. 評 価

評価には，病歴や痛みの状態を聴取する主観的評価（subjective examination），観察・運動機能検査・神経学的検査などの客観的評価（objective examination）がある（表3）．これらの検査をすべて実施するわけではなく，最初の主観的評価によって得た情報から仮説を立て，それを検証するためにその後の検査を考え進めていく．最初の病歴聴取では，重篤な病理学的状態（感染，炎症性リウマチ性疾患，癌など）を示唆する「赤旗（red flags）」所見（表4）や，予後に影響を及ぼす「黄旗（yellow flags）」所見に注意しなければならない（表5）[1]．「黄旗」所見は，進行させると危険性が増したり，慢性痛を永続させたり，長期にわたる能力障害や腰痛と関連した失業などの要因となる[1]．観察では脊柱の弯曲や皮膚・筋の状態などに注意する．運動機能検査では，急性腰痛の場合，痛みや機能異常のため実施できる検査が限られることが多い．そして，それ自体が機能異常の原因を推論する重要な情報になり得る．必要に応じて特殊検査や神経学的検査を実施し，触診により原因部位や組織を確認する．神経筋骨格系の機能

表 3　腰痛の評価項目（文献8）より作成）

1．聞き取り（主観的評価）
　1）疼痛に関する病歴
　2）現病歴
　3）既往歴
　4）社会的背景
　5）家族歴
2．観　察
　1）ADL
　2）姿勢
　3）形態
　4）皮膚
　5）補助具
3．運動機能検査
　1）スクリーニング検査
　2）自動運動検査
　3）椎骨分節の他動運動検査
　4）椎骨分節の関節副運動検査
4．特殊検査
　1）誘発検査
　2）診断的検査

5．神経学的検査
　1）反射と髄節筋※の検査
　2）感覚検査
　3）神経ダイナミック検査
　4）運動麻痺検査（筋力検査）
　5）協調性検査
6．触　診
　1）皮膚と皮下組織
　2）筋，腱
　3）腱鞘，滑液包
　4）関節
　5）神経，血管
7．確認すべき医学的検査所見
　1）画像診断（X線像，CT，MRIなど）
　2）生化学検査

※髄節筋（key muscle）：代表的な髄節（下半身の場合はL1～S2）により支配される筋

表 4　腰痛に加えて存在する「赤旗」所見（文献1）より作成）

1）発症年齢が20歳未満か，55歳以上
2）暴力的な外傷の現病歴がある
3）常に進行しており，生体力学的要因で生じる痛みではない（ベッド上での安静で軽快しない）
4）胸椎の痛み
5）悪性腫瘍の既往歴がある
6）副腎皮質ホルモン剤を長期間服用
7）薬物依存，免疫抑制剤の投与，HIV
8）全身状態がすぐれない
9）理由がない体重減少
10）広範な神経学的症候（馬尾症候群※を含む）
11）骨格変形
12）発熱

※馬尾症候群（cauda equina syndrome）で患者が訴える症状として，膀胱機能不全（尿閉，失禁），括約筋障害，サドル部の感覚障害，下肢全体のあるいは徐々に進む筋力低下や歩行障害などがある

表 5　「黄旗」所見の例（文献1）より作成）

1）腰痛に対する不適切な判断や信念（例えば，腰痛は有害である，あるいは重度に障害をもたらすという信念，または受動的な治療に対する期待が高く，積極的な治療への参加が有効とは信じていない）
2）痛みに対する不適切な行動（例えば，恐怖を避ける行動や活動レベルの低下）
3）仕事に関連した問題や支給される報酬（例えば，仕事に対する低い満足度）
4）情緒的な問題（抑うつ，不安，ストレス，気分が落ち込みやすい傾向，社会との関係からの引きこもりなど）

表 6 急性腰痛・下肢痛の発症メカニズムと理学療法（文献 13～17）より作成）

分類	原因	発症メカニズム	評価所見	理学療法
椎間板性	椎間板性疼痛	①座位，前屈姿勢の動作・仕事，車の運転などをすることが多い ②座位・前屈姿勢では椎間板内圧が立位に比べて高くなる ③椎間板内圧が高まった状態で前屈や回旋することにより髄核が変性した線維輪の後（外）側へ突出・脱出する	髄核の突出が軽度から中等度の場合 ①症状は座位が最も悪く，立位は比較的楽である ②前屈で症状が悪化する ③殿部から大腿後面，膝上までの下肢痛（関連痛）が出ることがある ④腹臥位や立位で繰り返し伸展すると疼痛が腰部に限局してくる（中心化）	伸展原理の治療 ①腹臥位になりリラックスする ②両手を肩の下に置き体幹を伸展する．6～10回，3セットを症状に応じて行う ③立位にて両手を腰に当て伸展する．6～10回，随時行う ④筋スパズムに対してテーピングを行う 徒手療法：必要に応じて実施する ⑤穏やかな伸展方向の関節モビライゼーション（棘突起または両側横突起を後方から前方へ動かすPAモビライゼーション）を行う ⑥伸展SNAGS*を行う
椎間板性	神経根症状		髄核が脱出して神経根を圧迫している． ①殿部，大腿後面，膝から遠位に放散痛があり，前屈で増悪する ②伸展で神経根の圧迫を強め，膝から遠位への放散痛が増悪する（末梢化） ③SLR（straight leg raising）でラゼーグ徴候が陽性 ④その他の神経学的検査で陽性所見がある	牽引原理の治療と局所の安静により髄核脱出の修復を図り，改善に伴い徐々に伸展原理の運動に移行する ①姿勢牽引 ②機械牽引 ③腰部の安静（テーピング，コルセットなど） 徒手療法：症状の改善状況と必要に応じて椎間板疼痛と同様の手技を行う
椎間関節性	インピンジメント	①屈曲位，あるいは屈曲・側屈位から伸展する時に滑膜が椎間関節に挟まれる（ロッキング，ブロッキング）	①病歴で朝，顔を洗っていて腰部を伸展しようとする時，床から物を拾って伸展しようとする時など，強い負荷が生じなくても発症している ②激しい痛みで腰部を動かせなくなる	①椎間関節を離開する関節モビライゼーション，あるいは離開した状態で腰部を固定し，回旋方向へ収縮・弛緩（多裂筋の収縮）させると改善する ②筋スパズムが強い時には，スパズムを低下させてからモビライゼーションを実施する
椎間関節性	関節捻挫	①腰部屈曲位，あるいは屈曲・側屈位で重量物を下ろしたり持ち上げたりする時に強い負荷が加わって損傷する	①捻挫による損傷部の痛みに加えて筋スパズムにより痛みが増悪する ②損傷した椎間関節に隣接した分節の関節に可動域制限がある可能性が高い	①筋スパズムを低下させ，損傷した椎間関節は中間位で安静にする ②損傷した関節を屈曲・伸展中間位で回旋させて固定し，可動域制限がある隣接した椎間関節に対して回旋モビライゼーションを行う
椎間関節性	関節拘縮	①椎間関節捻挫を起こした部位の瘢痕形成が行われてくる亜急性期では，瘢痕組織が伸張されて痛みが生じる ②捻挫を起こした椎間関節に近接する関節の可動性が習慣的姿勢や退行性変化（例えば，椎間板変性の結果，椎間関節に加わる機械的ストレスが増加して変形性関節症となる）によって減少している可能性がある	①痛みは通常限局しているが，下肢への関連痛が出ることもある ②症状は比較的安定している ③症状は活動すると悪化し，休むと楽になる ④麻痺や神経学的徴候，固定した変形はない ⑤関節副運動検査で捻挫を起こした関節は，抵抗感の中に入っていくと痛みを生じ，近接する椎間関節は可動性が低下している	関節モビライゼーション：授動時の可動域と抵抗感との関係を触知し，痛みの訴えを聞きながら慎重に行う ①棘突起のPAモビライゼーション ②横突起へのPAモビライゼーション ③可動性のある部分を屈曲・伸展中間位で回旋させて固定し，可動域制限がある椎間関節に対して回旋モビライゼーションを行う 運動療法：制限のある部分を最大屈曲にして回旋させる伸張運動を指導する

※ SNAGS（sustaind natural apophyseal joint glides）：マリガンコンセプトの手技で椎間関節の他動的な上方への滑りを出しながら患者に自動運動を行ってもらう

表 6 つづき

分類	原因	発症メカニズム	評価所見	理学療法
仙腸関節性	可動域制限	① 骨盤帯筋群の長さと筋力の不均衡による ② 非対称な活動・スポーツによる	① 歩行時，最も症状が悪化し，立位・座位では軽減 ② 骨盤のランドマークの左右不一致〔前屈時，仙腸関節の可動域が少ないほうのPSIS（posterior superior iliac spine）が高位になる〕 ③ 長座位検査が陽性 ④ 梨状筋のスパズムや短縮で神経絞扼症状が起こることがある	① 仙腸関節のモビライゼーション ② 骨盤周囲筋（殿筋群，梨状筋，腸腰筋など）の伸張運動 ③ 梨状筋による神経絞扼症状がある場合，梨状筋のマッサージと伸張運動 ④ 必要に応じて坐骨神経の神経モビライゼーション
仙腸関節性	関節ロック	① 過可動性の関節が歩行時，段差に気づかずに急激に接地したり（腸骨が後傾位になることが多い），捻転したりして一側の仙腸関節がロックする	① 障害側周囲の組織や近接の関節に過剰な負荷が加わり痛みが出る ② 対側の可動している関節に過剰な負荷が加わり，不安定になるため痛みが出る ③ 同側または対側の梨状筋にスパズムが生じて神経絞扼症状を起こすことがある	① ロックした仙腸関節のモビライゼーションを行い，仙腸関節ベルトやテーピングで安定性を高め，筋スパズムを低下させる ② 骨盤周囲筋（殿筋群，梨状筋，腸腰筋など）の伸張運動 ③ 必要に応じて坐骨神経の神経モビライゼーション
仙腸関節性	関節捻挫／関節炎	① 過激な負荷や繰り返し負荷で起こす ② 下部腰椎や股関節に可動域制限があると，仙腸関節に過度の機械的ストレスが加わり発症しやすくなる	① 仙腸関節に負荷が加わるような動作や検査法で痛みが出る ② 自動運動・他動運動で腰椎，股関節に可動域制限や関節副運動検査で制限がある	① 仙腸関節ベルトやテーピングで過剰な運動をコントロールし，筋スパズムを低下させる ② 姿勢の異常や骨盤周囲の筋力の不均衡，周囲の関節可動域の不均衡を治す ③ 腰椎，股関節の可動域制限がある時はこれらの関節に関節モビライゼーションと伸張運動を行う
筋筋膜性	損傷	① 過剰な負荷が加わったことにより発症する ② 損傷部位に近接する腰椎分節に低可動性があり，そのために損傷部位に過剰な機械的ストレスが加わった可能性もある	① 損傷部位に負荷が加わる姿勢や運動で症状が悪化する ② 急性期では自発痛や，周囲の筋にスパズムがあり，運動により筋性防御が生じる ③ 亜急性期では，自発痛はなくなり運動時痛が主となる．触診すると損傷した部位には過敏な硬結が現れ，周辺の筋緊張が高く圧痛がある ④ 関節副運動検査で損傷部位に近接する椎間関節に制限がある	① テーピング，コルセットにより損傷部位を中間位に固定して安静を保つとともに筋スパズムを低下させる ② 近接する腰椎分節に低可動性がある場合，損傷部位に機械的ストレスが加わらないように屈曲伸展中間位で回旋させて固定し，低可動性のある分節に関節モビライゼーションを行う
骨粗鬆症	胸腰椎圧迫骨折	① 骨密度が低下した胸腰椎に，転倒，起き上がり，くしゃみなどにより過剰な負荷が加わって骨折し，強い痛みが出現する ② X線像で圧迫骨折が認められなくても，微細な骨梁破壊が起こっている可能性がある ③ T12, L1は圧迫骨折の好発部位である	① 圧迫骨折を起こした部位に負荷が加わるような姿勢・動作，腹腔内圧が高まるくしゃみなどで症状が悪化する ② 微細骨折がある場合，損傷した際の姿勢や動作，そして損傷部位や近接する分節への穏やかな関節副運動（例えば，後方から前方へ押すPAモビリティー検査）で痛みが誘発される	徒手療法：マニピュレーションや強い関節モビライゼーションは絶対的禁忌である 運動療法と日常生活指導 ① 脊柱を中間位から軽度伸転位になるようにコルセットを使用する ② 脊柱の深部筋・腹横筋・骨盤底筋の活動性，脊柱の安定性を高め，正しい姿勢や動作を指導する ③ 徐々に脊柱起立筋と腹直筋，腹斜筋を強化する ④ 亜急性期以降，穏やかな関節モビライゼーションは適用になることがある ⑤ 慢性的な筋筋膜の二次的な機能異常に対しては，骨に強い力が加わらないような軟部組織モビライゼーションは適用となる

表 6 つづき

分類	原因	発症メカニズム	評価所見	理学療法
姿勢性	腰椎前弯増強	① 下部腹筋・殿筋群の弱化 ② 股関節屈筋の短縮 ③ 股関節伸筋の伸長 ④ 下部腰椎の前弯が減少し，上部腰椎の前弯が強くなっていることがある（「くの字」状の前弯）	① 座位や腰椎を屈曲する動作で症状が改善する ② 立位や腰椎を伸展する動作で症状が悪化する ③ 屈曲時，腰椎の運動に比べて骨盤の運動が相対的に多い ④ 伸展時，過剰な腰椎の運動が起こる ⑤ 下部腰椎の可動性が低下していると，それよりも1分節上位から腰椎の前弯が顕著に強くなる	屈曲原理の治療 ① 背臥位腰部屈曲：両下肢を屈曲して両手で両膝を保持し，膝を胸に近づけて圧迫するようにして腰部を伸張したり緩めたりする ② 椅座位腰部屈曲：両股関節を外転位にし，両手で下腿遠位をつかんで腰椎を屈曲したり戻したりする ③ 股関節屈筋群を伸張し，腹筋群，殿筋群，股関節伸筋群を強化する 徒手療法：可動性が減少している分節には，関節副運動を出す関節モビライゼーションを実施する
姿勢性	腰椎前弯減少	① 両側股関節伸筋群の短縮 ② 両側腸腰筋の伸長と弱化 ③ 腹筋の弱化 ④ 不適切なボディーメカニクスと，腰部を頻繁に曲げたり，物を持ち上げたりする必要がある	① 座位や座位から立ち上がる時に悪化する ② 腰を曲げる動作で悪化する ③ 歩くと楽になる ④ 伸展の自動運動，関節副運動検査で制限がある	伸展原理の治療 ① 腹臥位で両手を肩の下に置き，体幹を伸展する．6～10回，3セットを症状に応じて行う ② 立位にて両手を腰に当て伸展する．6～10回，随時行う ③ 股関節伸筋群の伸張 ④ 腸腰筋・腹筋の強化 徒手療法：① 棘突起・横突起へのPAモビライゼーション，② 伸展SNAGS*を行う
不安定性	腰部の安定性低下	① 全身的な靱帯の緩み ② 体操競技，アクロバット，ダンス，不適切なストレッチングの経験による ③ 一部の分節に可動域制限（関節ロックか適合性短縮）があり，さらに近接する分節の不安定性を増強させることがある	① 静的な姿勢を持続することで悪化する ② 同じ方向への繰り返し運動で改善する ③ 過剰な可動域 ④ 屈曲位から戻す時に異常な運動パターンが生じる ⑤ 一部の分節に自動運動での可動域制限と，関節副運動検査で制限が認められることがある	腰椎の安定性改善 ① 腹横筋の収縮練習 ② 多裂筋の収縮練習 ③ 骨盤底筋の収縮練習 ④ 横隔膜呼吸練習 ⑤ 最初は腹臥位・椅座位・立位で行い，徐々に不安定板やセラピーボール上など，より不安定な姿勢で行うようにしていく 徒手療法：可動域制限のある分節には，関節モビライゼーションと局所的なストレッチングを実施する

異常は，評価により原因と考えられる部位（仮説）に試みの治療を行うと，推論による仮説が正しければ，必ずなんらかの変化が現れる．もし，変化が現れなければ部位や組織が違っているか，あるいは手技が正しく実施できなかった可能性がある．急性腰痛の原因となる機能異常の発症メカニズム，評価所見，治療プログラム例を表6に示す[13~17]．

2．急性腰痛の理学療法と徒手療法

急性腰痛の理学療法で重要なことは，痛みへの対処と患者への指導である．急性期の痛みに対する理学療法は物理療法，穏やかな徒手療法，テーピング療法などが考えられるが，これらの治療効果についての十分なエビデンスはない．急性期の神経筋骨格系機能異常に対する基本的な治療方法は，損傷部位に対する局所の安静と二次損傷の予防，そして機能異常に影響を及ぼしている関連因子（contributing factor）[18]への対処である．徒手療法が適用になるのは，関連因子である損傷した腰椎に，近接した分節の低可動性を改善するための関節モビライゼーションやマニピュレーションを行う場合が考えられる．近接にある分節の可動性を増して機能を改善させることで，損傷部位への負担を軽減し治癒を促進させることができる．さらに重要なこ

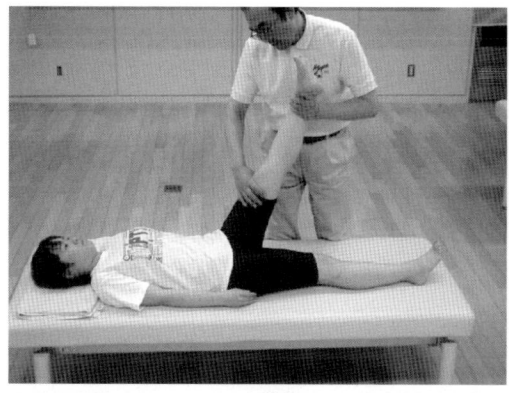

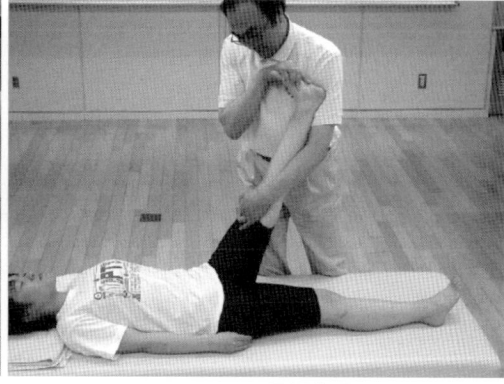

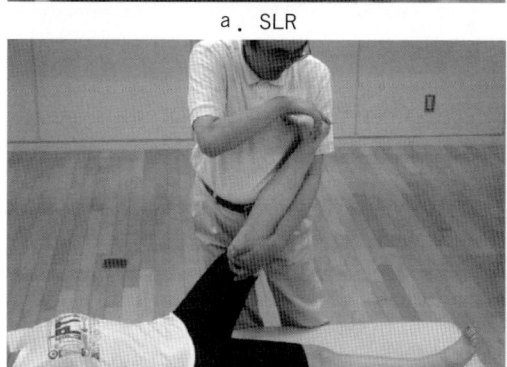

a．SLR　　　　　　　　　　　　　　b．SLR＋足根背屈

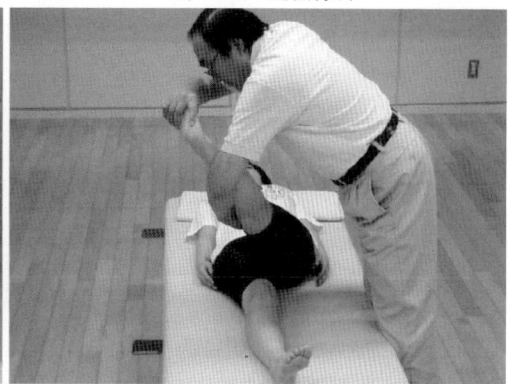

c．SLR＋足根背屈＋股関節内旋　　　　d．SLR＋足根背屈＋股関節内転

図1　下肢の神経ダイナミック検査：下肢伸展挙上（SLR）検査

とは，患者に損傷の部位と原因を説明し，姿勢や活動について行ってはいけないことと，行わなければならないことを十分理解し実施してもらうことである．そして，組織の回復に合わせて損傷部位の徒手療法や，より高強度の運動療法へと移行する（表6）．

3．徒手的な評価・治療手技

1）下肢伸展挙上（SLR：straight leg raise）検査と神経学的検査

SLR検査を行い30〜60°で下肢症状が出現した場合，神経根症状を示すラゼーグ徴候を疑う．しかし，必ずしも神経根の圧迫症状ではなく，より遠位での脛骨神経・腓骨神経の絞扼症状のこともあるので，足根背屈，足部内返し，股関節内旋，股関節内転，頸部・体幹屈曲など，各分節を動かし神経系の緊張を変化させて絞扼部位を見出す（神経ダイナミック検査；図1）[19]．さらに，必要に応じて膝蓋腱反射，アキレス腱反射，感覚検査，徒手筋力検査を実施して鑑別する．

2）腰椎分節の生理学的他動運動（PPIVMs：passive physiological intervertebral movements）検査

疼痛が強い時には無理に行わない．腰椎の分節ごとの屈曲・伸展，側屈，回旋可動域をみる（図2）．一側の椎間関節に可動域制限がある時には，同側への回旋と反対側への側屈制限が生じる（腰椎の関節包パターン*）．

3）腰椎分節の関節副運動（PAIVMs：passive accessory intervertebral movements）検査

腰椎の分節ごとの関節副運動検査は，棘突起あるいは横突起を後方から前方へ押して椎間関

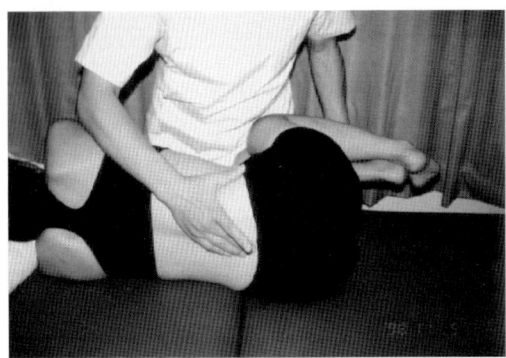

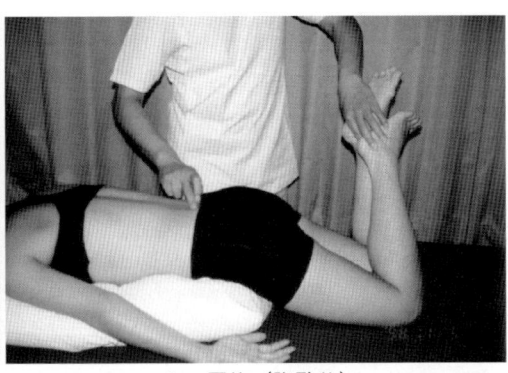

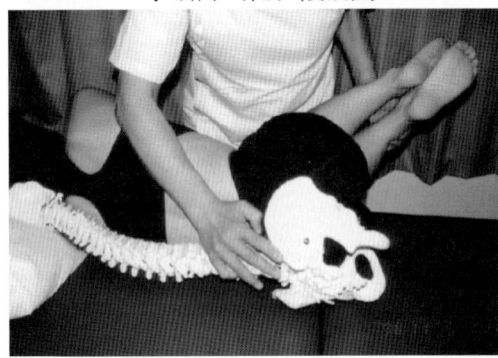

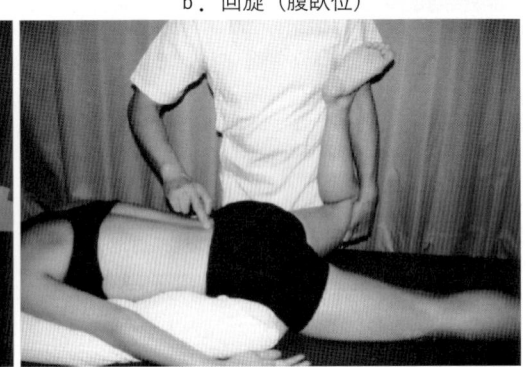

図2 腰椎分節の生理学的他動運動検査

a. 屈曲・伸展（側臥位）
b. 回旋（腹臥位）
c. （右）側屈（側臥位）
d. （右）側屈（腹臥位）

a. 患者は側臥位になり，治療者の尾側手は患者の足関節を持つ．尾側の大腿で患者の下腿を脛側粗面のところで支持する．頭側手の中指指先で棘突起間を触診し，前腕で患者の体幹が回旋しないように保持する．患者の股関節を屈曲させ，骨盤を介して腰椎を屈曲させて触知している分節の可動域を評価する．同様に股関節・骨盤を介して腰椎を伸展させて触知している分節の可動域を評価する
b. 患者を腹臥位にさせ，尾側手で患者の両側足部を保持し，骨盤回旋を介して腰椎を回旋させる．頭側手の中指指先で棘突起間を触診し，回旋の可動域を評価する
c. 尾側手で患者の両下腿を保持し，骨盤を介して腰椎を側屈させる．頭側手の中指指先で棘突起間を触診し，側屈の可動域を評価する
d. 尾側手で患者の同側下腿を保持し，大腿を外転させ骨盤を介して腰椎を側屈させる．頭側手の中指指先で棘突起間を触診し，側屈の可動域を評価する

節の遊びをみる（PAモビリティー検査；図3）．可動域の最終域に近づくにつれて感じる抵抗感（最終域感；endfeel）の中に入っていくと，制限された関節を伸張する治療手技になる．

---

* 関節包パターン（capsular pattern）：滑膜性関節全体の障害を示している運動制限で，すべての運動方向に制限が生じるが，いくつかの方向に特に制限が強くなるという特徴的な可動域制限が生じる．関節炎や関節拘縮の所見で，各関節に特有の制限パターンがある[8]．

4）腰椎の回旋モビライゼーション

下位の制限のある分節を最大屈曲位にし，それよりも上位の腰椎を中間位に保持したまま回旋させて固定する．次に，制限のある分節に対して下肢・骨盤を介して最大回旋させることで離開する（図4）．

5）長座位テスト

背臥位と長座位で，両側内果下端を触診して下肢長を比較し，左右の寛骨に傾斜（前傾・後傾）の違いがあるかどうかを検査する（図5）．

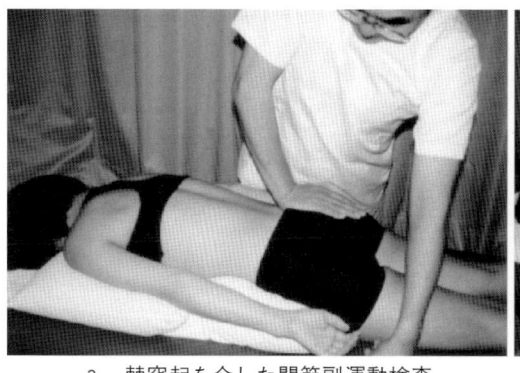

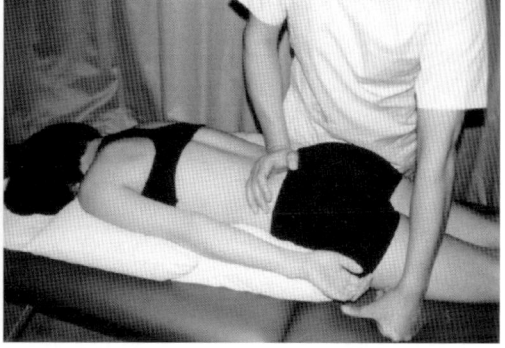

a．棘突起を介した関節副運動検査　　　　　b．横突起を介した関節副運動検査
図3　腰椎分節の関節副運動検査
a．治療者の豆状骨遠位で棘突起に対して後方から前方へ圧迫して関節の遊びをみる（PAモビリティー検査）
b．治療者の母指球を患者の対側（左）横突起にあて，後方から前方へ圧迫して同側（右）椎間関節の遊びをみる

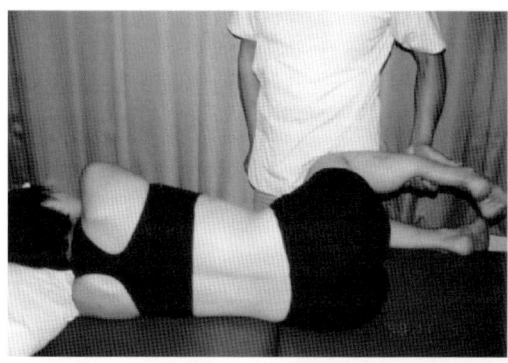

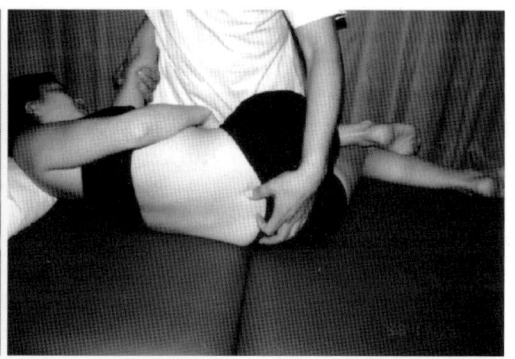

　　a．側臥位での腰椎屈曲　　　　　　　　　b．上部の胸腰椎を中間位で回旋固定

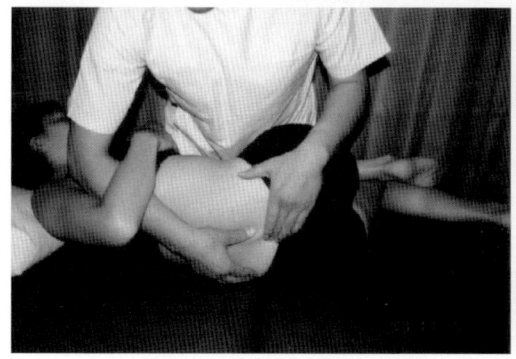

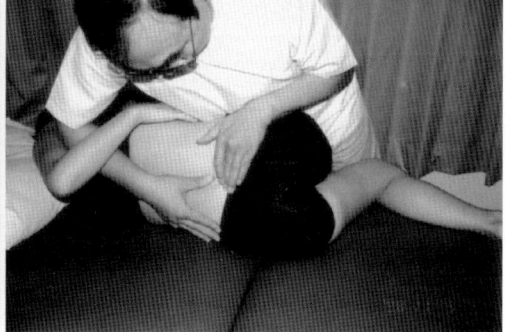

　　c．治療する分節の棘突起を固定　　　　　d．骨盤を介した回旋モビライゼーション
図4　腰椎の回旋モビライゼーション
a．患者姿勢：患者は側臥位になり，治療者は尾側手で患者の上側下腿遠位を持ち，脛骨粗面を治療者の尾側下肢の鼠径部に当てて固定する
b．上部胸腰椎の固定：上側下肢を介して治療する腰椎分節を最大屈曲位にし，上部の胸腰椎を中間位で回旋固定
c．治療部位の固定：治療者の頭側上肢で上部胸腰椎を固定し，母指で治療する分節の上位棘突起を上方から固定．尾側上肢で骨盤を保持し，示指・中指で下位棘突起を下方から固定
d．治療部位の回旋：骨盤を介して治療分節に回旋モビライゼーションを行う

a．背臥位

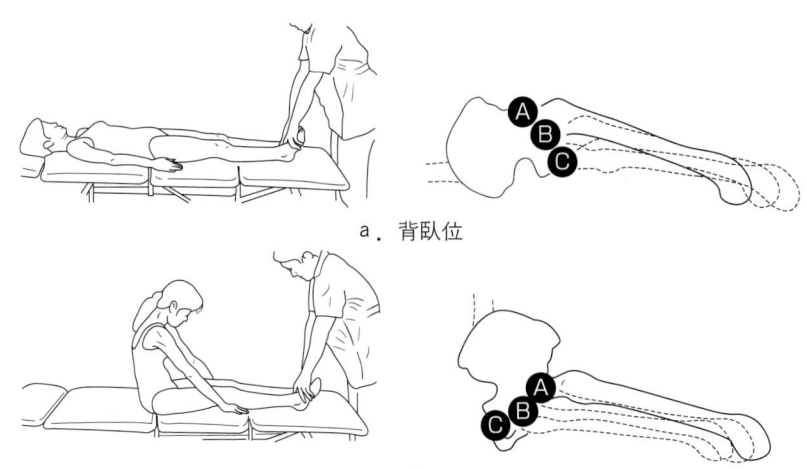

b．長座位

図5　長座位テスト
a．寛骨がより後傾しているほうの股関節が頭前方にあり，下肢が頭側に上がるため短い❹．一方，前傾しているほうは尾側にあるため長くなる❻
b．寛骨がより後傾しているほうの股関節が頭前方にあり，下肢は前方に出てくるため長い❹．一方，前傾しているほうは後方にあるため短い❻

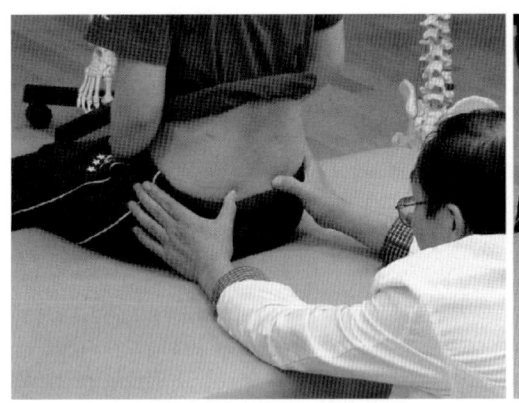

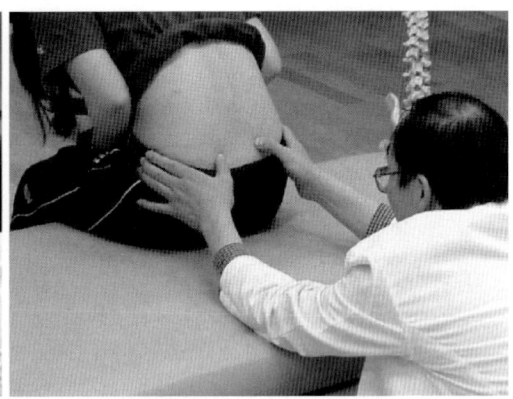

a．腰椎中間位でのPSISの比較　　　　b．腰椎屈曲位でのPSISの比較

図6　仙腸関節における滑りの左右差の検査―上後腸骨棘（PSIS）の高さの比較
a．解剖学的脚長差の影響はなく，左右の寛骨の位置異常によりPSISの高さが影響を受ける
b．一側の仙腸関節での滑り運動〔仙骨はおじぎ運動（nutation）する〕が少ないと，仙骨とともに腸骨が移動するため同側のPSISは，より上前方へ変位する

6）仙腸関節における滑りの左右差の検査

端座位において，腰椎中間位での上後腸骨棘（PSIS：posterior superior illiac spine）の高さと腰椎屈曲位での高さの違いを比較し，仙腸関節での滑りの左右差を検査する（図6）．腰椎屈曲位でPSISの位置が高くなった側は仙腸関節の滑りが少ない．

7）寛骨を前傾させるモビライゼーション

腹臥位において股関節屈曲の等尺性収縮を利用することで，後傾して滑りが低下している寛骨を前傾させる仙腸関節モビライゼーションの一手技である（図7）．

8）寛骨を後傾させるモビライゼーション

背臥位において股関節伸展の等尺性収縮を利用することで，前傾して滑りが低下している寛

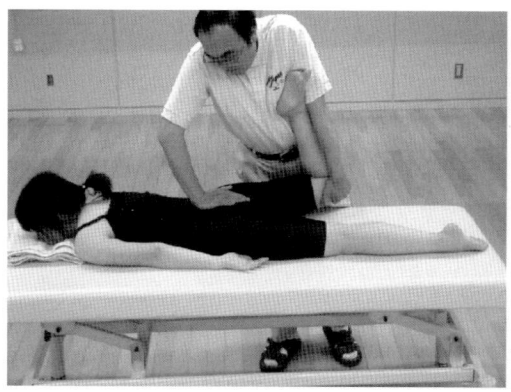

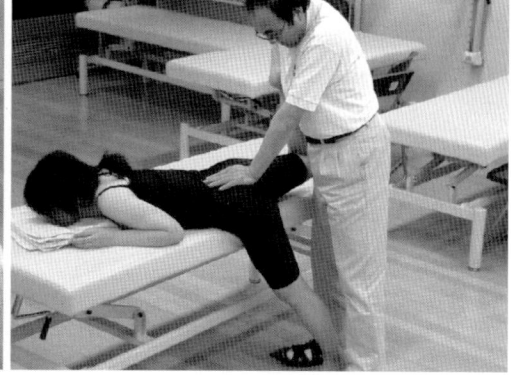

a．腹臥位の方法　　　　　　　　b．痛みのために腹臥位がとれない場合
図7　寛骨を前傾させるモビライゼーション
a．治療者は，頭側手で仙骨を固定し，尾側手で大腿を伸展位で保持する．患者に軽く股関節屈曲の等尺性収縮を約3秒間保持してもらい，股関節屈筋により寛骨を前傾させリラックスさせる．3セット繰り返し，最後は股関節伸展位，寛骨前傾位を数（5〜6）秒間保持する
b．患者は対側下肢を下ろし，腰椎前弯を減少させて腹臥位になる．治療者はaと同様の方法で寛骨を前傾させる

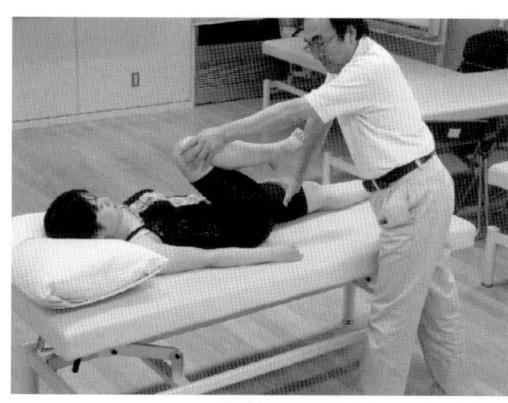

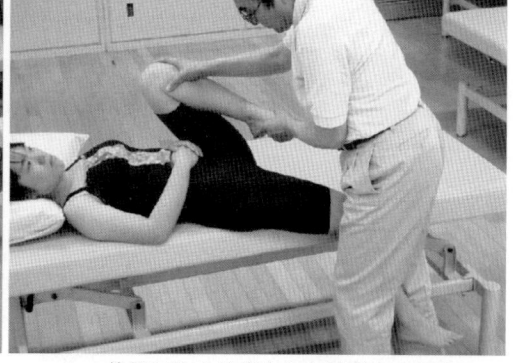

a．背臥位の方法　　　　　　　　b．体側下肢を治療台から下垂する方法
図8　寛骨を後傾させるモビライゼーション
a．治療者は，頭側手で患者の下腿近位を保持し，尾側手で大腿を固定する．患者に軽く股関節伸展の等尺性収縮を約3秒間保持してもらい，股関節伸筋により寛骨を後傾させリラックスさせる．3セット繰り返し，最後は股関節屈曲位，寛骨後傾位を数（5〜6）秒間保持する
b．患者の対側下肢を下ろし，治療者は下垂した対側下肢を両下肢で挟んで保持して骨盤の前傾を制御する．治療者はaと同様の方法で寛骨を後傾させる

骨を後傾させる仙腸関節モビライゼーションの一手技である（図8）．

9）触　診

徒手療法において触診は，基本的な手技の一つである．触診により組織の状態，位置，運動を評価する．前述の腰椎分節運動の評価においては，骨指標の位置と他動的に動かした時の運動を触知して評価している．ここでは，皮膚，皮下組織，筋，骨，靱帯などの触診について表7に示す[4,20]．

10）軟部組織モビライゼーション

腰部の筋筋膜に対する横断的摩擦マッサージ（TFM：transverse friction massage；図9）と機能的マッサージ（functional massage；図

表 7 軟部組織の触診（文献 4，20）より作成）

(1) 過敏性の触診 　検査の一部として過敏性を触診する場合，誤りを犯しやすい．例えば，腰部に過敏な筋がある時，筋が機能異常の原因とは必ずしもいえない．損傷している分節にある筋は不快感や痛みの閾値が非常に低下しているため，不快感を引き起こしやすい．急性腰痛発症前から慢性的な腰痛がある場合，筋は長い期間筋性防御をしていた結果，代謝物質が蓄積して過敏になる **(2) 骨の触診** ・骨性指標：棘突起，横突起，仙骨，寛骨 　① 位置 　② 過敏性 **(3) 靱帯の触診** ・棘上靱帯，棘間靱帯 　① 過敏性 　② 硬さ，厚さ **(4) 皮膚の触診** ・温度：上昇あるいは低下 ・湿り気あるいは乾燥	・傷や潰瘍 ・スクラッチ検査：Lewis の 3 段階反応 　（the triple response of Lewis） 　① 発赤 　② 発赤の広がり 　③ みみず腫れ **(5) 皮下組織の触診** ・圧迫と可動性の検査 ・ピンチテスト，スキンローリングテスト 　① 浮腫：軟らかいあるいは硬い 　② 可動性 **(6) 筋の触診** ・過敏性，痛み ・筋緊張 　安静時の筋トーンを触診する場合，状態よりは触ったことに対する筋の反応をみる．筋紡錘を圧迫するように触ることで周囲の線維が収縮する原因となり，筋線維の活動性が増すのを弾力性のある反応として感じる．これは正常な弾性反応である

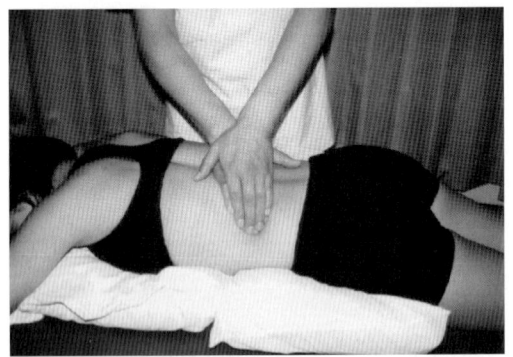

図 9　横断的摩擦マッサージ
脊柱起立筋の走行に対して直角に指を当て，他側の手でそれを補強する．軽く圧迫を加え，皮膚上を滑らせないように注意しながら筋線維の走行に対して直角方向に摩擦力を加える

10）を示す．いずれも急性期の損傷した部位には禁忌である．

11）神経モビライゼーション

末梢神経が神経根より遠位で，筋筋膜の間を貫通したり関節を通過する部位などで軟部組織により神経が絞扼されている場合に適用となる．その際，まず神経を絞扼している軟部組織や関節などの周辺組織への治療を行い，次に絞扼部からより離れている部分の運動を介して神経の可動性を増していく．この時，神経ダイナミック検査で所見の出た肢位で症状を悪化させないように穏やかに受動していく[19]．殿部痛・下肢痛の原因となる絞扼部位は，殿部の梨状筋の下（坐骨神経，脛骨神経，腓骨神経），膝窩部（脛骨神経），下腿近位外側（総腓骨神経）などがある．

III．まとめ

急性腰痛において，発症直後の機能異常部位への直接的な徒手療法は，関節ロックなどの特殊な場合を除いて適用ではないと考えられる．しかし，徒手療法の必須技術である触診や関節モビライゼーションの検査・治療手技，基礎理論，評価治療原理と臨床的推論（clinical reasoning）の体系は，機能異常を評価するうえで重要な方法である．今のところ，急性腰痛に対する徒手療法については十分なエビデンスはないが，今後エビデンスを構築するための基礎研究

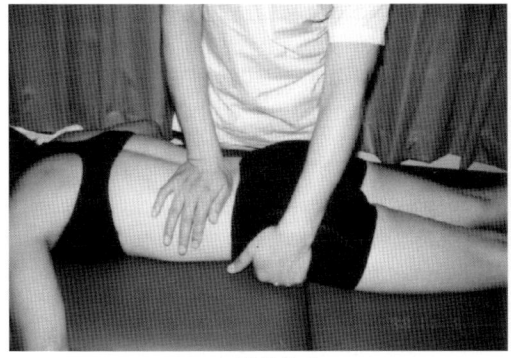

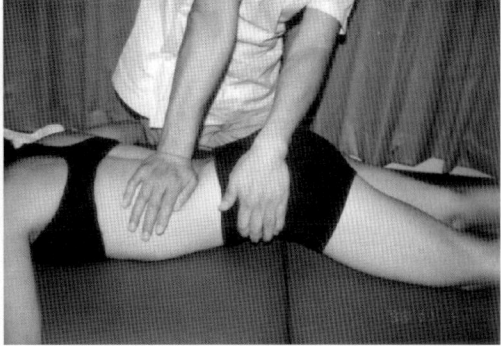

図 10 機能的マッサージ
a. 開始肢位
b. 最終肢位

a. 治療する脊柱起立筋を治療者の頭側手で保持し，尾側手で上前腸骨棘を包み込むように保持する
b. 頭側手で治療する筋を圧迫し，尾側手で骨盤を回旋することで治療する筋を圧迫しながら伸張する

や臨床研究を行っていく必要がある．

文献

1) van Tulder M, Becker A, Bekkering T, et al：European guidelines for the management of acute non-specific low back pain in primary care (http://www.backpaineurope.org/web/files/WG1_Guidelines.pdf,2004.)
2) Kisner C, Colby LA：Therapeutic Exercise Foundations and Techniques, 4th ed. FA Davis Company, Philadelphia, 2002
3) Schiff DA, Donatelli RA, Walker R：Lower quarter evaluation：Structural relationship and interdependence. Donatelli RA, Wooden MJ (eds)：Orthopaedic Physical Therapy 3rd ed. Churchill Livingstone, New York, 2001, pp 282-300
4) Paris SV, Loubert PV：Foundations of Clinical Orthopaedics. Institute of Physical Therapy University of St. Augustine for Health Sciences, St. Augustine, Florida, 1997
5) Paris SV：Principles of management. Payton OD (ed)：Manual of Physical Therapy. Churchill Livingstone, New York, 1988, pp 329-339
6) Stratton SA, Bryan JM：Dysfunction, evaluation, and treatment of the cervical spine and thoracic inlet. Donatelli RA, Wooden MJ (eds)：Orthopaedic Physical Therapy 3rd ed. Churchill Livingstone, New York, 2001, pp 73-107
7) Edgelow PI：Dysfunction, evaluation, and treatment of the lumbar spine. Donatelli RA, Wooden MJ (eds)：Orthopaedic Physical Therapy 3rd ed. Churchill Livingstone, New York, 2001, pp 301-323
8) Cyriax J：Textbook of Orthopaedic Medicene, Vol 1, Diagnosis of Soft Tissue Lesions 8th ed. Bailliere Tindall, London, 1984
9) Avery S, O'Driscoll M：Randomised controlled trials on the efficacy of spinal manipulation therapy in the treatment of low back pain. *Phys Ther Rev* **9**：146-152, 2004
10) Assendelft WJ, Morton SC, Yu EI, et al：Spinal manipulative therapy for low back pain. A meta-analysis of effectiveness relative to other therapies. *Ann Intern Med* **138**：871-881, 2003
11) Childs JD, Fritz JM, Flynn TW, et al：A clinical prediction rule to identify patients with low back pain most likely to benefit from spinal manipulation：a validation study. *Ann Intern Med* **141**：920-928, 2004
12) Brosseau L, Tugwell P, Wells G, et al：Philadelphia Panel evidence-based clinical practice guidelines on selected rehabilitation interventions for low back pain [with systematic review]. *Phys Ther* **81**：1641-1674, 2001
13) Erhard RE：Diagnostic criteria for low back treatment categories—Erhard and Bowling classification system. 日本理学療法士協会全国研修会 Manual Therapy 特別講習会，1993
14) McKenzie RA：Treat Your Own Back, 5 th ed. Spinal Publications New Zealand

Ltd, New Zealand, 1997
15) Mulligan BR（著），藤縄　理，他（訳）：マリガンのマニュアルセラピー 原著第5版．協同医書出版社，2007
16) Saunders HD：Evaluation, Treatment and Prevention of Musculoskeletal Disorders. H Duane Saunders, Minneapolis, 1985
17) Travel JG, Simons DG：Myofascial Pain and Dysfunction, The Trigger Point Manual Vol 2, The Lower Extremities. Williams and Wilkins, Baltimore, 1992
18) Hengeveld E, Banks K：Maitland's Peripheral Manipulation 4th ed. Elsevier Butterworth Heinemann, Edinburgh, 2005
19) Butler DS：Mobilisation of the Nervous System. Churchill Livingstone, Melbourne, 1991
20) Hertling D：Lumbar spine. Hertling D, Kessler RM（eds）：Management of Common Musculoskeletal Disorders 5th ed. Lippincott Williams & Wilkins, Philadelphia, 2006, pp 843-934

5 徒手療法 II

荒木秀明* 赤川精彦

◆ Key Questions ◆
1. 急性腰痛に対する徒手療法の効果は
2. 具体的方法は
3. その効果と有用性は

I. はじめに

　腰痛に対する保存療法に関しては，興味深い研究が多く報告されている．その内容は安静度，硬膜外注入，薬物療法(筋弛緩剤，ステロイド，NSAID)，腰痛学級，装具療法，行動療法，マッサージ，カイロプラクティック，オステオパチーなど，多岐にわたっている．治療効果に対するエビデンスをレビューしてみると，急性期と慢性期間では明らかに異なっている．急性疼痛例では3日以上の安静は避け[1]，軟部組織を対象とした神経反射療法[2]やマッスルエナジー[3]が効果的であるとされている．しかし，慢性腰痛例に関しては，効果的な治療方法が明確に指摘されていない．これは身体機能障害に加え，精神的な要素が付加されたためと考えられており，最近では行動療法[4]や臨床心理士を含めたチームによる多面的治療が推奨されている．

　本稿では急性疼痛に対する理学療法の基本的概念を生理学的観点から述べ，症例を供覧しながら治療法のポイントをあげて，その実際を呈示する．

II. 急性疼痛の発生機序と理学療法の概念

　急性疼痛は，末梢組織の明確な障害や炎症などが引き金となった痛覚受容器の興奮によるものが原因である．この痛みの本質は，組織障害に対する身体の警告信号としての意味合いが強い．侵害受容器の興奮は，γループの活動を亢進させる．γループの興奮は，錘内筋の活動亢進による筋緊張亢進を生じさせる．筋緊張は，関節に対して力学的ストレスを増加させ，関節周囲組織から求心性のインパルスを惹起する．結果的に，γループの亢進がさらに活性化され，筋緊張性疼痛を生じるようになる．また，筋緊張は筋内部の毛細血管を圧迫することから虚血状態を呈し，痛覚誘発物質である炎症メディエーターを誘導して，侵害受容器を興奮させる．

　以上の生理学的背景から鑑みると，急性期理学療法は筋の緊張緩和や関節拘縮の改善を目的とした痛覚誘発物質である炎症メディエーターの代謝，障害組織部位の安静による求心性インパルスの減少ということになる．臨床的には，疼痛を惹起させない姿勢および日常生活指導，軟部組織の mobilization や微弱電流による痛覚誘発物質の代謝促進，それと求心性インパル

---

*Hideaki ARAKI, Tadahiko AKAGAWA/姫野病院リハビリテーション部

スを減少させるようなマニュアルセラピー，例えば伸張刺激を緩和させるストレインカウンターストレインや，促通的姿勢性リリースなどが適応となると考えられる．

III．急性期理学療法の実際

疼痛が強い急性腰痛の場合，すべての動作で疼痛が再現されるため，自動運動などの検査を遂行することが困難な場合が多い．そのような症例に対しては，疼痛軽減，疼痛誘発物質である炎症メディエーターの代謝改善，筋の血行の改善を目的とした試験的治療が最初に選択されるべきである．実際の方法は徒手による牽引，物理療法，非特異的 mobilization が行われる．

疼痛軽減後に，自動運動テスト，触診，疼痛誘発テスト，他動運動テストなどの評価を行い，障害の本態を把握する．実際に選択される手技としては，まず関節周囲の軟部組織に対する mobilization の施行後に，関節に対するアプローチを行う．つまり，過少運動性の分節に対しては関節 mobilization，過剰運動性には分節的安定化運動を選択する．その後，新しい運動範囲を維持することを目的とした自動介助運動を用いた誘導，荷重肢位での自動運動，姿勢矯正を含めた全身的安定化運動へと進める．

IV．症　例

症例：40歳，男性．
問診：今朝，靴を履いて直立位に戻ろうとした時に，強い腰痛が生じた．
主訴：腰痛強度，特に左が顕著．座位姿勢は楽で，休む時も前屈位が楽である．
治療：薬物（鎮痛剤），安静．
静的視診：立位姿勢では右側屈，腰椎後弯傾向，胸腰椎移行部の代償性前弯．
動的視診：歩行時，左立脚期が短く，左疼痛性跛行を呈する．

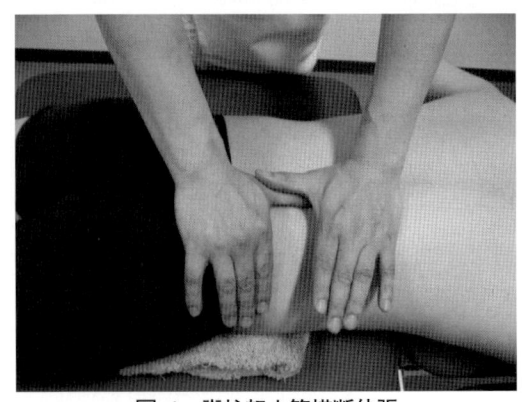

図 1　脊柱起立筋横断伸張
姿勢は疼痛を誘発しないように，安楽姿勢とする．必要であれば，腹部の下にバスタオルなどを入れることも考慮する．横断伸張時には，腰椎は動かさないようにゆっくりとリリースを感じるまで保持する

V．急性期の治療法

疼痛の軽減を目的に試験的治療を行い，疼痛軽減後に評価へと段階的に行うことが臨床的に有効な手順となる．

1．横断マッサージと横断伸張

目的：痛覚誘発物質代謝と筋の横断伸張．
肢位：安定性が得られやすい腹臥位で，疼痛が最も少ない肢位とする．この症例では腰椎前弯を軽減させた右側屈位であった．
方法：腰部の関節運動と疼痛を伴わないように脊柱起立筋に対して横断マッサージと横断伸張を行う（図1）．

2．腹臥位での非特異的 mobilization

目的は姿勢を中間位に復することができるように疼痛を軽減させることである．この症例の場合，左腰椎椎間関節圧迫肢位で最も疼痛を呈することから，左椎間関節を離開する肢位から疼痛を生じさせないよう注意しながら行う．

1）腰椎屈曲・右側屈位での非特異的 mobilization

方法：セラピストはベッド左側の尾側に立

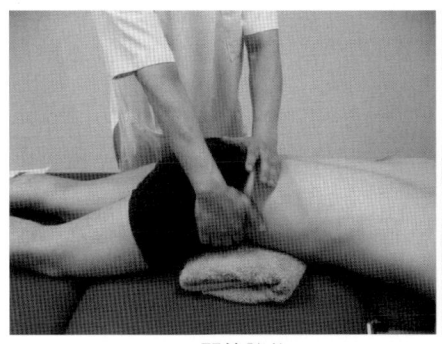

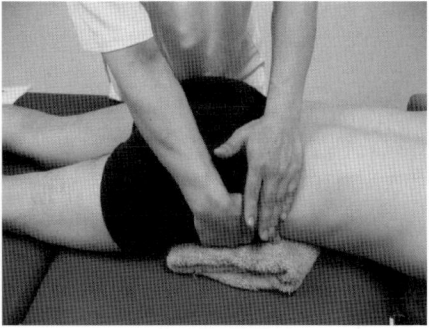

a．開始肢位　　　　　　　　　　　　　　b．終了肢位
図2　腰椎屈曲・右側屈位での非特異的 mobilization
筋の横断伸張に加え，骨盤を介して腰椎の可動性も付加して行う．最初から決して強く行わず，症状を聞きながら，徐々に可動性を大きくする

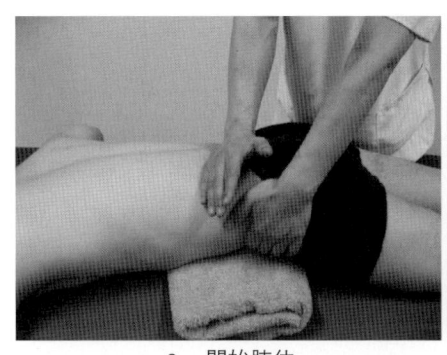

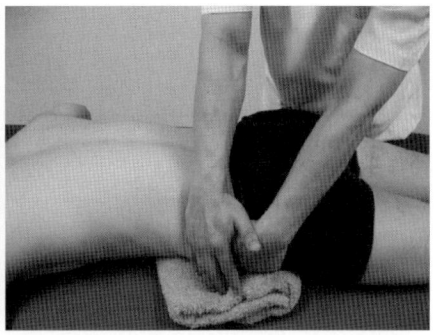

a．開始肢位　　　　　　　　　　　　　　b．終了肢位
図3　腰椎屈曲・左側屈位での非特異的 mobilization
疼痛が軽減して，側屈傾向が減少してきた場合，前額面での正中化を目的に，反対側への側屈を促通するよう脊柱起立筋の横断伸張と椎間関節の mobilization を行う

ち，上前腸骨棘を把持して，骨盤を後傾，腰椎を屈曲させる．その後，腰椎を右側屈させるように引き上げ，腰方形筋周囲を圧迫・伸張する（図2）．

2）腰椎屈曲・左側屈位での非特異的 mobilization

ポイント：疼痛が軽減し，体幹の側屈傾向が軽減してきた場合，前額面での左右対称性獲得を目的に行う手技である．

方法：セラピストはベッド右側の尾側に立ち，上前腸骨棘を把持して，骨盤を後傾，腰椎を屈曲させる．この肢位から左側屈させるように引き上げ，腰方形筋周囲を圧迫・伸張する（図3）．

3）腰椎伸展・右側屈位での非特異的 mobilization

ポイント：疼痛がさらに軽減して，体幹の屈曲傾向が軽減してきた場合，徐々に腰椎伸展可動域を促通させる手技である．

方法：セラピストはベッド左側で，患者の頭側に立ち，下前腸骨棘を把持して骨盤を前傾させ，腰椎を伸展させる．さらに右側屈させるように引き上げ，腰方形筋周囲を圧迫・伸張する（図4）．

4）腰椎伸展・左側屈位での非特異的 mobilization

目的：体幹を前額面，および矢状面で中間位に復させることを目的とする．

方法：セラピストはベッド右側で，患者の頭

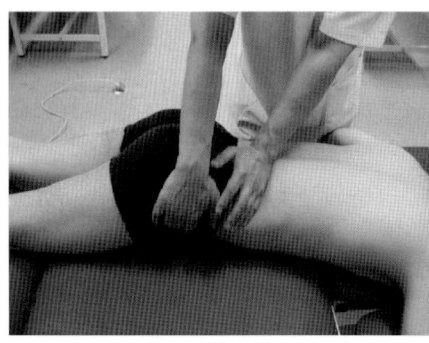

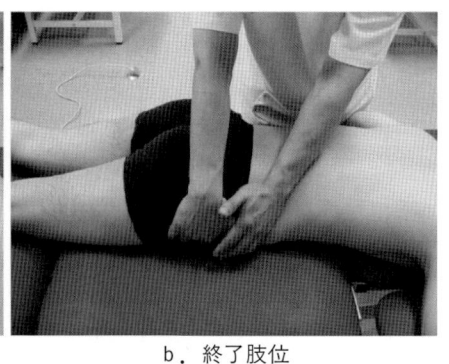

a．開始肢位　　　　　　　　　　　　**b．終了肢位**
図4　腰椎伸展・右側屈位での非特異的 mobilization
前額面での正中化が達成された場合，矢状面での直立化を目的に骨盤を介して，腰椎を伸展方向へ促通するよう脊柱起立筋の横断伸張と椎間関節の mobilization を行う

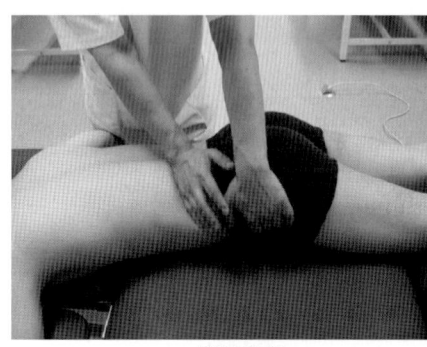

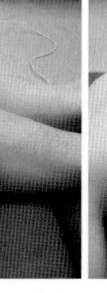

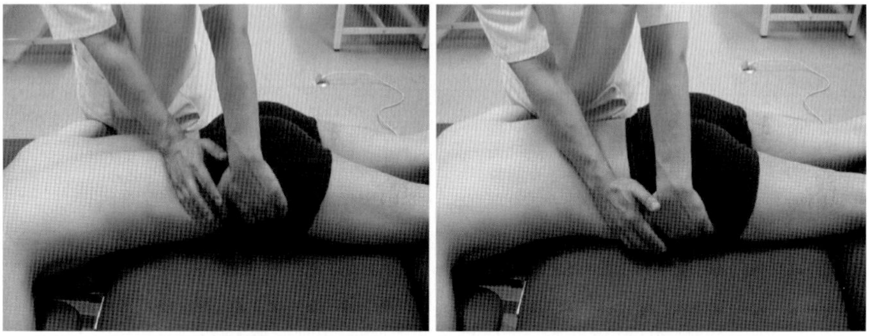

a．開始肢位　　　　　　　　　　　　**b．終了肢位**
図5　腰椎伸展・左側屈位での非特異的 mobilization
脊柱の直立化が可能な場合，前額面と矢状面での正中化を目的に，最も疼痛が強度であった肢位で脊柱起立筋の横断伸張と椎間関節の mobilization を行う

側に立ち，下前腸骨棘を把持して骨盤を前傾させ，腰椎を伸展させる．さらに左側屈させるように引き上げ，腰方形筋周囲を圧迫・伸張する（図5）．

3．右下側臥位での非特異的 mobilization

目的：過緊張状態にある脊柱起立筋に伸張を加え，椎間関節や椎間板への力学的ストレスを減少させる．以下の方法を疼痛に留意しながら，段階的に進める．

1）横断伸張法

方法：セラピストの右前腕を骨盤，左前腕を肋骨に置き，手指は筋の走行に対して斜め方向に置く．肩関節を外転させ，骨盤を尾側方向，胸郭を頭側へ動かし，脊柱起立筋を横方向へ伸張する（図6）．

2）神経生理学的反射（等尺性収縮後弛緩）を用いた縦軸方向への伸張法

方法：横断伸張法と同様の肢位で行い，セラピストは骨盤を尾側へ，胸郭を頭側へ押す．患者には「動かないように」と指示し，脊柱起立筋の等尺性収縮を行わせる．約7秒程度保持後，深呼吸を指示する．呼気に合わせて，脊柱を側屈させ，脊柱起立筋を縦軸方向へ伸張する（図6）．

3）回旋を含めた三次元的伸張法

方法：セラピストの右前腕を骨盤，左前腕を肋骨に置き，手指は筋の走行に対して斜め方向

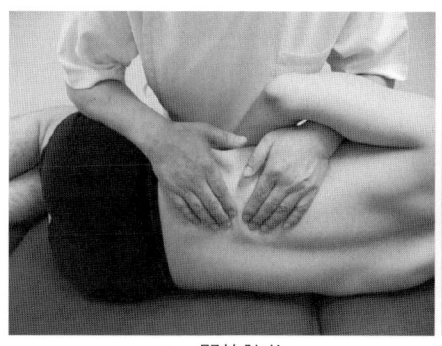

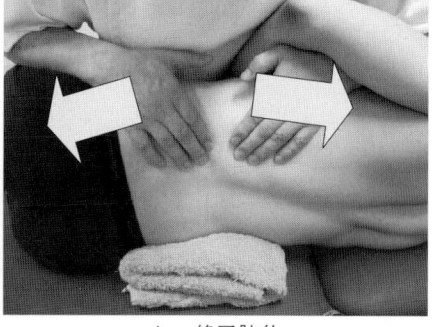

a．開始肢位　　　　　　　　b．終了肢位

図6　横断伸張法

疼痛に考慮しながら，最初は軟部組織のみのmobilizationから開始する．徐々に骨盤と胸郭を頭尾側方向へ動かしたり，タオルを下に敷くことで，腰椎の側屈を促通して横断伸張する．この伸張肢位で，患者に「動かないように」と指示して脊柱起立筋の等尺性収縮後弛緩を利用すると，さらに効果的な伸張が可能となる

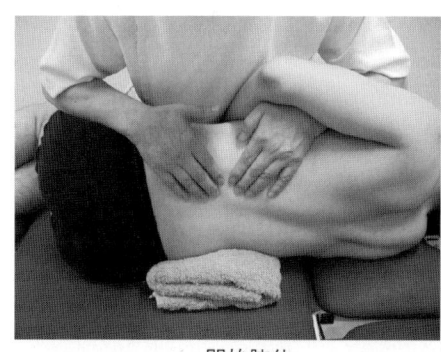

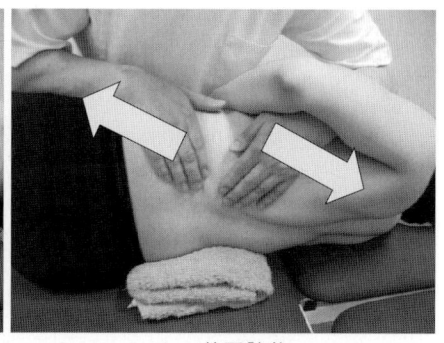

a．開始肢位　　　　　　　　b．終了肢位

図7　回旋を含めた三次元的伸張

横断伸張をさらに強めるため，骨盤を尾側かつ腹側へ，胸郭を頭側かつ背側へ動かす．この場合にも，等尺性収縮後弛緩を用いることで効果的に伸張を加えることができる

に置く．肩関節を外転させ，骨盤を尾側かつ腹側方向へ，胸郭を頭側かつ背側方向へ動かし，腰椎が左側屈・左回旋肢位を呈するように脊柱起立筋を三次元的に伸張する（図7）．

4）新しく獲得された可動域の誘導

方法：セラピストの右前腕を坐骨結節部に，左前腕を肋骨に置く．坐骨結節部を軽く触診して，尾側方向へ「骨盤を下げるように」と指示し，自動運動を誘導する（図8）．

4．試験的安定化運動

目的：不安定分節の存在判別．

方法：膝立て背臥位で，肩関節伸展方向に抵抗をかけ体幹に牽引をかける．

①図9aの牽引に対して，足関節背屈動作．
②図9bの牽引に対して，肩関節伸展動作．
③図9bの牽引に対して，両前腕回内位で肘関節伸展動作．

意義：症状が軽減する場合，不安定分節の存在が示唆され，安定化運動を検討する．

5．疼痛軽減のための牽引

目的：疼痛物質代謝のため間欠的牽引とする．

1）腹臥位での牽引

方法：右手で仙骨を全面コンタクト，左手で

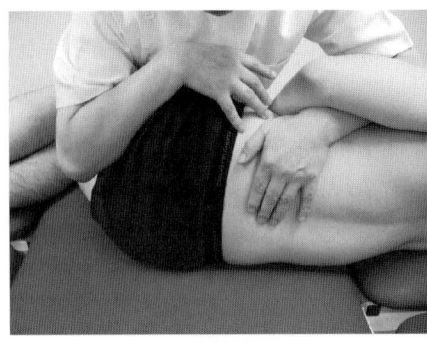

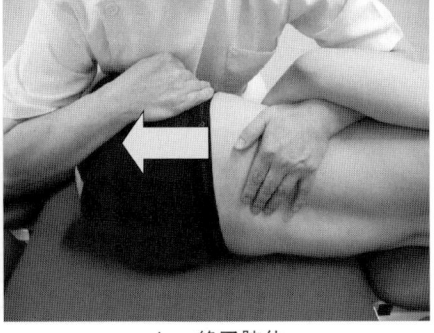

a．開始肢位　　　　　　　　　b．終了肢位

図 8　可動域の誘導
横断伸張と非特異的 mobilization で可動性が獲得された場合，その肢位を維持するように自動運動を誘導させる

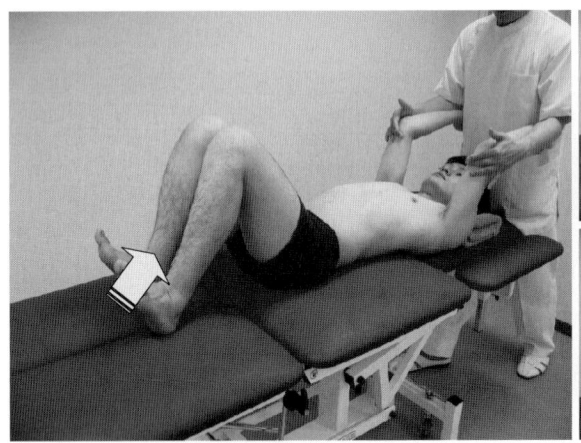

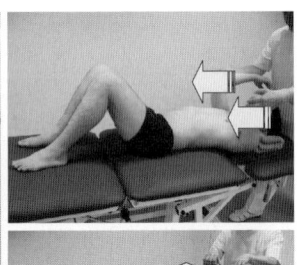

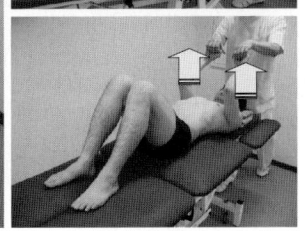

a．足関節背屈動作による安定化　　　b．肩関節伸展動作と肘関節伸展動作による安定化

図 9　試験的安定化手技
牽引姿勢で症状が悪化するような場合，足関節背屈，肩関節伸展や前腕回内位での肘関節伸展動作により体幹筋の収縮を促通させ，症状の変化を確認する

棘突起間を触診する．右手で仙骨を尾側方向へゆっくりと押し，棘突起間の離開を確認する（図10）．

2）背臥位での牽引 1
方法：膝立て背臥位で，セラピストは足部固定し，膝窩部から下腿部を把持して，尾側方向へ牽引する（図11）．

3）背臥位での牽引 2
方法：股関節・膝関節 90°屈曲位で，下腿をセラピストの大腿部に置く．下腿遠位部をベッド面に対して押して，この力で牽引を加える（図12）．

4）背臥位での牽引 3
方法：股関節・膝関節 90°屈曲位で，下腿をセラピストの大腿部に置く．疼痛が軽減する方向を探し（例えば，側屈・回旋），牽引を加え保持する（図13）．

5）分節的牽引
目的：分節的に牽引・弛緩を加えることで，炎症メディエーター局所の代謝が改善される．
方法：側臥位で，セラピストは患者の正面に立ち，頭側の手で上位腰椎の棘突起を把持する．

5．徒手療法Ⅱ　83

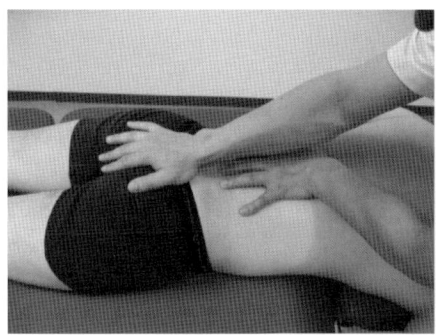

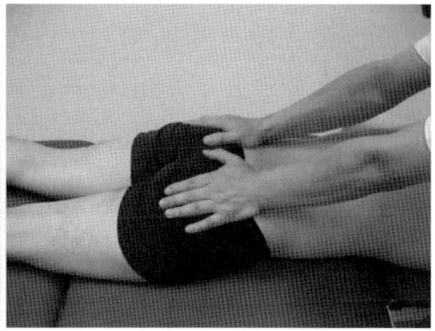

a．棘間を触知での牽引　　　　　　　　b．両側骨盤把持での牽引
図 10　牽引手技
左手で，棘突起間の離開を確認しながら仙骨をゆっくりと尾側方向へ押す．効果的な場合には，両側で骨盤を尾側へ押しながら牽引を加える

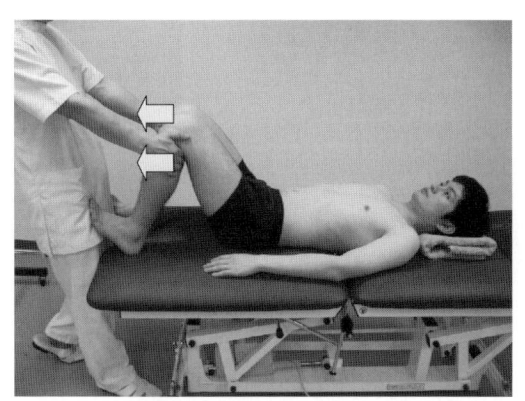

図 11　背臥位での牽引 1　　　　　　　図 12　背臥位での牽引 2

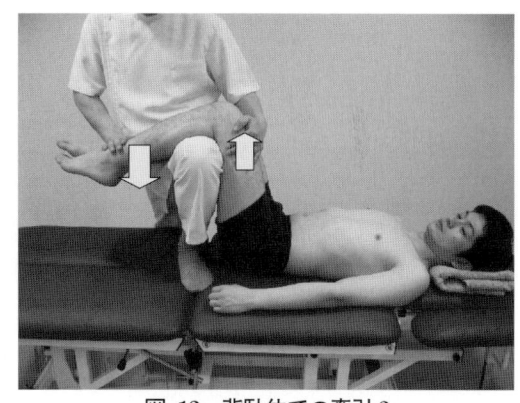

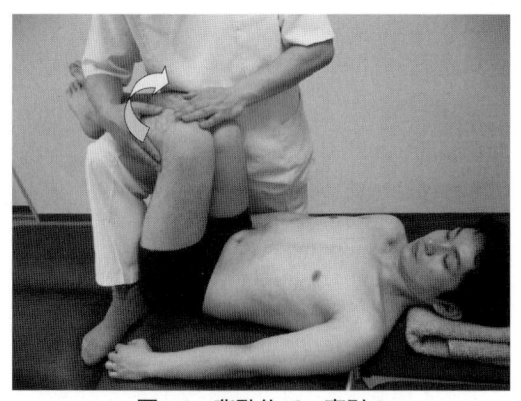

図 13　背臥位での牽引 3　　　　　　　図 14　分節的牽引

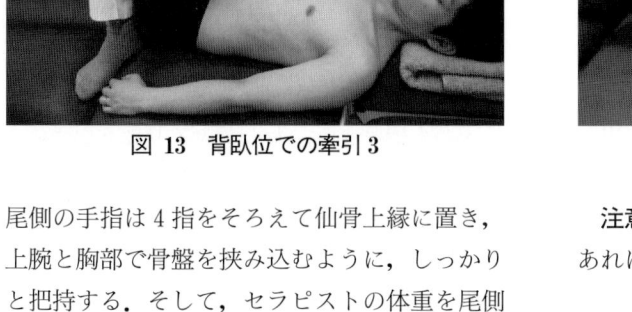

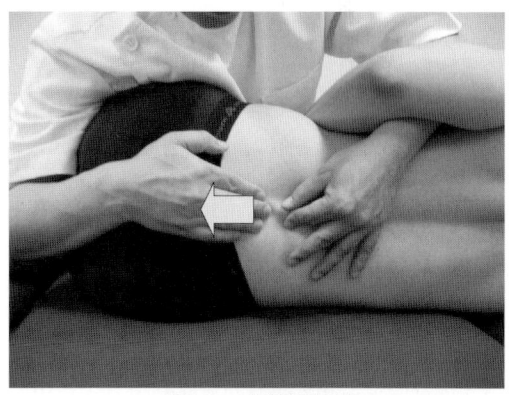

尾側の手指は 4 指をそろえて仙骨上縁に置き，上腕と胸部で骨盤を挟み込むように，しっかりと把持する．そして，セラピストの体重を尾側へ移動することで，大腿に長軸方向へ牽引を加える（図14）．

注意：骨盤が大きく，腰椎が側屈するようであれば，砂袋などで調節する．

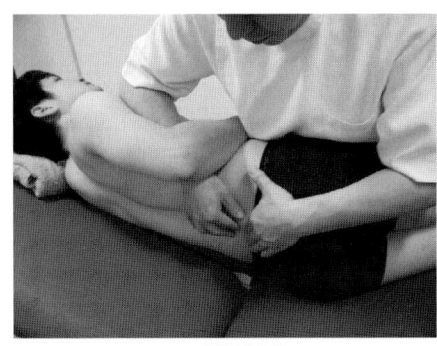

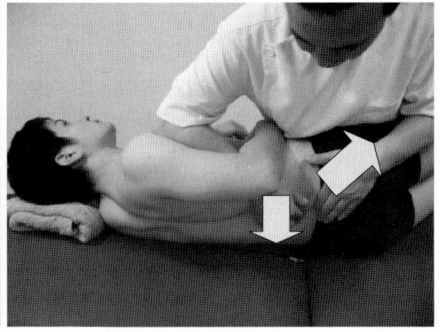

a．開始肢位　　　　　　　　　　b．終了肢位
図 15　椎間関節離開 mobilization

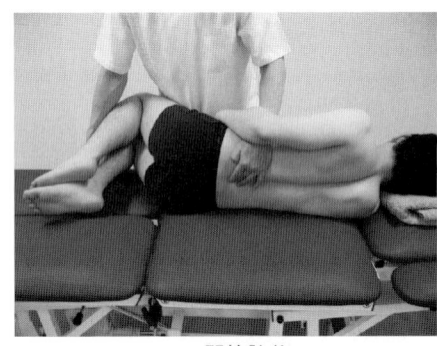

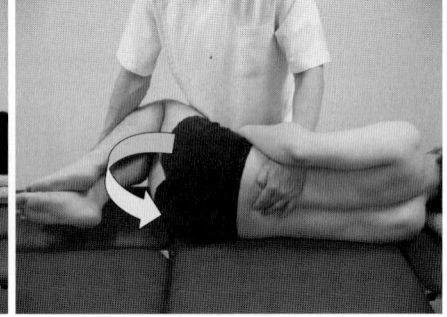

a．開始肢位　　　　　　　　　　b．終了肢位
図 16　腰椎伸展方向への運動誘導

VI. 疼痛軽減後の評価と治療

1．症　例

1）自動運動テスト

伸展時痛（＋＋），左側屈時痛（＋＋＋），左伸展複合運動（＋＋＋＋）である．

2）触診および疼痛誘発テスト

第5腰椎に疼痛（＋）で運動制限を認める．

3）他動運動テスト

伸展で疼痛（＋＋），運動制限（＋），側屈は左側疼痛（＋＋），運動制限（＋＋），第5腰椎，第1仙椎開きテストで左側運動制限（＋）である．

以上の結果から左第5腰椎，第1仙椎椎間関節の圧迫障害が示唆された．

2．治　療

1）腰椎伸展・左側屈・右回旋非特異的 mobilization

目的：疼痛軽減と軟部組織緩和．

方法：前述の「4）腰椎伸展・左側屈位での非特異的 mobilization」を参照（図5）．

2）椎間関節離開 mobilization

目的：過少運動分節の joint play 改善．

方法：①股・膝関節屈曲位で上部体幹挙上させた側臥位．②左上肢で胸郭を固定し，上位棘突起を上から把持する．③右上肢で下位棘突起を下から把持する．④右前腕で骨盤を引き，下部腰椎を左回旋する（図15）．

3）腰椎伸展方向への運動誘導

目的：新しく獲得した可動性の維持．

方法：股・膝関節屈曲位での側臥位とし，セラピストの左手で棘突起間を触診し，右手で患者の下腿を把持する．股関節を伸展させ，腰椎

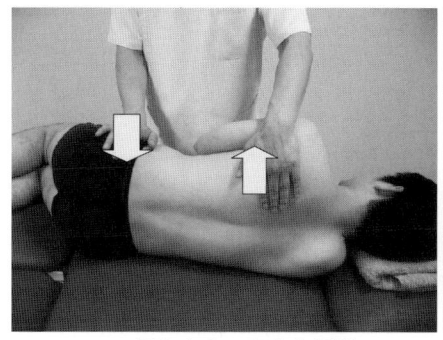

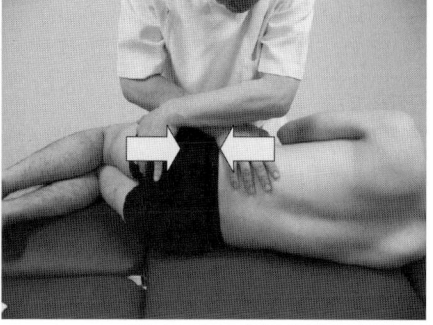

a．回旋方向の安定化運動　　　　　　b．側屈方向の安定化運動
図17　脊柱安定化運動1

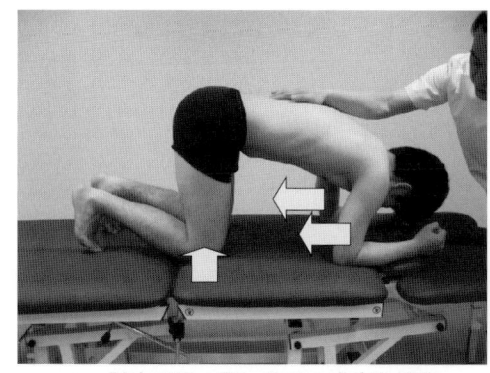

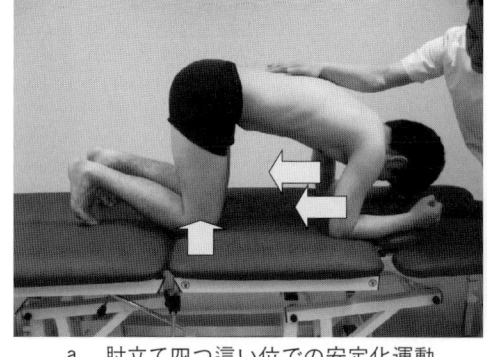

a．肘立て四つ這い位での安定化運動　　b．座位での安定化運動
図18　脊柱安定化運動2

の伸展を誘導する（自動介助運動）（図16）．

4）脊柱安定化運動

目的：姿勢矯正を含めた全身的安定化．

a．側臥位での回旋方向への安定化運動

方法：側臥位で，胸郭と骨盤に反対側へ回旋するように抵抗を加え，患者には「動かないように」と指示する（図17a）．

b．側臥位で骨盤の側屈方向への安定化運動

方法：セラピストの手を交差させて骨盤を把持し，左手で尾側方向，左手で頭側方向へ押す．この時も患者には「動かないように」と指示する（図17b）．

c．肘立て四つ這い位での安定化運動

方法：肘立て四つ這い位で，つま先を立てる．脊柱を中間位に保持させながら，肩関節を伸展させる．可能であれば，つま先に力を入れ，膝を軽くベッドから持ち上げる（図18a）．

d．座位での安定化運動

方法：腹横筋の収縮を維持させ，脊柱を中間位に保持させる．セラピストは両肩甲帯に反対側へ回旋させるよう抵抗をかけ，患者には「動かないように」と指示する（図18b）．

VI．まとめ

今回は急性腰痛に対する治療の概念と実際を述べた．問題が多様化して難治性になる慢性化をどのように食い止めるかが，現在議論の的である．最近の報告では，初診時に簡単な心理検査を行い，その不安傾向が高い症例では慢性化への移行の危険性が有意に高く[5]，また治療の初期段階において，疼痛の中心化現象が認められない症例では機能障害が高く，慢性化傾向が強いことを指摘している[6]．大切なことは患者

の訴えに耳を傾け，生理学的，運動学的かつ病態的側面から障害に向き合い，初診時に患者との心理的信頼関係をつくることが重要ではないだろうか．

今後は，前方視的無作為でのコントロール試行を行い，長期治療効果判定が急務である．

文　献

1) Hagen KB, Jamtvedt G, Hile G, et al：The updated cochrane review of bed rest for low back pain and sciatica. *Spine* **30**：542-546, 2005
2) Vrrutia G, Burtor K, Marral A, et al：Neuroreflexotherapy for nonspecific low back pain：a systematic review. *Spine* **30**：E 148-153, 2005
3) Wilson E, Payton O, Donegan-Shoaf L, et al：Muscle energy technique in patients with acute low back pain：a pilot clinical trial. *J Orthop Sports Phys Ther* **33**：502-512, 2003
4) van Tulder MW, Ostelo R, Vlaeven JW, et al：Behavioral treatment for chronic low back pain：a systematic review within the framework of the cochrane back review group. *Spine* **26**：270-281, 2001
5) Fransen M, Woodward M, Norton R, et al：Risk factors associated with the transition from acute to chronic occupational back pain. *Spine* **27**：92-98, 2002
6) George SZ, Bialosky JE, Donald DA：The centralization phenomenon and fear-avoidance beliefs as prognostic factors for acute low back pain：a preliminary investigation involving patients classified for specific exercise. *J Orthop Sports Phys Ther* **35**：580-588, 2005

6 アスリートの急性腰痛

山本泰雄*

◆ Key Questions ◆
1. スポーツにおける腰痛発症の特性は
2. 具体的方法は
3. 理学療法の有用性は

I. はじめに

スポーツ活動では,高頻度で力学的ストレスが身体に負荷される.一方,身体の軸となる腰椎はストレスが集中しやすい部位である.よって,あらゆる種目のアスリートで腰痛が大きな問題となることが多い.腰痛に対しては科学的根拠について不明な点が多いものの,さまざまな運動療法が行われている.急性の腰痛にも可能な限り,早期から運動を開始することが重要であるとされる[1].特にアスリートでは可及的早期の競技復帰が重要であることからも,早期からの適切な介在が必要となる.さらに,常に力学的ストレスにさらされるアスリートでは,腰痛の予防を考慮した的確なコンディショニングが競技生活を続けるうえで大切である.

本稿では,アスリートにおける急性の腰痛として多く経験する姿勢性腰痛や,われわれが日ごろ,数多くの症例を経験している成長期の腰痛を対象とした運動療法について述べる.

II. スポーツと腰痛

われわれは,2001年からサッカー北海道選抜合宿U-14(14歳以下)およびU-18(18歳以下)におけるメディカルサポートを行っている.2002〜2004年までの3年間,延べ1,282名(U-14:607名,U-18:675名)を対象として,合宿期間中に発生した外傷・障害の調査を行った.結果,U-14では筋腱炎41%,腰痛17%,骨端炎17%が多く,U-18では筋腱炎50%,腰痛14%と,腰痛を訴えてきた選手が多かった[2].一方,中高年アスリートの腰痛については,石井ら[3]のランニング障害の分析で,腰痛経験者は38.1%と最も多く,膝痛33.3%,下腿三頭筋の肉離れとアキレス腱炎の20.2%,腸脛靱帯炎の7.1%と続き,腰痛は加齢とともに増加するのが特徴であると報告している.スポーツ種目別の障害について中野ら[4]は,腰痛の占める割合が男性ではサッカー47%,ラグビー33%,剣道32%,ランニング25%,女性では健康体操33%,バドミントン31%,バレーボール28%,テニス27%で,いずれの種目においても上位を占めていると報告している.各種目,各年齢層のアスリートで腰痛は発性頻度が高く,スポーツを行ううえで問題となっている.

---

* Yasuo YAMAMOTO/西岡第一病院リハビリテーション部

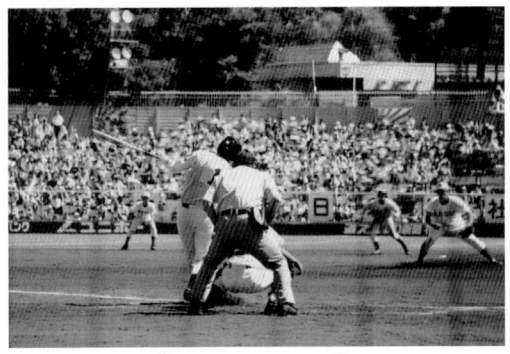

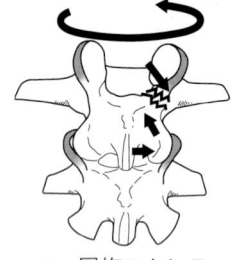

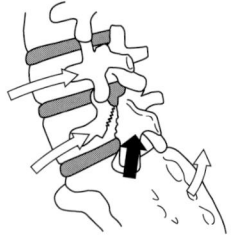

a. 回旋ストレス　　b. 伸展ストレス

図1　スポーツ動作における腰部へのストレス
発育期脊椎分離症では，繰り返される腰部へのストレスが疲労骨折を引き起こすとされる

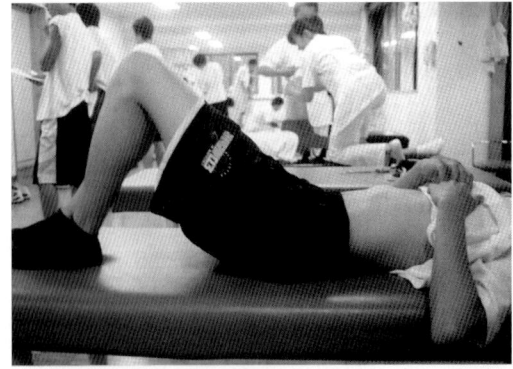

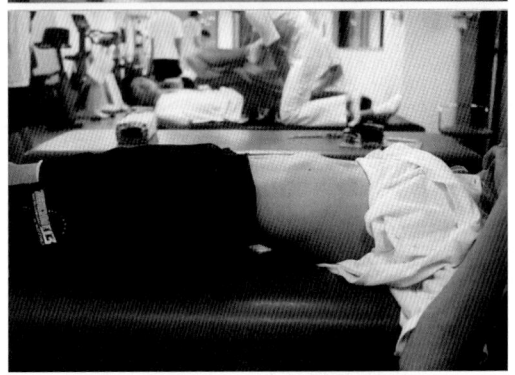

図2　高校バスケットボール部員
背臥位で寝ると腰が痛くなると訴えていた．股関節屈曲位から伸展位すると股関節前面部の筋の短縮のため，骨盤前傾が増強するのが明らかである

III. アスリートにおける腰痛の特徴

　近年は，スポーツの普及とあいまって成長期から中高年アスリートまで，より高度の競技力が要求される傾向がある．トレーニング量や強度の増大，度重なる大会参加が余儀なくされている．このため，スポーツ動作の高頻度の繰り返しによる疲労性の腰痛が多くみられることが特徴的である．成長期では脆弱な骨組織への反復されるスポーツ動作による脊椎分離症（図1），中高年期では腰椎の退行変性が加齢とともに増加し，この基盤に腹筋の筋力低下と背筋の柔軟性の低下が加わって腰椎前弯が増強する姿勢性腰痛を経験する[4,5]．また，慢性的に作り出されている脊柱のマルアライメントや，股・膝・足関節の機能不全の存在が腰痛と関連していることも多い．実際，競技現場やメディカルチェックでoveruseや日ごろのコンディショニング不足，また青少年のgrowth spurtにより下肢筋や股関節周囲筋に緊張（tightness）生じ，骨盤前傾位が助長されている例（図2）や体幹筋の筋緊張によるアライメント不良が原因で疼痛が生じている選手（図3）を経験する．いずれも急性腰痛の原因が，股関節や体幹筋の筋緊張，筋の短縮によるアライメント不良と腰部への過度なストレスによるものであることが多い．

IV. 運動療法の実際

　運動療法に先立ち，腰痛の原因となる疾患の精密検査が行われる．X線撮影，MRI検査が一般的である．腰部脊柱管狭窄症，腰椎椎間板ヘルニア，腰椎椎間板症，腰椎分離症，変性すべり症などの症状が強い場合や，神経症状が出現してきた場合は，安静を主体とした保存療法や手術療法を優先し，運動療法は控える．

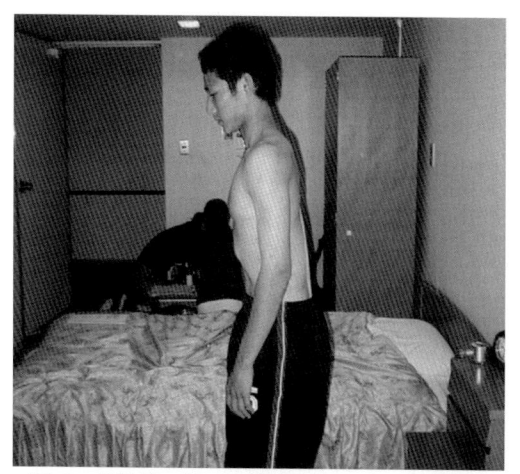

図3 体幹筋の筋の不均衡を示すサッカー選手

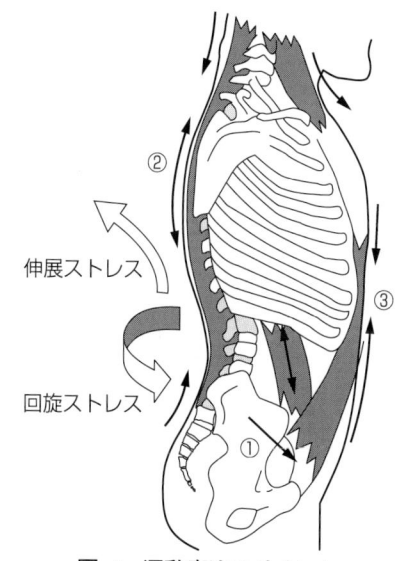

図4 運動療法のポイント
① 骨盤前・後傾の改善
② 背筋の緊張の軽減
③ 腹部筋の強化

1．安静期

痛みが出現した初期段階では、症状の悪化を防ぐためコルセット装着による局所の安静を保ち、動作時痛が強い時には消炎鎮痛剤の投与を行う。また、温熱療法を代表とする物理療法を行うが、急性腰痛ではアイシングが有効な場合が多い。運動療法は、痛みの程度をみながら可及的早期から開始し、腰部へのストレスの軽減と脊柱のアライメント改善の観点から①腰椎前・後弯の改善、②動作による腰椎へのストレスの軽減、さらには体幹の安定化を目的に③骨盤の前・後傾の改善、④背筋の筋緊張軽減、⑤腹部筋の強化を積極的に行う（図4）。運動は、腰痛が再発や増悪しないように安定した肢位から開始し、徐々に負荷を増加させ、早期のスポーツ復帰を目指す。

2．評 価

疼痛の評価を筆頭に、一般的な腰痛評価に準じて行う。身体特性（固体要因）のほかに、運動の量や質（方法要因），用具の使い方やフォームの問題（指導・環境要因）[6]を理解しておくことが重要である。

1）疼 痛

痛みの部位と程度、動作との関連を確認する。VAS（visual analog scale）を用いて痛みの程度を把握することは、運動療法の効果判定のみならず、日ごろのコンディショニングに役立つ。また、下肢伸展テストやKemp徴候，Patrick testでの疼痛誘発の有無[6]，分離症初期にみられる運動時や体幹伸展時のみの痛みを代表とする、体幹の伸展・屈曲動作と疼痛との関連を把握することを忘れてはならない。

2）身体特性（固体要因）

体幹アライメント、体幹や骨盤周囲および下肢筋の筋力やtightness，腰椎・骨盤リズムを評価する。また、脚長差はアライメントに影響を及ぼすので、四肢の形態計測が必要な場合がある。アライメントは、矢状面・前額面での観察により腰椎前弯姿勢や後弯姿勢のほかに、前かがみ姿勢や後方からの観察で側弯要素の確認を行う。体幹筋や骨盤周囲および下肢筋の短縮、筋力の不均衡は体幹アライメントに影響を及ぼす。Thomasテストや尻上がり現象、指床間距離や関節可動域測定、筋力テストにより各筋の伸張性や筋力を理解しておく。また、腰椎骨盤

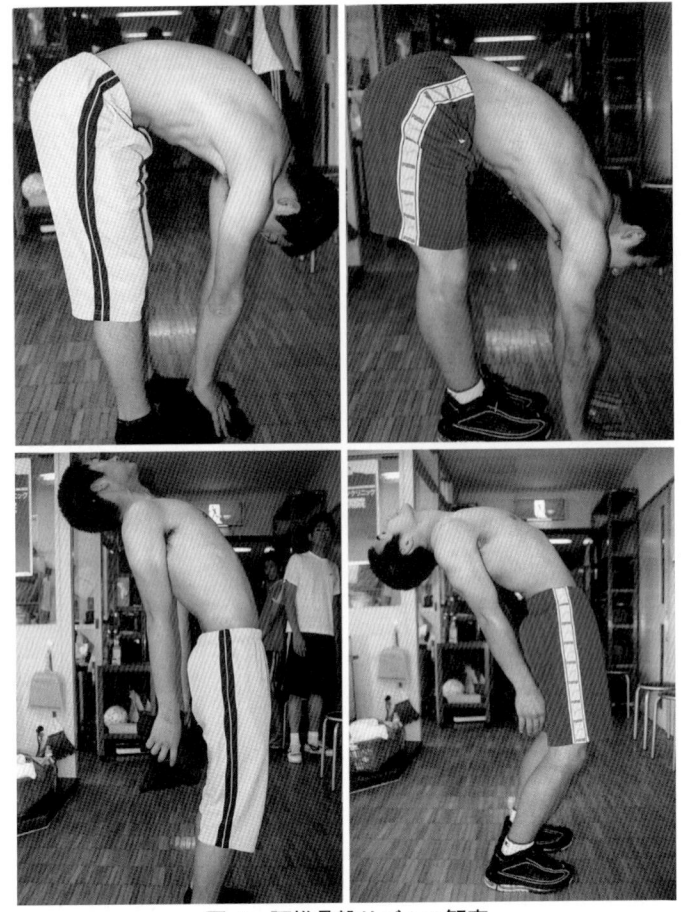

図5 腰椎骨盤リズムの観察
個人によりさまざまな形を示す．脊柱の可動性や骨盤と体幹の協調性をみる

リズムの乱れは腰椎へのストレスの一因となる[7,8]．疼痛の程度によるが可能な限り観察しておくことが大切である（図5）．

3）方法要因

運動量の多さは疲労と密接に関連する．練習時間や頻度，練習方法を知っておく必要がある．また，可能な限り競技姿勢や各競技で特徴的な動作と痛みの関連を知ることが，アスリートの腰痛管理にとって重要である．

4）指導・環境要因

岡村ら[9]は，サッカー少年の腰部傍脊柱筋に対するサッカーシューズの影響について報告し，取り替え式より固定式のスパイクを推奨している．千葉ら[10]は，スパイクインソールの使用や芝のグランド使用を推奨している．サッカーに限らず用具や練習環境と腰痛の関連は見逃せない．

3．運動療法

1）腰椎前・後弯の改善

アスリートは，骨盤前傾位が問題となる場合が多いので，骨盤前傾位を助長する下肢筋や股関節周囲筋の伸張性の向上を図る．同時に，前傾位を軽減させうる体幹筋群の機能を高める．また，骨盤後傾運動（posterior pelvic tilt）を中心とした脊柱骨盤リズム改善のための運動を

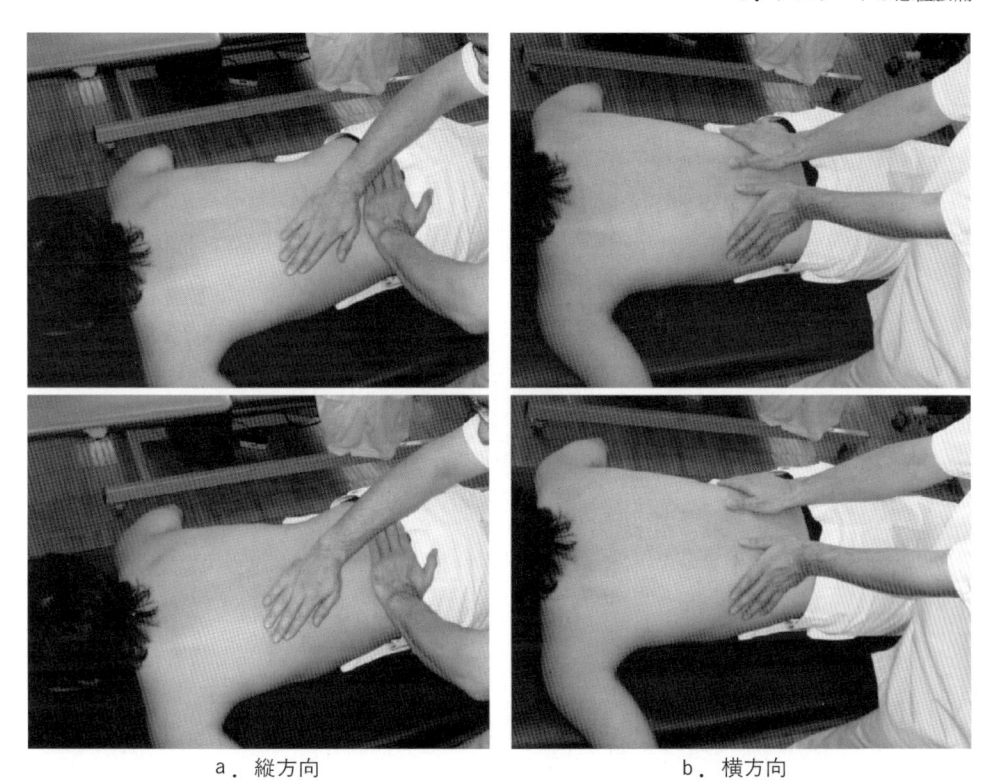

a．縦方向　　　　　　　　　　　　　　b．横方向
図6　腰部のストレッチ

加える．
a．骨盤前傾位を助長する下肢筋の伸張
① 股関節屈曲群と大腿四頭筋の短縮は前弯を導き，可能な限り伸張し短縮を取り除く．Thomas テストが陽性の場合，腹臥位は筋短縮の影響で骨盤前傾位を導き，疼痛を再燃させることがある．初期には，ストレッチは背臥位や側臥位を基本とする．背臥位は，固定が不十分だと十分な効果が得られない．また，側臥位は骨盤前傾位が股関節伸展の代償として生じやすく，しっかりと固定をしてストレッチを行う．
② 足関節背屈制限は，二次的に骨盤前傾をきたすので下腿三頭筋を十分に伸張する．場合により，足底筋，腓骨筋腱，後脛骨筋腱の痛みも調べ，必要であればストレッチを合わせて行う．
③ 背筋の過緊張は，腰椎に対する伸展ストレスの一番の原因である．背筋の筋緊張を観

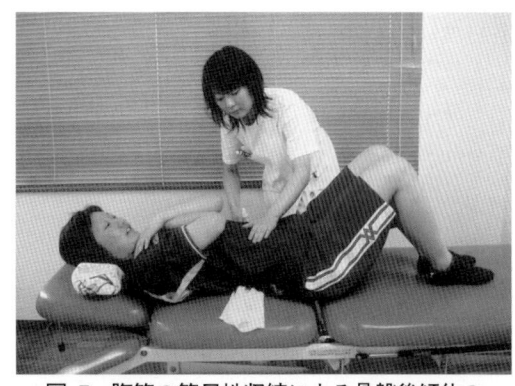

図7　腹筋の等尺性収縮による骨盤後傾位の保持
タオルが抜けないように指示すると，比較的簡単に運動が理解してもらえる

察し，腰痛が起きないようにストレッチは慎重に行う．ストレッチが困難な場合は縦・横方向にマッサージをして筋緊張を緩和させる（図6）．

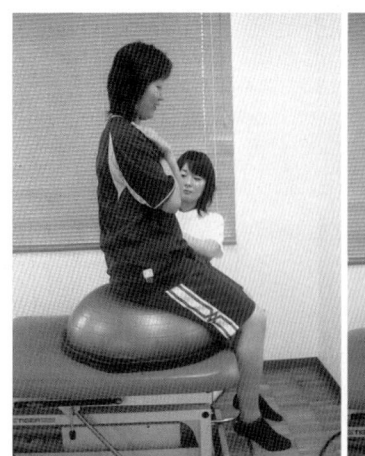

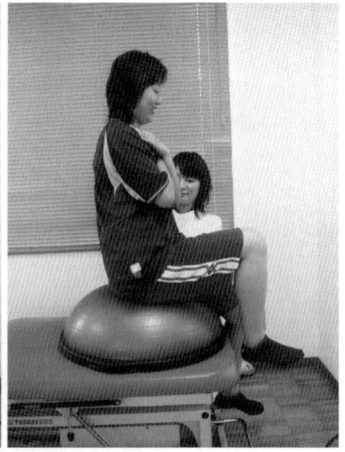

図 8　座位での骨盤中間位保持
不安定面での骨盤の中間位を保持する．可能であればアライメントを変化させずに下肢を動かす

b．腹筋群の強化

浅層筋群である腹直筋や外腹斜筋と，深層筋群である腹横筋や内腹斜筋を強化する必要がある．等尺性収縮から開始し（図7），第2段階として腰痛に注意しながら，徐々に等張性収縮運動に移行する．

c．骨盤後傾運動

骨盤が前傾位の場合，後傾位の学習が重要である．体幹が安定する背臥位の運動から開始し，後傾位の習熟度合いと疼痛の程度を鑑みて，座位の運動（図8）や四つ這いでの運動へと難易度を上げていく（図9）．

2）運動動作による腰椎へのストレス集中の軽減

脊椎の可動域は，部位により異なることが知られている[11]．屈曲伸展は頸椎，腰椎で動きが大きく，胸椎で小さい．側屈は，ほぼ全脊椎にわたり同程度である．回旋では頸椎，胸椎で動きが大きいが腰椎では少ない．腰椎の負担を減らすには，胸椎での側屈運動，回旋運動の改善が重要である．また，股関節の可動域制限は代償的に腰椎へのストレスを増加させる．腰椎の負担を減らすためには，伸展ストレスや回旋ストレスの軽減のために股関節の伸展や回旋可動域を十分に確保する必要がある．

3）体幹の安定化

四肢の動きは，体幹に少なからず影響を与える．体幹筋の強化とバランスの改善を図り，四肢の動きに影響されないような体幹の安定性を目指す．

a．体幹筋のバランス改善

座位や四つ這い，立位肢位で体幹アライメント保持を強調し，腰椎へのストレス集中のない姿勢を再教育する（図10）．

b．四肢の運動と体幹筋のバランス改善

骨盤傾斜を修正し，重心線が体幹中央を通るイメージで体幹アライメントを保持しながら四肢を運動させて能力を高める（図11）．

4．積極的運動療法（アスレチックリハビリテーション）

疼痛が軽減し，骨盤中間位を習熟した時点から積極的に体幹筋を強化する．同時に，競技復帰に向けたトレーニングを行う．中高年では，運動療法を進める中で腰椎に影響を及ぼしている足部や，膝関節などの荷重関節疾患が明らかになることがある．その際は，スポーツシューズを含めた履物のアドバイスやインソールの処

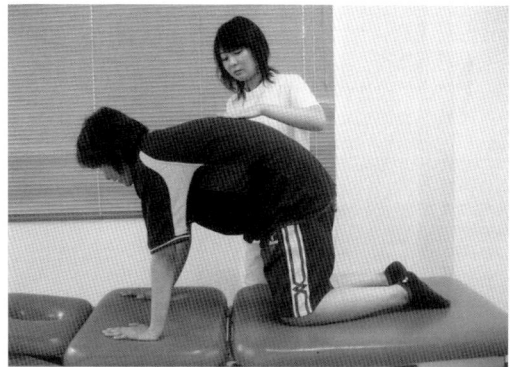

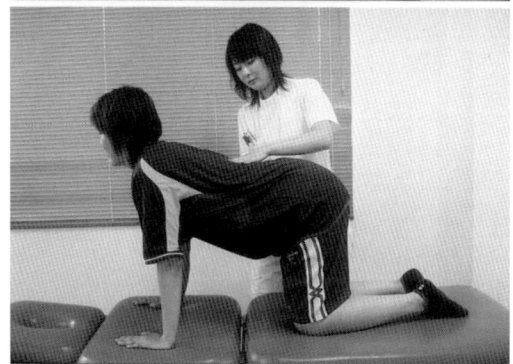

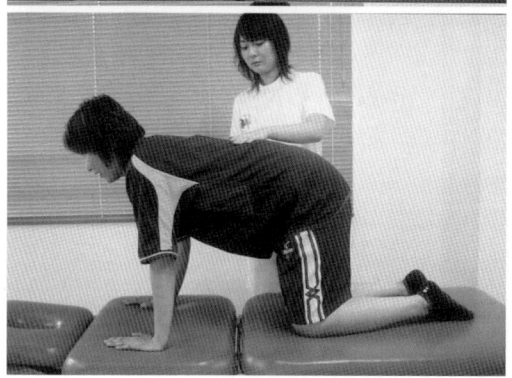

図 9 骨盤中間位の学習
上：後傾位　中：前傾位　下：中間位

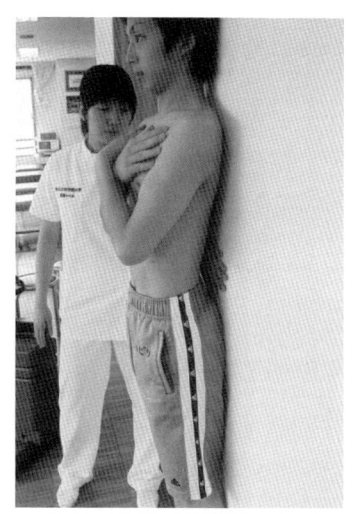

図 10 立位での体幹アライ
メントを学習
前傾位が強ければ後傾位を促す

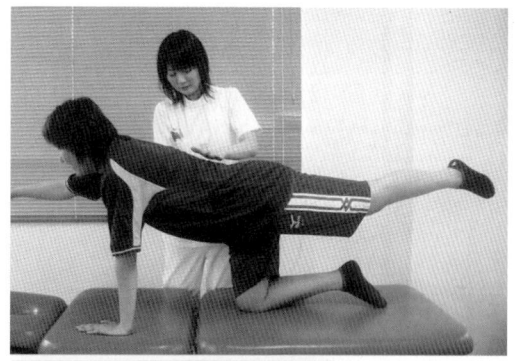

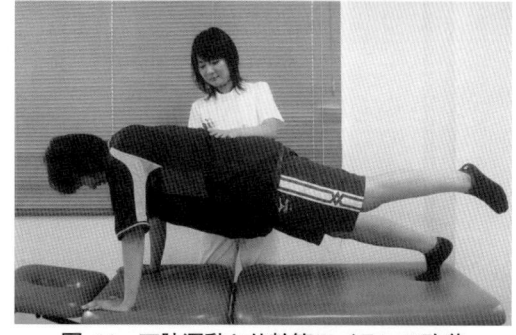

図 11 四肢運動と体幹筋のバランス改善
体幹のアライメントを保持しながら上肢や下肢を動かす

方，膝関節疾患の治療を合わせて行う．

1）体幹筋強化運動

ランニング，キック動作や接触プレーは，高度な体幹部の安定性が要求されるので，より負荷の大きい運動で体幹筋を強化する必要がある．腹直筋や内外腹斜筋強化は，難易度を上げていく（図12）．背筋や側屈方向の強化も同様に進める（図13）．

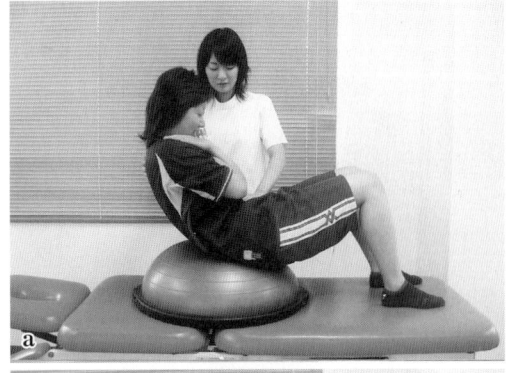

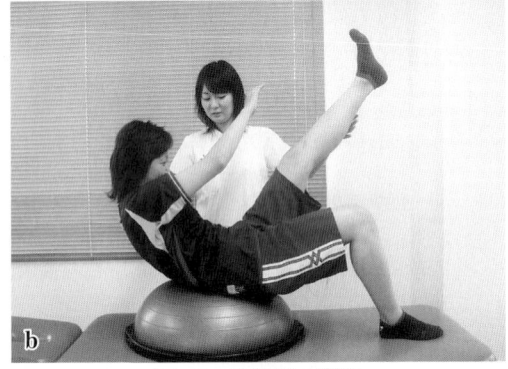

図 12　腹筋群の運動
　a．腹筋群の強化
　b．腹筋群を収縮させながらの四肢運動

2）体幹を安定させての四肢運動

　競技動作では，体軸を安定させ四肢を動かすことが必要である．体幹安定性を高め四肢を動かす運動を積極的に組み入れる．初期には安定した面で，習熟度に応じ不安定床面上で難易度を変化させ運動を行う（図14）．

3）スポーツ復帰に向けた運動

　スポーツ種目に応じた動きのトレーニングを取り入れる．トレーニングは，腰椎のアライメントや筋バランスを意識させて行う．

V．腰痛の予防

　腰痛の予防の働きかけは，競技継続や競技成績，パフォーマンスの向上には大切な因子である．使いすぎ症候群に注意した練習前後のコンディショニングや，練習や試合での環境因子への配慮が必要である．また，メディカルチェッ

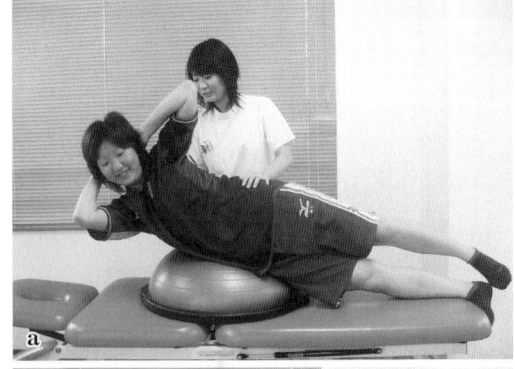

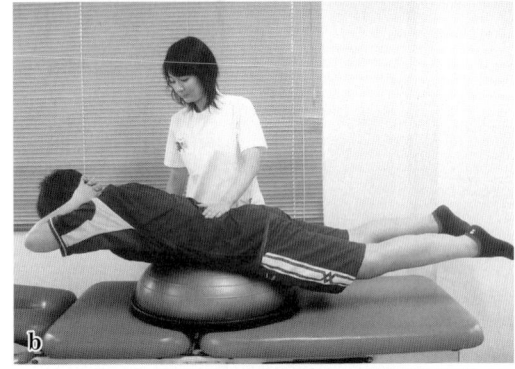

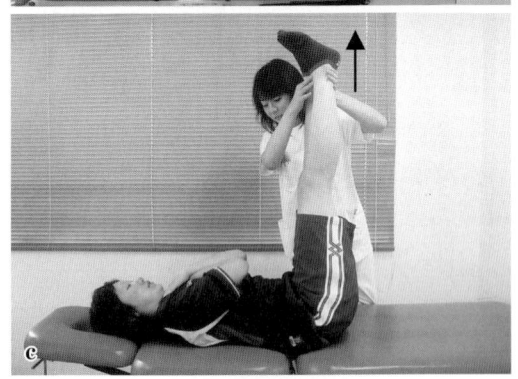

図 13　背筋や側屈下部腹筋の強化
　a．側屈運動の強化
　b．背筋の強化
　c．下部腹筋の強化

クの実施により腰痛発生因子の早期発見やコンディショニングの具体的な指導・啓蒙を繰り返し行うことが大切である（図15）．アスリートの腰痛に対する運動療法，腰痛予防対策に関する科学的根拠は，いまだ十分とはいいがたい．しかし，現場では腰痛予防を含めた腰痛対策は重要な問題である．運動療法だけでなく練習環境や用具の問題など，総合的に腰痛との関連を考

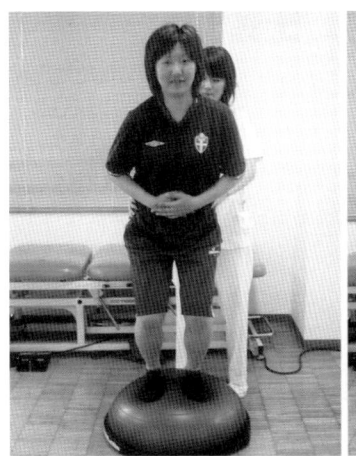

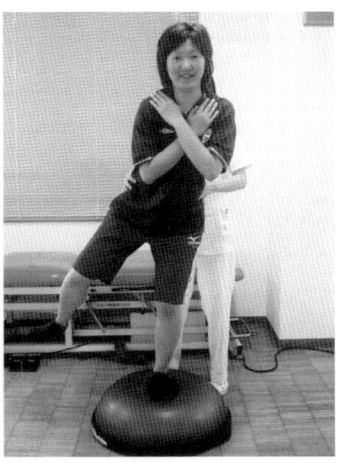

図 14 体幹の軸を安定させた運動
不安定面での体幹を安定させてからの片足バランス．アライメントが変化しないようにする

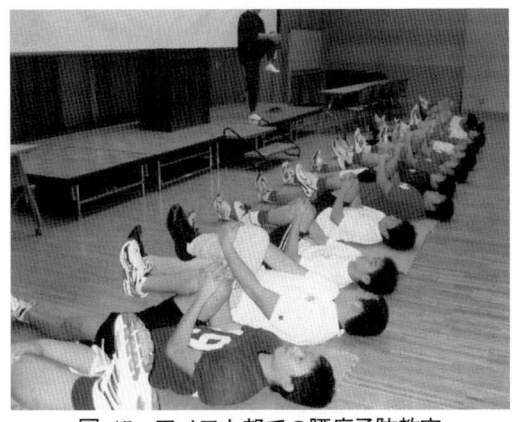

図 15 アメフト部での腰痛予防教室
講義の後に実際に自己ストレッチを行ってもらう

えていくことが大切であり，選手や指導者との連携がアスリートの急性腰痛の対応には重要である．

文献

1) 伊藤俊一：腰痛症の運動療法．*MB Med Reha* **12**：42-48，2001
2) 山根裕司：サッカー北海道選抜 U-14・U-18 のメディカルサポート．第 56 回北海道理学療法士学術大会抄録集，2005，p 66
3) 石井清一，菅野　誠：中高年のランニングがランニング障害及び骨関節の退行変性に及ぼす影響に関する研究．北海道体育協会スポーツ科学委員会報告，1988，pp 1-13
4) 中野和彦，山村俊明，菅原　誠，他：中高年スポーツ活動の実態調査―身体機能の変化と体力の衰えを中心に．整スポ会誌 **16**：203，1996
5) 福嶋寛子，縄田耕二，廣瀬方法，他：青少年スポーツ選手の腰部メディカルチェックとコンディショニング．臨床スポーツ医学 **19**：1411-1415，2002
6) 鳥巣岳彦，国分正一（総編集）：標準整形外科学 第 9 版．医学書院，2005
7) 冨士武史（監）：ここがポイント！ 整形外科疾患の理学療法．金原出版，2003
8) 加賀谷善教，藤井康成：腰部・下肢関節疾患に対する姿勢・動作の臨床的視点と理学療法．PT ジャーナル **40**：163-170，2006
9) 岡村良久，原田征行，半田哲人，他：サッカー少年の腰部傍脊柱筋に対するサッカーシューズの影響．臨床スポーツ医学 **7**：309-312，1990
10) 千葉昌宏，有馬　亨，須藤隆二，他：サッカー選手（18 歳以下）のスポーツ障害予防に関するスパイク用インソールの有用性．臨床スポーツ医学 **15**：1408-1411，1998
11) Augustus AW, Manohar MP：Clinical Biomechanics of the Spine 2 nd ed. Lippincott Williams & Wilkins, Philadelphia, 1990

7 物理療法―急性期

沖田　実* 　坂野裕洋**

◆ Key Questions ◆
1. 急性腰痛に対する物理療法は
2. 具体的方法は
3. その効果と有用性は

1. 急性腰痛に対する物理療法のあり方

　罹病期間でみると，急性腰痛は3カ月以内に生じた腰痛または腰椎に由来する下肢症状により活動ができない状態と定義され，その発生頻度は非常に高い[1]．また，急性腰痛をきたす疾患も多種多様であり，脊椎疾患だけをとってみても椎間板ヘルニアの急性期や炎症性・感染性疾患，外傷，高齢者の圧迫骨折など原因が特定できる特異的腰痛と，椎間関節性腰痛や筋筋膜性腰痛，腰椎の不安定性や椎間板線維輪の急性外傷などに由来している可能性は高いが，特異的原因が確定しにくい非特異的腰痛に分けられる[1,2]．

　急性腰痛の場合，特異的腰痛，非特異的腰痛いずれにおいてもその痛みは，脊椎周囲組織に侵害的な刺激が加わって生じる痛覚受容器の興奮による生理的な神経機構である．つまり，この痛み自体が脊椎周囲のいずれかの組織に損傷が発生したことを知らせている警告信号の役割を担っているといえる[3]．

　このように，警告信号としての役割を担う痛み（急性痛）の場合は，損傷した組織の治癒に努めることが第一に求められる．したがって，急性腰痛に対する物理療法は，単に痛みを緩和すればよいといった短絡的な考えだけでは不十分であり，損傷を負った組織の修復を促進することをねらって実施すべきである．ただ，物理療法は生体外から熱や電気，力学的なエネルギーを与えるツールがほとんどであるため，対応できる脊椎周囲組織も限られてくるといわざるを得ない．具体的には，圧迫骨折に至った椎体そのものの修復は物理療法では困難であるが，筋，筋膜や靱帯の一部に損傷が生じた筋筋膜性腰痛，腰部捻挫などは物理療法の好適例となる．

　そこで，本稿ではこのことを踏まえ脊椎周囲組織の中でも筋，筋膜を主体とした軟部組織の損傷とその修復過程に焦点をあて，おのおのの過程で選択すべき物理療法ツールは何であるのか，またその目的や生理学的作用，さらには具体的な方法はどのように実施すべきかなどを解説する．

---

* Minoru OKITA／長崎大学大学院医歯薬学総合研究科理学療法専攻
** Hironada BANNO／星城大学リハビリテーション学部

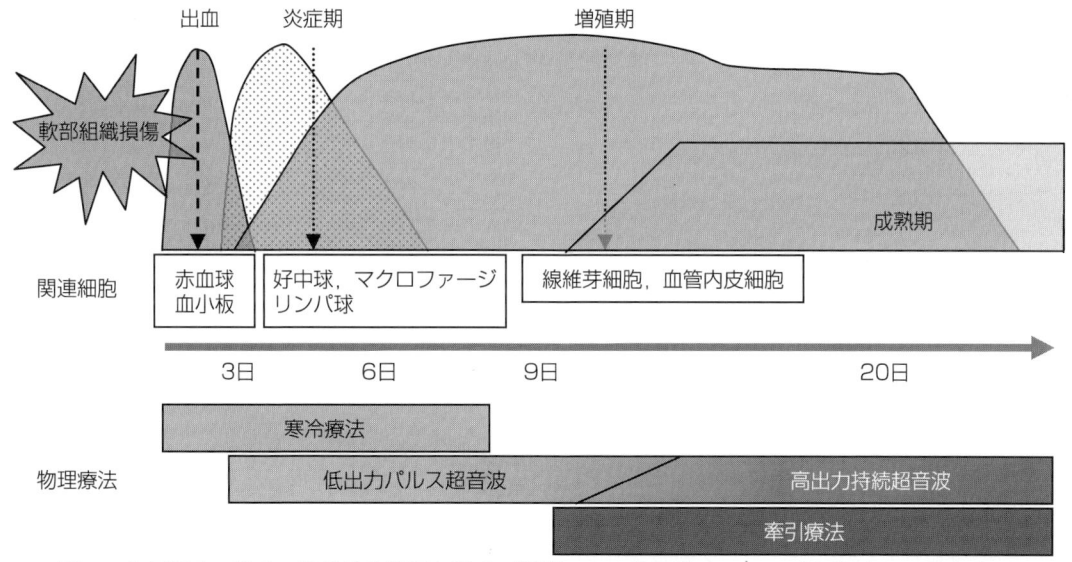

図1 急性腰痛の場合の組織修復過程と適応が推奨される物理療法ツール（文献5）より改変引用）

II. 軟部組織の修復過程と物理療法ツール

一般的に考えられている組織修復は，皮膚損傷の治癒過程，つまり「炎症期」「増殖期」「成熟期」の過程をモデルとし，このモデルは他の組織もある程度普遍化できるとされている[4]．そして，組織修復の各治癒過程においては，どの物理療法のツールが有効に作用するかが考案されており（図1）[5]，Akaiら[6]が行ったランダム化比較試験に基づいた論文のメタ分析の結果でも，組織修復に対する物理療法の有効性は証明されている．

1．炎症期

発症からおおむね6日間は炎症期とされ，特に発症初期の損傷部位は部分的に出血を起こし，その周囲には浸出液が貯留し浮腫が発生する．また，ブラジキニンやプロスタグランジン，ヒスタミン，セロトニンといった炎症メディエーターも遊離し，痛みの発生やその増強に作用する．ヒスタミンには，血管透過性を亢進さ

せる作用もあり，その遊離は浮腫の悪化につながる．そして，浮腫自体が損傷部位の周辺組織を圧迫することで正常であった組織の二次的損傷を惹起することになる[7,8]．つまり，炎症期における物理療法の目的は，まず出血や浮腫の発生を極力少なくし，痛みと周辺組織の二次的損傷を抑止することにあり，寒冷療法はその効果が期待できるツールである．

寒冷療法の生理学的作用[9~12]には，血管収縮や血液粘度の上昇があり，その結果，血流は低下し，出血が軽減できる．加えて，血中で酸化ヘモグロビンの解離がほとんど行われなくなり，組織の酸化活動が抑制され，組織の代謝率も減少する．さらに，血流低下によって血管内圧は減少し，ヒスタミンの遊離減少とあいまって血管透過性も低下することから炎症メディエーターの遊離も軽減でき，痛みや浮腫の発生・増強も少なくすることができる．このほかに寒冷療法による痛みの緩和には，神経伝導速度の低下と痛覚閾値の上昇が関与しているとされている．具体的には損傷初期の一次痛（鋭い痛み）を伝えるAδ線維の伝導速度が寒冷療法

によって低下するという．また，脊髄を経由して大脳皮質へ向かう痛み刺激は，寒冷療法によって皮膚冷覚受容器が刺激されると，その伝達が軽減し，これは痛覚閾値の上昇につながるという．

2．増殖期

組織修復の第2段階は，増殖期として知られており，一般にこの段階は20日間程度続くとされている．この時期は創傷を覆って損傷部位に強度が備わってくるが，この一連の過程ではコラーゲン合成と血管新生が起こり，ある程度の張力が損傷部位に負荷されることで強度が増してくる[7]．つまり，この段階における物理療法の目的は，まずコラーゲン合成と血管新生を促進することにあり，その効果が期待できるツールの一つに超音波療法があげられる．加えて，損傷部位に張力を負荷することのできる物理療法ツールには牽引療法があげられ，牽引療法は増殖期後期から成熟期において実施するのが望ましいと思われる．

超音波治療器は，照射強度と照射率を調整することで温熱効果を期待する方法と非温熱効果（機械的刺激）を期待する方法が設定でき，増殖期には非温熱効果を期待した低出力でのパルス照射による治療が有効ではないかとされている[5,13]．低出力パルス超音波の生理学的作用には[5,14]，血管や細胞膜の透過性亢進，血小板やマクロファージからのサイトカイン（成長因子を含む）の放出促進，さらには線維芽細胞や内皮細胞の分裂促進などがあり，コラーゲン合成や血管新生の促進に有効に作用すると考えられる．

次に，牽引療法は筋の伸張・弛緩によるマッサージ効果や椎間関節の離解による椎間板内圧の除圧効果，椎間腔や椎体間の拡大による髄核ヘルニアの軽減効果などが期待できると従来からいわれてきた[15,16]．しかし，Van der Haijdenら[17]の報告をみると，急性腰痛に対する牽引療法の効果をレビューした5論文のうち1論文しか有効性は示されていない．また，Krauseら[18]によると牽引による髄核ヘルニアの軽減や椎間板内圧の減少などの証拠は明らかではないと報告している．つまり，従来からいわれているような効果の証拠は見出されていないのが事実であり，日本整形外科学会と厚生労働省より出された「腰椎椎間板ヘルニア診療ガイドライン」[19]の中でも保存療法の一環としての牽引療法選択の是非の検討が必要であるとされている．

そこで，組織修復の観点から牽引療法のあり方について再考した．組織修復の増殖期後期から成熟期においては，損傷部位にかかる内的・外的ストレスが最終的な組織構造を決定すると考えられる[7]．そして，組織修復の過程である程度張力を負荷するとコラーゲンの強度が増加するが，逆に固定などで負荷がかかりにくい状態とするとコラーゲンの強度は減少することが動物実験によって確かめられている[20]．したがって，損傷部位である筋，筋膜，靱帯などに対してはある程度張力を負荷する必要性があり，牽引療法はこの作用が期待できる物理療法ツールである．

3．成熟期

成熟期は，おおむね発症後9日目以降から始まるとされ，増殖期後期と同時進行しながら移行する[7]．この段階は，先に述べたように損傷部位へ張力を負荷する目的で牽引療法を実施する．加えて，血管新生により循環の回復も可能であるため，損傷部位への酸素・栄養素の供給を目的に温熱療法を実施すべきである．

日常の臨床では，ホットパックのような表在性温熱療法が腰痛患者に実施されることが多いが，温熱の最大深度は皮下1cm程度であり[21]，腰部脊柱筋群の解剖学的な厚さを考えると有効に作用するとは考えにくい．一方，超音波による温熱の最大深度は皮下6cmといわれ，深部温熱効果が高い[21]．また，超音波はコラーゲンの

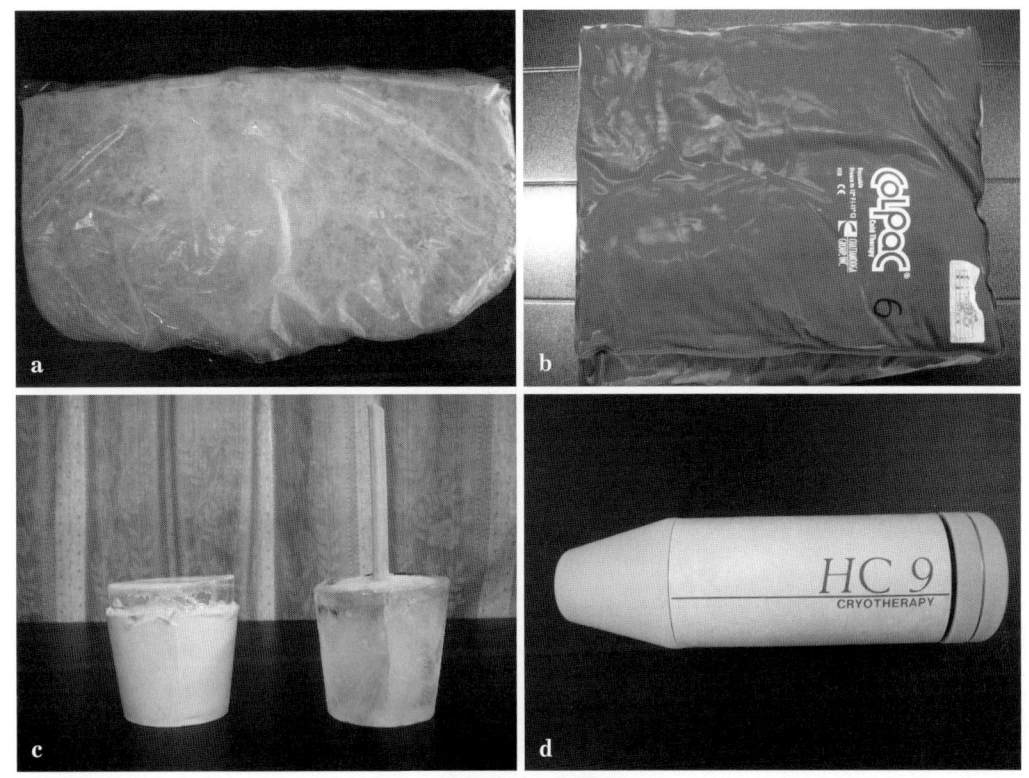

図2 寒冷療法の各種ツール
a. アイスパック，b. コールドパック，c. アイスカップ，d. クリッカー

再配列やその伸展性改善にも効果があることが明らかとなっていることから[22]，この時期に選択・実施する温熱療法ツールとしては最も適していると考えられる．

III. 急性腰痛に対する物理療法の具体的方法

1. 寒冷療法

寒冷療法の実施によって，患者は3～4段階の感覚の変化を経験する[23]．まず強い冷感による不快感，続いて刺すような灼熱感あるいは痛みの感覚，次にうずくような痛み，最後に感覚の喪失またはしびれ感である．それぞれの感覚は組織温度の低下につれて温度受容器と痛覚受容器に対する刺激が増大し，しだいに感覚神経伝導が遮断されるという過程に対応して起こると考えられる．これらの感覚の変化は個人差があるものの，おおむね5～15分程度で認められる．そのため，患者には寒冷療法実施に伴う感覚の変化と不快感が生じることを伝える必要があり，同時に痛みの速やかな消失などの治療効果があることもきちんと説明する．

寒冷療法の禁忌として，末梢循環障害や寒冷アレルギー反応が予測される疾患を有する患者，感覚障害のある部位や胸部（心臓）への実施があげられる．

寒冷療法は，さまざまな材料を利用して実施できる．その中で実施部位形態や簡便性を考慮し，アイスパック，コールドパック，アイスカップ，クリッカー（図2）を用いた具体的方法を以下に述べる．

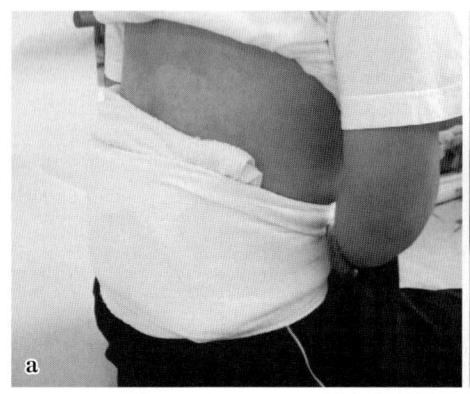

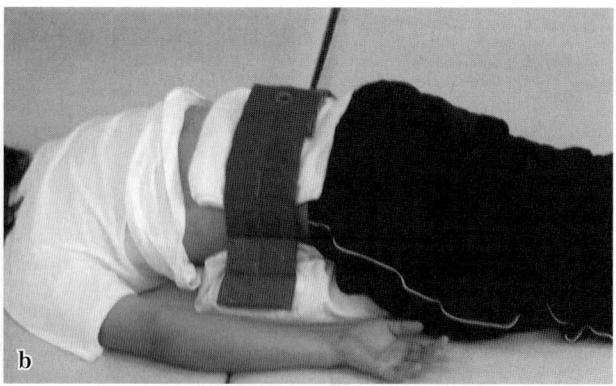

図 3 治療の実際（アイスパック）
患部を露出し，パックを当てタオルを巻いたり（a），1 kg 程度の砂嚢をのせる（b）などをして，しっかりと患部に密着させて実施する

1）治療準備

a．アイスパック
クラッシュアイスを氷嚢もしくはビニール袋に入れる．袋内の空気を十分に抜き，患部に均等に当たるように平坦に形を整える．冷蔵庫などの氷点下でつくられたアイスキューブを用いる場合は，袋に入れる前に，一度水に通すことで凍傷を予防する．

b．コールドパック
市販されているコールドパックを，水で濡らし軽く絞ったタオルで包む．

c．アイスカップ
事前に 150～200 ml 程度の紙コップに水を入れ，凍らせておく．実施時には，氷を保持できるようにタオルで包んだり，紙コップの端を 1～2 cm ずつ破って氷を露出させて使用したり，凍らせる前に舌圧子や割り箸などを水の入ったコップに突き刺してグリップを付けて使用する．家庭用冷凍庫は －10～－15℃ となっているため，実施時には取り出した氷の表面を一度水で流してから使用する．

d．クリッカー
クリッカー内に氷片と食塩を 3：1 の割合で入れ，キャップをして金属面に白く霜がつくまでシェイカーのようによく振る．その時，クリッカー内は －15～－18℃ になり，金属面は約 －10℃ まで低下している．

2）治療肢位
患者の痛みが最も軽減される肢位にて実施することが望ましいが，実施中の患部の状態を確認しづらいことや，アイスパックの実施が困難であることなどから，背臥位では実施しないことが多い．腰椎後弯位で痛みが軽減する場合などでは，腹臥位にて腹部とベッドの間に枕などを挟み，腰椎前弯を軽減して実施する．

3）治療の実際
アイスパックやコールドパックを利用する場合は，まず患部を露出し，パックを当てタオルを巻いたり，1 kg 程度の砂嚢をのせるなどして，しっかりと患部に密着させる．そして，適時，患者の訴えや実施部位の皮膚状態を確認しながら 10～15 分程度行う（図 3）．治療が終了したらパックを取り外し，実施部位を確認し，紅斑の状態や発疹の有無などを確認する．正常な場合には 5 分程度で紅斑は消失する．以上の手順を 1～2 時間おきに繰り返し実施すれば，痛みと炎症を抑えるのに効果的である[24]．

クリッカーを利用する場合は直接金属面を患部に当てず，消炎鎮痛作用のある軟膏やジェルを皮膚表面に塗っておく．これにより凍傷を予防するとともに，クリッカーの動きが円滑となる．露出した患部にアイスカップやクリッカー

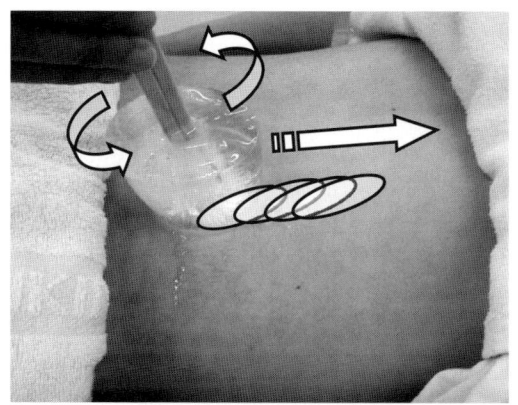

図 4 アイスカップを用いたアイスマッサージ
露出した患部にアイスカップを当て，患部を小さな円が重なり合うようにマッサージする．なお，氷が溶けて水分が出るため，タオルで拭き取りながら実施する

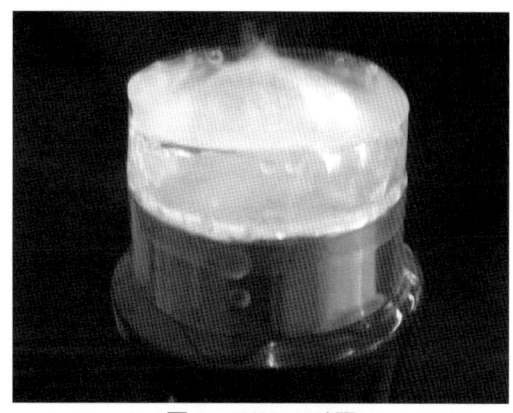

図 5 BNR の確認
セロテープなどで導子の縁を囲み，出力面を上にしてその中に水を注ぎ，超音波を出力し観察する．観察のポイントは，図のように中心部がドーム型に膨隆すれば良好であり，複数のスパイク状の山が出現する場合はBNR が高いことを示す

を当て，患部を小さな円が重なり合うようにマッサージする．なお，アイスカップの場合は氷が溶けて水分が出るため，タオルで拭き取りながら実施する．そして適時，患者の訴えや実施部位の皮膚状態を確認しながら5～10分程度行い，患部の感覚が鈍麻した時点で治療終了とする（図4）．治療が終了したら，実施部位を確認し紅斑の状態や発疹の有無などを確認する．正常な場合には，5分程度で紅斑は消失する．以上の手順を症状の変化に合わせて20分おきに繰り返し実施すれば，痛みと炎症を抑えるのに効果的である[24]．

2．超音波療法

超音波療法の実施にあたり，定期的なビーム不均等率（BNR：beam non-uniformity ratio）の確認を行うことは，過剰な発泡現象による組織破壊を予防する意味で重要である．BNRとは，平均強度に対する最大強度の比率のことで，その比が1：1に近づくほど超音波ビーム（出力）の均等性がよい．良好なBNRは1：1から5：1までで，6：1以上のものでは超音波ビームの均等性が低下し，出力値を上げた時に局所加熱（hot spot）を起こす危険が高いため，導子の移動速度を速めて危険を避ける必要がある．また，パルス照射では発泡現象を引き起こしやすいため注意が必要である[10]．

BNR の簡便な確認方法として，セロテープなどで導子の縁を囲み，出力面を上にしてその中に水を注ぎ，超音波を出力し観察する方法がある．観察のポイントは，中心部がドーム型に膨隆すれば良好であり，複数のスパイク状の山が出現する場合はBNR が高いことを示す[10]（図5）．

1）治療準備

超音波は媒体がないと伝わらないため，超音波用ゲルを準備するとともに，実施後にそれらを拭き取るためのタオルなどを用意する．

2）治療肢位

患者の最も安楽な肢位にて実施する．一般的には腹臥位もしくは側臥位にて実施される．腹臥位にて痛みが出現する場合では，腹部とベッドの間に枕を挟むなどして，腰椎前弯を軽減する．

3）治療の実際

患部を露出し，準備した超音波用ゲルを皮膚

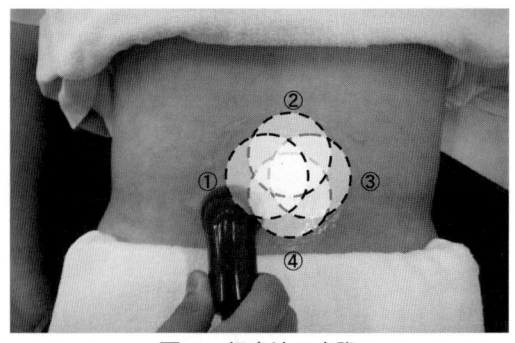

図6 超音波照射によるラット下腿三頭筋の筋温の変化

図7 超音波の実際
導子の中心部の位置が常に変わり，ERAの約半分が重なるよう①〜④の順に小さな円をかきながら移動させ，患部およびその周囲に超音波を照射する

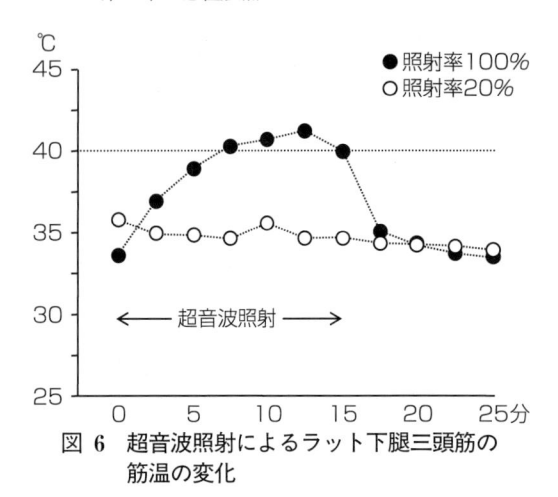

表面に塗っておく．これにより超音波が伝達(伝達率$95.2±1.1$)[25]されるとともに導子の動きが円滑となる．

導子は治療領域の1/2程度の有効照射面積(ERA：effective radiation area)をもつものをできる限り使用し，周波数は腰部脊柱筋群の解剖学的な厚さを考えると3MHzよりも1MHzが適していると思われる．強度と照射率の設定については，組織修復過程の増殖期と成熟期では異なる．すなわち，増殖期において非温熱効果を期待する場合には，強度$0.5〜1.0$ Watt/cm^2，照射率20%(低出力パルス超音波)で実施し，成熟期で温熱効果を期待する場合には，強度$1.0〜2.0$ Watt/cm^2，照射率100%(高出力持続超音波)で実施する[26]．なお，参考までに強度を1.0 Watt/cm^{2}と一定とし，照射率を20%と100%に変えてラット下腿三頭筋に超音波を照射した自験例の結果を紹介すると，照射率20%では筋温の変化は認めなかったが，照射率100%では開始6分後で照射前33℃であった筋温が40℃以上に達した(図6)．

以上の条件を設定した後は，導子の中心部の位置が常に変わり，ERAの約半分が重なるように小さな円をかきながら移動法にて，患部およびその周囲に超音波を照射する(図7)．移動速度は，一般には4 cm/secであるが，BNRの状態によって調整が必要である．治療時間は実施部位の大きさ，ERAに応じて決定する．例えば，ERAが10 cm^{2}の導子で20 cm^{2}の実施部位の場合は5〜10分程度を目安に実施する．なお，治療中は適時患者の訴えを確認しながら行い，終了後は実施部位の超音波用ゲルを拭き取り，皮膚の状態などを確認する．

治療頻度に関するエビデンスはこれまで報告はないが，実際の臨床基準に基づいて推奨されているのは，低出力パルス超音波の場合は毎日，高出力持続超音波の場合は隔日の実施で，症状の変化に合わせて治療頻度を変更する[26]．

3．牽引療法

腰痛に対する牽引療法の歴史は古く，わが国をはじめ多くの国で広く用いられている．2001年に報告されたカナダにおける腰痛に対する牽引療法の使用状況[27]では，急性期4.5%，亜急性期30.7%，坐骨神経痛を伴う急性期30.0%が実施されていた．牽引療法は，さまざまな方法(持続と間欠，機械と徒手，重力と自己)が用いられるが，組織修復の過程である程度の張力を負荷することを目的に行うのであれば，持続的な機械牽引が推奨され，以下にその実施方法について説明する．なお，張力負荷の観点からは大きな牽引力を利用できる間欠牽引が持続牽引よ

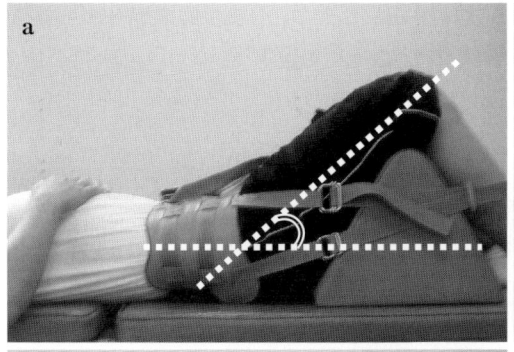

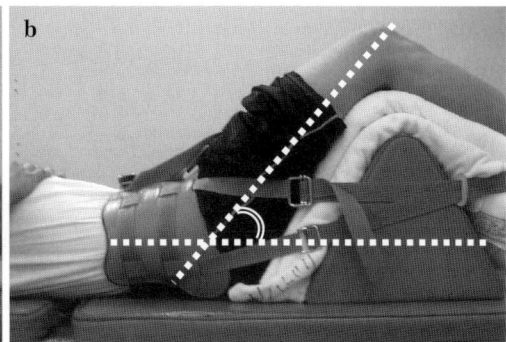

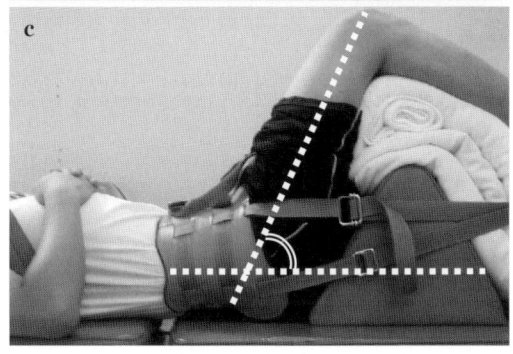

図 8 股関節屈曲角度による牽引部位の違い
損傷部位が L5-S1 周辺であれば 45〜60°屈曲位(a)，L4-5 周辺であれば 60〜75°屈曲位(b)，L3-4 周辺であれば 75〜90°屈曲位(c)で行う

りも効果的ではないかと考えがちであるが，間欠牽引は筋の伸張反射の惹起など脊椎周囲組織への刺激が大きく，痛みの増強にもつながり，急性期には推奨されない．

1）治療準備

事前に牽引の目的やセーフティースイッチの作動方法（疼痛や下肢への異常感覚が出現した場合に使用），治療中の注意事項（治療中はリラックスし動かないことなど）を患者に指導する．

次に，骨盤帯ベルトを装着するが，この時，可能であれば立位にて装着する．骨盤帯ベルトを骨盤帯よりも上部（腰部のくびれている部位）で左右対称になるように巻き，その後下方へ引き下げ骨盤帯を包み込むように装着し，牽引時に滑らないようにベルトをしっかりと締める．また，胸部ベルトは胸郭の最大径のすぐ下にある胸骨剣状突起とベルトの上端が一線上にそろうように装着する．双方ともに不要な部分への圧迫や痛みがないことを確認する．

2）治療肢位

腰部脊柱筋群やその他の軟部組織を伸張し，ある程度の張力をこれらの組織に負荷する場合は背臥位で実施し，股関節の屈曲角度は損傷部位を考慮して決定する．具体的には，損傷部位が L5-S1 周辺であれば 45〜60°屈曲位，L4-5 周辺であれば 60〜75°屈曲位，L3-4 周辺であれば 75〜90°屈曲位とする[15]（図 8）．なお，腰椎前弯を軽減させる意味でも股関節を屈曲位とすることは必須である．

牽引角度は，骨盤帯ベルトの牽引ベクトルが骨盤の前方・後方回旋の運動軸よりも下方を通るようにセットし，牽引角度 20〜30°の範囲で治療する．

3）治療の実際

持続牽引で実施し，痛みを誘発しない程度の軽い力（8〜10 kg）で牽引する．目安としては牽引したまま睡眠できる程度の牽引力が望ましい．牽引時間は 30 分程度から開始し徐々に延長させていく．

治療終了後は，牽引台の分離部分をロックし，牽引ベルトを緩め，患者が再び起き上がることで腰部を圧迫するので，しばらく休ませる．また，症状について確認を行い治療効果について検討する．

IV．急性腰痛に対する物理療法の効果とその有用性

急性腰痛に対する物理療法は，痛みの緩和と損傷組織の修復促進が主目的であることは先に述べた．しかし，十分な効果が得られなければ痛みは長く続き，苦悩としての記憶・学習をもたらし，さらには心理・社会的要因の修飾などが痛みの認知までゆがみを生じさせるといわれている[3]．こうなると，痛みは警告信号としての役割ではなくなり，神経系の可塑的異常といった病態を呈する慢性痛へと発展し，有効な治療方法もいまだ解明されていない．つまり，慢性痛への発展をいかにしてくい止めるかが，急性期の治療においては求められており，急性腰痛に対する物理療法の有用性は高いと思われる．

加えて，従来は急性腰痛の治療は安静臥床が必須の選択肢であった．しかし，安静臥床は筋萎縮，心肺調節障害，ミネラルの損失，血栓塞栓症の危険など身体的なもののほかに，精神的な障害，さらには経済的な損失までもたらすことが明らかとなり，急性腰痛においても安静臥床は，逆に回復を遅らせるのではないかと考えられている[1]．つまり，安静期間の短期と早期に日常生活に復帰させる意味でも急性腰痛に対する物理療法は有用性が高いといえよう．

一方，急性腰痛に対する物理療法のエビデンスをランダム化比較試験に基づいて検証した報告は，現在までほとんど存在しないのが事実である．このことは従来，急性腰痛の治療が安静臥床を第一の選択肢として行われてきたこと，また急性腰痛における痛みの意味を理解せずに治療が行われてきたことなども影響していると思われる．しかし，今後は臨床データを蓄積し，そのエビデンスを提示しなければ，物理療法そのものが消滅する危険性もある．

文献

1) 高橋啓介：急性腰痛をみたら―鑑別と対応のポイント．日本醫事新報 **4174**：31-34, 2004
2) 武者芳朗，小林俊行，水谷一裕：急性腰痛症の臨床と画像診断．骨・関節・靱帯 **17**：555-556, 2004
3) 大道裕介，熊澤孝朗：痛みの病態生理学．理学療法 **23**：13-22, 2006
4) 速水啓介：組織修復のメカニズム―炎症を軸とした再生と免疫の統合．理学療法 **21**：1335-1341, 2004
5) 出口清喜，椿　淳裕，由久保弘明，他：軟部組織（靱帯を含む）修復における物理療法の有効性．理学療法 **21**：1358-1365, 2004
6) Akai M, Hayashi K：Effect of electrical stimulation on musculoskeletal system：ameta-analysis of controlled clinical trials. *Bioelectromagnetics* **23**：132-143, 2002
7) Pryde JA：炎症と組織修復．Cameron MH（編著），渡部一郎（監訳）：普及版 EBM 物理療法　原著第2版．医歯薬出版, 2006, pp 15-42
8) 白井康正：主な救急疾患の症候―その鑑別と救急処置―疼痛をきたすもの．腰痛．治療 **77**：336-342, 1995
9) 杉元雅晴：痛みに対する物理療法の効果とその限界．理学療法 **18**：53-62, 2001
10) 小川克巳，千住秀明（編集代表）：寒冷療法．全国 PT・OT 学校連絡協議会理学療法部会九州ブロック会（編）：物理療法．神陵文庫, 1998, pp 129-137, pp 228-238
11) 加賀谷善教：寒冷療法．理学療法学 **32**：265-268, 2005
12) 神谷成仁：筋原性疼痛に対する寒冷療法．理学療法 **18**：500-506, 2001
13) 杉元雅晴：物理的刺激と生体反応―超音波刺激に対する組織応答性．理学療法学 **31**：248-252, 2004
14) 杉元雅晴，出口清喜，浜岸利夫：ラットにおける血管新生および肉芽形成を促進する超音波出力値に関する組織学的研究．日本物理療法学会誌 **11**：21-27, 2004
15) Weisberg J：Spinal traction (distraction). Hecox B, et al (eds)：A Comprehensive Text for Physical Therapists：Physical Agents. Appleton & Lange, Norwalk, 1994, pp 397-417
16) 菅原　仁，坂口　光：牽引療法の効果と問題点．理学療法学 **32**：253-257, 2005
17) van der Haijden, Beurskens AJ, Koes BW,

et al : The efficacy of traction for back and neck pain : a systemic, blind review of randomized clinical trial methods. *Phys Ther* **75** : 93-104, 1995

18) Krause M, Refshauge KM, Dessen M, et al : Lumbar spine traction : evaluation of effects and recommended application for treatment. *Man Ther* **5** : 72-81, 2000

19) 厚生労働省医療技術評価総合研究事業「腰椎椎間板ヘルニアのガイドライン作成」班（編）：腰椎椎間板ヘルニア診療ガイドライン．南江堂，2005, pp 60-61

20) Loitz BJ, Zernicke RF, Vailas AC : Effects of short-term immobilization versus continuous passive motion on the biomechanical and biochemical properties of rabbit tendon. *Clin Orthop Relat Res* **244** : 265-271, 1989

21) ゴー・アー・チェン，藤原孝之：いわゆる筋肉痛（筋原性疼痛）に対する温熱療法．理学療法 **18** : 493-499, 2001

22) 沖田 実，坂野裕洋，中野治郎：物理療法効果判定のための評価再考—動物実験による基礎研究を通して．日本物理療法学会誌 **13** : 13-17, 2006

23) Prentice WE：クライオセラピーの技術．石田 肇(監修)：ベッドサイドの物理療法，医道の日本社，2000, pp 91-104

24) Cameron MH：温熱療法—寒冷と温熱．Cameron MH（編著），渡部一郎（監訳）普及版 EBM 物理療法 原著第2版．医歯薬出版，2006, pp 139-195

25) 内山 覚：創傷治癒に対する超音波療法．篠原英記，鶴見隆正（編）：理学療法 MOOK 5 物理療法．三輪書店，2000, pp 79-83

26) Cameron MH：超音波．Cameron MH（編著），渡部一郎(監訳)：普及版 EBM 物理療法 原著第2版．医歯薬出版，2006, pp 196-231

27) Li LC, Bombardier C : Physical therapy management of low back pain : an exploratory survey of therapist approaches. *Phys Ther* **81** : 1018-1028. 2001

第3章

慢性腰痛

「慢性腰痛」の診断と，具体的な理学療法に関して整理した．

本章では，急性期に続いて理学療法分野で現在一般的に行われている治療法に関して，可能な限り科学的根拠を踏まえて評価法や治療法を具体的に解説した．

1. 慢性腰痛の診断と保存療法
2. 慢性痛の理学療法
3. 運動療法III—筋力強化法
4. 運動療法IV—McKenzie法
5. 運動療法V—スリングセラピー
6. 運動療法VI—教育的アプローチ（腰痛学級）
7. 労働従事者における腰痛とその指導
8. アスリートの慢性腰痛
9. 慢性腰痛のストレッチング
10. 物理療法—慢性期

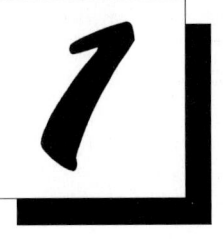

1 慢性腰痛の診断と保存療法

高橋和久*

◆ Key Questions ◆
1. 慢性腰痛のメカニズムは
2. 保存療法戦略は
3. 理学療法の有効性は

1. 慢性腰痛のメカニズムは

　一般人口における腰痛の頻度は，きわめて高い．Nachemson[1]によれば，腰痛の時点有病率（point prevalence）は15～30％，1カ月有病率（1-month prevalence）は19～43％，生涯有病率（lifetime prevalence）は約60～80％に上るとされる．わが国においても，厚生労働省の「国民生活基礎調査」[2]による有訴者率（人口1,000人に対する有訴者数）において，腰痛は男性で1位（82.0），女性では肩こりについで2位（107.9），総数では1位（95.4）となっている．すなわち，国民の10人に1人は腰痛を現に有していることになる．

　痛みは「組織の実質的あるいは潜在的な障害に結びつくか，このような傷害を表す言葉を使って述べられる不快な感覚，情動体験」と定義されている[3]．また，痛みは感覚の対象が外界にある視覚や聴覚と異なり，感覚の対象が自分自身にある主観的な意識内容である．痛みに伴い，不快，不安，苦しみ，恐怖などの情動を伴い，客観的な評価が難しい．

　通常の痛みは，なんらかの病的過程の存在を示唆しており，病変組織に分布する痛覚線維が刺激されて生じ，一過性であり，病変が治ると痛みも消失する．このような痛みは，病変部位を動かすと増強し，安静が必要なことを知らせる警告信号としての価値を有し，急性痛と呼ばれる．これに対し，急性疾患の通常の経過，あるいは通常の創傷治癒期間を超えても持続する痛みがある．このような痛みを慢性痛と呼ぶ．当該疾患が治ったはずの時期を3～4週間過ぎても痛みが続く場合，慢性痛を考慮する必要がある．腰痛においても，椎間板ヘルニアや腫瘍，脊椎感染症などのように原因が明らかなものと，原因が不明なものとがある．多くの腰痛が後者であり，一部に痛みが持続し，難治性となる場合がある．通常12週間以上続くものを慢性腰痛とする．

　慢性痛については，末梢組織あるいは末梢神経終末部の異常，末梢神経損傷に伴う中枢神経系の機能異常，中枢神経系の傷害および心理的負荷などが考えられているが，その正確なメカニズムは不明である．しかしながら，急性腰痛の初期治療が痛みの慢性化に重要と思われる．すなわち，初期診断において，悪性腫瘍，感染などの重篤な疾患がないことを十分に確認し，患者に説明する必要がある．不明確な説明によ

---

* Kazuhisa Takahashi／千葉大学大学院医学研究院整形外科学

り，患者に無用の不安を与えることが慢性腰痛化の端緒となりうる．十分な説明が得られない場合，患者は多くの医療機関を次々と訪れ，自分の診断について不信感をつのらせていく．さらに，持続する疼痛の訴えに対し，安静の指示（多くの慢性痛に対して強制的な安静は有害である），薬剤の過量投与，ときには明確な根拠なく手術を行い，疼痛が軽快しない場合には，事態はいっそう悪化する．薬剤使用量が増え，家庭的にも社会的にも活動性が低下し，日常生活にも支障を生じる．一方，周囲に自分の痛みを理解してもらおうとして，過剰な痛み行動が現れる．活動の低下は休職あるいは失職につながり，経済的にも困窮してくる．発症に労災事故や交通事故が関わっている場合，さらに事態は複雑化し，手術治療にて結果が思わしくない場合，医療訴訟に発展することもある．患者の不安，反応性の抑うつ状態，自信の喪失が顕著となり，不眠を訴え，性生活の支障，薬物の依存性が高まり，悪循環がさらに増強する．このようにして形成された慢性腰痛の一部は，きわめて難治性である．

慢性腰痛に関連する基礎的研究，特に椎間板性疼痛に関する筆者らの研究について述べる．腰痛は，L1あるいはL2皮膚節領域に境界不明瞭な痛みとして感じられる．Takahashiら[4]は，あらかじめevans blueを静注したラットのL5-6の椎間板にカプサイシン(capsaicin)を注入したところ，L6の皮膚節ではなくL2の皮膚節である鼠径部に色素の漏出を認めた．さらに，Morinagaら[5]はラットのL5-6椎間板前方においた神経トレーサーがL2後根神経節に集まることを証明し，椎間板性疼痛がL2脊髄神経を介して伝達される可能性があることを示した．その後，Ohtoriら[6]はラット線維輪後方の神経支配を調べるために，21ゲージ針の先に神経トレーサーであるfluoro-goldを詰め，後方線維輪の直前に設置した．針は椎間板前方で切断しcyanoacrylateで密閉した．その結果，椎間板の後方線維輪は脊椎洞神経と交感神経の2重支配を受けていると考えられた．Freemontら[7]は前方手術時に得た椎間板についてPGP 9.5，Substance P，GAP 43（軸索成長のmarker）を調べた．その結果，障害椎間板では侵害受容伝達物質陽性の神経が椎間板深部へingrowthしていた．Inoueら[8]は，ラットの線維輪前方を穿刺し，髄核を線維輪表面に接触させたものと，線維輪表面に傷をつけただけのもので，椎間板を支配する神経細胞を比較した結果，前者でATF 3（神経損傷のmarker），GAP 43陽性率が高かった．すなわち，髄核が線維輪外側に接触すると神経損傷が生じ，椎間板内に神経線維が進入する可能性があることを報告している．これは椎間板性疼痛の慢性化の機序の一端を示していると考えられる．人の椎間板変性に関して，Videmanら[9]は生活環境の異なる75組の男性一卵性双生児について5年間をおいてMRIの撮像を行った．その結果，腰椎の変性性変化の進行の47〜66％が遺伝的に決定されているとした．

II．慢性腰痛の診断

慢性腰痛の診断基本は，器質的疾患の除外である．すなわち，十分な問診・診察により病態を把握し，重篤な疾患がないことを確認することが大切である．慢性腰痛であるとの先入観に捉われた診療はすべきではなく，またていねいな診察や必要な画像検査の施行は，患者との信頼関係を構築し，以後の治療を行う際のポイントとなる．

1．病歴の聴取

腰痛を主訴として来院した患者には，疼痛部位をよく確認する．患者により背部，腰部，殿部，仙骨部，ときには大転子部の痛みを腰痛とする場合もあるので，注意して記載する必要がある．

現病歴の聴取にあたっては，腰痛が出現した際の誘因，増悪因子，姿勢との関係，疼痛の時間的経過などについて聞く．内臓疾患，脈管疾患，婦人科疾患，泌尿器科疾患などでも腰痛を訴えることがあり，脊椎疾患以外の腰痛の鑑別が重要である．下肢痛やしびれの有無，全身症状の有無についても聞く．また，慢性腰痛患者の多くに精神的負荷がみられることがあり，病歴の聴取を通じて，患者の精神的負荷状態を把握する．

既往歴では，関連する疾病や外傷，糖尿病，循環器疾患，呼吸器疾患，肝疾患，腎疾患，悪性腫瘍，結核などの感染症，アレルギー，精神神経疾患，手術の既往あるいはこれらの疾患の現在の治療内容について聞く．まれに，腰痛を主訴とする患者の中に化膿性脊椎炎，転移性脊椎腫瘍などもいるため，これらを念頭においた既往歴の聴取が必要である．

職業歴では具体的な作業内容を含め，主訴や現病歴との関連を聞く．腰部に負荷が加わるような職歴，生活歴，スポーツ歴についても聞く．

2．診　察

歩容，姿勢，脊柱変形の有無，皮膚の異常などを調べ，背筋の緊張状態を触診にて確認する．また，棘突起列の配列，圧痛部位をみる．棘突起，仙骨，仙腸関節などの圧痛，叩打痛をみる．また，患者を背臥位にして両側上前腸骨棘を前方より圧迫したり，あるいは側臥位にて腸骨を圧迫して，仙腸関節の痛みが誘発されるか否かをみる．

体幹の前後屈，側屈，捻転などの可動性をみる．また，それらの姿勢により腰痛の誘発や増強が起こるかどうかをみる．一般に椎間板由来の腰痛では前屈時に痛みの増強がみられ，脊椎分離症のような後方要素による痛みでは後屈時に痛みの増強がみられるとされる．前屈制限を評価するには，前屈時の手指先から床までの距離，すなわち指先床間距離が有用である．

下肢の症状や所見は，腰痛の原因の高位診断に役立つ．慢性腰痛患者は3カ月以上続く腰痛のみを訴えるが，自覚的な下肢症状を訴える場合もある．神経学的所見では，深部腱反射異常，筋力低下，感覚障害の有無をみる．下肢深部腱反射では，膝蓋腱反射，アキレス腱反射，Babinski 反射などをみる．L5神経根障害では母趾の背屈筋力の低下，下腿の外側および母趾を中心とする足背部に感覚障害がみられる．また，S1神経根障害では，母趾の底屈筋力の低下，小趾側および足底部に感覚障害がみられることが多い．また，筋力低下のある患者では，下腿周径（下腿の最も太い部位）および大腿周径（通常，膝蓋骨上縁から10 cm 近位）を計測する．神経根障害では下肢伸展挙上テスト，大腿神経伸展テストを行う．

3．画像検査

通常，正面および側面の2方向の単純X線撮影を行う．脊椎分離症を疑う患者では，斜位2方向を追加する．また，椎間不安定性やすべり症を疑う患者では前後屈撮影を追加する．不安定性は，特定の椎間での前後屈可動域の増大，側面前屈像での後方開角（前方つぶれ）5°以上，前後屈側面像での前後動揺性10％以上，あるいは側方動揺性の存在などで判定する．単純X線像の読影では骨の配列，骨質，関節裂隙，軟部組織，骨膜陰影，異所性骨化などに注意を払う．ただし，単純X線像にみられる所見には無症候性のものも多いことを念頭におく必要がある．

MRI は軟部組織や椎間板，脊髄，馬尾などの描出にすぐれ，矢状面，横断面，あるいは特殊な断面での撮影が可能である．ただし，MRI は骨組織と軟部組織の判別が難しく，通常，前後屈機能撮影などができない．また，一断面の所見であるため，複数の画像を組み合わせて読影する必要がある．特に，慢性腰痛患者では無症候性の所見の存在も念頭におく必要がある（図1）．腫瘍などではT1強調ガドリニウム造影が

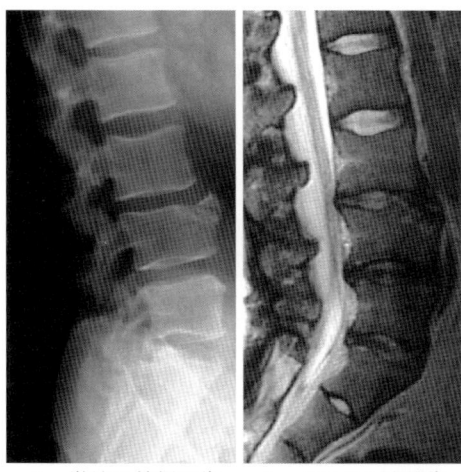

a．単純X線側面像　b．MRI T2強調像
図1　31歳，男性
トラックの荷台から降りた際に著しい腰痛，激しい両下肢痛を生じ，体動困難，車いす生活となった．第4腰椎上前方に隅角解離を認めたが，疼痛の原因とは診断できなかった

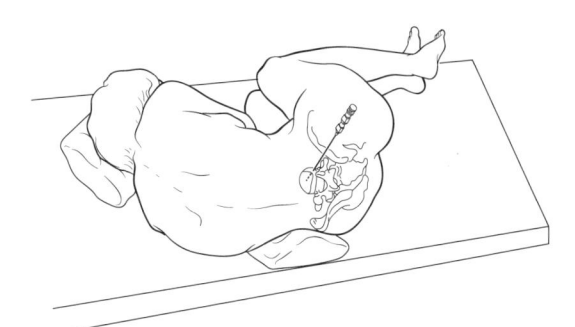

図2　側方穿刺による椎間板造影
椎間板造影には，造影による形態的診断，疼痛の誘発による診断，局所麻酔薬の注入による腰痛の軽快による診断がある

有用である．

脊椎の転移性腫瘍や骨髄腫などの診断には，テクネシウムMDP骨シンチグラフィーを追加する．このほか，腰椎の画像検査には単純CT検査，神経根造影およびブロック，脊髄造影，椎間板造影，各種造影検査後のCT検査などがある．特に，椎間板造影は椎間板を側方から穿刺し，造影剤を注入して椎間板を直接描出するものである（図2）．注入時の抵抗や疼痛の発現，造影後，局所麻酔薬を注入することによる疼痛（腰痛）の寛解をみることにより，高位診断に役立つ．ただし，慢性腰痛を疑う患者に対しては，侵襲の大きい検査は慎重に行う必要がある．

III. 保存療法の戦略は

慢性腰痛に対する保存治療には，日常生活の調整，薬物治療（消炎鎮痛剤，湿布），温熱治療，装具療法，運動療法，ストレッチング，神経ブロック（神経根，硬膜外）などがある．その治療戦略の根本は，身体的にも精神的にも患者の能力障害を防止し，慢性腰痛にみられる悪循環を断ち切ることである．すなわち，活動性の維持・向上が目標となる．

日常生活の調整としては，まず生命に関わるような重大な疾患がないことを説明し，腰部を冷やさない，入浴し腰部を暖める，同一姿勢を長くとらない，急激な運動を避ける，運動前後ではストレッチングを含めた準備運動，整理運動を入念に行うことなどの一般的な注意を行う．痛みが我慢できる範囲で，体を動かすように指導する．強制的に安静をとらせることは有害である．

Tulderら[10]による慢性腰痛に対するEBM（evidence based medicine）にもとづく治療法の評価を以下に述べる．鎮痛剤については，科学的なエビデンスは限られているが，短期的に症状軽快をもたらす可能性がある．非ステロイド性抗炎症薬（NSAIDs：non-steroidal anti-inflammatory drugs）は，プラセボ（placebo）やアセトアミノフェン（acetaminophen）よりも有効との報告がある．NSAIDsには副作用があり，投与量が多い患者や高齢者で注意が必要である．筋弛緩剤は，短期的な症状軽快をもたらすが，副作用に注意が必要である．抗うつ薬は，おそらく効果はない．腰部硬膜外ブロックは，神経根症状のない慢性腰痛に対しては有効性が証明されておらず，また局所麻酔薬のみとの差は不明である．

IV. 理学療法の有効性は

一般に，慢性腰痛に対してはモビライゼーション，ストレッチング，マニピュレーション，筋力強化運動などが行われる[11]．前述のごとく，患者の能力障害の低下を防ぎ，身体的にも精神的にも活動性を高く保つことが有用である．この意味で慢性腰痛患者における理学療法の有用性は高い．

Tulder ら[10]は，慢性腰痛の保存的治療に関し次のように報告している．運動療法は，慢性腰痛に対して有効であるが，運動の種類別には差が認められない．腰痛学校については有効とする報告と無効とする報告がある．行動療法も有効とするものと無効とするものがある．集学的治療プログラムは有効と思われる．徒手的治療は短期的には有効と思われる．その他，筋電図学的フィードバックと牽引は慢性腰痛に対しては無効と考えられている．装具療法は自覚症状軽減にある程度有効な可能性がある．経皮的電気神経刺激術と鍼治療は有効性が判定できない．温泉療法は，慢性腰痛には有効であるが，短期的なものである．安静は，活動性を保つように助言するのと比較して，せいぜいわずかな効果しかない．マッサージを非特異的腰痛に対する有効な治療法として推奨する根拠は乏しい．

Faas[12]は急性腰痛では運動療法は無効であるが，亜急性腰痛では段階別の活動プログラムつきの運動，および慢性腰痛では集中的な運動が注目に値すると結論した．

脊椎マニピュレーションの臨床試験のメタアナリシスにおいて，Anderson ら[13]は，脊椎マニピュレーション治療は腰痛治療において常に比較した一連の治療法のどれよりも効果的であると結論した．

Beurskens ら[14]は，非特異的腰痛に対する牽引の効果をランダム化比較試験にて調べ，すべての結果判定法のグループ間に統計的有意差を見出せなかった．牽引単独では，腰痛治療には無効とする報告がある．

V. おわりに

腰痛は，一般的に頻度の高い愁訴であり，多くは原因が不明な非特異的な疼痛である．この中で3カ月以上持続する腰痛を慢性腰痛と呼び，一部に治療に難渋する患者もある．急性腰痛の慢性腰痛化の予防が第一であり，慢性腰痛に対しては，さまざまな手段を用いて患者の活動性を上げることが治療の基本となる．このような中で理学療法の果たす役割は大きい．

文献

1) Nachemson A：Epidemiology and the economics of low back pain. Herkowitz HN, Dvorak J, Bell GR, et al (eds)：The lumbar spine 3 rd ed. Lippincott Williams & Wilkins, Philadelphia, 2004, pp 3-10
2) 長谷川慧重，衛藤久司，関野秀人，他(編)：国民衛生の動向・厚生の指標　臨時増刊第52巻第9号．厚生統計協会，2005，p 406
3) 横田敏勝：臨床医のための痛みのメカニズム改訂第2版．南江堂，1997，p 1
4) Takahashi Y, Nakajima Y, Sakamoto T, et al：Capsaicin applied to rat lumbar intervertebral disc causes extravasation in the groin skin：a possible mechanism of referred pain of the intervertebral disc. *Neurosci Letters* **161**：1-3, 1993
5) Morinaga T, Takahashi K, Yamagata M, et al：Sensory innervation to the anterior portion of lumbar intervertebral disc. *Spine* **21**：1848-1851, 1996
6) Ohtori S, Takahashi K, Chiba T, et al：Sensory innervation of the dorsal portion of the lumbar intervertebral discs in rats. *Spine* **26**：946-950, 2001
7) Freemont AJ, Watkins A, Le Maitre C, et al：Nerve growth factor expression and innervation of the painful intervertebral disc. *J Pathol* **197**：286-292, 2002
8) Inoue G, Ohtori S, Aoki Y, et al：Sensory nerve ingrowth into the inner part of annulus fibrosus following exposure of nucleus pulposus. Abstracts of 32 nd Annual Meeting of International Society for the Study of the Lumbar Spine. 2005,

p 95
9) Videman T, Battié MC, Ripatti S, et al : Determinants of the progression in lumbar degeneration : A 5-year follow-up study of adult male monozygotic twins. Abstracts of 32nd Annual Meeting of International Society for the Study of the Lumbar Spine. 2005, p 25
10) Tulder MW, Goossens M, Waddell G, et al : Conservative treatment of chronic low back pain. Nachemson AL, Jonsson E (eds) : Neck and Back Pain. Lippincott Williams & Wilkins, Philadelphia, 2000, pp 271-304
11) Kolt GS, Snyder-Mackler L（編），守屋秀繁（監訳）：スポーツリハビリテーション最新の理論と実践．西村書店，2006，pp 182-192
12) Faas A : Exercises : which ones are worth trying, for which patients, and when? *Spine* **21**：2874-2878, 1996
13) Anderson R, Meeker WC, Wirick BE, et al : A meta-analysis of clinical trials of spinal manipulation. *J Manipulative Physiol Ther* **15**：181-194, 1992
14) Beurskens AJ, de Vet HC, Köke AJ, et al : Efficacy of traction for nonspecific low back pain. 12-week and 6-month results of a randomized clinical trial. *Spine* **22**：2756-2762, 1997

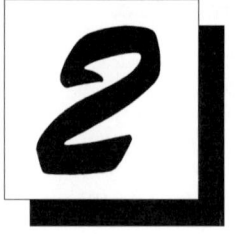

2 慢性腰痛の理学療法

竹井　仁* 　来間弘展

◆ Key Questions ◆
1. 慢性腰痛へのアプローチの基本は
2. 具体的方法は
3. その効果と有用性は

1．はじめに

痛み（あるいは疼痛）は，目でみたり（視覚），耳で聞いたり（聴覚）する感覚とは異なり，その感覚を他人と共有することが困難である．それゆえに，患者自身が痛みの原因や性質を十分把握できず，他人にも理解してもらえないという情動面の問題は，痛みに対する不快感や不安，苦しみ，恐怖などとして現われることになる．理学療法においても，痛み自体に加えて，二次的な能力低下や精神的なストレスが問題となる．

痛みとは，国際疼痛学会（IASP：International Association for the Study of Pain）によると「組織の実質的あるいは潜在的な傷害に伴う不快な感覚，情動体験，あるいはこのような傷害をいい表す言葉を使って述べられる同様な体験[1]」と定義される．つまり，後者のように身体に原因がみあたらない感覚や情動体験であってもこれを痛みと認め，患者の理解に努めなければならないのである．

日常，われわれが経験する痛みは多種多様であるが，原因別には侵害受容性疼痛，神経因性疼痛，精神・心因性疼痛に大別される[2~7]．侵害受容性疼痛の中でも，日常われわれがよく経験する体性痛は，皮膚や粘膜が刺激されて生じる1次性と2次性の表在痛（表面痛）と，結合組織や筋・筋膜，骨・関節などの体の内部で感じる深部痛に区分される（図1）[2~7]．

深部痛，いわゆる筋肉痛や関節痛は，骨折や捻挫，不良姿勢や過用による疲労などで生じ，一般に痛みの局在性が不明瞭で，周囲にびまん性に放散する性質があり，しばしば関連痛を伴う．関連痛は，痛みの原因部位と離れた所に感じる痛みで，刺激が強いほど，また組織が深いほど生じやすく，四肢では通常長い分節の近位端から拡散しやすい[7~11]．

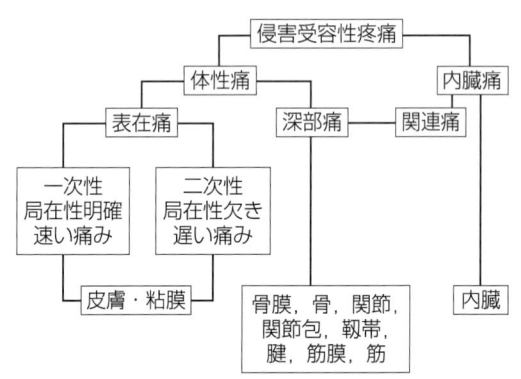

図1　侵害受容性疼痛の種類

* Hitoshi TAKEI, Hironobu KURUMA/首都大学東京健康福祉学部理学療法学科

表 1 疼痛感受性組織

皮膚および粘膜組織	疼痛の感受性は強い
皮下組織	皮膚組織ほど感受性は強くない
筋膜	たいへん感受性の強い組織である
骨格筋	原則的には痛覚感受性は弱いが，浮腫・薬物などの化学的刺激，筋痙攣や物理的原因による阻血・虚血では疼痛を感じる
腱組織	物理的・化学的刺激に対して感受性があるが，強くはない
骨膜組織	人体で最も感受性の強い組織で，鋭利痛である
骨組織	海綿質は感受性が高いが，骨皮質と骨髄は感受性がない
関節組織	関節包，靭帯，滑膜は感受性が高く，関節軟骨にはない
血管	動脈は感受性がある
脊髄膜	脊髄部での硬膜，くも膜および軟膜などには感受性がない
後縦・前縦・横突起間，棘突起間，棘上靭帯	疼痛の感受性は高い
椎間板	原則的には神経および血管支配はなく，線維輪の後方浅層は知覚神経終末があるとされる
黄色靭帯	表層には神経終末が存在し，深部には知覚はない

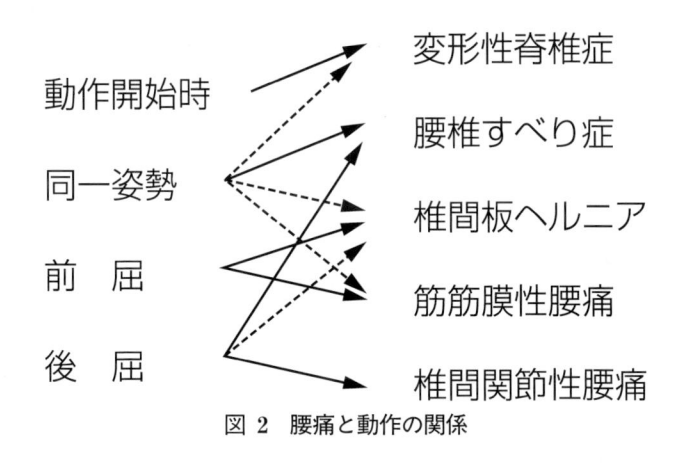

図 2 腰痛と動作の関係

疼痛を感じる組織もさまざまであり(表1)，動作から推測できる疾患もあるが(図2)，腰痛においてはその原因を探ることが治療には欠かせない評価となる．

痛みに対する治療方法は多岐にわたるが，本稿では理学療法の対象として特に多い筋筋膜性の痛みを取り上げ，その理学療法について概説する．

II. 慢性痛とは

急性痛は，多くの場合一過性で，病変組織に分布する痛覚線維が刺激されて起こり，基礎疾患が治癒すると痛みも消失する．病変がある部位を動かすと痛みが強まり(警告信号)，安静が必要なことを知らせ，このことが治癒の促進にも貢献している[5,6]．

一方，慢性痛は急性疾患の通常の経過あるいは創傷の治癒に要する妥当な時間を超えて持続

表 2 理学療法の評価項目

1．病　歴	現病歴，既往歴，社会的背景，家族歴，VAS，マクギル疼痛質問表，表情疼痛スケール，他
2．観　察	ADL，姿勢，形態，皮膚の状態，補助具使用の有無
3．運動検査	スクリーニング検査，運動検査（自動と他動 ROM，end feel，疼痛），等尺性抵抗運動検査，筋長検査
4．関節副運動検査	離開・圧迫，滑り
5．触　診	皮膚と皮下組織，筋，筋膜，腱，腱鞘，靱帯，滑液包，関節，骨，神経，血管
6．特殊検査	症状誘発・緩和検査
7．神経学的検査	反射と髄節筋の検査，感覚と知覚検査，神経緊張検査
8．医学的検査所見	画像診断，生化学的検査，生検，電気診断学的検査，他

する痛みである[12]．従来は，急性痛が長引いたものが慢性痛とされていたが，両者は単に時間経過で分類できるものではない．最近の考えでは，持続的な痛みの入力により，痛覚系にできあがった可塑的なゆがみによって引き起こされるものとなっている[13]．急性痛に対して，慢性痛は組織の傷害が消失した後でも，正常では痛みを引き起こさない程度の軽い刺激や交感神経系の興奮，あるいは心理的要因によって痛みが出現するようになる[14,15]．また，全身のホメオスタシス機能（自律神経系，内分泌系，免疫系）の低下を認め，睡眠障害，食欲不振，性欲減退などの抑うつ状態，さらに集中力欠如，易怒性などの心理社会的反応も認められる[3]．また慢性痛は中枢神経系にも変化をもたらす．ゆがめられた痛み情報が脊髄から脳へ伝わり，脳内で痛みをつくり出す[13,16,17]．そのため，慢性痛は中枢系の変化にも注意を払わなくてはならない．

III．慢性腰痛とは

腰痛の原因には内臓由来，血管由来，神経由来，心因性，脊椎性があり，脊椎性の中にも変形性脊椎症，腰椎椎間板ヘルニア，腰椎すべり症，筋筋膜性腰痛などがある．

急性腰痛の場合は，ちょっとした体位の変換（身体をひねった，振り向いた，中腰で物を持ち上げた）により起こる．仙腸関節捻挫などのぎっくり腰のほかに，少数には椎間板ヘルニアがあり，高齢者では脊椎圧迫骨折も考慮が必要である．急に腰椎を反らせた時には，脊椎関節の捻挫で facet syndrome と呼ぶことがある．また，急に前屈した時に起こる腰痛は，棘間靱帯の過伸展によるもので spring back と呼ばれる．

一方，慢性腰痛は，静力学的腰痛とか筋筋膜性腰痛，あるいはいわゆる腰痛（器質的疾患のないもの）といわれるもので，腰部に限局した原因不明の疼痛で，下肢への放散痛，神経症状などの随伴症状がないのが特徴的症状であり，血液，尿検査，X 線検査でも異常所見がないものをいう．また，不良姿勢や習慣的な異常運動パターンによって起こる場合が多い．すなわち，脊椎全体のアライメントを支持する腹筋，背筋の弱化による姿勢の乱れ，腰椎の不安定性，固定装置としての筋筋膜の過度の負担などが関係する．また，外反膝，内反膝，扁平足，下肢長差，股関節疾患などの下肢のアライメントが関与する場合も多い．原因は多岐にわたるため，理学療法においては詳細な評価に基づく治療が必要となる．

IV．理学療法評価

一般的な理学療法の評価項目を表2に示す．

表 3 痛みに対する問診時のポイント

I．主観的な痛みの表現
1．痛みの部位・性質・強さ・範囲
2．自発痛か，運動時痛か
3．運動時痛：自動運動（収縮痛，伸張痛）時か，他動運動（短縮痛，伸張痛）時か
4．痛みの期間：いつからどのように始まったか，考えられる原因は何か
5．痛みの日内変動
6．痛みの部位が移動するか
7．1日のうち痛みのためにどのくらい横になっているか
8．これまでの治療あるいは服用している薬とそれらの効果
9．痛みを悪化あるいは改善させる要因
10．痛みに関連した症状の有無
11．健康状態全般
12．既往歴
13．機能的状態：何ができて，何ができないか
14．入眠，覚醒，睡眠の状態，睡眠時の姿勢
15．どうすればよくなると考えているか
II．家族歴
1．家族の病歴，遺伝，アレルギーなど
2．痛みの問題：家族の死など痛みに及ぼすと考えられるできごと
III．社会的背景
1．現在の職業あるいは以前の職業
2．スポーツや趣味
3．生活様式や経済事情
4．家屋構造と家の周りの環境
5．痛みがなくなったら何をしたいか
6．解決していない補償などの問題

　痛みに対する耐性は，過去の経験や環境などにより大きく左右され，個人差が大きい．痛みの部位や程度，原因を正確に捉えることが効果的な理学療法を施行するために重要となる．慢性腰痛を正しく評価するためには，主観的評価が重要となる．患者が自由に答えられる開放的質問から行い，徐々に閉鎖的あるいは直接的質問へと進み，その際には質問をコントロールする技術が必要となる（表3）．

　痛みの程度や質について患者が表現に困る場合や，数値として痛みを記録しておきたい場合には，種々の評価法を用いるとよい．痛みの程度および質に対する評価法は数多く考案されているが，大きくは実験的評価法（輻射熱刺激法，電気刺激法，機械的刺激法，駆血帯疼痛試験法など）と臨床的評価法に分けられる[2,18〜22]．臨床的評価法には，現時点疼痛強度（PPI：present pain intensity）や視覚的アナログスケール（VAS：visual analog scale）がある．これらは，急性の短期間の痛みに関しては，治療効果の判定を簡便に評価しやすいが，質的な痛みが把握できず，それぞれの患者間でも同じ大きさの痛みを感じているという保証はない．特に，慢性痛などではいろいろな要素が含まれており，1次元的な尺度では限界がある．そこで，より多角的面から評価できるマクギル疼痛質問表

(MPQ：McGill pain questionnaire）や痛み日記，行動分析などを使用する場合もある．しかしながらこれらは，それ自体で痛みの病態を把握したり，治療部位の決定や治療手段の選択に役立てることは難しい．いずれにせよ，臨床ではそれぞれの特徴に合わせて使い分ける必要がある．

つまり主観的評価を通して，クリニカルリーズニングを行い，客観的評価をどのように展開するべきか考える．痛みに対し過敏になっている患者に対しては，客観的評価により痛みを増強することもあるので，注意を払う必要がある．

特に，姿勢の観察は重要である．姿勢の観察では，患者に習慣的かつ自然な立位姿勢をとらせ，アライメントの全身的・立体的な観察を行う．矢状面と前額面の理想的なアライメントを図3，4に示す[23,24]．理想的なアライメントから逸脱した姿勢の場合には，理想的な筋長より短縮している筋と，理想的な筋長よりも延長し筋力が発揮しづらくなっている筋のアンバランスを評価する（図5～7）[23～25]．

脚長差は，大腿骨か脛骨か両方の長さに由来する．構造的な差異は，たいてい一側に先天性股関節脱臼の既往があるか，若い時に過度の骨形成を生じさせる損傷の既往があるか，大人になってから骨の短縮を生じる外傷性の損傷の既往がある場合である．機能的な差異は，骨盤前傾（下肢長が長くなる），後傾（下肢長が短くなる）・側方傾斜，股関節内転筋群あるいは膝屈筋群の拘縮，筋スパズムを伴う股関節あるいは膝関節の異常肢位，一側の過回内（下肢長が短くなる），凹足（下肢長が長くなる）などで生じる[25]．

触診では，結合組織の非対称性，軟部組織の硬さ，温度，滑らかさなどの質感や熱感，軟部組織の可動性，瘢痕組織の状態，筋の非対称性，筋の活動増大や構造の変位，骨盤のアライメント（立位，背臥位など）を確認する[25]．

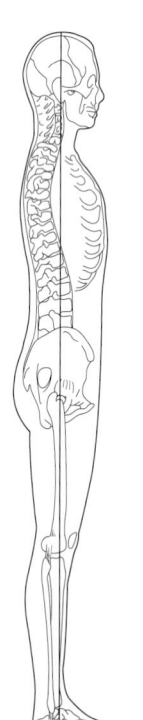

頭頸部：頭部はニュートラルで，頸椎は前方に弯曲
胸　椎：正常な後弯
肩甲骨：前方に30°傾斜
上腕骨頭：約1/3以下が肩峰の前．近位，遠位ともに同じ垂直面上
腰椎前弯：20～30°
骨　盤：上前腸骨棘と恥骨結合が同一垂直面上．上前腸骨棘と上後腸骨棘を結ぶ線と水平面とのなす角度が5°以内（上前腸骨棘が下）．多くとも±15°以内（女性は個人差あり）
股関節：屈伸0°で腸骨陵頂点と大転子を結ぶ線が大腿長軸と一致
膝関節：ニュートラル
脛　骨：軸が垂直
足関節：長軸アーチニュートラル
足　指：ニュートラル

図3　矢状面の具体的なアライメント

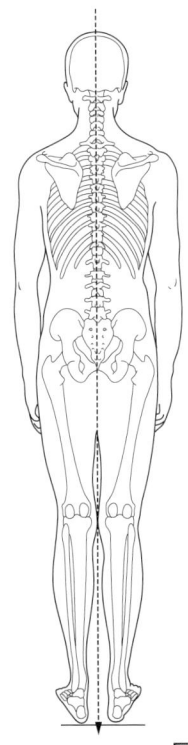

頸椎, 胸椎, 腰椎：垂直
胸骨下角（前面で）：90°
肩甲骨：水平で第2〜7胸椎上に位置し，胸郭上で平坦．両肩甲骨
　　　　内側縁は平行．胸椎棘突起から約7.5（5〜）cm離れてい
　　　　る．両肩は第Ⅰ胸椎棘突起下縁を通る水平軸のわずか下
上腕骨：上腕骨上面は肩峰よりわずかに外側．ニュートラルポジ
　　　　ションで胸郭に平行
肘関節：手掌を体側に向けると，肘窩は前方，肘頭は後方
傍脊柱部の対称性：腰椎棘突起から5cm外側で，左右の膨隆部分
　　　　の差が1.25cm以内
骨　盤：水平
膝関節：生理的外反約5°

図4　前額面（後面）の具体的なアライメント

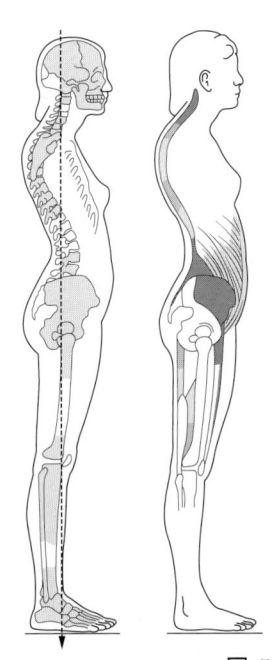

アライメント：頭部前方位，頸椎の過伸展，肩甲骨外転，胸椎後弯，
　　　　腰椎前弯増強，骨盤前傾，股関節屈曲，膝関節軽度
　　　　伸展，足関節わずかに底屈
短縮あるいは優勢筋：頸部伸筋群，腰部脊柱起立筋群，腸腰筋，大
　　　　腿筋膜張筋，大腿直筋，前鋸筋，大・小胸筋，
　　　　僧帽筋上部線維，肩甲挙筋
延長あるいは弱化筋：頸部屈筋群，上部脊柱起立筋群，外腹斜筋，
　　　　ハムストリングス（弱化は軽度），僧帽筋中・
　　　　下部，菱形筋（翼状肩甲なら前鋸筋）
【lordosis posture（前弯型）の場合】
アライメント：骨盤前傾，腰椎前弯増強，膝軽度伸展，足関節軽度
　　　　底屈
短縮あるいは優勢筋：腰部脊柱起立筋群，股関節屈筋群
延長あるいは弱化筋：前腹部筋群，ハムストリングスは延長あるい
　　　　は姿勢の代償で短縮

図5　kyphosis-lordosis posture（前後弯型）

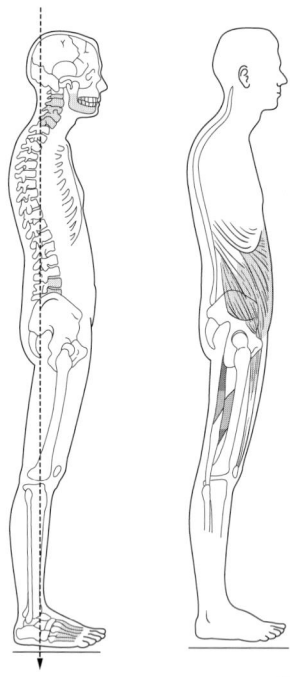

アライメント：頭部前方位，頸椎軽度伸展，上部体幹の後方，変位を伴う胸椎屈曲（long kyphosis），腰椎平坦，骨盤後傾，骨盤前方変位を伴う股関節過伸展，膝関節過伸展，足関節中間位（膝過伸展で底屈しそうだが，骨盤と大腿が前方変位しているので中間位）

短縮あるいは優勢筋：ハムストリングス，内腹斜筋上部線維，腰部筋群は優勢だが短縮はない

延長あるいは弱化筋：股関節屈筋群（一関節筋），外腹斜筋，上背部筋群，頸部屈筋群，一側下肢が前方にあればその側の中殿筋後部

図 6 sway-back posture（動揺型）

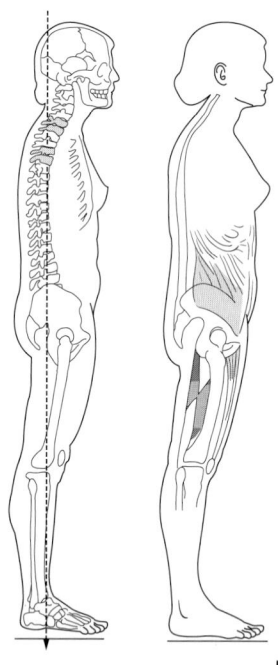

アライメント：頭部前方位，頸椎軽度伸展，胸椎上部屈曲，下部平坦，腰椎平坦，骨盤後傾，股関節伸展，膝関節伸展（sway-back よりは屈曲位），足関節軽度底屈

短縮あるいは優勢筋：ハムストリングス，腰部が延長位（弱化はない）なので，しばしば腹筋群が優勢

延長あるいは弱化筋：股関節屈筋群（一関節筋）

図 7 flat-back posture（平背型）

表 4 理学療法における鎮痛効果

直接的効果	二次的効果
1．痛覚受容器の閾値上昇 2．筋緊張低下 3．筋の持続的な緊張・攣縮・痙縮などによる組織の循環血流量の改善 4．疼痛原因の化学物質の蓄積減少 5．組織学的改善 6．その他	1．関節可動域の改善 2．筋出力の増大 3．運動による身体予備能力の向上による生活活動能力の向上 4．運動による心理的効果（爽快感） 5．障害克服 6．人生に対するモチベーションの増大 7．その他

また，最終域感（end feel）や関節副運動検査をとおして原因が結合組織か，関節包か，骨かを鑑別する[25]．

V．理学療法

痛みの治療には，急性痛のような「痛みの原因病態」そのものを治療する場合と，慢性痛のような「痛み」に対して治療する場合がある．痛みの理学療法においては，痛みを抑制する鎮痛系の関与が無視できない．鎮痛系には，侵害情報伝導・伝達系の遮断や，下行性抑制系，内因性鎮痛物質（オピオイド），体性感覚刺激による鎮痛（ゲートコントロール説，広範囲侵害抑制性調節，分節性の侵害抑制性調節）などがあり，これらの鎮痛系に対して，薬物療法や外科的療法，電気刺激，鍼，理学療法などを適宜実施する[1]．

なかでも，鎮痛を目的とした運動療法，徒手療法，物理療法，装具療法などは副作用といわれる有害作用が少なく，痛みに苦しむ患者に果たす役割は大きい．理学療法による鎮痛の効果は，外科的に，あるいは薬物治療で直接的に痛みの受容機構を遮断するものではなく，痛みを抑制する機構を刺激するものである（表4）．特に，慢性痛に対する理学療法の目的は痛みそのものの軽減および除去に加えて，痛みが長期にわたって引き起こした筋力低下，持久力低下，易疲労性，関節可動域低下，姿勢不良の改善で

ある．さらには，薬物使用量の軽減を図り，痛みと上手に付き合い，生活の質（QOL：quality of life）を高めるための痛みのマネジメントも重要となる．

VI．理学療法の実際

理学療法では，疼痛の原因を身体の各系（感覚系，結合組織，筋系，神経系，関節系，循環系など）別に総合的に評価し，患者の身体状態や回復段階に応じて治療手技を取捨選択することになる．治療手技としては，軟部組織，関節系，神経系に対する構造的アプローチ（表5）[26]と，引き続きあるいは同時に実施する機能的アプローチがある．

以下に，これらの中のいくつかを紹介する．

1．筋膜リリース（myofascial release）

筋膜は，三次元的に全身に連続した組織であり，膜に強度と形態を与える膠原線維と，形態記憶性と伸張性を与える弾性線維からなり，いずれも姿勢と運動のコントロールにとって重要な要素である．特に膠原線維の癒着は，炎症，傷害，姿勢へのストレスを生じさせ，身体の運動性とアライメントに問題を起こし，最終の可動域までの全自動運動を妨げる．さらに，筋膜のねじれは，筋や血管，リンパ，神経にも影響を与えることになる．

そこで，全身の膜組織を対象として，単なる

表 5　軟部組織，関節，神経系への構造的アプローチの種類

1．軟部組織へのアプローチ
① 筋膜リリース（myofascial release）：全身の筋膜を対象として，単なる筋膜の伸張ではなく，筋膜のねじれをリリース（解きほぐす）し，筋筋膜のバランスを整え，姿勢と機能的な対称性を獲得する方法
② 軟部組織モビライゼーション（soft tissue mobilization）：徒手的接触，圧迫，運動を用いて，伸展性を回復させ，痛みを軽減する方法．伝統的マッサージ（classical massage），結合組織マッサージ（connective tissue massage），ロルフィング（rolfing），指圧（acupressure），トリガーポイント圧迫リリース法，マイオセラピー（myotherapy），軟部組織ストレッチング，筋ストレッチング，IDストレッチングなど
③ ストレインカウンターストレイン（strain-counterstrain）：ポジショナルリリース（positional release）とも呼ばれ，他動的に最も痛みが少ない楽な姿勢をとらせることで，不適切な固有受容器活動を減少もしくは抑制し，痛みを軽減する方法
④ その他

2．関節系へのアプローチ
① 関節モビライゼーション（joint mobilization）：セラピストが他動的に，低速度かつさまざまな振幅で種々の可動範囲を反復的に動かす方法
② 関節マニピュレーション（joint manipulation）：関節のゆるみ（slack）をとった可動範囲の最終域で行われる小振幅の高速スラスト（thrust）
③ マッスルエナジーテクニック（muscle energy technique）：関節機能異常の原因となる筋群を，患者自身の等尺性筋収縮後弛緩を利用して自動的に関節のアライメントを正常化する方法
④ Mulligan concept：患者が症状を訴える姿勢と動作を，痛みをださないように患者の自動運動を用いてモビライゼーションする方法
⑤ 関節ファシリテーション（joint facilitation）：関節内運動と接近を利用して関節機能異常を治療する方法
⑥ その他

3．神経系へのアプローチ
① 神経モビライゼーション（mobilization of the nervous system, neutral tissue mobilization）：神経伝導に関与する伝導組織と伝導組織を保護する結合組織を対象に，神経系の機械的，生理学的な機能異常に注目した方法
② 頭蓋仙骨療法（craniosacral therapy）：脳脊髄液の循環に着目し，頭蓋骨と仙骨との動きのリズムを改善する方法
③ その他

筋膜の伸張ではなく，筋膜のねじれをリリース（解きほぐす）する手技が筋膜リリースである[25,27,28]．特に，深筋膜リリースの目的は，交叉する線維の伸張と筋膜の基質（細胞間物質）の粘稠度を変化させることで，深筋膜の膠原線維をリリースすることにある．膠原要素による障壁は，無理な力での強制はできない．その代わりに，穏やかな持続した伸張・圧力により，粘稠度すなわち基質の密度が変化し，膠原線維の制限がリリースされ，組織の長さに変化が生じる．

実際の方法としては，まず皮膚のたるみがなくなり，深筋膜へ圧を到達させる．そのまま，筋膜制限の部位へ穏やかな伸張を与える．すると弾性線維がスプリング様に伸張される．その後，膠原線維による抵抗感を感じたら，無理に伸張せず穏やかな圧を90〜120秒間維持する．結果として膠原線維がリリースされ，弾性線維が組織に本来の形態と柔軟性を取り戻させ，適切な生体力学的アライメントを骨格に取り戻すことになる．

腰椎前弯が強い場合は，腰仙部減圧，腸腰筋リリース，腰背部長軸リリースなど，腰椎後弯が強い場合は，腹直筋リリース，ハムストリングスリリースなど，側屈している場合は，側腹斜筋リリースなど，左右の骨盤のアライメント

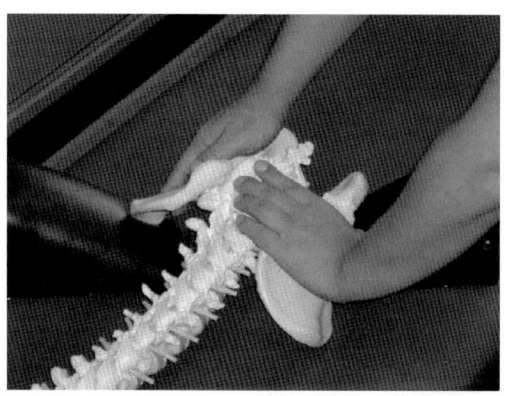

図 8 骨盤部リリース（骨盤前傾位→後傾位へ）

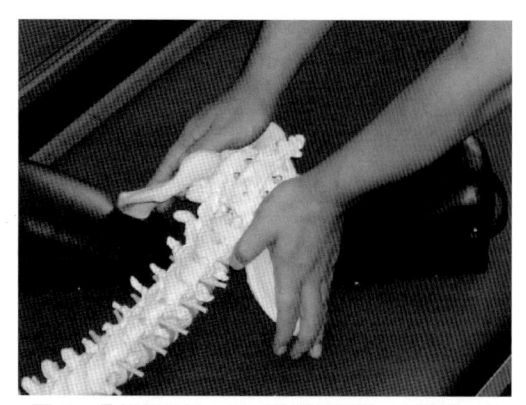

図 9 骨盤部リリース（骨盤後傾位→前傾位へ）

が非対称な場合は，骨盤部リリースが有効である．ここでは骨盤部リリースを紹介する．

骨盤部リリースは，骨盤の前後傾の左右差がある場合に用いる．骨盤前傾側の下肢長は見かけ上長くなり，骨盤後傾側の下肢長は見かけ上短くなる．前傾側は，大腿筋膜張筋，腸腰筋，大腿四頭筋，脊柱起立筋群などの筋筋膜が短縮傾向にあり，後傾側はハムストリングス，腹筋群などの筋筋膜が短縮傾向にある．

例えば，右骨盤が前傾し，左骨盤が後傾している場合，腹臥位にて右上前腸骨棘の下と，左大転子の下にウェッジを入れて斜めの軸をつくる．そして，右骨盤を後傾位に調整するために，右手は坐骨結節近位，左手は仙骨正中稜と左寛骨に置き，周囲の筋膜をリリースする（図8）．引き続き，左骨盤を前傾位に調整するために，右手は坐骨結節近位，左手は上後腸骨棘と左腸骨稜に置き，周囲の筋膜をリリースする（図9）．

これらに引き続き，腹臥位での腰仙部減圧や，短縮傾向にある他の筋膜をリリースするとよい．さらに，骨盤周囲筋群の左右対称性を再獲得させるために，骨盤周囲筋群の等尺性収縮も実施しておくとよい（pelvic balancing）．

また，効果を持続させるために運動連鎖を考慮して，伸縮テープ（キネシオテープなど）にて足部から骨盤部まで一本のテープを巻くこともある．骨盤前傾による長い下肢に対しては，舟状骨を持ち上げ(回外)，下腿外旋，大腿外旋，骨盤を後傾させる．骨盤後傾による短い下肢に対しては，舟状骨を下げ(回内)，下腿内旋，大腿内旋，骨盤前傾をさせる．

2．ストレインカウンターストレイン（strain-counterstrain）

ポジショナルリリース（positional release）とも呼ばれるとおり，体性機能異常を生じている部位を，他動的に最も痛みが少ない楽な姿勢をとらせることで，圧痛点（tender point）のある部位の不適切な固有受容器活動を減少もしくは抑制し，痛みを軽減し，筋肉の正常な緊張状態を取り戻そうとする方法である[29~31]．ストレインを生じている筋紡錘を，他動的に短縮するような関節の肢位にすると，一次終末からの求心性発射は減少し，中枢神経系はαおよびγ運動神経の発射を減少させ，錐外筋線維を弛緩させる．ある圧痛点が確認された時，圧痛と治療者が感じとる組織の過敏さの両方が減少する姿勢を選択する．この姿勢で約90〜120秒間（固有受容器からの起電の減少が適切な程度になり，かつ血管系に悪影響を及ぼさない時間）保持する．その後，患者をゆっくりと正常な位置に戻し再評価を行う．

ここでは，大腰筋と梨状筋の痛みに対する治療について紹介する．

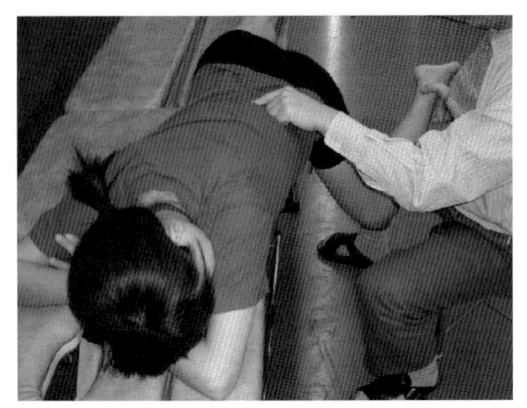

図 10　大腰筋

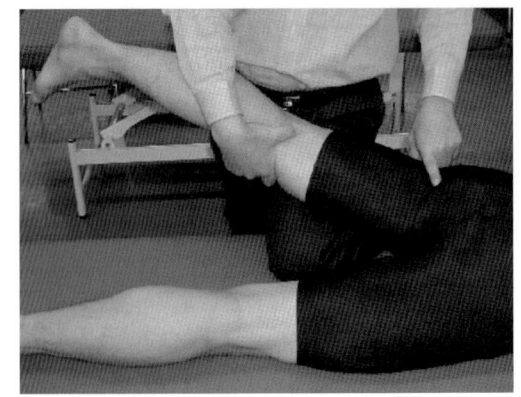

図 11　梨状筋

1）大腰筋に対する治療

大腰筋の作用は，股関節屈曲・外旋補助・外転補助，腰椎伸展である．圧痛点は，L2肋骨突起（横突起）の後面にみつかる．治療は，患者を腹臥位とし，治療台から下肢を出して，股関節を90°屈曲し，セラピストの大腿上で膝を支える．股関節をわずかに外転し，骨盤の後傾を股関節の屈曲方向の動きで微調整する（図10）．

2）梨状筋に対する治療

梨状筋の作用は，股関節外旋（股関節45°屈曲まで）・外転（股関節45～60°屈曲位）・内旋（股関節90°以上屈曲位）である．圧痛点は，大転子の約8cm内側で，わずかに頭側の梨状筋の筋腹，あるいは大転子の後上方の外側面にみつかる．治療は，患者を腹臥位として股関節を伸展，およびわずかに外転させ，外旋を強調して微調整する（図11）．別法として，治療台から下肢を出して，股関節を約120°屈曲し，さらに股関節を外転し，わずかに内旋して微調整する方法もある．

3．マッスルエナジーテクニック（muscle energy technique）

マッスルエナジーテクニックは，体性機能異常（筋骨格系およびそれに関連した血管，リンパ，神経系の相互依存的な構成要素の機能異常または機能的変化）による可動性低下を改善するために，等尺性収縮を利用した緩徐で合理的な治療を実施する方法である[32～34]．

特に主動筋に対する中等度の等尺性筋収縮後のリラクセーション，および拮抗筋の等張性収縮が主動筋に与える相反抑制は，筋緊張を軽減し関節のアライメントを改善するのに効果的である．患者の治療への積極的な協力のもと，関節の可動性を改善して正常な対称的な姿勢を再獲得することから，能動的治療，いわゆるアクティブモビライゼーションといえる．等尺性収縮以外には，多分節の高強度の遠心性収縮が浮腫の軽減と筋膜性線維の伸張に効果があり，アイソリティック収縮は慢性の拘縮に効果がある．また，求心性収縮や遠心性収縮を利用して運動療法や運動学習に効果的かつ安全に組み合わせて実施する．

例えば，伸展制限について考えられる原因は，①上腕二頭筋の過緊張と短縮化，②上腕三頭筋の虚弱化による上腕二頭筋との不均衡である．①に対しては，治療者が肘を伸展する抵抗に対して，患者が肘を屈曲する方向に等尺性収縮を実施し，上腕二頭筋のγ系を再調整（Ⅰb抑制）することで肘伸展可動域を改善する．②に対しては，肘を伸展する方向に等張性収縮を行うことで，上腕二頭筋へのγ運動線維の発射は減少し（相反抑制），上腕三頭筋の強化も可能となる．

ここでは，一側骨盤の前傾あるいは後傾を治

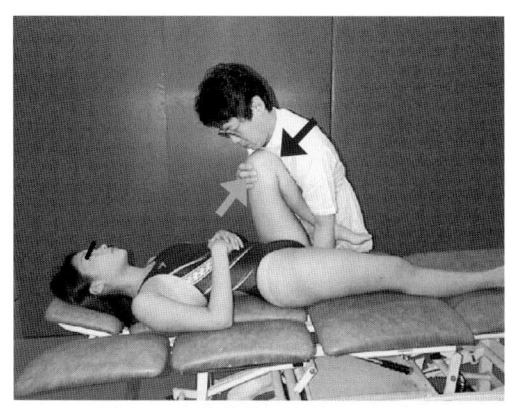

図 12　左寛骨前傾に対する治療

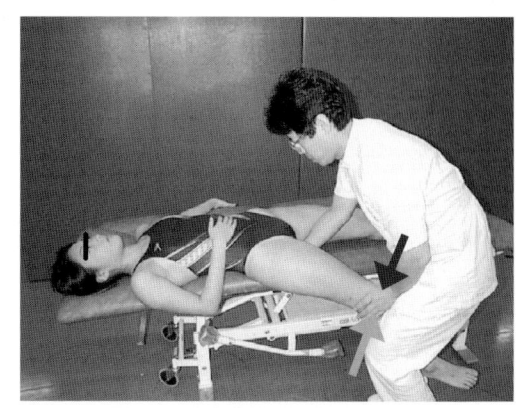

図 13　右寛骨後傾に対する治療

療する方法を紹介する．

1）左寛骨前傾に対する治療

　患者は背臥位とし，セラピストは左手で両下肢の間から仙骨を固定する．左下肢の筋障壁（muscle barrier）を屈曲・内転・内旋の3つの面で検査する．それぞれの障壁内域で，伸展と外転と外旋方向にそれぞれ等尺性収縮を6～8秒ずつ行う．治療者の右手と前胸部とで抵抗量をコントロールする．この間，仙骨に当てた手で仙骨を緩みの位置に保っておく．抵抗量は必要最小限とする．最も効果がある抵抗は伸展である（図12）．この場合，右手を右上前腸骨棘に当てて，寛骨を後方回旋する方向へ力を加えてもよい．それぞれの等尺性収縮後には，新たな筋障壁に達するまでのリラックス時間を5秒程度おく．その後，次の筋障壁を評価し，治療を3～5回反復する．

2）右寛骨後傾に対する治療

　患者は背臥位とし，右腸骨はベッドにのせたまま，右下肢をベッドから垂らす．左手はベッドをつかむ．セラピストは右手で両下肢の間から仙骨を固定し，寛骨の動きを自由にする．あるいは腸骨をベッドから出して仙骨をベッドの縁にのせる方法もある．右下肢の筋障壁を伸展・外転・外旋の3つの面で検査する．それぞれの障壁内域で，屈曲・内転・内旋方向にそれぞれへの等尺性収縮を6～8秒ずつ行う．患者の下腿を治療者の下肢で挟み，左手と挟んだ下肢とで抵抗量をコントロールする．抵抗量は必要最小限とする．最も効果がある抵抗は屈曲である（図13）．それぞれの等尺性収縮後には，新たな筋障壁に達するまでのリラックス時間を5秒程度おく．その後，次の筋障壁を評価し，治療を3～5回反復する．

　これらの治療法により，骨盤帯の機能異常の治療をした後は，左右の対称性を獲得させるために，前方へのジョギングや後方へのジョギング，サイドステップ，背臥位からの肘伸展による上体持ち上げ（push up），ブリッジング，ゴムチューブを使った機能的な運動を行う．これらを行うことにより，機能異常の再発予防にもつながり，新たな身体状態への学習が可能となる．

4．機能的アプローチ

　理学療法における運動機能(可動性や柔軟性，筋力，持久力，バランス，協調性，固有感覚など）に対する機能的アプローチには，初期の伝統的理学療法（自動的・他動的関節可動域運動や運動療法，歩行訓練，漸増的抵抗運動，電気療法など）と，その後の神経学的な抑制と促通の理論からなる方法が含まれる．

　構造的アプローチが各系に対してより的確に実施されていれば，機能的アプローチとして利

用される治療方法も，運動機能のどれに「よりいっそう」焦点を絞ればよいかという特異性が明確になる．大切なのは，構造的アプローチしだいで機能的アプローチにおける患者の機能改善の可能性が変わるということである．

慢性腰痛に対しては，構造的アプローチに加えて，腰背部を強化・安定化するための運動が大切となる．例えば，腰痛を誘発している原因が姿勢性の筋筋膜異常の場合，円凹背（前後弯型；kyphosis-lordosis posture）に対する運動療法としては，短縮筋の股関節屈筋群と腰部の腰腸肋筋や多裂筋はストレッチングし，一方で，延長筋の腹筋と大腿四頭筋，大殿筋とハムストリングスは筋力強化を行う．あるいは，円平背（動揺型；sway-back posture）と平背（扁平型；flat-back posture）に対する運動療法としては，短縮筋の腹筋群とハムストリングスはストレッチし，一方で，延長筋の股関節屈筋群と腰部の腰腸肋筋や多裂筋の筋力強化を行う．しかし，ここでハムストリングスのストレッチングを例にとると，ただ単にストレッチすればよいというのでなく，隣接する関節の安定性も考慮しなくてはならない．ハムストリングスが硬い場合には，腰椎椎間関節での屈曲の代償を生じ，それによって骨盤の後傾位を助長するおそれがある．このような場合のストレッチングは，腰部多裂筋を収縮させ，すなわち骨盤を前傾させて正常なアライメントに正した状態での自動的なハムストリングスのストレッチングが有効となる（図14）．

また，慢性腰痛者においては腹横筋，多裂筋などの体幹深部筋の機能低下も問題となり，腹横筋，多裂筋の選択的収縮を練習し，骨盤帯の安定性を高めることも重要である．逆に，低可動性となっている分節については，分節的な筋のストレッチングを行う必要がある．腰椎はその短い区間の中に，過可動性と低可動性が混在

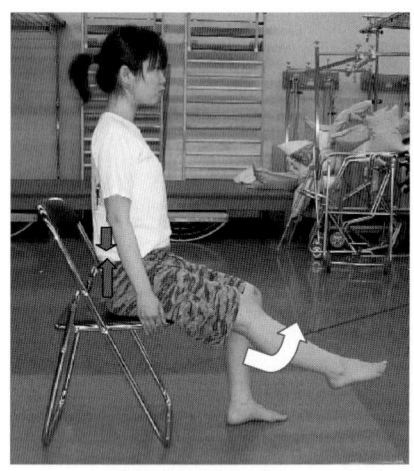

図14 骨盤を正中位に固定した状態でのハムストリングス自動ストレッチング

表6 腰部屈曲・伸展の生体力学的影響

屈曲
1．神経組織圧迫方向への髄核の後方移動
2．椎間孔の拡大
3．椎間関節から椎間板への負担
4．後方結合組織（黄色靱帯，椎間関節関節包，棘間・棘上靱帯，後縦靱帯）と線維輪後縁の張力増大
5．線維輪前方部の圧迫

伸展
1．神経組織から離れる方向への髄核の前方移動
2．椎間孔の径の縮小
3．椎間板から椎間関節への負担
4．後側結合組織と線維輪前縁の張力減少
5．線維輪前方部の伸張

していることが多いので，その部分をしっかり評価し，スタビリゼーションとストレッチングをうまく組み合わせる必要がある．

なお，ある患者にとって屈曲運動が適切か伸展運動が適切かに関しては，さまざまな考え方がある．腰痛の原因が，姿勢性の筋筋膜異常だけでなく，他の原因も絡んでいる場合には，腰椎の屈曲と伸展が及ぼす生体力学的影響[35]もよく理解しておかなくてはならない（表6）．

日常生活では，腰背部にかかる応力や負荷を軽減するための患者教育，正しい姿勢の指導などが大切となる．筋肉の活動と休息のバランスを大切にし，長時間の等尺性収縮や同一姿勢は避け，身体を過度に屈曲したり，重い物を持ったり，物を引っぱる動作，後ろを振り向く動作は避ける．また，最大収縮や速い動作，急な動作も禁忌で，ゆっくりとした円滑な動作が大切となる．

5．行動変容アプローチ

慢性腰痛の中には，症状が検査結果と一致しないこともしばしば認められる．慢性腰痛の85％は特定の組織が同定できないとの報告[36]もある．これは前述したとおり，慢性痛となると中枢神経系にも変化を及ぼすため，プログラミングの異常が起きているからである．腰痛の症状は，心理社会的負荷にも大きく影響する．そのために，慢性腰痛に対しては，画一的な治療では限界があり，多角的，包括的な治療が必要となる．

その治療の一つにコーピング（coping）という概念がある．コーピングとは，元々はストレス状況下でストレスの原因を除去したり，ストレス状態を低減するように対処する努力のことである．この方法は個人によって異なるが，痛みという症状の場合には，その症状に対して積極的に対処し克服しようとする個人の適応力を指す．否定的な考えや，病態への不安，行動の制限などへの悪い適応によって，逆に痛みや機能障害，筋スパズムが強くなる場合もある[36]．これに対して，大事にするよりは運動により痛みが改善するという報告[37]や，仕事に即した運動により治療効果が改善したとの報告[38,39]もある．これらの運動において重要なことは，「これは避けなくてはいけない」とか「〜をしてはいけない」というネガティブな言葉をかけるのではなく，「これは行って問題ない」「これはできるようになった」などポジティブな言葉をかけていくことが，正しいコーピングを成功させる秘訣である．心理的なアプローチ，行動認知療法，機能優先の運動などを通して，心理面にもアプローチし，行動を変容していくアプローチも必要であろう．

VII．おわりに

慢性腰痛と一言でいっても，原因は多種多様である．特に，中枢神経系の可逆的な変化をも起こしているので，その点も考慮して，評価から治療を実施していかなくてはならない．いずれにせよ，治療法のいかんにかかわらず，セラピストは，生体力学的見地から診断に関連する禁忌を把握しておく必要がある．そのためには，解剖学・生理学・運動学的知識を習得したうえで，多年にわたり臨床経験を積むことが不可欠となる．

文 献

1) IASP Subcommittee on Taxonomy : Classification of chronic pain. *Pain* **3** : S 1-S 226, 1986
2) 竹井 仁：筋の痛みに対する理学療法．望月 久，山田 茂（編）：筋機能改善の理学療法とそのメカニズム―理学療法の科学的基礎を求めて 第2版．ナップ，2007，pp 80-118
3) 鈴木順一：慢性疼痛に対する理学療法アプローチ．PTジャーナル **29**：175-180, 1995
4) 佐藤昭夫：痛みの評価法 1 痛みの末梢機構．理学療法 **17**：225-231, 2000
5) 横田敏勝：臨床医のための痛みのメカニズム．南江堂，1990, pp 1-6, pp 67-86
6) 横田敏勝：疼痛の生理．PTジャーナル

29 : 148-154, 1995
7) 石橋 徹：整形外科領域における疼痛対策―痛みの発生と伝達および下行性抑制機構．整形外科 **27**：2-7, 1995
8) Cyriax J : Textbook of orthopaedic medicine, Vol 1, Diagnosis of soft tissue lesions, 8th ed. Bailliere Tindall, London, 1982
9) Magee DJ : Orthopaedic physical assessment, 4th ed. W. B. Saunders Co, Philadelphia, 2002, pp 1-66
10) Bogduk N : Lumbar dorsal ramus syndromes. Boyling JD, Palastanga N, Grieve GP (eds) : Grieve's modern manual therapy, 2nd ed. Churchill Livingstone, London, 1994, pp 429-440
11) Maitland GD : Vertebral Manipulation, 7th ed. Elsevier Butterworth Heinemann, London, 2005, pp 23-95
12) Bonica JJ : Importance of the problem. Anderson S, Bond M, Mehta M, et al (eds) : Chronic Non-Cancer Pain. MTP Press, Boston, 1987, pp 11-14
13) 熊澤孝朗："痛みの10年"宣言と脳の世紀．医学のあゆみ **211**：605-609, 2004
14) 熊澤孝朗：痛み．久野 宗，三品昌美（編）：現代医学の基礎6 脳・神経の科学I―ニューロンの科学．岩波書店，1988, pp 139-161
15) 熊澤孝朗：痛みのメカニズム．鈴木重行，黒川幸雄（編）：理学療法MOOK 3 疼痛の理学療法．三輪書店，1999, pp 2-14
16) Butler DS, Moseley GL : Explain Pain. Noigroup Publications, Adelaide, 2003, pp 28-51
17) Moseley GL : Graded motor imagery is effective for long-standing complex regional pain syndrome : a randomised controlled trial. *Pain* **108**：192-198, 2004
18) 嶋田智明：疼痛の評価法の特徴，適応，方法．鈴木重行，黒川幸雄（編）：疼痛の理学療法．三輪書店，1999, pp 30-41
19) 辻 荘市，加藤龍一，三上隆三，他：整形外科領域における疼痛対策―整形外科領域における言語表現による 疼痛の評価．整形外科 **27**：20-24, 1995
20) 仲田公彦：整形外科領域における疼痛対策―痛みの総合的評価とQOL．整形外科 **27**：25-28, 1995
21) 佐竹一彦，松本 学，谷口 睦，他：整形外科領域における疼痛対策―腰痛患者に対するpain drawingの経験と考察．整形外科 **27**：42-45, 1995
22) 佐藤昭夫：痛みの評価法3 鎮痛系．理学療法 **17**：413-418, 2000
23) 竹井 仁，鈴木 勝（監訳）：運動機能障害症候群のマネジメント．医歯薬出版，2005, pp 193-259
24) Kendall FP : Muscles Testing and Function 4th ed. Lippincott Williams & Wilkins, Philadelphia, 1993, pp 16-118
25) 竹井 仁：マイオフェイシャルリリース．奈良 勲，黒沢和生，竹井 仁（編）：系統別・治療手技の展開 改訂第2版．協同医書出版社，2006
26) 竹井 仁：モビライゼーション．柳澤 健（編）：運動療法学．金原出版，2006, pp 358-385
27) Barnes JF : Myofascial release. P. T. and Rehabilitation Services Inc., Pennsylvania, 1990
28) 竹井 仁：マイオフェイシャルリリース（筋膜リリース）．細田多穂，中山彰一（編）：アドバンス版図解理学療法技術ガイド．文光堂，2005, pp 709-729
29) Jones LH, Kusunose RS, Goering EK : Jones Strain—Counterstrain. American Academy Osteopathy, Boise, 1995
30) Kusunose RS : Strain and counter strain. Basmajian JV, Nyberg R (eds) : Rational manual therapies. Williams & Wilkins, Baltimore, 1993, pp 323-333
31) 竹井 仁：ストレインカウンターストレイン．奈良 勲，黒沢和生，竹井 仁（編）：系統別・治療手技の展開 改定第2版．協同医書出版社，2007
32) Giammatteo T, Giammatteo SW : Integrative manual therapy for biomechanics application of muscle energy and beyond technique. North Atlantic Books, Berkeley, 2003
33) 竹井 仁：マッスルエナジーテクニック．奈良 勲，黒沢和生，竹井 仁（編）：系統別・治療手技の展開 改定第2版．協同医書出版社，2007, pp 354-381
34) 竹井 仁：マッスルエナジーテクニック．細田多穂，中山彰一（編）：アドバンス版図解理学療法技術ガイド．文光堂，2005, pp 309-323
35) Neumann DA : Kinesiology of the musculoskeletal system. Mosby, St. Louis, 2002, p 302
36) Oesch P, Kool J, Bachmann S, et al : The influence of a Functional Capacity Evaluation on fitness for work certificates in patients with non-specific chronic low back pain. *Work* **24**：1-13, 2005
37) Kool J, Bie R, Oesch P, et al : Exercise reduces sick leave in patients with non-acute non-specific low back pain : a meta-analysis. *Rehabil Med* **36**：49-62, 2004
38) Oesch P, Kool J, Bachmann S, et al : The influence of a Functional Capacity Evaluation on fitness for work certificates in patients with non-specific chronic low

back pain. *Work* **24**:1-13, 2005
39) Kool J, Oesch P, Bachmann S, et al: Increasing days at work using function-centered rehabilitation in nonacute nonspecific low back pain: a randomized controlled trial. *Arch Phys Med Rehabil* **86**:857-864, 2005

3 運動療法III—筋力強化法

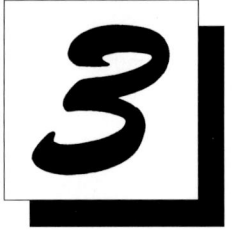

隈元庸夫*　伊藤俊一**

◆ Key Questions ◆
1. 慢性腰痛者の特性は
2. 具体的方法は
3. 理学療法の有効性は

I. はじめに

厚生労働省国民生活基礎調査[1]によれば，有訴者の症状として腰痛は男性で第1位，女性で第2位，通院者率では男女とも高血圧に次ぐ第2位であり，その患者数の多さが重大な社会問題となっている．一方，米国でも国民の10～20%が毎年腰痛に罹患し，就業年齢層の50%は毎年腰部症状を呈し，20～50代の若壮年者，すなわち生産年齢に好発するといわれている[2]．さらに，わが国においては高齢化とともに腰痛を有する人が増加する傾向にあり，特に70代の女性では著明となっている[3]．これは椎間板ヘルニア，腰部脊柱管狭窄症，変性すべり症，腰椎分離症など，加齢変化による変性疾患の増加のみならず，閉経後骨粗鬆症に伴う腰痛の増加も意味しており，2015年には高齢化率が25%を超えると試算されている現在，今後の対策がますます重要視されている．

腰痛に対して整形外科では90%以上を対象に，まず保存療法が選択される[4]．この保存療法には，疼痛寛解を目的とした物理療法や腰痛体操を中心とした運動療法が幅広く行われている．なかでも運動療法では，主に腰椎前弯の増強防止を目的とした腹筋強化が中心であり，体幹表層筋の最大随意収縮力強化を目指した強力なエクササイズが行われてきた．しかし，現在では単に体幹表層筋の量的な強化だけでなく，体幹深層筋の質的強化の検討が注目されている．

本稿では，慢性腰痛に対する従来の理学療法における体幹筋力強化に関する理論的背景を整理し，近年注目されている深層筋強化に関しても概説する．

II. 慢性腰痛者の特性は

一般に罹病期間が3カ月以内の腰痛を急性腰痛，それ以上を慢性腰痛とすることが多い[2]．しかし「急性腰痛の慢性化が慢性腰痛ではない」，つまり腰痛の増悪や遷延化には，従来の認識以上に早期から心理ならびに社会的因子が深く関与していることを念頭において治療を進めていかなければならない[5,6]．

腰痛とは「腰が痛い」という症状の総称であって，その名前の病態があるわけでない．いわゆる腰痛とは，外傷などの明らかな原因が認めら

---

* Tsuneo KUMAMOTO/北海道千歳リハビリテーション学院
** Toshikazu ITO/埼玉県立大学保健医療福祉学部

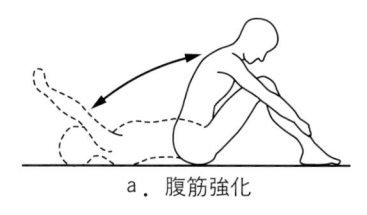

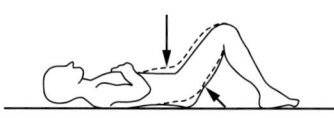

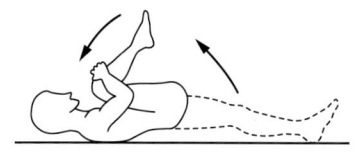

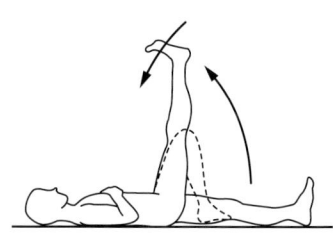

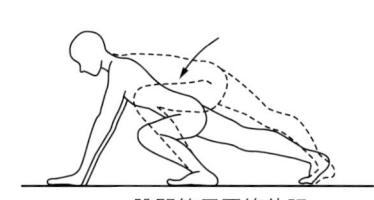

図1 Williamsの姿勢体操
a．腹筋強化
b．骨盤後傾
c．腰背筋群伸張
d．ハムストリングス伸張
e．股関節周囲筋伸張
f．腰背筋伸張と膝伸筋強化

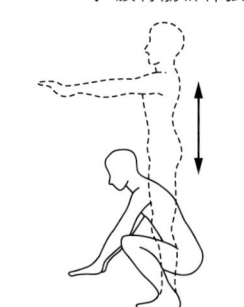

れず，X線像においても異常所見がなく，筋疲労や不良姿勢などが原因と考えざるを得ない症状を示す[7]．そのためおのおのの病態に合わせた治療が必要とされる．

一般に慢性腰痛者の体幹筋力は低下し，この原因は筋自体が損傷を受け疼痛を発症している場合や，疼痛発生後のADL制限のため二次的筋力低下を招いている場合，疼痛発現に対する恐怖心のために本来の能力を発揮できない場合など，いくつかの原因が考えられる[8]．慢性腰痛者における体幹の筋力強化による治療は，1937年にWilliams[9]が報告した6種類の姿勢体操を原点にしている（図1）．このエクササイズは，①神経根圧迫の減少のため椎間孔および椎間関節の開大，②緊張した股関節屈筋や脊柱起立筋を伸張して腰椎前弯増強の抑制，③腰仙椎部の拘縮除去といったストレッチングを中心とした要素，④腹筋と殿筋を強化しての腰椎前弯減少といった筋力強化を中心とした要素から構成されている．いずれにしても，腰痛の保存療法は腰痛前弯および骨盤前傾の減少を目的とした腹筋や殿筋強化が治療の中心となってきた．その後，Bartelink[10]は腹腔内圧を高めることで腰椎への過度な負荷を減少させて腰椎を保護すると報告し，Williams[9]の考え方はさらに合目的であるとされ，腰痛保存療法のバイブルとして多くの成書に引用されてきた．

しかし，近年の測定機器の発達と測定法の再検討による数多くの研究で，腹腔内圧上昇のためには横隔膜の働きが重要なことや，従来の上体起こしによる腹筋強化トレーニングでは腹腔内圧の上昇を示さないことが示され，むしろ40～55°程度の生理的腰椎前弯は必要であることも示された[12～14]．さらに解剖学の発達により，従来の常識と考えられていた腹筋は体幹屈筋，背筋は体幹伸筋との区分にも変化がもたらされた．これは伸筋である腰背筋群が連結する腰背筋膜を介しての連絡がBogduk[15]により1989年に明記されたことで屈筋と伸筋という区別から，むしろ屈筋と伸筋を同時に収縮させた強固で日常生活活動に即した体幹筋収縮が重要との考え方が生まれた点である．

この考え方に基づいて，1990年代には表層筋強化の考え方に加えて深層筋の考え方が急速に広まった．これにより，改めて日常生活活動での体幹筋活動や体幹筋収縮速度に着目した報告

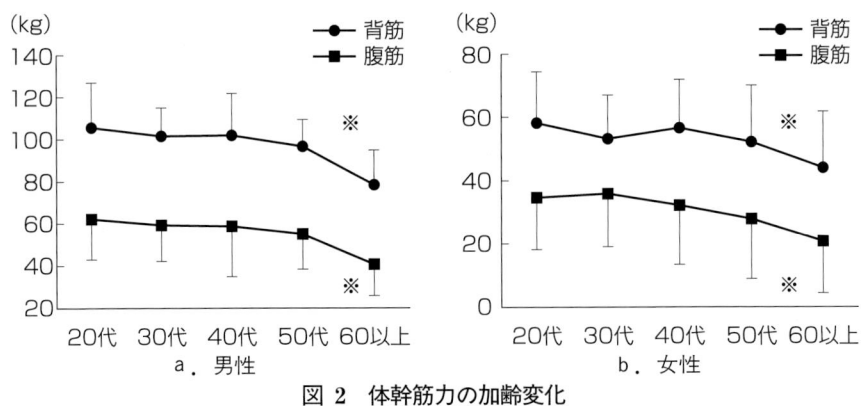

図 2　体幹筋力の加齢変化
※60代になっての有意な筋力低下を認める（p＜0.05）

も多くなされた[16]．ただし，これらの報告はWilliamsの腹筋強化運動そのものをすべて否定するものではなく，腹筋強化はいまだに腰痛の基本的トレーニング法の一つである．しかし，深層筋に対するアプローチはEBMによる評価では根拠が少ないとされ，わが国ではいまだ多くの医師には受け入れられていない．

一方で，体幹の伸展運動と背筋強化に関しては背筋の筋力強化を伴うものとそうでないものがある．腰椎伸展運動としてはMcKenzieによる伸展運動が一般的で，広く世界に普及している．しかし，ここで注意したいのはあくまでもこのMcKenzie法は筋力強化を伴わない運動であるという点である．背筋強化としてはPheasant[17]の背筋強化が筋機能を改善する運動として臨床で行われることが多い．しかし，この運動も単に背筋強化のみでなく適切な筋バランスと緊張が必要とされている．すなわち，単純な筋力強化のみで腰痛にアプローチするのではなく，ストレッチングや物理療法手技を併用した複合的治療であることを忘れてはならない．

体幹筋は，四肢運動の基礎となる脊柱および骨盤への支持性を保証し，過大な外力から脊柱を保護する．このため，臨床において体幹筋の弱化や体幹筋持久力の減少が腰痛発症の重要な成因の一つと考えられてきた．現在まで体幹筋力の弱化を客観的に評価するために徒手筋力検査，ストレンゲージ，等速性筋力測定機器などを用いた検討が多くなされている．測定機器や測定条件の違いがあるが，いずれの結果も腰痛では健常者群と比較し体幹筋力が低下していることが統一見解となっている[8]．著者ら[18]の一連の研究からも求心性および遠心性収縮の両者において，慢性腰痛者では健常者と比べ体幹筋力の低下が認められることが明らかとなったが，腹筋・背筋どちらか一方の低下と断言することは危険であると考えられた．さらに健常者1,107名を対象に体幹等尺性筋力測定を行った結果，日本人の体幹筋力としては腹筋は40代以降に，背筋は60代以降に有意な低下が認められることが明らかとなった[19]（図2）．また，背筋/腹筋比は著者らの測定方法では男女とも平均1.8であり，加齢により男女とも背筋力の低下を原因として徐々に大きくなっていくことが明らかとなった．さらに慢性腰痛者228名と比較した結果，慢性腰痛者では背筋力の著明な低下を認め，腰痛者における背筋力低下は無視できない問題であること，また腹筋ならびに背筋の低下は症例により違いがあるため，発症前後の生活様式の関連性も考慮すべきであることも明らかとなった[20]（図3）．しかし，腰痛者に対する体幹筋力を健常者データに近似させていくことで腰痛そのものが軽減してくるのか，腰痛再

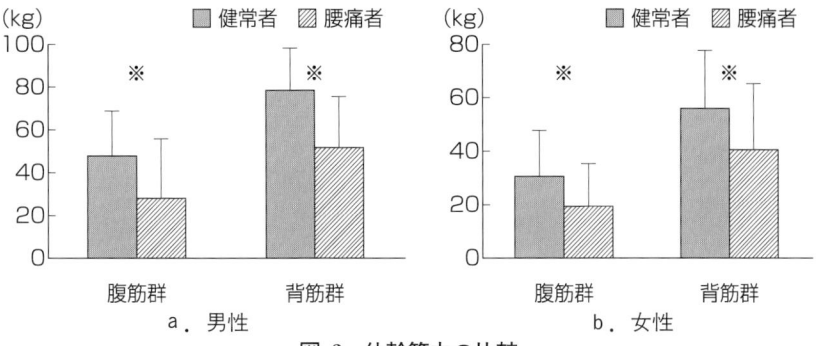

3．運動療法Ⅲ—筋力強化法　133

図3　体幹筋力の比較
※腰痛群では，腹筋群・背筋群ともに筋力低下を認める（p＜0.05）

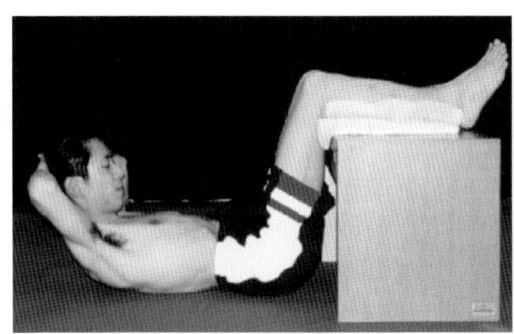

図4　体幹筋持久力評価法
aは頸部を屈曲させ骨盤後傾を維持させる．肩甲棘が接床した時点で終了とし，その保持時間を測定する．bは上体を過度に伸展させない．肩と床面が5cmを下回った時点で終了とし，その保持時間を測定する．おのおの最大180秒間にて終了とする

発の予防となり得るかは，今後の検討課題である．

近年では，腰痛者の筋力に関しては最大筋力よりもむしろ最大収縮力の40～60％程度の中等度の筋力（40～60％MVC）を発揮する持久性，さらに協調性や安定性を重要視すべきとの報告が多い．従来からの研究結果から，腰痛者では体幹筋持久力が低下していることも明らかである．体幹筋持久力の評価には，Kraus-Weberテストによる腹筋背筋持久力評価やSorensenテストでの背筋持久力評価法がある．しかし，評価法自体の負荷が高すぎて施行できない例が多く，著者ら[21,22]は腰部への負担に配慮した体幹筋持久力評価法を報告している．この方法での結果でも，健常者と比較検討して慢性腰痛者では屈筋および伸筋両者ともに筋持久力が有意に低下していることが明らかとなっている（図4，5）．

協調性という観点として，慢性腰痛者における体幹筋収縮速度の遅れを指摘する報告がされている．これは，体幹が安定することにより四肢の運動も安全に保証されるとの考え方から，従来からの体幹筋力強化至上主義の見直しと，運動学習による脊柱保護を目的とした中枢神経系活動からの効果器としての筋収縮の順序性や外乱に対する反応速度の研究である．Hodgesら[23]は，腰痛者では屈曲・伸展運動時の体幹深層筋収縮速度が遅れることを指摘し，この原因は深層筋である腹横筋収縮の異常性によるものと報告している．著者ら[24]も不安定な座位として

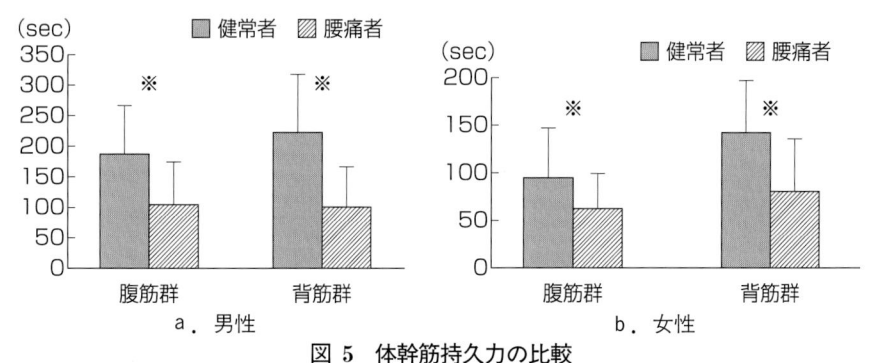

図5 体幹筋持久力の比較
※腰痛者では，腹筋群・背筋群ともに体幹筋持久力低下を認める（p＜0.05）

バルーン上座位から光刺激に対する四肢運動における体幹筋収縮速度を健常者と慢性腰痛者で比較検討した結果，表層筋のみの検討ではあったが腰痛者における体幹筋収縮速度の遅延を認めたと同時に，最大筋力に対して体幹筋活動量は50％最大随意収縮（MVC：maximum voluntary contraction）以下の活動であることを報告した．

脊柱の安定性という観点として，腹筋群が体幹安定性に寄与することは一般に受け入れられているが，腹横筋による安定性への貢献に関しては文献上無視されてきた．しかし，Hodgesら[23]による四肢運動に先行した体幹安定のための腹横筋および腰部多裂筋収縮の報告以来，深層筋は脊柱安定に不可欠な筋とされている．また，腰痛者では急性期からすぐに腰部多裂筋の筋萎縮がみられ，多裂筋に対して特異的エクササイズを施行した群では，1年後の腰痛再発率に大きな違いが認められたとの報告もある[25]．

著者ら[26,27]は，いわゆる腰痛体操による筋力強化効率の向上に加え，圧バイオフィードバック装置を用いた研究から，慢性腰痛者は背臥位での下肢挙上でもエアーパッドの圧を制御できないことを報告している．

これらの結果から日常生活動作においては，必ずしも強い体幹の筋活動が必要ではないことが示され，むしろ普段の日常生活にて行われる動作で起こっている異常性を改善しなければ，どのような強力な筋力トレーニングを行っても保存療法としての治療成績の改善にはつながらないと考えられる．したがって，収縮速度はもちろん上下肢の運動を円滑に行うことが可能となる体幹筋活動のタイミングも重要となり，従来の量的要素と質的要素を組み合わせたトレーニングが重要となる．

III. 具体的方法は

1. 量的要素へのアプローチ

慢性腰痛者に対する運動療法として，体幹筋力強化法は数多くのものがある．しかし，複雑な介入法を多数指導しても効果は低いものとなる．対象者の理解度と継続性に依存するからである．著者ら[28,29]は，臥位にて手軽に実施可能な方法を考案し指導している．この方法は腹筋・背筋強化のいずれにおいても頸椎屈曲位で骨盤後傾位を強調して行う方法であり，安全かつ効率のよい筋収縮を得ることができる（図6）．また，腹筋群に関して臥位からの上体起こし（いわゆる sit up）が困難な場合，図6bのように crook sitting から徐々に体幹を後方へ倒していく腹筋群の遠心性運動から始めるほうが痛みを伴わない場合も多い．

一方，高齢者などにワンツーマンで行うトレーニング法として，座位でおのおのの運動方向に等尺性運動を行わせ徒手抵抗を加える方法

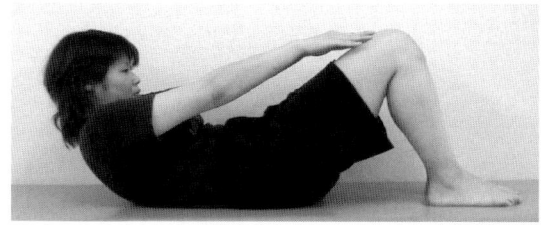

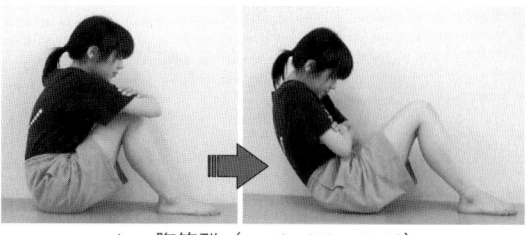

図6 体幹筋力強化法

a．腹筋群（crook lying にて）
b．腹筋群（crook sitting にて）
c．背筋群 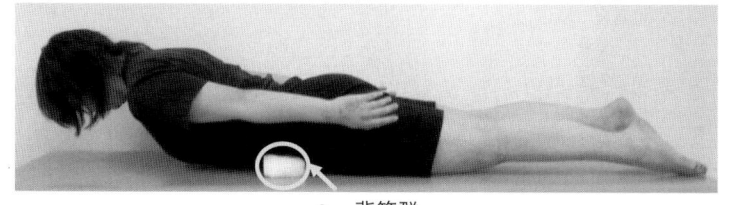

a．必ず骨盤を後傾させてから行う．上体が持ち上がらない場合は「へそ見」から始めてよい．頸部は屈曲位を保たせる
b．crook sitting から体幹を徐々に後傾していくことで腹筋群の遠心性運動となる．必ず骨盤を後傾させてから行い，頸部は屈曲位を保たせる
c．必ず骨盤を後傾させてから行う．頸部屈曲位を保つ．上体を過度に伸展させない

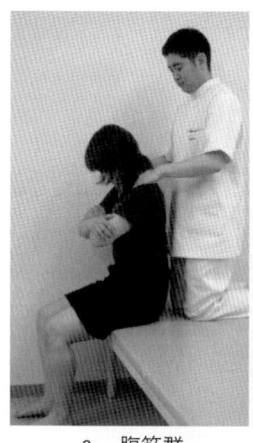

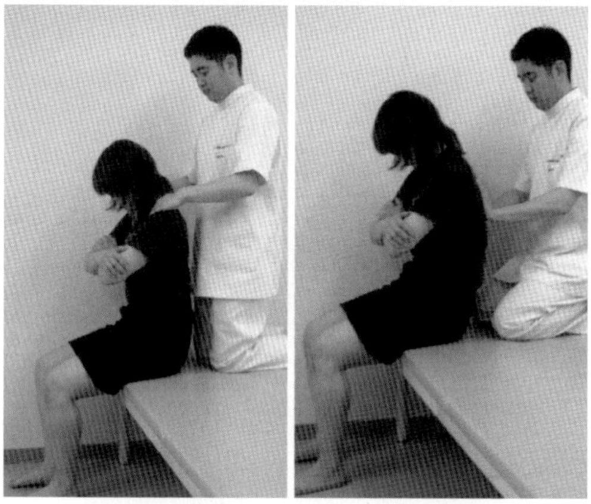

図7 座位での体幹筋力強化法

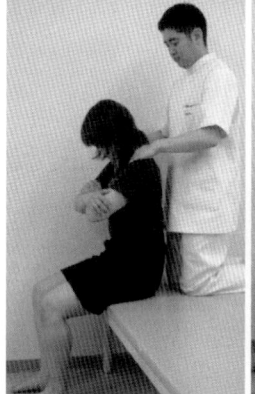

a．腹筋群
b．背筋群

a，bいずれも必ず骨盤を後傾させてから行う．頸部屈曲位を保つ．bでは上体を過度に伸展させないように留意する

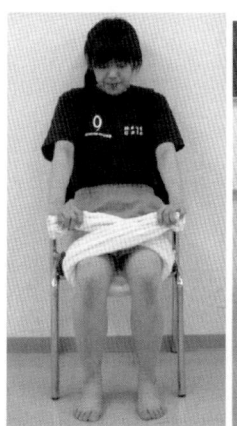

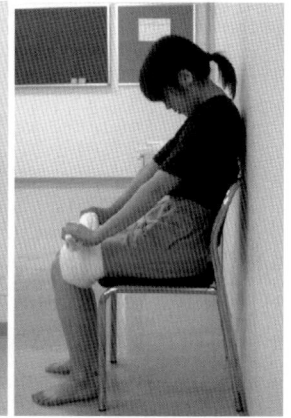

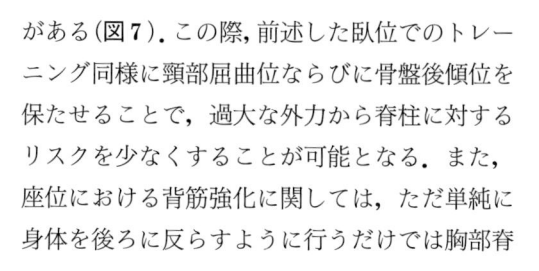

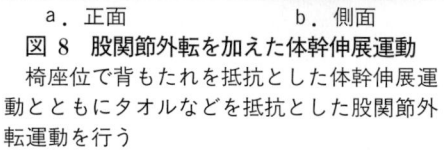

図8 股関節外転を加えた体幹伸展運動

a．正面
b．側面

椅座位で背もたれを抵抗とした体幹伸展運動とともにタオルなどを抵抗とした股関節外転運動を行う

がある（図7）．この際，前述した臥位でのトレーニング同様に頸部屈曲位ならびに骨盤後傾位を保たせることで，過大な外力から脊柱に対するリスクを少なくすることが可能となる．また，座位における背筋強化に関しては，ただ単純に身体を後ろに反らすように行うだけでは胸部脊柱起立筋の筋活動が有意に活動し，本来の目的である腰部脊柱起立筋や多裂筋群の筋活動はむしろ低値となることも明らかとなっている[30]．より効率的に腰部多裂筋群を活動させるためには，体幹伸展運動時に股関節外転の等尺性運動を同時に行わせることが有用となる（図8，9）．

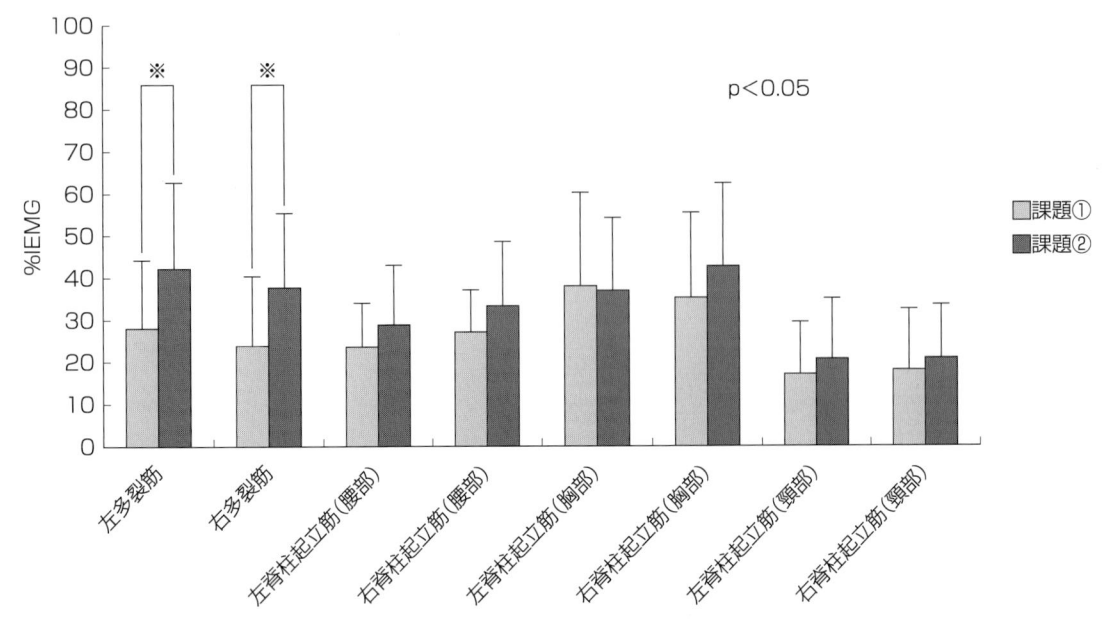

図 9 体幹伸展運動時（課題①）および股関節外転を伴う体幹伸展運動時（課題②）における筋活動量（%IEMG）

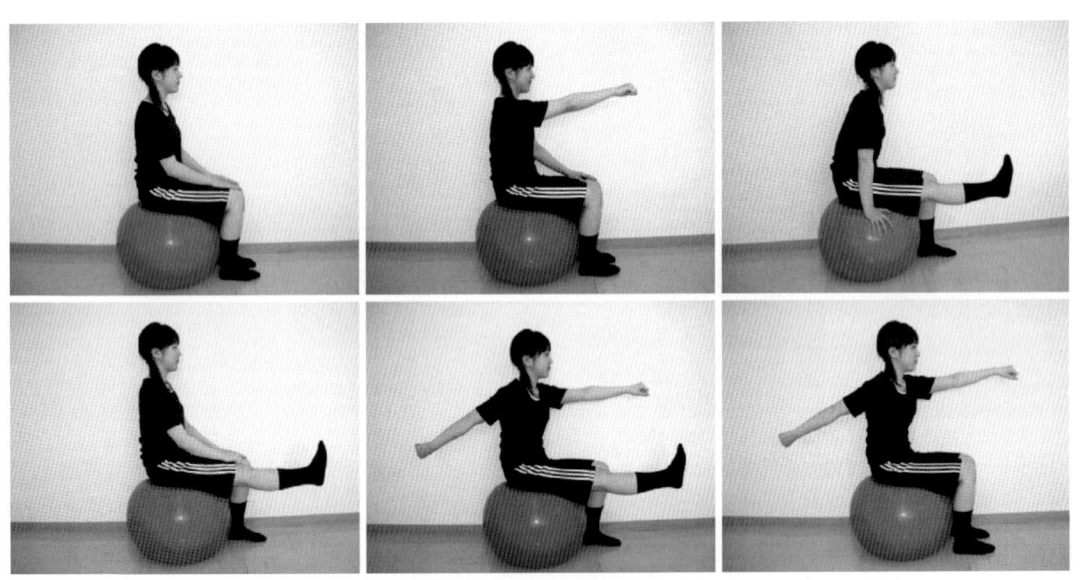

図 10 balloon exercise
座位バランス保持から，徐々に難易度をアップさせていく

この手技では，体幹の等尺性収縮時に呼吸を組み合わせることで，より筋にリラクゼーションを図ることが可能となり，腰背部の筋スパズムが認められる症例に対してきわめて有効となる[31]．

現在，体幹筋持久力強化に関しては筋力強化に比べて軽視されている感が否めない．慢性腰痛者を対象とした筋電図学的分析やトレーニング効果の検討が，今後の重要な課題である．

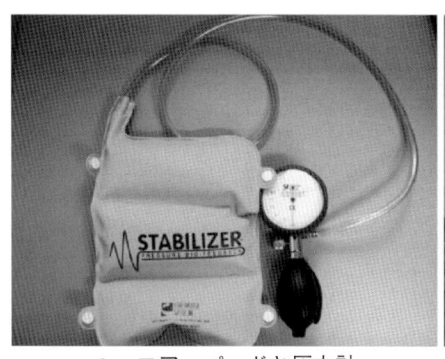

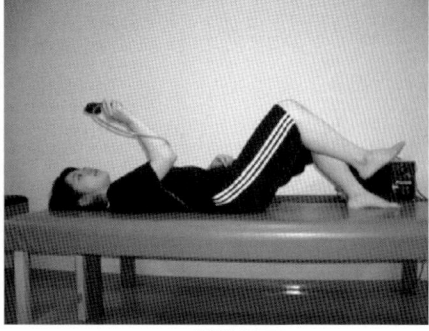

図 11 脊柱安定化訓練
a．エアーパッドと圧力計　　b．訓練場面
① 一側下肢挙上保持，② 両側下肢挙上保持，③ ①，② ＋上肢挙上⇔下制運動など，いずれも極力圧変動をしないように努めさせる

2．質的要素へのアプローチ

近年では慢性腰痛者の体幹筋収縮反応速度の遅れを指摘する報告[16]がなされ，体幹筋力強化の際にも感覚・神経刺激や閉鎖運動連鎖（CKC：closed kinetic chain）の考え方を意識したバルーン上など不安定な状況での応用的運動法がある[32]．この運動の基本は，バルーン上など不安定な座位姿勢の状況下で，徐々に素早い上下肢運動を行わせるようにして，その後その座位姿勢を3～5秒間姿勢保持させることである（図10）[24]．この運動は，筋力強化としての効果はあまり期待できないが，日常生活上での体幹筋収縮反応速度の向上による適応性向上など，むしろパフォーマンスの改善，つまり質的要素として腰痛予防効果が期待できると考えられている．著者ら[24]のバルーン上での不安定姿勢制御における体幹筋活動の研究では，筋活動量は一般的体幹筋力強化運動の半分にも満たないため，このトレーニング法は筋力増強の量的効果としては不十分と思われる．しかし，筋力強化トレーニングにおいて骨盤後傾が難しい症例や，sit up を指導した際に下肢が上体より先に浮いてしまう症例では，腹筋と腸腰筋など骨盤固定筋の協調運動バランスが悪いことから，このバルーンを用いた運動を用いることで体幹協調運動を再建していくことが可能となると思われる．

また，著者ら[33]は体幹筋による脊柱安定化トレーニングとして図11に示したエクササイズを積極的に取り入れている．これは膝立て背臥位にて腰部に挿入したエアーパッドへの圧をコントロールして一定に保ちながら一側下肢挙上運動などを遂行するものであり，腰痛者ではこのエアーパッドを一定圧にて保持することが難しい．実際の具体的方法としては四肢の運動として，① 一側下肢挙上保持や② 両側下肢挙上保持，① もしくは② に加えて③ 上肢挙上と下制運動の繰り返しなどを行っても，極力エアーパッドの圧が変動しないように努めさせる．頻度は一日3～5分から開始し，①，②，③ のように徐々に難易度を高めていくようにする．この際の注意点としては，深部筋活動をより高めるために，特に腹直筋の力を抜くように指導し，エクササイズの難易度が上がるにつれ表層筋の参加も増加してくるという点である．また，腹横筋や内腹斜筋の収縮をより高めるためには，呼気を促した状態から小さな呼吸を行うことで表層筋の緊張を軽減でき，より深層筋の収縮が得られやすくなる．なお，臨床で圧バイオフィードバック装置がない場合は，簡易的に水銀血圧計を用いての施行でも十分有効となる[34]．

IV. 理学療法の有効性は

慢性腰痛者に対する運動療法の効果として，van Tulderら[35]はコクランコラボレーションバックレビューグループとして，MEDLINEとEMBASEからランダム比較試験（RCT：randomized controlled trial）論文を抽出し，発症から3カ月以内と定義した急性腰痛には，ストレッチング，モビライゼーション，マニピュレーションなど徒手療法を含む運動療法は効果がなく，3カ月以上の慢性腰痛ではやや効果があったとしている．また，Licciardoneら[36]によるRCTではosteopathic manipulative treatmentにより慢性腰痛者はコントロールと比較し機能面，痛み，さらに心理面で効果が認められたとしている．Clareら[37]によるとMcKenzie法は短期的な疼痛や能力障害の改善には効果がみられるが，長期的な効果については結論づけられないと報告している．これらが，近年の主要なシステマティックレビューとしての文献的理学療法の有効性に関する報告となっており，筋力強化の有効性に関してエビデンスの高い報告はない．

運動療法の処方内容として，これまでは腹筋を中心とした筋力強化が処方されることが多かった．しかし，近年では腹横筋や多裂筋などの深部筋群に対するトレーニングを疼痛が助長しない程度の負荷量にて行う，いわゆる腰部脊柱安定化エクササイズが腰痛に対する理学療法のトピックとして，多くの報告がなされている．腰部脊柱安定化エクササイズの報告として，Hidesら[38]は急性腰痛者において，従来の治療（管理，投薬）群と比較して1〜3年後の再発率が低いと報告し，O'Sullivanら[39]は慢性腰痛者に対してのRCTの結果，脊椎分離症，すべり症患者に痛みの低下，機能活動の有意な改善を認めたとしている．しかし，一方Arokoskiら[40]は慢性腰痛患者を対象とした結果からこれらの手技の効果を疑問視しており，Sungら[41]も慢性腰痛者を対象とした研究で，機能状態は治療前後で改善を示したものの筋活動変化としては著明な変化を認めなかったと報告している．著者ら[26]による慢性腰痛患者と健常者を比較した検討として圧バイオフィードバックのコントロール能力では健常者と腰痛者で有意な差を認めている．

腰部脊柱安定化エクササイズによる治療は，現在までの研究結果から慢性腰痛のエクササイズ導入時期，もしくは急性腰痛の初期エクササイズとして有用と考えられる．しかし，「どのような患者」の「どのような病態」に「どのように実施」し，「どのくらい継続するか」はより効果を向上させるため，今後の重要な課題となっている．

V. まとめ

わが国において，神経症状がない腰痛者に対して整形外科医が治療の適応と考える理学療法では，まず牽引療法，温熱療法であり，運動療法は5番目となっている．また，神経症状を有している場合でも温熱療法，牽引療法，そして運動療法となっている[42]．この点から，臨床現場においては運動療法以前に物理療法選択の高さをうかがい知ることができる．前述したとおり，腰痛とはあくまでも腰が痛いという症状の総称であり，腰痛という名前の病態があるわけではない．それゆえ，まず痛みを軽減させるという観点からは運動療法としての筋力強化は直接的に効果を有することは少ないと考えられる．

米国医療政策局から1994年に発刊された「成人の急性腰痛に対するガイドライン」では，全身調整能低下に対する自転車エルゴメータによる適度な運動療法と脊柱マニピュレーションの2つ以外は，科学的効果が明確ではないとしている[43]．現在，欧州においては慢性腰痛は一つの疾患ではなく，多様な病態をもつ患者のあくまで一症状であると捉え，治療や運動として認知

行動療法を奨励していくべきであるという考えも広まりつつある[44,45].

以上のことから,腰痛に対する理学療法としての筋力強化の目的は,単に腹筋背筋力の向上を目指すだけでなく,身体機能の改善による行動変容や再発予防,結果として疼痛コントロールならびに生活の質(QOL: quality of life)の向上を目指すことにあると考えられる.つまり,慢性腰痛者における筋力強化は,単に一過性の疼痛緩解や循環改善だけを目的とするのではなく,ストレスを受け難い体幹筋,身体づくりを目指して行うことがより重要となる.

文 献

1) 厚生労働省:平成16年国民生活基礎調査,2004
2) Bigos S, Bowyer O, Braen, et al: Acute low-back problems in adults. Clinical practice guideline no 14. AHCPR Publication no 95-0642. Rockville MD(ed): Agency for Health Care Policy and Research, Public Health Service. United States Department of Health and Human Services, 1994
3) 福原俊一,菊地臣一,高橋奈津子,他:日本人を対象とした腰痛アウトカム研究.日整会誌 **77**:S 517, 2003
4) 白土 修,伊藤俊一:腰痛患者に対するリハビリテーション.脊椎脊髄 **13**:590-599, 2001
5) Papageorgiou AC, Macfarlane GJ, Thomas E, et al: Psychosocial factors in the workplace—do they predict new episodes of low back pain? Evidence from the South Manchester Back Pain Study. *Spine* **22**:1137-1142, 1997
6) Symonds TL, Burton AK, Tillotson KM, et al: Absence resulting from low back trouble can be reduced by psychosocial intervention at the work place. *Spine* **20**:2738-2745, 1995
7) 蓮江光男:いわゆる腰痛症.津山直一(監):整形外科クルグス.南江堂,1988, pp 408-411
8) 伊藤俊一:疼痛と筋力強化―腰痛症と体幹筋力について.PTジャーナル **32**:847-854, 1998
9) Williams PC: Lesions of the lumbosacral spine. Part II. Chronic traumatic (postural) destruction of the lumbosacral intervertebral disk. *JBJS* **19**:690-703, 1937
10) Bartelink DL: The role of abdominal pressure on the lumbar inter vertebral disk. *JBJS* **39**:718-725, 1957
11) Morris JM: Role of the trunk in stability of the spine. *JBJS* **43**:327-351, 1961
12) Hemborg B, Moritz U, Hamberg J, et al: Intra-abdominal pressure and trunk muscle activity during lifting; Effect of abdominal muscle training in healthy subjects. *Scand J Rehabil Med* **15**:183-196, 1983
13) Nachemson AL: The lumbar spine. An orthopedic change. *Spine* **1**:59-71, 1976
14) Gracovetsky S: The spinal engine. Springer-Verlag, New York, 1988
15) Bogduk N, Lance TT(著),四宮謙一(訳):腰椎の臨床解剖.医学書院,1989, pp 66-84
16) Richardson C, Jull G, Hodges PW, 他(著),齋藤昭彦(監訳):脊椎の分節的安定性のための運動療法―腰痛治療の科学的基礎と臨床.エンタプライズ,2002, pp 9-51
17) Pheasant HC: Practical posture building. *Clin Orthop* **25**:83-91, 1962
18) Shirado O, Ito T, Kaneda K, et al: Concentric and eccentric strength of trunk muscle; Influence of test posture on strength and characteristics of test patients with chronic low back pain. *Arch Phys Med Rehabil* **76**:604-611, 1995
19) 伊藤俊一,白土 修,石田和宏:腰痛症に対する外来運動療法.PTジャーナル **35**:19-26, 2001
20) 村上 哲,土井貴行,岩佐志歩,他:腰椎症と体幹筋力―疾患別筋力特性の検討.北海道理学療法 **19**:19-21, 2002
21) Ito T, Shirado O, Kaneda K, et al: Lumbar trunk muscle endurance testing; An inexpensive alternative to a machine for evaluation. *Arch Phys Med Rehabil* **77**:75-79, 1996
22) 伊藤俊一,石田和宏,隈元庸夫,他:慢性腰痛症患者における体幹筋持久力評価法―腹筋評価法の改良に関して.北海道理学療法 **15**:25-27, 1998
23) Hodges PW, Richardson CA: Contraction of the abdominal muscle associate with movement of the low back pain. *Phys Ther* **77**:132-143, 1997
24) 伊藤俊一,白土 修,石田和宏:腰痛症再発予防のための理学療法.理学療法 **16**:9-13, 1999
25) Hides JA, Richardson CA, Jull GA: Multifidus muscle recovery is not automatic after resolution of acute, first-episode low back pain. *Spine* **21**:2763-2769, 1996
26) 伊藤俊一,石田和宏,白土 修:腰痛症の病期別理学療法ガイドライン.理学療法 **19**:

27) Ito T, Shirado O, Fujiwara T, et al：Quantitative and non-invasive evaluation of the ability of trunk muscles to control lumbopelvic postures. —A comparison between normal subjects and patients with chronic low back pain. (In press)
28) 伊藤俊一, 白土　修：腰痛症の運動療法. *MB Med Reha* **12**：42-48, 2001
29) 伊藤俊一, 白土　修, 金田清志, 他：体幹筋力強化訓練に及ぼす頸椎・骨盤位の影響に関する筋電図学的検討. 理学診療　**4**：13-17, 1993
30) 湯浅敦智, 伊藤俊一, 隈元庸夫, 他：椅子座位での体幹伸展運動に関する筋電図学的検討. 北海道理学療法　**24**：23-26, 2007
31) 佐々木裕子, 伊藤俊一, 隈元庸夫, 他：体幹伸展運動が腰部の伸張性と循環動態に及ぼす影響. 北海道理学療法　**24**：27-30, 2007
32) 伊藤俊一, 石田和宏：腰椎椎間関節症に伴う痛みに対する理学療法. 理学療法　**18**：772-778, 2001
33) 伊藤俊一, 石田和宏, 白土　修：腰痛体操再考. 理学療法　**19**：1273-1278, 2002
34) 石田和宏, 伊藤俊一：腰痛症に対する理学療法のキーポイント. 理学療法　**19**：799-805, 2002
35) van Tulder M, Malmivaara A, Esmail R, et al：Exercise therapy for low back pain. —a systematic review within the framework of the cochrane collaboration back reviw group. *Spine* **25**：2784-2796, 2000
36) Licciardone JC, Stoll ST, Fulda KG, et al：Osteopathic manipulative treatment for chronic low back pain：a randomized control trial. *Spine* **28**：1355-1362, 2003
37) Clare HA, Adams R, Maher CG：A systematic review of efficacy of McKenzie therapy for spinal pain. *Aust J Physiother* **50**：209-216, 2004
38) Hides JA, Jull GA, Richardson CA：Long-term effect of specific stabilizing exercises for first-episode low back pain. *Spine* **26**：E 243-E 248, 2001
39) O'Sullivan PB, Phyty GD, Twomey LT, et al：Evaluation of specific stabilizing exercise in the treatment of chronic low back pain with radiologic diagnosis of spondylolysis or spondylolisthesis. *Spine* **22**：2959-2967, 1997
40) Arokoski JP, Valta T, Kankaanpaa M, et al：Activation of lumber paraspinal and abdominal muscles during therapeutic exercises in chronic low back pain patient. *Arch Phys Med Rehabil* **85**：823-832, 2004
41) Sung PS：Multifidi muscle median frequency before and after spinal stabilization exercises. *Arch Phys Med Rehabil* **84**：1313-1318, 2003
42) 日本整形外科学会理学診療委員会：骨関節疾患に対する保存療法（理学療法, 作業療法, 物理療法）の実態調査報告. 日整会誌　**75**：211-241, 2001
43) 菊地臣一（監訳）：成人の急性腰痛―その診断と治療. Excerpta Madica, 1995
44) Hildebrandt J, Ursin H, Mannion AF, et al：(European Guidelines) http://www.backpain europe.org.2004
45) Basler HD, Jakle C, Kroner-Herwig B：Incorporation of cognitive-behavioral treatment into the medical care of chronic low back patients：a controlled randomized study in German pain treatment centers. *Patient Educat Couns* **31**：113-124, 1997

4 運動療法IV—McKenzie法

酒井義人*

◆ Key Questions ◆
1. 慢性腰痛に対するMcKenzie法の効果は
2. 具体的方法は
3. その効果と有用性は

I. はじめに

　腰痛の原因は周知のごとく多彩である．急性腰痛やいわゆる「ぎっくり腰」の原因についても明らかには解明されていない．ましてや，さまざまな要因が経過中において加味・修飾される慢性腰痛においては，その原因を単一のものに起因させることは，現代の脊椎外科診断技術をもってしても困難といわざるをえない．そのような慢性疼痛疾患に対する保存治療をEBM（evidence based medicine）に基づいて行っている施設はほとんどなく，また慢性腰痛に対する種々の治療法をランダム化比較試験（RCT：randomized controlled trial）により評価した報告も多いとはいえないのが現状である．

　本稿では，慢性腰痛患者が治療のために通院すると思われる整形外科病院ならびに診療所において施行可能な運動療法の一つであるMcKenzie法の有用性について，RCTによる自験例を中心に述べる．

II. 腰痛における腰背筋の役割

　脊柱構成要素における腰痛を引き起こす要因として，椎間板・椎間関節・神経根などが重要視されるなか，痛みの原因として筋，筋膜性腰痛にしか起因しえないと考えられるような画像的評価が困難な腰痛にしばしば遭遇する．このような腰痛患者においては，腰背筋の筋力低下や疲労性がみられるという報告は多い[1~3]．一方，腰痛治療として筋力増強や持久力も重要な要素と考えられ[4,5]，U.S. Agency for Health Care Policy and Researchでも急性腰痛の治療において腰背筋の運動療法を推奨している[6]．また，傍脊柱筋の疲労の様子を筋電図で示した報告もある[7,8]．Konnoら[9]は，立位前屈により腰背筋に伸長力が加わり，筋内圧の上昇から筋血流量の減少を招き，筋性腰痛を誘発することを報告した．

　腰痛の原因を筋由来に求めた場合，筋性腰痛はいわゆる腰背筋の一般的な疲労性の痛みに加え，阻血性の痛みがあると考えられる．筆者ら[10,11]もまた腰背筋の血流を近赤外分析法（NIRS：near-infrared reflectance spectroscopy）を用いて，腰痛患者や高齢者では腰椎伸展における酸素化ヘモグロビン（Oxy-Hb）の増

Yoshihito SAKAI/名古屋大学整形外科

加が少ないことを報告した．このように腰背筋血流と腰痛を関連づける研究は多いものの，血流改善が実際に腰痛改善に効果的であったことを明確に示した論文はない．いわゆる筋性腰痛の中には椎間関節や椎間板，脊髄神経といった組織に由来する二次性筋収縮を伴うものが含まれている可能性があり，また近年，心因性腰痛という概念も加わり，一次性の筋性腰痛を臨床的には明確に基準化できず，腰痛の原因を筋由来に限定することは現状では困難である．しかし，腰背筋内圧は立位前屈により上昇するため[9]，実際の臨床において神経症状を有さず，また単純X線上で椎間板，椎間関節，アライメントになんら異常を認めず，腰椎前屈時に腰痛が再現される腰痛患者においては，腰背筋血流が有意に正常者より低いことが示されている[11]．よって，立位前屈で腰痛が再現されれば，ある程度筋性腰痛の要素が含まれていると考えてよいであろう．

III．筋性腰痛に対するMcKenzie法の効果は

1970年代にMcKenzieは腰痛に対する新しいアプローチとしての運動療法を報告した[12]．その基本となる原理は，脊椎の痛みは線維輪に対する髄核の相対的位置にあるとしている．すなわち，姿勢や変形により髄核周囲の環境変化や軟部組織の機械的変形，さらには持続的な生活様式や職業的習慣などにおける腰椎屈曲により髄核が後方に移動しやすい状態が腰痛の原因と考え，髄核中心に痛みの理論が展開されている．これは腰椎屈曲による腰椎前弯減少で髄核が前方から後方へ，腰椎伸展による腰椎前弯増加で後方から前方へ移動するという報告から[13]，髄核の後方移動により痛み感受性のある腰椎後方要素の圧力が増加し，flat backでは前弯が減少し椎間板の保護機能が働かないため，通常の前弯を有する人より腰痛になりやすい[14]とする理論に基づくと考えられる．McKenzie法の改訂版においては，関節のderangementと表現されているものの[15]，初期においては椎間板ヘルニアを整復する方法としてMcKenzie法が紹介されていた．むろん，今日すべての腰痛がこの原則で説明されうるものではないが，McKenzieの提唱した運動療法は，主に腰椎伸展による徒手的手法で，姿勢指導や患者教育の観点から腰痛再発予防としても広く用いられ[16]，その手法の腰痛治療における有効性については種々の報告により広く支持されている[17~22]．一方，RCTによる急性腰痛に対するMcKenzie法の評価は近年散見され，その有効性はある程度示されているものの[23~25]，慢性腰痛に対しては，1991年にElnaggarら[26]がextension exercise（伸展訓練）はflexion exercise（屈曲訓練）よりも痛みに対して有効であったと述べ，2002年にはPetersenら[27]が2カ月時ではMcKenzie法は従来の筋力増強法と比較し良好であったが，最終的には効果には差がなかったと述べており，このほかではRCT以外の報告はみあたらない．近年のMachadoら[28]のRCTのmeta-analysisでも，急性腰痛に対しては臨床的には十分な効果とはいえないが，他のpassive therapyよりは有効であると結論づけたものの，慢性腰痛についてはevidenceが少ないと述べている．EBMとして慢性腰痛に対するMcKenzie法が有効であるとするには根拠が現状ではないといえる．

IV．方　法

1．患者選択

整形外科外来を受診した，6カ月以上持続する下肢症状を有しない男性の慢性腰痛患者65例に対し，McKenzie講習会に参加した理学療法士1名の指導のもとランダムに週1回のMcKenzie法を行った群と，McKenzie法は行わずに自宅で筋ストレッチ運動を腰痛体操パン

フレットをもとに外来で指導のみ行った無治療群の2群に分けた．follow-up率は2週時で90.8%（未受診6例），4週時で76.9%（未受診7例，他の治療法を選択2例）であり，最終的に4週までfollow-up可能であった50例（A群25例，B群25例）を評価対象とした．平均年齢はMcKenzie法群45.1±12.4歳，無治療群43.1±14.2歳，罹病期間はMcKenzie法群25.3±17.6カ月，無治療群17.0±17.8カ月，身長はMcKenzie法群168.4±6.9 cm，無治療群167.4±5.2 cm，体重はMcKenzie法群63.9±5.6 kg，無治療群60.3±6.5 kgと両群間で差を認めなかった．腰痛は傍脊柱筋に圧痛または自発痛のあるものとし，久野木[29]の提唱する腰椎屈曲で増強する前屈障害型腰痛を対象とした．脊椎手術歴や他院における腰痛治療歴のあるもの，腹臥位保持不能者，腰椎X線像上で骨折，分離・すべり症，後弯・側弯変形，腫瘍，感染，Nathan分類grade 2以上の骨棘形成を有するものは除外した．両群とも処方は湿布のみとし，消炎鎮痛剤や抗炎症剤は原則として投与せず，温熱・電気療法などの物理療法も行わなかった．

2．治療期間の設定

治療期間の設定は，RCTを行う前に別の整形外科診療所で行ったアンケート調査をもとに行った．調査の内容は，腰痛のためリハビリ通院中の患者に対し，「半年以上腰痛でお悩みの場合，リハビリ治療をどれくらいの期間通院をして効果がなければ別の治療をお考えになりますか？」というもので，18～60歳の腰痛患者50名（男性24名，女性26名，平均年齢46.42±16.96歳）に無記名で調査したところ，5.02±3.41週（1～12週）という結果であった．すなわち，慢性腰痛患者自身は整形外科通院治療において，1カ月程度での効果を期待していることがわかる．また長期間での保存治療の効果判定は，ことに慢性疼痛においては治療継続の問題や他の環境因子の介入などで正確な評価は困難である．これらのことを考慮しMcKenzie法の効果判定期間を4週間とした．

3．具体的方法

McKenzie法においては，腹臥位での伸展運動が最も重要で，症状を緩和させる肢位であるため，両肘を下に置いて上半身を起こす腹臥位パピーポジションのとれない患者は対象外とした．この点では，急性腰痛と違い慢性腰痛ではコンプライアンスが高く，ほぼ全例で施行可能であった．原則として伸展運動を静的・動的運動で行った．静的運動として，5分間パピーポジションをとり腰部伸展位リラックス状態とした後（図1a），枕を用いて持続的伸展位保持を5分間行う（図1b）．次に，動的運動として患者自身によるoverpressure，すなわち両肘を最大伸展した状態で上半身を起こし腰部最大伸展位を獲得した状態を10回繰り返す（図1c）．最後に理学療法士によるoverpressureを加えた腹臥位伸展運動を行う（図1d）．この際，患者が伸展運動を行っている最中は同じ強さの負荷を持続的に加える．この手技で痛みが強まるのであればdysfunctionの可能性があり中断する．通院による指導・治療は，週1回4週間行い，ホームプログラムとして理学療法士によるoverpressure以外を患者自身で毎日行わせる．

4．疼痛評価

McKenzie法直後に痛みの軽減またはcentralization（中心化）を認めたものは，25例中20例（80%）であった．McKenzie法による疼痛改善については，visual analogue scale（VAS；0～100），faces pain rating scale（0～20），日本整形外科学会腰痛判定基準（JOAスコア；全体0～29点，腰痛0～3点），SF-36における8サブスケールで施行前，2週後，4週後で評価した．

初診時のJOAスコア，VAS，faces pain rating scale，SF-36の8サブスケールすべてにお

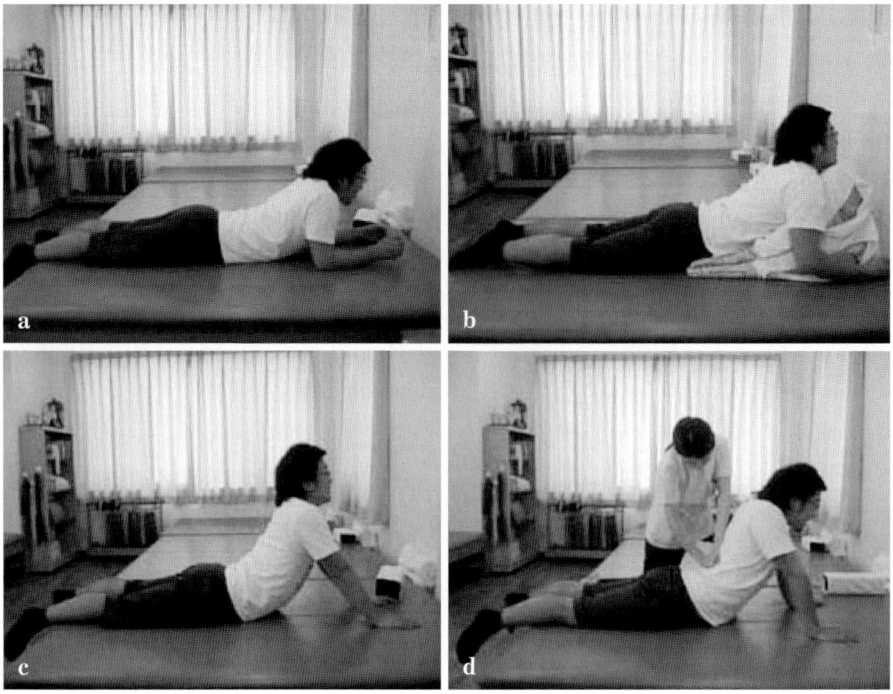

図1 McKenzie療法の実際
a．パピーポジション．両肘を肩の下に置き上半身を起こす
b．持続的伸展位保持．台を使用しての他動的伸展
c．腹臥位での伸展．手掌を下に向け置く
d．理学療法士による負荷を加えた伸展．derangementであれば，この手技の後に症状は軽快またはcentralizationする

いて両群間で有意差は認められなかった．また，X線像におけるL1～S1前弯角（Cobb角）はMcKenzie法群32.8±3.7°，無治療群36.5±3.6°，仙骨傾斜角はMcKenzie法群27.5±3.8°，無治療群30.4±5.5°と有意差を認めなかった．1日当たりの喫煙本数もMcKenzie法群5.6±10.2本，無治療群9.2±10.1本と差を認めなかった．4週後におけるJOAスコア改善率は，全体でMcKenzie法群56.5±32.0％，無治療群51.4±33.2％，腰痛（3点満点）でMcKenzie法群37.2±39.5％，無治療群31.4±37.2％と有意差は認めなかったが，4週後のVASでは有意にMcKenzie法群で改善を認めた（$p<0.05$）．faces pain rating scaleにおいては2週，4週後においても両群間で差は認められなかった．治療前後でのSF-36では，4週時に体の痛みにおいてMcKenzie法群で改善を認めたが統計学的有意差は認めなかった（表1）．

5．NIRSによる腰背筋血流の評価

腰椎伸展により腰背筋においてOxy-Hbは上昇し，屈曲において減少する[10,11]．また，脱酸化ヘモグロビン（Deoxy-Hb）は腰椎屈曲により減少する（図2）．運動中の変化は腰椎伸展中のOxy-Hbが最も顕著であり，また腰痛患者では有意に腰椎伸展中のOxy-Hbの増加が少ないことから，これが筋性腰痛の指標になりうると考えている．NIRSのパラメーターでは，腰椎伸展中のOxy-Hbの増加は認めるものの2群間で有意な差とはならず，またDeoxy-Hb，組織酸素化率（SdO_2），いずれも2群間の治療前後で有意差を認めなかった（図3～5）．

表 1 初診時，2 週後，4 週後の各疼痛評価

		初診時		2 週後		4 週後	
		McKenzie 法群	無治療群	McKenzie 法群	無治療群	McKenzie 法群	無治療群
JOA スコア	（全体 29 点）	21.3±4.6	19.6±4.8	23.5±3.2	22.7±3.8	26.0±2.6	24.6±3.0
	（腰痛 3 点）	1.3±0.7	1.2±0.6	1.5±0.4	1.3±0.5	2.0±0.6	1.8±0.7
VAS スケール（0〜100）		45.0±18.7	46.7±27.2	39.5±16.3	40.2±24.4	13.9±15.1*	
		28.4±25.4*					
faces pain rating scale(0〜20)		8.6±3.9	8.1±5.2	9.8±4.2	9.7±5.1	13.5±5.6	13.4±4.6
SF-36	PF	83.8±19.5	83.1±15.7	83.5±10.3	83.1±12.5	91.9±7.9	88.1±13.4
	RP	86.1±22.4	88.9±13.0	85.8±19.5	87.8±18.4	85.6±18.4	83.2±26.4
	BP	48.7±18.7	52.3±20.7	49.8±19.2	52.9±18.8	59.8±23.5	56.3±17.2
	GH	55.5±14.9	59.5±16.6	56.1±14.8	59.4±14.5	61.1±16.2	59.6±12.2
	VT	61.6±16.4	58.5±25.2	62.5±16.2	59.7±20.1	66.4±17.7	61.7±19.2
	SF	89.4±14.9	92.6±10.0	88.9±13.5	91.4±11.1	87.9±14.8	89.1±15.1
	RE	87.1±20.7	85.8±21.6	87.0±19.7	85.4±20.1	88.1±20.0	83.9±24.2
	MH	72.9±18.3	68.2±21.5	73.3±16.3	69.3±19.7	74.8±17.6	71.4±23.6

$*p<0.05$

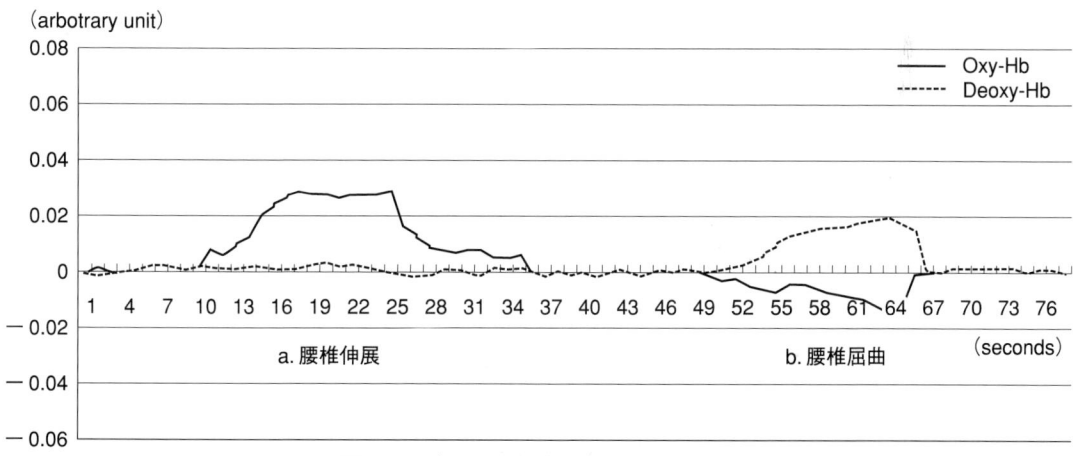

図 2 腰痛のない健常者の NIRS の波形

立位で腰椎伸展すると Oxy-Hb は増加し，屈曲すると減少する．Deoxy-Hb は腰椎伸展であまり変化は認めず，屈曲で増加する．運動中の変化は腰椎伸展中の Oxy-Hb が最も顕著である

McKenzie 法の効果がみられず 4 週以内に別の治療法を求めた患者は 2 例みられたが，疼痛の増悪など合併症により中断となった症例はなかった．

V. RCT から検証した McKenzie 法の効果と持続性

筋性慢性腰痛を対象とした RCT の結果では，McKenzie 法の効果は 4 週の時点で VAS においては効果があったといえる．これは，Petersen ら[27]の慢性腰痛に対する McKenzie 法が短期では効果的であったが，長期的には筋力増強運動と同等であったとする RCT の結果を支持するものである．

McKenzie 法の治療原則は，腰椎他動的伸展運動による髄核の後方移動を主体としているものの，腰痛改善の機序としての腰椎生理的前弯の維持という点でも重要視すべきである．この運動療法を青壮年に多い前屈障害型腰痛に適応

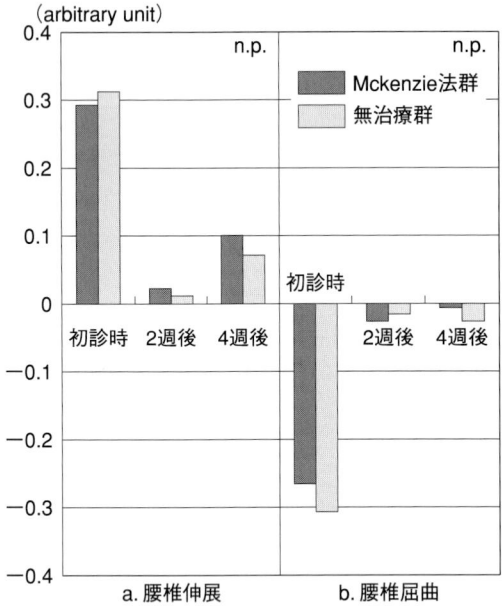

図 3 腰椎伸展および屈曲中の Oxy-Hb 相対変化度
初診時は腰椎伸展および屈曲中における立位安静時に対する Oxy-Hb の相対変化量を，2 週および 4 週後では初診時との変化量の差を示す

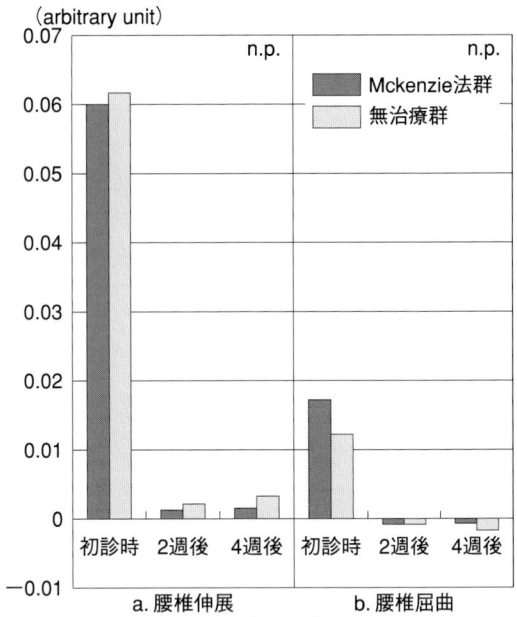

図 4 腰椎伸展および屈曲中の Deoxy-Hb 相対変化度
初診時は腰椎伸展および屈曲中における立位安静時に対する Deoxy-Hb の相対変化量を，2 週および 4 週後では初診時との変化量の差を示す

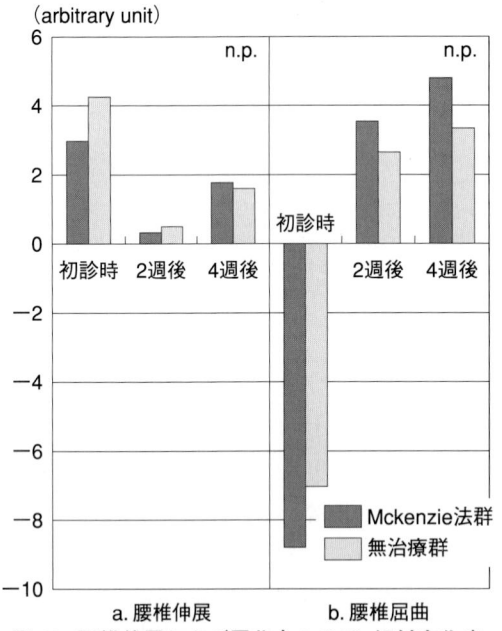

図 5 腰椎伸展および屈曲中の SdO_2 相対変化度
初診時は腰椎伸展および屈曲中における立位安静時に対する SdO_2 の相対変化量を，2 週および 4 週後では初診時との変化量の差を示す

することは，理にかなったことであろう．腰椎前屈により腰痛が生じることは，腰背筋血流の観点から考えれば当然のことであり，一次的な原因が筋性以外のものも含め，このような腰痛患者では疼痛発現において筋性要素が少なからず存在していると考えられる．慢性腰痛患者において腰椎伸展での Oxy-Hb の上昇が少ない理由として，慢性的な筋血流減少により運動，すなわち腰椎伸展時における O_2 extraction の増加に対応する筋パフォーマンスが低下していることが考えられる．もし，慢性腰痛の痛みの大部分が筋性要素であれば，運動療法による痛みの改善に並行して血流改善が得られているであろう．血流改善において有意な差が得られなかった理由として，臨床症状と X 線像から診断した筋性腰痛には限界があることと，慢性期における腰痛の他の要素による修飾があげられる．

このように慢性腰痛に対する McKenzie 法

の効果は，腰背筋血流の観点からは理論的には有効と考えられるが，無視できない問題として患者のケアに対する満足度の問題があげられる．実際，カイロプラクティック治療（chiropractic care）は医療（medical care）よりも患者満足度が高いとする報告は多く[23,30~33]，患者と治療者の間のコミュニケーションと十分な説明により満足を与えることができると考えられる[34~36]．また腰痛患者の治療において，短期間での痛み改善は4週における満足度で予測可能であったとするRCTでの報告もある[31]．

4週間での評価を重要視した背景には，このような事実に加え，腰痛患者をはじめ整形外科疾患を有する患者が接骨院やカイロプラクティック治療によるケアを求め，整形外科診療における患者離れ現象に危機感をもたざるを得ないことにほかならない．整形外科医が腰痛を保存的に治療する際には，ある程度短期間で結果を出すことが求められているといえよう．そういった観点ではMcKenzie法をはじめとした運動療法を慢性腰痛患者に適応することは，治療継続の意義からも有用と考えられる．

文献

1) Mayer TG, Smith SS, Keeley J, et al：Quantification of lumbar function. Part II：Sagittal plane trunk strength in chronic low-back pain patients. *Spine* **10**：765-772, 1985
2) Cassisi JE, Robinson ME, O'Conner P, et al：Trunk strength and lumbar paraspinal muscle activity during isometric exercise in chronic low-back pain patients and controls. *Spine* **18**：245-251, 1993
3) Kumar S, Dufresne RM, Van Schoor T：Human trunk strength profile in flexion and extension. *Spine* **20**：160-168, 1995
4) Rish SV, Norvell NK, Pollock ML, et al：Lumbar strengthening in chronic low back pain patients. Physiologic and psychological benefits. *Spine* **18**：232-238, 1993
5) Suzuki N, Endo S：A quantitative study of trunk muscle strength and fatigability in the low-back-pain syndrome. *Spine* **8**：69-74, 1983
6) U. S. Department of Health and Human Services：Clinical practice guideline no. 14：acute low back problems in adults. Public Health Service, Rockville, 1994
7) Herman KM, Barnes WS：Effects of eccentric exercise on trunk extensor torque and lumbar paraspinal EMG. *Med Sci Sports Exerc* **33**：971-977, 2001
8) Robinson ME, Cassisi JE, O'Conner P, et al：Lumbar iEMG during isotonic exercise：chronic low back pain patients versus controls. *J Spinal Disord* **5**：8-15, 1992
9) Konno S, Kikuchi S, Nagaosa Y：The relationship between intramuscular pressure of the paraspinal muscles and low back pain. *Spine* **19**：2186-2189, 1994
10) 酒井義人，松山幸弘，後藤 学，他：近赤外酸素代謝モニターを用いた腰背筋の評価．臨整外 **39**：141-146, 2004
11) Sakai Y, Matsuyama Y, Ishiguro N：Intramuscular oxygenation of exercising trunk muscle in elderly persons *J Lumbar Spine Disord* **11**：148-156, 2005
12) McKenzie R：The lumbar spine：Mechanical diagnosis and therapy. Spinal Publications, New Zealand, 1981
13) Shah J, Hampson W, Jayson M：The distribution of surface strain in the cadaveric lumbar spine. *J Bone Joint Surg Br* **60**：246-251, 1978
14) Cyriax J：Textbook of Orthopaedic Medicine, Vol 1, Ed 7. Bailliere Tindall-Cassell Ltd, London, 1979
15) McKenzie R, Stephan M：The Lumbar Spine Mechanical Diagnosis and Therapy. Spinal Publications, New Zealand, 2003, pp 121-179
16) McKenzie RA：Prophylaxis in recurrent low back pain. *NZ Med J* **89**：22-23, 1979
17) Battie MC, Cherkin DC, Dunn R, et al：Managing low back pain：attitudes and treatment preferences of physical therapists. *Phys Ther* **74**：219-226, 1994
18) Donelson R, Aprill CN, Medcalf R, et al：A prospective study of centralization of lumbar and referred pain：A predictor of symptomatic discs and anular competence. *Spine* **22**：1115-1122, 1997
19) Foster NE, Thompson KA, Baxter GD, et al：Management of nonspecific low back pain by physiotherapists in Britain and Ireland. A descriptive questionnaire of current clinical practice. *Spine* **24**：1332-1342, 1999
20) Nwuga G, Nwuga V：Relative therapeutic efficacy of the Williams and McKenzie

protocols in back pain management. *Physiotherapy Practice* **1**:99-105, 1985
21) Ponte DJ, Jensen GJ, Kent BE: A preliminary report of the use of the McKenzie protocol versus Williams protocol in the treatment of low back pain. *J Orthop Sports Phys* **6**:130-139, 1984
22) Skikic EM, Squad T: The effects of McKenzie exercises for patients with low back pain, our experience. *Bosn J Basic Med Sci* **3**:70-75, 2003
23) Cherkin DC, Deyo RA, Battie M, et al: A comparison of physical therapy, chiropractic manipulation, and provision of an educational booklet for the treatment of patients with low back pain. *N Engl J Med* **339**:1021-1029, 1998
24) Schenk RJ, Jozefczyk C, Kopf A: A randomized trial comparing interventions in patients with lumbar posterior derangement. *J Man Manipulative Ther* **11**:95-102, 2003
25) Stankovic R, Johnell O: Conservative treatment of acute low-back pain. A prospective randomized trial: McKenzie method of treatment versus patient education in "mini back school". *Spine* **15**:120-123, 1990
26) Elnaggar IM, Nordin M, Sheikhzadeh A, et al: Effects of spinal flexion and extension exercises on low back pain and spinal mobility in chronic mechanical low-back pain patients. *Spine* **16**:967-972, 1991
27) Petersen T, Kryger P, Ekdahl C, et al: The effect of McKenzie therapy as compared with that of intensive strengthening training for the treatment of patients with subacute or chronic low back pain: A randomized controlled trial. *Spine* **27**:1702-1709, 2002
28) Machado LAC, de Souza MS, Ferreira PH, et al: The McKenzie method for low back pain. A systematic review of the literature with a meta-analysis approach. *Spine* **31**:254-262, 2006
29) 久野木順一:慢性腰痛症.リウマチ科 **24**:82-88, 2000
30) Meade TW, Dyer S, Browne W, et al: Randomized comparison of chiropractic and hospital outpatient management for low back pain: results from extended follow up. *BMJ* **311**:349-351, 1995
31) Carey TS, Garrett J, Jackman A, et al: The outcomes and costs of care for acute low back pain among patients seen by primary care practitioners, chiropractors, and orthopedic surgeons. *N Engl J Med* **333**:913-917, 1995
32) Hertzman-Miller RP, Morqenstern H, Hurtwitz EL, et al: Comparing the satisfaction of low-back pain patients randomized to receive medical or chiropractic care: results from the UCLA low-back pain study. *Am J Public Health* **92**:1628-1633, 2002
33) Hurtwitz EL, Morgenstern H, Yu F: Satisfaction as a predictor of clinical outcomes among chiropractic and medical patients enrolled in the UCLA low back pain study. *Spine* **30**:2121-2128, 2005
34) Deyo RA, Diehl AK: Patient satisfaction with medical care for low-back pain. *Spine* **11**:28-30, 198
35) Bush T, Cherkin D, Barlow W: The impact of physician attitudes on patient satisfaction with care for low back pain. *Arch Fam Med* **2**:301-305, 1993
36) Kaplan SH, Greenfield S, Ware JE Jr: Assessing the effects of physician-patient interactions on the outcomes of chronic disease. *Med Care* **27**(Suppl):110-127, 1989

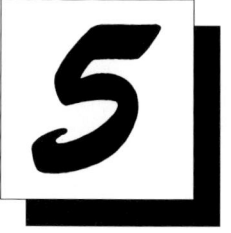

5 運動療法V―スリングセラピー

藤本修二* 赤川精彦**

◆ Key Questions ◆
1. 慢性腰痛に対するスリングセラピーの効果は
2. 具体的方法は
3. その効果と有用性は

I. はじめに

 慢性腰痛に対する理学療法の効果についての文献は，非常に多く報告されている．しかし，明確な治療方針はいまだ不明瞭である．原因は，慢性化することによる心理・社会的な要素が加わること，腰痛を一つのカテゴリーとして扱っており，サブグループ分けが十分ではないことなどが，要因として考えられてきた．最近，これらのことを考慮して，画像上顕著な所見がなく，下肢の脱落所見を伴わない非特異的腰痛のみを対象に，無作為に安定化運動とマニピュレーション（manipulation）を施行した結果を，回顧的に検討する報告も多い．その結果，安定化運動が有効であった症例では不安定性を有し，マニピュレーションが有効な症例は過少運動例が多かったことが立証されている．

 これらのことを基本に，われわれは過少運動分節を有する腰痛症例，特に脊柱管狭窄症に対しては椎間孔の開大と筋緊張の緩和が重要と考えた．そのためCottrellらが提唱し，わが国において

---
* Syuji FUJIMOTO／天生堂医院リハビリテーション科
** Tadahiko AKAGAWA／姫野病院リハビリテーション部

おいても吉田らが臨床的に良好な報告をしている90-90ハンギング法をスリングを用いて行うことで，臨床的に下肢筋力や間欠性跛行に有意な改善が認められている．

 一方，椎体間の不安定性を有する症例に対しては，分節間の安定性に寄与する多裂筋と腹横筋の再教育，それと姿勢指導を行っている．また，腹横筋の運動感覚が得られた後，疼痛により反射抑制が生じている表層筋群の運動単位の活動を最大限に活用する目的でMNR（maximizing neuromuscular recruitment）法を用い，疼痛の軽減と可動性の有意な改善を経験している．

 本稿では，スリングを用いて90-90ハンギング法による椎間孔の開大の測定結果と筋緊張の変化について，またMNR法に関しては実際の治療方法を呈示して，治療前後での症例の変化を供覧する．

II. 90-90ハンギング法

 股関節，膝関節90°屈曲位での骨盤ハンギング法はCottrellらが提唱し，わが国においては吉田らがその効果を急性腰痛患者の腰椎X線前後像で検討し，椎体間の側屈と骨盤傾斜の改

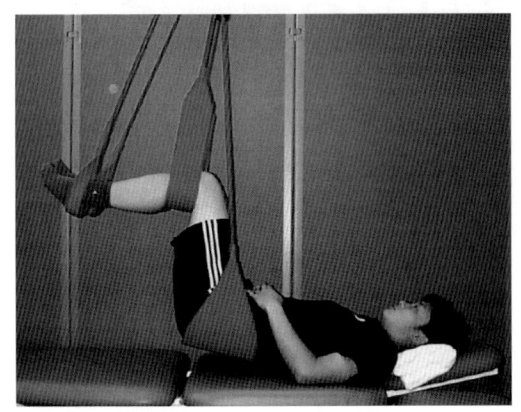

図1　90-90ハンギング法

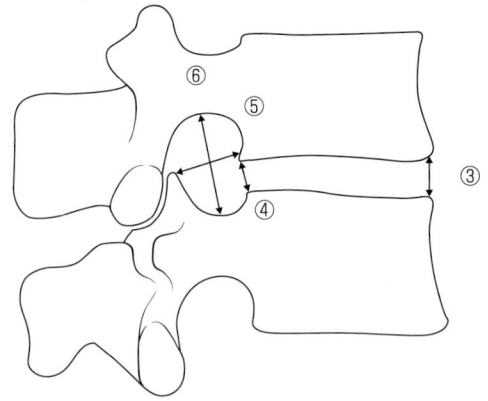

図2　X線側面像での測定項目
FCR処理した画像から以下の項目を測定した．③椎体間前縁距離，④椎体間後縁距離，⑤椎間孔前後径，⑥椎間孔上下径

善を報告している．作用機序は，腰椎前弯の減少，リラクセーションによる腰椎後方の椎間関節離開と復位としている．

1．対象および方法

対象は正常例（コントロール群）が健常男性3例，年齢は21歳，31歳，40歳．疾患例は，90-90ハンギング法時に症状の軽減を認めた35歳男性1例，左L5～S1間の椎間板ヘルニアの症例とした．

90-90ハンギング法は，セラピーマスターを用い，吉田らの方法と同様の肢位とするため，ハンギングポイントをL5～S1間，スリングポイントを骨盤帯，下腿近位，踵部とし，L1棘突起が離床するまでハンギングした（図1）．

X線撮影は，腰仙椎側面像を以下の4回行った．①ベッド上背臥位で，股関節，膝関節90°屈曲肢位のハンギング前の状態．②ハンギング直後．③ハンギング15分後．④ハンギング終了直後の股関節，膝関節90°屈曲肢位．

疾患例では腰仙椎前後像の撮影と，ハンギング前後で体幹前屈時における脊柱起立筋群の表面筋電の計測も加えて行った．

得られたX線側面像から，以下の項目を計測し正常例（コントロール群）と疾患例で検討した．①L1椎体上面と仙骨上面のなす腰椎前弯角．②水平面と仙骨上面のなす仙骨上面傾斜角．③椎体間前方部の前下縁と前上縁の椎体間前縁距離．④椎体間後方部の後下縁と後上縁の椎体間後縁距離．⑤椎間孔前後径．⑥椎間孔上下径．

以上の計測結果を，正常例は平均値を求め，③～⑥の椎体間前縁距離，椎体間後縁距離，椎間孔前後径，椎間孔上下径は，ハンギング前の計測値を基準とし，変化率をパーセンテージで算出した（図2）．

2．結　果

1）正常例（コントロール群）

a．腰椎前弯角，仙骨上面傾斜角（図3）

ハンギング前がそれぞれ25°，22°であったが，ハンギング直後から減少し，15分後は前弯角10°，上面傾斜角8°であった．ハンギング終了後はともに増加を認めたが，ハンギング前より減少していた．

b．椎体間前縁距離（図4）

ハンギング直後，全椎体間で減少したが，15分後はL2～5でハンギング前と同様，L5～S1では増加した．終了後はL1～2を除き，ハンギング前と同様か増加を認めた．

図3 腰椎前弯角, 仙骨上面傾斜角
※はp<0.05を示す

図4 椎体間前縁距離
ハンギング前を100として％で表示

図5 椎体間後縁距離
ハンギング前を100として％表示. ※はp<0.05での有意差を示す

図6 椎間孔前後径
ハンギング前を100として％表示. ※はp<0.05での有意差を示す

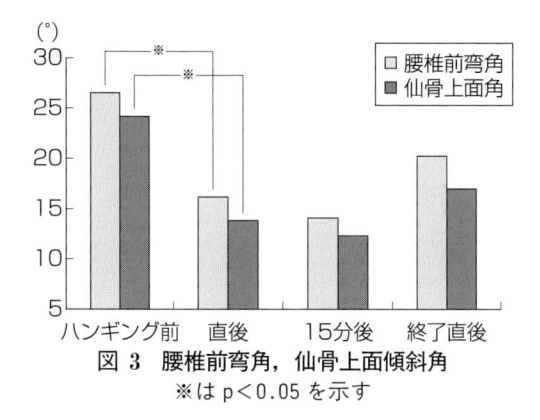

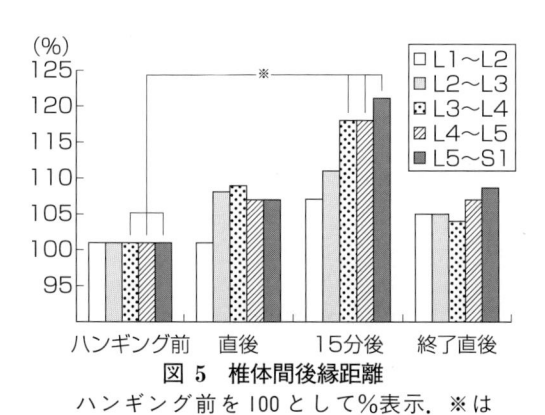

c. 椎体間後縁距離（図5）

ハンギング直後からL1～2を除き増加し，15分後は，L1～2が114％，L2～3が119％，L3～5が117％，L5～S1が120％と増加した．ハンギング終了後は，減少したが，L5～S1は118％であった．

d. 椎間孔前後径（図6）

直後から増加し，15分後はL2～3より下位の椎間孔では10％以上拡大した．終了後は減少したが，ハンギング前より拡大していた．

e. 椎間孔上下径（図7）

ハンギング直後L5～S1以外は増加し，15分後はL3～4より下位の椎間孔で10％以上拡大した．終了後，上下径は減少したがハンギング前より若干拡大していた．

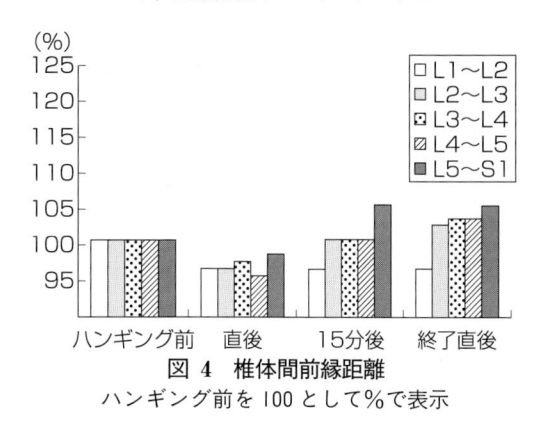

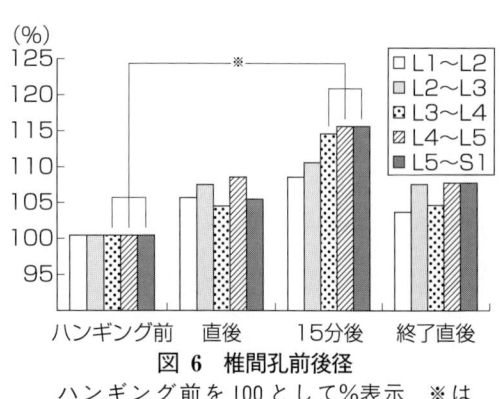

2）疾患例

疾患例は35歳男性1例，診断名が左L5～S1の椎間板ヘルニアで，X線前後像で腰椎の右側屈，側面像でL4～5に不安定性を認めた．MRIでのヘルニアの分類は，矢状断像でmigration type，横断像でparacentral typeであった．主訴は左（臀）部痛と下肢痛で，ラゼーグ徴候は陽性，明らかな神経脱落徴候を認めた．

a. X線側面像の変化

正常例とほぼ同様の変化率で，ハンギング15分後に，下位腰椎の椎間孔上下径，椎間孔前後径に約10％の拡大を認めた．

b. 腰椎アライメント変化

ハンギング前後の腰椎X線前後像で，ハンギング後に腰椎右側屈の改善を認めた．またハンギング前，コブ法にて9°であった側屈角度が，

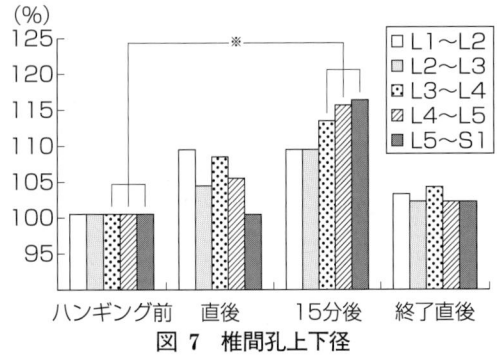

図7 椎間孔上下径
ハンギング前を100として％表示．※はp＜0.05での有意差を示す

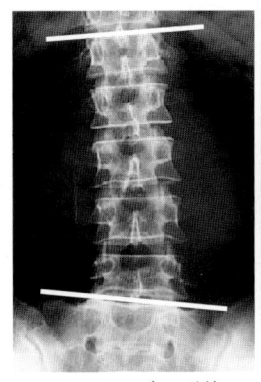

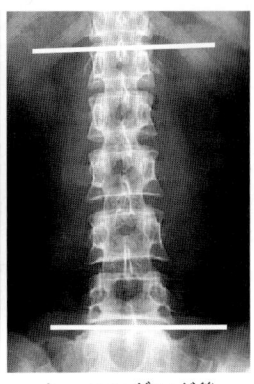

図8 腰椎アライメント変化1
a．ハンギング前　b．ハンギング後
明らかにハンギング後，側弯が改善しているのが確認できる

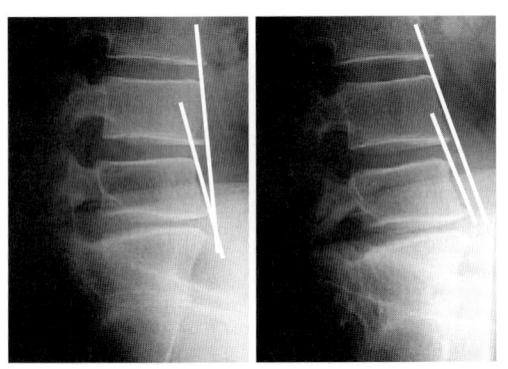

図9 腰椎アライメント変化2
a．ハンギング前　b．ハンギング後
明らかにハンギング後，L4〜5の角化が改善しているのが確認できる

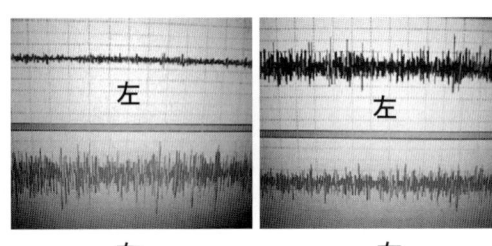

図10 脊柱起立筋活動の変化
a．ハンギング前　b．ハンギング後
立位で体幹前屈時の活動性の変化である．明らかに左右差が改善しているのが認められる

ハンギング後3°へと改善した（図8）．

側面像でもL4〜5の改善を認め，ハンギング前にみられた，L5椎体の傾斜，背側への偏移がハンギング後減少した（図9）．

c．筋電図変化（図10）

体幹前屈時における脊柱起立筋群の筋電図で，ハンギング前に認められた筋活動の左右非対称性が，ハンギング後に顕著に改善した．

3．90-90ハンギング法の効果

90-90ハンギング法の効果は，重力除去，腰椎前弯の減少，さらにはリラクセーションが筋群の緊張緩和に大きく作用し，腰椎後方部の離開，椎間関節の復位をもたらすと考えられる．また，ハンギング時に椎体間前縁距離，椎体間後縁距離がともに増加することから椎間板内圧が若干陰圧下することが推察され，筋活動の改善は，疼痛の軽減と椎間関節の復位，椎間板内圧減少の作用によるものと考える．

以上の効果から，90-90ハンギング法は保存療法に抵抗を示す下位腰椎の脊柱管狭窄症，椎間板ヘルニアなど，多くの疾患に適応できると考えるが，疾患別にハンギングポイント，スリングポイントの検討が必要であると考える．

III．MNR法の実際

MNR法の基本原理は，疼痛により筋活動の抑制が生じている筋に対して，不安定化の状態で反射的に活動する運動単位を増やすことを目

的としている．この際に最も留意すべき事項は，決して疼痛を誘発させず，最大限の負荷をかけることである．

1．方　法

1）中間位制御運動（図11）

膝立て位で前腕部にスリングを通す．腹横筋と多裂筋収縮を意識させ，体幹を中間位に維持しながら，ゆっくり前傾させ，約10秒間保持させる．

2）後部斜方向安定化運動（図12）

後部靱帯系理論を基本に，広背筋と大殿筋の協同収縮を促通する．

a．設定方法

① 骨盤帯を弾力性のあるロープで保護する．
② 両大腿部の下に腰部用パッドを敷く．
③ 両手で頭部側のベッド端を把持する．

b．指導方法

① 腹横筋収縮．
② 肩関節伸展（90°屈曲程度）．
③ 臀部を挙上させ，7秒間保持する．

疼痛がないようであれば，骨盤帯保護用のロープを緩める．段階的に片側下肢のみで臀部を挙上，さらに挙上下肢の外転運動へと進める．

3）側方安定化運動（図13）

体幹側方の安定化を目的に中殿筋，外腹斜筋の協同収縮を促通する．

a．設定方法

① 骨盤帯を弾力性のあるロープで保護する．
② 両大腿部の下に腰部用パッドを敷く．この時，股関節は伸展位をとらせる．

b．指導方法

① 腹横筋収縮．
② 骨盤を挙上させ，約7秒間保持する．

疼痛がないようであれば，骨盤帯保護用の

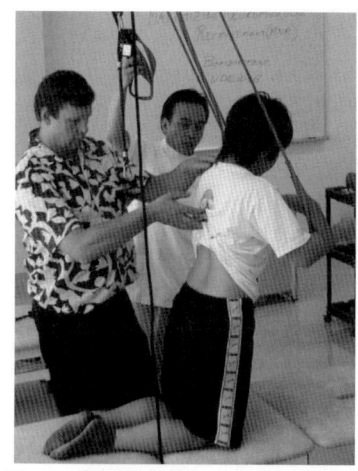

図11　腰部骨盤帯の中間位制御運動

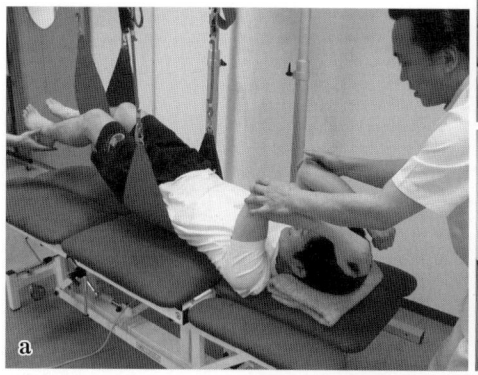

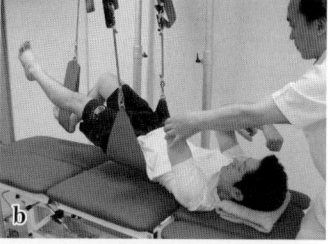

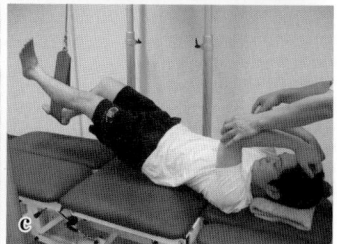

図12　後部斜方向安定化運動
　a．骨盤保護下で，下腿部を用いての臀部挙上運動
　b．骨盤保護下で，足部を用いての臀部挙上運動
　c．骨盤保護をなくし，足部を用いての臀部挙上運動

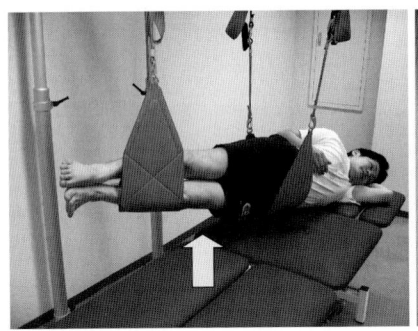

a．骨盤帯保護下で，両側下肢を用いて骨盤挙上運動

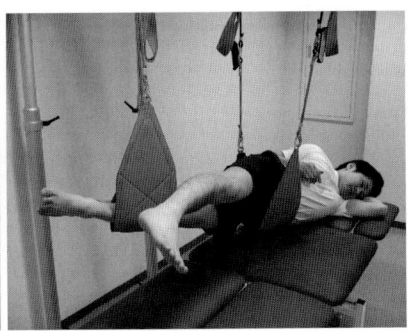

b．骨盤帯保護下で，片側下肢を用いて骨盤挙上運動

図 13　側方安定化運動

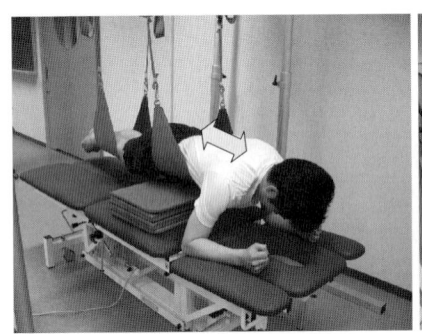

a．骨盤帯保護下で両側下肢を用いて腹部を挙上させ，頭尾側方向への運動

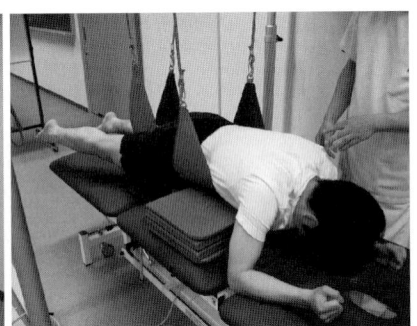

b．骨盤帯保護下で片側下肢を用いて腹部を挙上させ，頭尾側方向への運動

図 14　前部斜方向安定化運動

ロープを緩め，段階的に片側下肢のみで臀部を挙上させる．

4）前部斜方向安定化運動（図 14）

腹筋群と大腿前面筋群の協同収縮を促通する．

　a．設定方法

①腰椎を過剰伸展しないように腹部下にパッドを敷く．
②骨盤帯を弾力性のあるロープで保護する．
③両大腿部の下に腰部用パッドを敷く．

　b．指導方法

①腹横筋収縮．
②肩甲骨を寄せながら，腹部を挙上させ，約7秒間保持する．

疼痛がないようであれば，骨盤帯保護用ロープを緩め，体幹を尾側へ下げ保持する．段階的に片側下肢のみで腹部を挙上，さらに挙上下肢の外転運動へと進める．

2．結果─体幹前屈時の腰椎可動性の変化

図 15 でわかるように，MNR 法の施行前後では明らかな可動性の改善が認められた．

3．MNR 法の効果

MNR 法の効果は，疼痛により筋活動の抑制が生じている筋に対して，不安定化の状態で反射的に活動する運動単位を増やすことである．この時，重要になるのは疼痛を発生させない最大限の負荷を与えることである．

正常であれば，体幹の動きを他動的システムである靱帯や線維輪に存在する固有受容器が認知する．その感覚信号が一次性求心性ニューロ

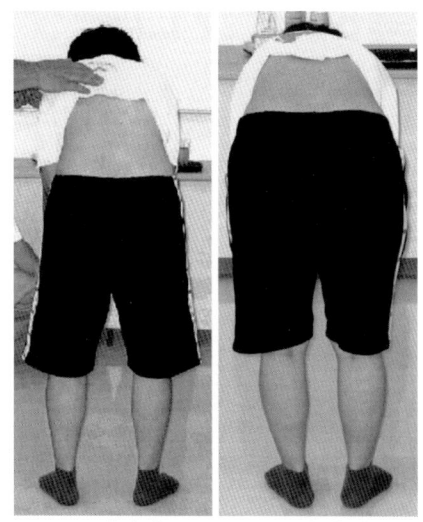

a．治療前　　b．治療後
図15　MNR法前後の前屈運動
明らかに可動域が改善しているのが確認できる

ンを介して，脊髄後根から中枢神経系に伝達され，その刺激に応答するべき筋反応情報を指示する．その情報は脊柱において，多裂筋や腹横筋のプレアクティビティー（preactivity）を生じさせることで胸腰筋膜を緊張させ，脊柱のアライメントを維持・安定化させることができる．

傷害や関節の変性により，安定化筋の機能不全が生じることは周知の事実である．その結果，ニュートラルゾーンが増大して脊柱の不安定性が生じ，不意な外乱時に障害が生じる危険性が高くなる．このことを踏まえてMNR法施行時には，まずインナーユニット（inner unit）の再教育を行わなければならない．

IV．おわりに

慢性腰痛に対する理学療法の治療方針は，いまだ不明瞭のままである．治療方針を明確にするためには，的確に患者の状態を把握することが重要になる．

つまり，腰痛という病名で治療方針を決定するのではなく，患者の病態に合わせて治療方針を考え，適切な治療を行わなければならない．今回紹介した90-90ハンギング法は，下位腰椎の椎間板ヘルニア，腰部脊柱管狭窄症例に有効であると考えられる．MNR法においては，不安定性をもつ分節のみ安定化させるのではなく，アウターユニット（outer unit）も含めた強化を行うことができる．

ここではスリングセラピーを用いての治療法を紹介したが，腰痛の治療方法は多数存在する．その中で，個々の患者の症状に合わせた治療方法を選択できるようにならなければならない．

文　献

1) 沖田幸治：スリング．理学療法学　**15**：127-133，1998
2) 宮下　智：スリングセラピー．鈴木重行，黒川幸雄（編）：理学療法MOOK 3 疼痛の理学療法．三輪書店，1999, pp 141-150
3) 宮下　智：スリングによる理学療法．細田多恵，柳澤　健（編）理学療法ハンドブック改訂第3版，協同医書出版，2000, pp 620-634
4) 中島雅美：スリングセラピー．PTジャーナル　**33**：674-676，1999
5) Gill KP, Callaghan MJ：The measurement of lumbar proprioception in individual with and without low back pain. *Spine* **23**：371-377, 1998
6) Kirkesola G：Sling exercize therapy. 2000, 私信
7) 菅谷涼子，荒木秀明，藤本修二，他：スリングを利用した股関節外転訓練の検討―筋電図を用いた筋活動比率の比較．理学療法学　**27**：49, 2000
8) Kirkesola G, Ljunqqren AE, Weber H, et al：Effect of exercise on sick leave due to low back pain. A randomized, comparative, long-term study. *Spine* **22**：1610-1616, 1997

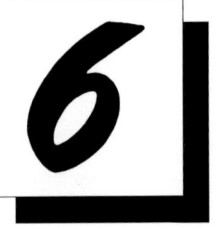

6 運動療法Ⅵ——教育的アプローチ（腰痛学級）

隈元庸夫* 菊本東陽**

◆ Key Questions ◆
1. 慢性腰痛に対する教育的アプローチの効果は
2. 具体的方法は
3. 理学療法の有用性は

1．はじめに

腰痛学級（back school）とは，腰痛を有する患者を対象として，患者教育を通じて腰痛に対処するための方法を患者自身に習得させ，自らが積極的に腰痛克服に努めるように教育する，つまり「自己管理」の徹底を目的とした集団的治療・予防アプローチである[1]．

1969年にスウェーデンの理学療法士Fossell[2,3]によって紹介された腰痛学級は，疼痛減少と腰痛再発予防を目的としており，背部の解剖，正しいリフティング姿勢や運搬動作といったバイオメカニクス，安全な姿勢，生体力学的な学習，そして腰痛体操の指導で構成され，小グループで実施するというものであった．この腰痛学級の導入により，労働者の腰痛が減少し，休業時間も短縮したという報告以降，腰痛学級は内容や実施時間を変化させながらも，カナダ[4]や米国[5]，さらにはわが国へも普及してきた[6]．

このように，腰痛学級は慢性腰痛に対してきわめて効果が高い手法とされてきたが，1997年にDaltroyら[7]により否定的な報告がなされた．彼らは4,000人の郵便局員を対象とした大規模な長期調査を行い，腰痛学級は腰痛の発生率，コストの軽減にはつながらないと報告し，これまで多く用いられてきたのは，効果的な改善策がない背景にあると指摘した．さらに，Hadler[8]は生体力学的な危険因子が単独で腰痛を引き起こす可能性が統計学的には立証できないと報告した．

その後も，腰痛学級の効果に関しては賛否両論があり，1990年代後半に発行された各国の腰痛に関するガイドラインにおいても，その効果の表現がいずれも曖昧となっている．この要因としては，まず腰痛学級といっても，その形態や運営方法が千差万別であり，短時間なものから腰痛体操を懇切ていねいに指導するものなど内容の違いや，医師やセラピストだけでなく，精神科医など他の専門医が参画する腰痛学級もあり，その定義自体が多種多様なものとなっていることがあげられよう．また，介入それ自体に効果がないのか，患者によって正しく実行されていなかったのか，その効果が期待できる対象であったのか，などの検討も必要であり，結局のところ最新の報告では「その効果に一致をみない」[9]とされている．しかし，この米国内科

---
* Tsuneo KUMAMOTO／北海道千歳リハビリテーション学院
** Toyo KIKUMOTO／北海道大学病院リハビリテーション部

学会（ACP：american college of physicians）と米国疼痛学会（APS：american pain society）から発表された最新の腰痛に対する臨床合同ガイドラインにおいて「患者教育においては腰痛に関するエビデンスに基づいた情報を盛り込むべきである」ことが推奨点としてあげられ，「最初の1カ月で実質的な改善の可能性が高いこと，良好な改善を一般的にはたどることを，すべての患者に説明すべきである」とされている（表1）[10]．これにより，腰痛学級を集団的アプローチとして捉えるのではなく，教育的アプローチとして再認識する必要性があらためて示唆されたと考える．

本稿では，このような背景を踏まえて，教育的アプローチの一手段である腰痛学級の効果や具体的方法について概説する．

II．教育的アプローチの効果は

1990年代後半に発表された米国と英国のガイドラインにおいて，「腰痛学級は，職業的設定においては有効な場合がある」「非職業的設定での腰痛学級の有効性はまだ証明されていない」[11]と報告されたように，腰痛学級の効果に関しては賛否両論のまま現在に至っている．

わが国でも「EBM（evidence based medicine）に基づいた腰痛診療のガイドラインの策定に関する研究」[12]が2001年に発表され，腰痛学級をはじめとする教育的アプローチについては，著者ら[13]の報告も含めた20編の論文が紹介されている（表2）[14]．このガイドラインにおいて「教育的アプローチとしての腰痛学級は統括的な見解として腰痛に対して有効であるといえるが，アウトカムのすべてが有効というわけではない」との結果が示されている．

2005年のコクランバックレビューグループの報告[15]によれば，再発性ならびに慢性の非特異的腰痛者に対する腰痛学級は，運動，マニピュレーション，マイオセラピー，アドバイスといった治療法と比較して，短期から中期間での疼痛を軽減し，機能改善の効果が高い中等度のエビデンスを有しているとしている．加えて職場での腰痛学級は，その他の治療法およびプラシボまたは待機リスト管理と比較して，疼痛の軽減，機能の改善，復職という点で効果が高い中等度のエビデンスがあるとしている．しかしながら，将来的には方法論的な質と臨床的妥当性の改善と対費用効果を評価する必要性があげられている．

このように腰痛学級と他の治療法とを比較した報告は多く，マニピュレーション，マイオセラピー，この両者の併用での効果と腰痛学級を比較検討した結果，治療法による差はないとする報告[16]や，教育としての書籍による自己ケア教育を推奨する報告[17]などがあり，いずれもコストパフォーマンスの点から患者教育の重要性が支持されている．

また，著者ら[18]の検討でも腰痛学級においては，腰痛体操の実施率および運動継続率の高いものが疼痛軽減ならびに身体機能改善に良好な成績を得たことから，各種トレーニングの違い以上に，早期リチェックによる間違った腰痛体操の是正と，まず何よりも腰痛体操の継続がその効果の結果に大きく影響を及ぼしていると考える．

近年，特に慢性疼痛では，脳性の因子が深く関わっていることが証明され始めていることから，心理・社会面へのアプローチを含んだ包括的治療の報告が増えている．慢性腰痛者を対象とした，専門医による解剖生理の指導と腰痛の経過に関する教育，理学療法士による運動指導に加えて，臨床心理士による感情コントロール指導とPhDレベルの教育者による健康的な行動の指導を行った教育的アプローチとしての腰痛学級が，薬物療法と比較して短期的QOLをより改善したとの無作為比較試験の報告がある[19]．しかしその一方で，腰痛を有していてもいかに機能を改善させるかということを目的とし

表1 米国内科学会(ACP)と米国疼痛学会(APS)による腰痛管理のガイドライン(文献7)より引用

Recommendation 1
1. 非特異的腰痛(85%を占める)
2. 脊柱管狭窄症,坐骨神経痛,椎骨圧迫骨折など脊柱の異常に伴う可能性のある腰痛
3. 癌などその他の原因に伴う可能性のある腰痛
 - 病歴と身体所見を中心にみること
 - 病歴採取の際には,機能障害を伴う慢性の腰痛の予測因子として,心理社会的リスク因子の評価が不可欠である
 (→強い推奨,中等度の質のエビデンス)

Recommendation 2
○画像検査について
 - 非特異的腰痛の患者に対しては,X線,CT,MRIなどの画像診断やその他の診断用検査を慣例的に実施してはいけない
 (→強い推奨,中等度の質のエビデンス)

Recommendation 3
○画像検査について
 - 重症または進行性の神経脱落症状がある患者や,腰痛の原因疾患として病歴および身体所見で癌・感染などが考えられる患者に対しては,画像検査など適切な診断用検査を実施すべきである
 (→強い推奨,中等度の質のエビデンス)

Recommendation 4
○画像検査について
 - 腰痛が持続し,神経根障害や脊柱管狭窄の症候がある患者に対するMRIまたはCTは,その結果が陽性なら疑われる神経根障害に対して手術や硬膜外ステロイド注射を行うことになる場合に限って行うべきである
 - 画像検査法の選択としては,CTよりもMRIのほうが望ましい
 (→強い推奨,中等度の質のエビデンス)

Recommendation 5
 - 患者教育において,腰痛に関するエビデンスに基づいた情報を盛り込むべきである。また,予想される経過,有効な自己治療の選択などの話題も盛り込む必要がある
 - 身体を動かすことを患者に維持させるように指導する必要もある
 (→強い推奨,中等度の質のエビデンス)
   - 最初の1カ月で実質的な改善の可能性が高いこと,良好な改善を一般的にはたどることをすべての患者に説明すべきである(Pengel LH, 2003;Hestbaek L, 2003)
   - ベッド上の安静よりも,身体活動維持を推奨するアドバイスをすべきである(Hagen KB, 2004;Hilde G, 2002)
   - 書籍での自己ケア教育も推奨される。これらは他の治療より安価に行える(Burton AK, 1999;他多数)
   - 急性期の表在ラップ温熱療法が効果あり(French SD, 2006)
   - 慢性でのベッドの硬さは結論がない(Kovacs FM, 2003)
   - 腰部サポーター,コールドパックの効果のエビデンスは不十分(French SD, 2006;Jellema P, 2001)

Recommendation 6
○薬物の処方時期と種類
 - 薬物療法を考慮する際には,有効性が証明されており,自己治療や腰痛教育と一緒に使用できるような薬剤を選択すべきである
 - 患者に薬剤療法を開始する前に初期状態としての疼痛と機能脱落について評価しておく必要がある
 - また,具体的な薬剤を処方する前に,その薬剤のリスクベネフィット比を総合的に再検討しておく必要があり,長期の有効性と安全性に関するデータは比較的不足している点を考慮しなければならない
 (→弱い推奨,中等度の質のエビデンス)

Recommendation 7
○非薬物療法に関する推奨
 - 自己治療で改善がみられない場合は,有効性が証明されている非薬物療法の追加を考えるべきである
 - 急性腰痛に対しては,脊椎マニピュレーションが唯一の治療法である
 - 慢性・亜急性の腰痛に対して有効性が証明されている治療法は,集学的な集中リハビリテーション,運動療法,鍼治療,マッサージ,脊椎マニピュレーション,ヨガ,認知行動療法,段階的リラクゼーションである
 (→弱い推奨,中等度の質のエビデンス)
 ※急性腰痛(4週以内)
   - 脊椎マニピュレーションは,適度な短期間の効果を軽度に認める(Assendelft WJ, 2003)
   - 監視下でのエクササイズとホームエクササイズは効果がない(Hayden JA, 2005)
   - 発症後のエクササイズの開始時期については,明確となっていない
   - 2〜6週後にエクササイズを開始すべきとの報告があるが,エビデンスとしてはpoorである(Bigos S, 1994;Waddell G, 1996)
   - 他の非薬物療法に関してはいずれも効果がない
 ※亜急性腰痛(4〜8週)
   - 集学的(心理,身体,社会,職業的介入)な集中リハビリテーションに適度な効果がある(Karjalainen K, 2001)
   - 認知行動要素を含んだ機能回復が,作業上の腰痛による欠勤を減少させる(Schonstein E, 2003)
   - 他の治療法の効果にエビデンスはない(Pengel HM, 2002)
   - 多くの研究で慢性と亜急性が混合しているため,結果を両者に適応されていることが示唆される
 ※慢性腰痛(3カ月以上)
   - 鍼治療(fair)(Furlan AD, 2005;Manheimer E, 2005)
   - 運動療法(good)(Hayden JA, 2005)
   - マッサージ(fair)(Furlan AD, 2002)
   - ヨガ(fair〜poor)(Sherman KJ, 2005)
   - 心理療法(認知行動療法)(good)(Hoffman BM, 2007)
   - 心理療法(段階的リラクゼーション)(fair)(Ostelo RW, 2005)
   - 脊柱マニピュレーション(good)(Assendelft WJ, 2003)
   - 集学的リハビリテーション(good)(Guzman J, 2001)
   - これらに効果があるが,第一選択として推奨できるほど有効性を実証されたものはない
   - 個々に合わせた監視下での,ストレッチング,筋力訓練に効果がある(Hayden JA, 2005)
   - マニピュレーション施行者の違いや放散痛の有無による効果差を結論づけるエビデンスは不十分(Assendelft WJ, 2003)
   - 牽引は坐骨神経痛には効果がない(Clarke J, 2006;Harte-AA, 2003;Vroomen PC, 2000)。しかし牽引を除くと,放散痛や脊柱管狭窄症に効果があるとする報告はない(Vroomen PC, 2000)
   - TENSと牽引が慢性腰痛に効果的とは実証されていない
   - 指圧,スパなど米国では研究されておらず,PENSも普及していないためエビデンスは不十分である
   - 干渉療法,低出力レーザー,短波療法,超音波もエビデンスは不十分である
   - 腰痛学級はその効果に一致をみない

た集学的アプローチと,認知行動療法を習得している理学療法士による個別理学療法の効果を比較した結果,両者に差はなかったとする報告もある[20]。この結果は理学療法士にとって必要とされる能力を示唆すると同時に,今後どのような患者に腰痛学級が適応となるのかを考えさ

表 2 腰痛に対する教育的アプローチの効果

title	author	subjects	intervention	outcome/results	evidence level
Secondary prevention of low-back pain. A clinical trial	Donchin M/Woolf O/Kaplan L/Floman Y, 1990	142人. 腰痛体操群46人	二次的予防法として体操と腰痛学級の二つを検討	腰痛の持続期間は, コントロール群, 腰痛学級群に比して, 体操群で最も短い	行うことを強く勧めるだけの根拠がある
腰痛症に対するBack Schoolの効果と適応について	今村安秀/大幸俊三/河野洋平/他, 1990	77人. ヘルニア, 狭窄症など退行性疾患	腰痛学級の効果	疼痛の改善率は63%. back careの実施は93%でなされていた. 腰痛体操の実施は75%でされていた	あまり根拠はないが, その他の理由に基づく
慢性腰痛患者に対する腰痛教室	山口昌夫/辛島修三/野原和彦/他, 1993	72人. 退行性疾患	腰痛学級の効果	93%が満足. back careは90%が遵守. 腰痛とADLの改善は66.7%にみられた. 体操実施率は72.2%	あまり根拠はないが, その他の理由に基づく
腰痛学級による腰痛症の治療—腰痛の変化と身体機能の関連について	鈴木英樹/金田清志/伊藤俊一/白土修/他, 1995	175人. 慢性腰痛症患者	著者らの独自の腰痛学級の効果	疼痛軽減は81%で確認. 疼痛改善群で, 体幹機能改善もみられた. 改善群で体操の実施率も高い	あまり根拠はないが, その他の理由に基づく
Patient educational material in the management of low back pain in primary care	Burton AK/Waddell G/Burtt R/Blair S, 1996	75人	新しい患者教育用の冊子(The Back Book)	新しい冊子は, 理解されやすく, 患者は腰痛に対し前向きの態度をとるようになった	あまり根拠はないが, その他の理由に基づく
Primary prevention, education, and low back pain among school children	Balague F/Nordin M/Dutoit G/Waldburger M, 1996	1755人の学生	腰痛学級	腰痛学級を受講することによって, 腰痛の発症率は減少し, 医療費の削減につながった	あまり根拠はないが, その他の理由に基づく
The affective dimension of low-back pain: its influence on the outcome of back school	Bonaiuti D/Fontanella G, 1996	42人	Back school治療失敗例において情動的な面がいかに影響を与えているか, 治療成績を予見できるか	情動的な面と腰痛学級の成績は, 無関係であった. 情動的な疼痛を訴える患者でも, 腰痛学級により疼痛は改善した	あまり根拠はないが, その他の理由に基づく
An assessment of lower back pain in young adults: implications for college health education	Reis J/Flegel M/Kennedy C, 1996	243人の大学生	Back careに関する知識を充分に有しているか	学生の多くは, 腰痛の知識不十分. 腰痛体操に関して十分知っていると答えた学生の半数以上は, 間違った方法で体操実施	あまり根拠はないが, その他の理由に基づく
Back school in a first episode of compensated acute low back pain: a clinical trial to assess efficacy and prevent relapse	Leclaire R/Esdaile JM/Suissa S/Rossignol M/Proulx R/Dupuis M, 1996	170人の急性腰痛症の労災患者. 腰痛学級82人. コントロール群86人	腰痛学級と一般的な治療(消炎鎮痛剤, 理学療法)の比較	両群間で, 職業復帰までの期間, 1年後の腰痛再発率に, なんらの有意差を認めなかった. また, 経過観察時の障害の程度も同等であった	行うことを強く勧めるだけの根拠がある
A prospective controlled study of low back school in the general population	Weber M/Cedraschi C/Roux E/Kissling RO/Von Kanel S/Dalvit G, 1996	494人腰痛学級. 371人コントロール群	腰痛学級による治療	通院回数は, 腰痛学級群で減少. 腰痛, 休業期間は両群間で有意差なし. 腰痛学級群75%で, 日常生活行動パターンが変化	行うことを中等度に指示する根拠がある
A follow-up study of preventive effects on low back pain at worksites by providing a participatory occupational safety and health program	Koda S/Nakagiri S/Yasuda N/Toyota M/Ohara H, 1997	2235人	participatory occupational safety and health programと呼ばれる労働環境の整備や就労時の注意事項	労災認定の患者数は, プログラム導入後10年間で, 318人から87人へと激減した	あまり根拠はないが, その他の理由に基づく

表 2 つづき

title	author	subjects	intervention	outcome/results	evidence level
Five-year follow-up study of a controlled clinical trial using light mobilization and an informative approach to low back pain	Indahl A/Haldorsen EH/Holm S/Reikeras O/Ursin H, 1998	489人．Mini back school群245人．コントロール群244人	腰痛に対する教育的アプローチの長期効果	5年後，休業状態であったのは腰痛学級群では19%，コントロール群では34%，腰痛学級群では休業状態の再発はほとんどなし	行うことを強く勧めるだけの根拠がある
Effectiveness of in-patient rehabilitation for sub-chronic and chronic low back pain by an integrative group treatment program (Swiss Multicentre Study)	Keel PJ/Wittig R/Deutschmann R/Diethelm U/Knusel O/Loschmann C/Matathia R/et al, 1998	411人．腰痛学級群243人．コントロール群168人	「腰痛学級」は，従来からの古典的な理学療法よりも有効であるか	両群とも，短期的な効果は同等であった．しかし，腰痛学級の群は長期的な効果があった．効果が期待できる群は，より若く，学歴の高い患者であった	あまり根拠はないが，その他の理由に基づく
A comparison of physical therapy, chiropractic manipulation, and provision of an educational booklet for the treatment of patients with low back pain	Cherkin DC/Deyo RA/Battie M/Street J/Barlow W, 1998	321人．運動療法(McKenzie)66人．カイロ122人．パンフレット配布133人	McKenzie exercise, カイロプラクティックマニピュレーション，腰痛教育のパンフレット，の3者の効果を評価する	McKenzie exerciseとカイロプラクティックマニピュレーションの両者の効果は，ほぼ同等であった．また，両者と教育パンフの配布もそれほど大きな相違はなかった	行うことを強く勧めるだけの根拠がある
Lumbar supports and education for the prevention of low back pain in industry : a randomized controlled trial	van Poppel MN/Koes BW/van der Ploeg T/Smid T/Bouter LM, 1998	312人の労働者	コルセットと教育が就労環境下の腰痛予防に有効であるか	コルセットと教育の両者は，単独でも，併用でも，就労時の腰痛発現率を減少できず．休業期間短縮もなし	行わないことを中等度に指示する根拠がある
Information and advice to patients with back pain can have a positive effect. A randomized controlled trial of a novel educational booklet in primary care	Burton AK/Waddell G/Tillotson KM/Summerton N, 1999	162人．新規のパンフ群83人．従来のパンフ群79人	新規に作成した腰痛に関するパンフレットの効果を確認する	新規のパンフレットは，従来と比して患者の意識改革に有効．早期から効果が出て，1年間継続した．Roland-Moris scoreにおいても有効であった	行うことを強く勧めるだけの根拠がある
A back school program at the Toulouse-Purpan teaching hospital. Evaluation of 144 patients	Porteau-Cassard L/Zabraniecki L/Dromer C/Fournie B, 1999	144人	Back school (active exercise, safe lifting, occupational therapy) は，腰痛症治療に有効か	すべての効果指標にわたって改善がみられた	あまり根拠はないが，その他の理由に基づく
Active back school : prophylactic management for low back pain. A randomized, controlled, 1-year follow-up study	Lonn JH/Glomsrod B/Soukup MG/Bo K/Larsen S, 1999	81人．Acitve back school群43人．コントロール群38人	Acitve back schoolの予防的効果．腰痛再発を減少させるために有効か？	Acitve back schoolは，再発予防に有効．Acitve back school群では腰痛再発までの期間が延長．休業期間も短縮	行うことを強く勧めるだけの根拠がある
北大病院腰痛学級の短期・長期効果―Follwo-up体制確立の検討	石田和宏/伊藤俊一/菊本東陽/白土 修, 2000	慢性腰痛症患者162人	著者らの独自の腰痛学級の効果	VASで90%の改善率．2年後の再発率は40.3%．再受診不要は74.6%	あまり根拠はないが，その他の理由に基づく
Educational and behavioral interventions for back pain in primary care	Turner JA, 1996	Meta-analysis	教育的および行動学的対策は，プライマリ・ケア領域で腰痛の治療として有効であるか？	腰痛学級の効果に関しては，過去の文献での評価もバラバラである．有効から無効とするものまでさまざま	あまり根拠はないが，その他の理由に基づく

表 3 北大式腰痛学級概要

受講者数	3〜10名
受講回数	1回，2〜3時間 （フォローアップとして初回受講より5日以内と2カ月後に再受講）
具体的内容	1）問診票による病状把握—医師・理学療法士担当 2）脊柱の解剖・生理と腰痛発生機序に関する講義—医師担当 3）身体機能検査—理学療法士担当 4）腰痛体操，ADL指導—理学療法士担当 5）心理検査—作業療法士担当

せられる興味深い報告でもある．

III．具体的方法は

腰痛の治療は，受動的治療法（passive modalities）と能動的治療法（active modalities）の2つに大別される[21]．前者は安静，薬物，物理療法などを指し，後者は対象者が主体となる治療法である．よって，腰痛学級は能動的治療法の代表といえよう．しかしながら「急性腰痛の慢性化が慢性腰痛ではない」といわれているとおり，腰痛の増悪や遅延化には，従来の認識以上に早期から心理的・社会的因子が深く関与していることを念頭において関わることが必要である．よって，腰痛治療の第1目標は疼痛軽減であるが，慢性期では，機能回復にも治療の焦点をおき，身体機能のみならず，精神的サポートも提供する必要がある．また，医療従事者の積極的な対応（指導，共感，励ましなど）が治療成績を向上させる[22]といわれており，腰痛学級においては対象者が主体といえども，対象者をその気にさせるセラピストのリーダーシップも効果に影響してくることを再度肝に銘ずるべきである．

著者らは1990年から北海道大学病院にて独自の腰痛学級（北大式腰痛学級）を導入してきた．その運営は，整形外科とリハビリテーション部の共同でなされ，整形外科医，理学療法士，作業療法士からなるリハビリテーションスタッフが主たる運営にあたる．受講者は原則として整形外科外来を受診し，整形外科医によって受講を勧められた者である．1回の受講人数は3〜10名程度である．講義日数は，欧米などでは数日にまたがるのが一般的であるのに対して，著者らは講義と実技を含めた2〜3時間程度の受講時間で1日のみとしている．これは患者の便宜を最優先したことと，患者自身の自己管理の徹底を目指したためである．北大式腰痛学級のプログラム概要は表3に示した[23]．

以下に近年発表され，今後臨床にて実践されるべき評価法なども新たに加えた腰痛学級の具体的方法について述べる．

1．問診票による病状の把握

職業歴，活動状況，治療歴，腰痛の経過・程度を確認する．疼痛の程度はVAS（visual analog scale），部位と種類はpain drawingを用いて評価する．

身体機能の評価としては日本整形外科学会による腰痛疾患治療成績判定基準を用いて評価する．これは患者立脚型，多面的評価，科学性の基本的考え方に基づいて2007年に日本整形外科学会腰痛評価質問票（JOABPEQ：JOA back pain evaluation questionnaire）（表4）[24,25]として改訂されたため，今後はJOABPEQを用いて，患者の状態とその変化を把握していくことを推奨する．

また，症状だけではなく，腰痛が原因で患者はどの程度日常生活に支障をきたしているかを明確にする．それには腰痛特異的QOL尺度で

表4 日本整形外科学会腰痛評価質問票（JOA back pain evaluation questionnaire：JOABPEQ）

最近1週間ぐらいを思い出して，設問ごとにあなたの状態に最も近いものの番号に○をつけてください．
日や時間によって状態が変わる場合は，最も悪かった時のものをお答えください．

問1-1	腰痛を和らげるために，何回も姿勢を変える 　1）はい　　2）いいえ	問4-1	腰痛のため，ふだんしている家の仕事をまったくしていない 　1）はい　　2）いいえ
問1-2	腰痛のため，いつもより横になって休むことが多い 　1）はい　　2）いいえ	問4-2	あなたは，体のぐあいが悪いことから，仕事や普段の活動が思ったほどできなかったことがありましたか 　1）いつもできなった 　2）ほとんどいつもできなかった 　3）ときどきできないことがあった 　4）ほとんどいつもできた 　5）いつもできた
問1-3	ほとんどいつも腰が痛い 　1）はい　　2）いいえ		
問1-4	腰痛のため，あまりよく眠れない （痛みのために睡眠薬を飲んでいる場合は「はい」を選択してください） 　1）はい　　2）いいえ	問4-3	痛みのため，いつもの仕事はどのくらい妨げられましたか 　1）非常に妨げられた　　2）かなり妨げられた 　3）少し妨げられた　　　4）あまり妨げられなかった 　5）まったく妨げられなかった
問2-1	腰痛のため，何かをする時に介助を頼むことがある 　1）はい　　2）いいえ	問5-1	腰痛のため，いつもより人に対していらいらしたり腹が立ったりする 　1）はい　　2）いいえ
問2-2	腰痛のため，腰を曲げたりひざまづいたりしないようにしている 　1）はい　　2）いいえ	問5-2	あなたの現在の健康状態をお答えください 　1）よくない　　2）あまりよくない　　3）よい 　4）とてもよい　　4）最高によい
問2-3	腰痛のため，椅子からなかなか立ち上がれない 　1）はい　　2）いいえ	問5-3	あなたは落ち込んでゆううつな気分を感じましたか 　1）いつも感じた　　2）ほとんどいつも感じた 　3）ときどき感じた　　4）ほとんど感じなかった 　5）まったく感じなかった
問2-4	腰痛のため，寝返りがうちにくい 　1）はい　　2）いいえ		
問2-5	腰痛のため，靴下やストッキングをはく時苦労する 　1）はい　　2）いいえ	問5-4	あなたは疲れ果てた感じでしたか 　1）いつも疲れ果てた感じだった 　2）ほとんどいつも疲れ果てた感じだった 　3）ときどき疲れ果てた感じだった 　4）ほとんど疲れを感じなかった 　5）まったく疲れを感じなかった
問2-6	あなたは，体のぐあいが悪いことから，体を前に曲げる・ひざまづく・かがむ動作を難しいと感じますか．どれか一つでも難しく感じる場合は「感じる」としてください 　1）とても難しいと感じる　　2）少し難しいと感じる 　3）まったく難しいとは感じない		
問3-1	腰痛のため，短い距離しか歩かないようにしている 　1）はい　　2）いいえ	問5-5	あなたは楽しい気分でしたか 　1）まったく楽しくなかった 　2）ほとんど楽しくなかった 　3）ときどき楽しい気分だった 　4）ほとんどいつも楽しい気分だった 　5）いつも楽しい気分だった
問3-2	腰痛のため，1日の大半を座って過ごす 　1）はい　　2）いいえ		
問3-3	腰痛のため，いつもよりゆっくり階段を上がる 　1）はい　　2）いいえ	問5-6	あなたは，自分は人並みに健康であると思いますか 　1）「人並みに健康である」とはまったく思わない 　2）「人並みに健康である」とはあまり思わない 　3）かろうじて「人並みに健康である」と思う 　4）ほぼ「人並みに健康である」と思う 　5）「人並みに健康である」と思う
問3-4	あなたは，体のぐあいが悪いことから，階段で上の階へ上がることを難しいと感じますか 　1）とても難しいと感じる　　2）少し難しいと感じる 　3）まったく難しいとは感じない		
問3-5	あなたは，体のぐあいが悪いことから，15分以上つづけて歩くことを難しいと感じますか 　1）とても難しいと感じる　　2）少し難しいと感じる 　3）まったく難しいとは感じない	問5-7	あなたは，自分の健康が悪くなるような気がしますか 　1）悪くなるような気が大いにする 　2）悪くなるような気が少しする 　3）悪くなるような気がするときもしないときもある 　4）悪くなるような気はあまりしない 　5）悪くなるような気はまったくしない

ある Roland-Morris disability questionnaire（RDQ）が患者にもわかりやすく5分程度でできるため有用である（表5）[26,27]．

2．脊柱の解剖・生理と腰痛発生機序に関する講義

わかりやすく解説するために，脊柱の解剖図と腰痛について，そして日常生活での身体の使い方，最後に腰痛体操の仕方が書かれた独自のパンフレットを教科書として配布し，骨模型などを用いながら講義を行う[23]．

3．身体機能検査

柔軟性の指標として，少なくとも FFD（finger floor diatance）と SLR（straight leg raising）を評価し，必要に応じて，他の関節可

表5 Roland-Morris disability questionnaire（RDQ日本語版）

氏名＿＿＿＿＿＿＿＿＿＿＿＿＿＿　検査日　　／　　／　　　（　　回目）

※腰痛になる前と比べて，今日の状態を「はい」「いいえ」で答えて下さい．

1．腰痛のため，大半の時間家で過ごしている 「はい」・「いいえ」
2．腰痛を和らげるため，何度も姿勢を変える 「はい」・「いいえ」
3．腰痛のため，以前よりゆっくり歩く 「はい」・「いいえ」
4．普段していた家の仕事をまったくしない 「はい」・「いいえ」
5．腰痛のため，手すりを使って階段を上ぼる 「はい」・「いいえ」
6．腰痛のため，横になって休むことが多い 「はい」・「いいえ」
7．何かにつかまらないと（深く腰かけた姿勢から）立ち上がれない 「はい」・「いいえ」
8．腰痛のため，人に何かしてもらうように頼むことがある 「はい」・「いいえ」
9．腰痛のため，服を着るのに以前より時間がかかる 「はい」・「いいえ」
10．腰痛のため，短時間しか立たないようにしている 「はい」・「いいえ」
11．腰痛のため，膝を曲げたり，ひざまずかないようにしている 「はい」・「いいえ」
12．腰痛のため，椅子からなかなか立ち上がれない 「はい」・「いいえ」
13．ほとんどいつも腰が痛い 「はい」・「いいえ」
14．腰痛のため，寝返りがしにくい 「はい」・「いいえ」
15．腰痛のため，あまり食欲がない 「はい」・「いいえ」
16．腰痛のため，靴下やストッキングを履く時は苦労する 「はい」・「いいえ」
17．腰痛のため，短い距離しか歩かないようにしている 「はい」・「いいえ」
18．あまりよく眠れない（睡眠薬使用中は「はい」を選択する） 「はい」・「いいえ」
19．腰痛のため，服を着るのを誰かに手伝ってもらう 「はい」・「いいえ」
20．腰痛のため，1日の大半を座って過ごしている 「はい」・「いいえ」
21．家の仕事をする際，力仕事はしないようにしている 「はい」・「いいえ」
22．腰痛のため，以前より他人にイライラしたり腹が立つ 「はい」・「いいえ」
23．腰痛のため，いつもよりゆっくり階段を上ぼる 「はい」・「いいえ」
24．腰痛のため，大半の時間ベッド（布団）の中にいる 「はい」・「いいえ」

TOTAL（YES数）；　　　　／24

a．腹筋群　　　　　　　　　　　b．背筋群

図1　体幹筋持久力評価法

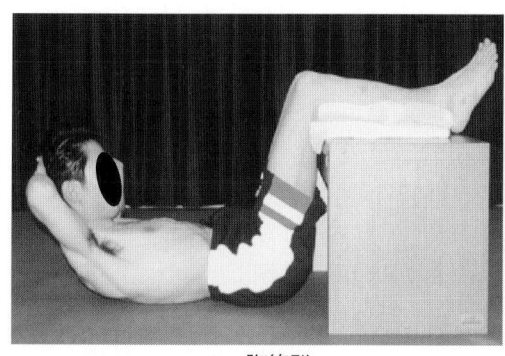

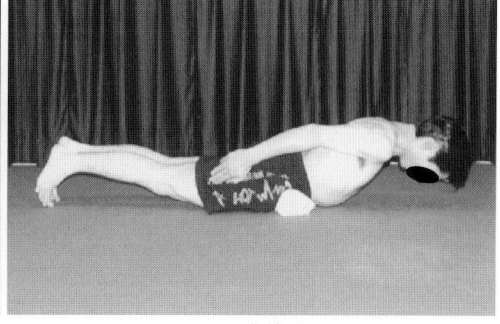

頸部は屈曲させ，骨盤後傾を維持させる．aは肩甲棘が接床した時点で終了とし，その保持時間を測定する．bは上体を過度に伸展させない．肩と床面が5cmを下回った時点で終了とし，その保持時間を測定する．おのおの最大180秒間を最大として評価する

動域も測定する．筋力としては特に筋持久力について，著者ら[28,29]が考案したKraus-WeberおよびSorensenテストを改良した簡便かつ負荷が軽度な評価法にて評価する（図1）．

4．腰痛体操，ADL指導

前述した問診票や身体機能検査の結果などを踏まえて，腰痛体操とADL指導を行う．腰痛体操には，多くの種目が紹介されているが，実際

腹筋および背筋体操の方法

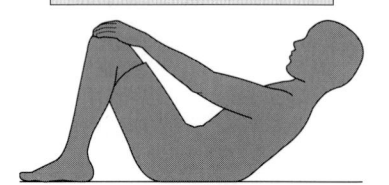

腹筋体操

仰向けに寝て，あごを引いたまま上半身をゆっくり起こし，45°の位置で約5秒間止めてください．腹筋の弱い人はこの位置まで起き上がる必要はありません．上半身を起こすようにお腹の筋肉に力を入れてください．このとき同時に「お尻をすぼめる」と，大殿筋（お尻の筋肉）も働き，より効果的です

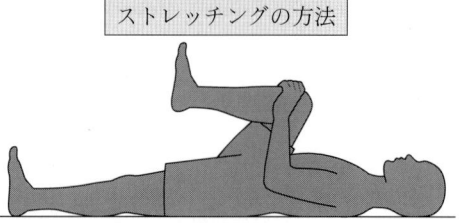

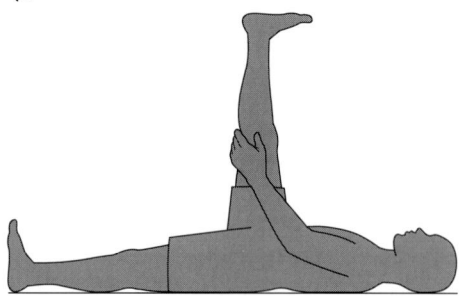

背筋体操

うつぶせに寝て，おへそより下に枕を挟みます．あごを引いて上半身をゆっくり起こし，約10 cm上げたところで約5秒間止めてください．上半身が上られない人は，この位置まで起き上がらなくて結構です．上半身を起き上がれるように，背中の筋肉に力を入れてください．このとき同時に，「お尻をすぼめる」と，大殿筋（お尻の筋肉）も働き，より効果的です

これら2種類の運動を10回1セットとして，1日に2セット以上行ってください

ストレッチングの方法

腰・背中・お腹のストレッチング

仰向けに寝て片膝を両手で抱え，ゆっくりと深呼吸をしながら胸のほうへ引きつけます．約10秒間そのままの姿勢を維持してください．これを左右，両方の脚で行ってください

太ももの裏側のストレッチング

仰向けに寝て，片方の股関節（脚の付け根の関節）を90°に曲げ，膝の裏を両手で支えてください．その位置から膝の曲げ伸ばしをしていただきます．膝をゆっくりと，できるだけ伸ばしてください．最も伸びた位置で，約10秒間そのままにしてください

これら2種類の運動を10回1セットとして，1日に2セット以上行ってください．行った回数は，腰痛治療手帳に記入してください

図2 LETstudyで実施された体操（文献21）より引用）

の臨床において多種目の指導を行うとかえって患者に混乱が生じることがある．最も基本となる体操は，わが国初の全国規模の多施設前向き無作為比較試験であるLET（low-back-pain exercise therapy）studyでも取り入れられた腹筋・背筋体操とストレッチングとなる（図2）[21]．これを基本として，患者の生活状況をよく聞き取ったうえで，生活活動として取り入れることができるプログラムを指導する．特に腰痛者における体幹筋力に関しては背筋群の弱化を認めることが多い．そのため腹臥位での背筋体操が困難な患者には，座位での背筋トレーニングが簡便で日常生活にも取り入れやすい（図3）[30]．また，この手法の際に背筋のストレッチングも同時に行わせることで，筋のリラクゼーションと循環動態の改善による痛みの軽減が実感できる[31]．よって，腰痛学級としての患者による自己管理という観点からもこの手法は能動的治療への足掛りとして有用となる．

ADLとして「安全な姿勢」を習得しても職場で実践することが難しく，結果的に腰痛は減少しなかったとする報告もある[7]．だからといって安全な姿勢の指導が害を及ぼすとは考えにくい．また，従来以上に安静の弊害が報告されて

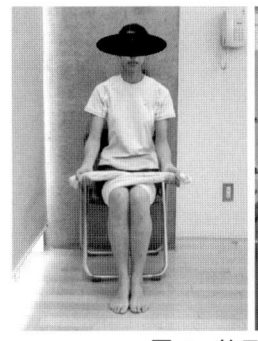

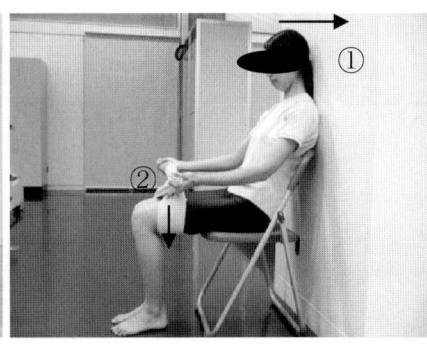

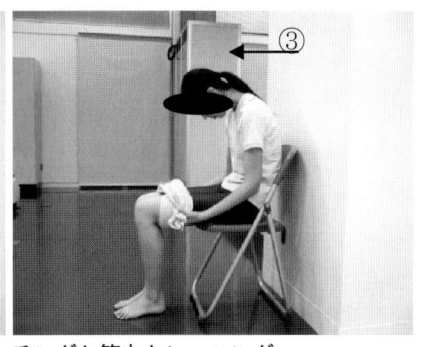

図 3 等尺性収縮後弛緩を利用した腰背部のストレッチングと筋力トレーニング
壁を背もたれにするように椅子を設置し，吸気に合わせて体幹伸展運動を3～5秒行わせる（①）．この時同時にバスタオルなどで大腿部を縛っておき，股関節外転運動も行わせる（②）．その後，呼気に合わせて体幹屈曲を自動運動の可能な範囲で行わせ，腰背部筋の伸張を行わせる（③）

おり，患者に対する身体活動の維持がより重要視されている[9]．よって，必要以上に安全姿勢を意識したことで活動量の制限が生じないように，腰痛体操の指導と同様，実際の生活場面を聞き出し，可能な範囲での改善を促していくような取り組み方も今後必要であろう．

5．心理検査

前述したように慢性腰痛者の背景には，なんらかの心理的障害がある場合が少なくない．慢性腰痛者の約80％は抑うつ状態を認めるとの報告もある[32]．必要に応じては，MMPI（Minnesota multiphasic personality inventory）を用いて評価する．

IV．理学療法の有用性は

慢性腰痛は一つの臨床的疾患名や診断名ではなく，多様な損傷，障害，慢性度をもつ患者の一つの症状であり，ほとんどの治療法は限定的な効果しかない．つまり，一つの治療法で効果のあるものはなく，欧州のガイドラインでも最も有効なのは治療や運動を奨励する認知行動療法であるとされている[33]．

前述した最新のACPとAPSの合同ガイドラインにおいては，腰痛学級の効果に一致をみないとしているが，教育的アプローチを集学的に行う場合はgoodレベルのエビデンスを有するとされている[9]．

腰痛者に対する理学療法の介入効果を検討していくには，雑誌Spineにおいて提言されたように，疼痛の消失，機能状態，一般的健康度の評価を必ず行うべきである[34]．またRDQ日本語版といった疾患特異的評価を行い，患者立脚型評価の視点から効果の検討を行っていくべきである．

教育的アプローチの効果については前述したが，理学療法の有用性を今後さらに高めていくためには，介入効果について「具体的方法は」で述べた評価法を用いて行い，その結果を蓄積，分析し，さらにシステムの改善を目指すことが肝要となる．特に腰痛においてはADLがむしろ制限されず，QOLが低下すると報告されている[35]．よって，理学療法の介入効果として疼痛の軽減の評価はもちろんであるが，QOLの評価がより一層重要となってくる．

V．まとめ

現在，わが国は世界最長の平均寿命を有するとともに，急速な少子高齢化，家族観の多様性など今までにない社会環境の変化に直面している．これらは医療問題にも大きな影響を及ぼしており，診療報酬改定のたびに手痛い打撃を受

けている病院・診療所も数多い．腰痛に関する欧米の報告では，復職をはじめとする対費用効果の結果が当然のように明記されてきている．今後，ますます医療費の増加が推測されるわが国では，なおさら対費用効果の検証が必須となってくる．腰痛に対する理学療法の中で，腰痛学級は患者主体の比較的低コストで行える治療法である．EBM の真価が問われている今こそ，腰痛学級の効果を追究していくことは，今後さらに必須とされるコストパフォーマンスを加味した効果の検証につながっていくと考える．

文献

1) 菊本東陽，伊藤俊一，白土 修：腰痛症患者の外来理学療法．理学療法 **17**：732-737，2000
2) Forssell MZ：The Swedish back school. *Physiotherapy* **66**：112-114, 1980
3) Forssell MZ：The back school. *Spine* **6**：104-106, 1981
4) Hall H：Canadian back education units. *Physiotherapy* **66**：115-117, 1980
5) Mattmiller AW：The California back school. *Physiotherapy* **66**：118-121, 1980
6) 伊藤俊一，白土 修，石田和宏：腰痛症再発予防のための理学療法．理学療法 **16**：9-13，1999
7) Daltroy LH, Iversen MD, Larson MG, et al：A controlled trial of an educational program to prevent low back injuries. *N Engl J Med* **337**：322-328, 1997
8) Hadler NM：Workers with disabiling back pain. *N Engl J Med* **337**：341-343, 1997
9) Chou R, Qaseem A, Snow V, et al：Diagnosis and treatment of low back pain：A joint clinical practice guideline from the American college of physicians and American pain society. *Ann Intern Med* **147**：478-491, 2007
10) 隈元庸夫，伊藤俊一：腰痛症患者に対するEBPT 実践への取り組み．理学療法 **25**：541-548，2008
11) Waddell G, Feder G, McIntosh A, et al.：Low back pain evidence review. Royal College of General Practitioners, London, 1996
12) 白井康正，岩谷 力，菊地臣一，他：科学的根拠（Evidence Based Medicine：EBM）に基づいた腰痛診療のガイドラインの策定に関する研究（厚生科学研究費補助金；21世紀型医療開拓推進研究事業）．日本医療機能評価機構医療情報サービスセンター診療ガイドライン，2001
13) 石田和宏，伊藤俊一，菊本東陽，他：北大病院腰痛学級の短期・長期効果―Follow-uo体制の確立の検討―．北海道理学療法 **17**：59-63，2000
14) 伊藤俊一，隈元庸夫，白土 修：腰痛症における理学療法のシステマティックレビュー．理学療法 **25**：888-902，2006
15) Heymans MW, van Tuder MW, Esmail R, et al：Back schools for nonspecific low back pain. *Spine* **30**：2153-2163, 2005
16) Pope MH, Phillips RB, Haugh LD, et al：A prospective randomized three-week trial of spinal manipulation, transcutaneous muscle stimulation, massage and corset in the treatment of subacute low back pain. *Spine* **19**：2571-2577, 1994
17) Burton AK, Waddell G, Tillotson KM, et al：Information and advice to patients with back pain can have a positive effect. A randomized controlled trial of a novel education booklet in primary care. *Spine* **24**：2484-2491, 1999
18) Shirado O, Ito T, Kikumoto T, et al：A novel back school using a multidisciplinary team approach featuring quantitative functional evaluation and therapeutic exercises for patients with chronic low back pain：the Japanese experience in the general setting. *Spine* **30**：1219-1225, 2005
19) Travafian SS, Jamshidi A, Mohammad K, et al：Low back pain education and short term quality of life：a randomized trial. *BMC Muscloskelet Disord* **8**：21, 2007
20) Kaapa EH, Frantsi K, Sarna S, et al：Multidisciplinary group rehabilitation versus individual physiotherapy for chronic non specific low ack pain：a randomized trial. *Spine* **31**：371-376, 2006
21) 白土 修：慢性腰痛症に対する運動療法の効果．臨整外 **41**：749-755，2006
22) Udén A：Choose the words carefully! Information with a positive content may affect the patients with spinal problems so they dare to live a normal life. *Lakartidningen* **93**：3923-3925, 1996
23) 石田和宏，白土 修，伊藤俊一：腰痛学級．*MB Med Reha* **12**：65-73，2001
24) Fukui M, Chiba K, Kawakami M, et al：JOA Back Pain Evaluation Questionnaire：initial report. *J Orthop Sci* **12**：443-450, 2007

25) 高橋和久, 他：JOA Back Pain Evaluation Questionnaire (JOABPEQ) 日本整形外科学会腰痛評価質問票. JOA Cervical Myelopathy Evaluation Questionnaire (JOACMEQ) 頸部脊髄症評価質問票―作成報告書, 2007
26) 紺野慎一, 鈴鴨よしみ, 福原俊一, 他：Roland-Morris Disability Questionnaire (RDQ) 日本語版の作成と文化的適合. 整形外科 **54**：958-963, 2003
27) 日本整形外科学会学術プロジェクト委員会（監）, 福原俊一, 鈴鴨よしみ, 他(著)：：RDQ (Roland-Morris Disability Questionnaire) 日本語版 JOA 版マニュアル. 日本リサーチセンター, 2003
28) Ito T, Shirado O, Kaneda K, et al：Lumbar trunk muscle endurance testing；An inexpensive alternative to a machine for evaluation. *Arch Phys Med Rehabil* **77**：75-79, 1996
29) 伊藤俊一, 石田和宏, 隈元庸夫, 他：慢性腰痛症患者における体幹筋持久力評価法―腹筋評価法の改良に関して. 北海道理学療法 **15**：25-27, 1998
30) 伊藤俊一, 隈元庸夫, 白土 修：体幹に対する筋力トレーニング：セルフエクササイズ. 理学療法 **23**：1492-1497, 2006
31) 伊藤俊一, 久保田健太, 隈元庸夫, 他：痛みに対する徒手療法. *MB Med Reha* **79**：61-67, 2007
32) 渡辺栄一：慢性腰痛の診断と治療. 運動・物理療法 **10**：15-20, 1999
33) Hildebrandt J, et al：(European Guidelines 2004) http://www.backpain europe.org
34) Deyo RA, Battie M, Beurskens AJ, et al：Outcome measures for low back pain research. A proposal for standardized use. *Spine* **23**：2003-2013, 1998
35) 飛松好子, 白木原憲明, 岩谷 力：腰痛の運動, 生活, 社会活動に及ぼす影響. 日本腰痛会誌 **10**：14-18, 2004

7 労働従事者における腰痛とその指導

辻下守弘*

◆ Key Questions ◆
1. 労働従事者の特性は
2. 具体的方法は
3. 理学療法の有用性は

I. 職業性腰痛の概念

　職業性腰痛とは,「単に職業起因性腰痛として職業との相当な因果関係を有する腰痛にのみ限定した概念ではなく, さらに幅広く職場での対策, 特に予防対策を打つことによってその発症を予防し, 経過を良好に導くことができる腰痛の総括的概念」である[1]. この概念では職業起因, つまり重量物を取り扱う業務や腰部に過度の負担がかかる業務といった身体・人間工学的な要因だけでなく, 労働条件や職場環境など職業に関連する多様な要因により発症する腰痛を規定している. 腰痛発症に関する古い考え方では, 身体・人間工学的な要因だけが強調され, 作業方法や作業環境の改善に重点をおいた対策が行われてきたが, 現在ではストレスや人間関係あるいは仕事の満足度や裁量の程度など心理・社会的な要因も含めた多面的な視点からのアプローチが重要視されるようになった.

　職業性腰痛は, 労災認定基準において災害性腰痛と非災害性腰痛に分けられている[2]. 災害性腰痛は, 作業中に突然大きな負荷が加わったり, 姿勢を大きく崩す急激な外力が加わったりすることで発症する急性の腰痛であり, 一般には「ぎっくり腰」とも呼ばれ, 突然その場で身動きがとれなくなるほどの鋭い強い痛みを訴える. 一方, 非災害性腰痛は, 重量物を常に取り扱ったり, 中腰などの不良姿勢を長時間強いられたりという作業を長期間継続することによって, 徐々に痛みを訴えるようになる.

II. 職業性腰痛の実態

　平成16年度の厚生労働省による「業務上疾病調べ」では, 休業4日以上を要する業務上疾病総数7,609名のうち職業性腰痛は4,431名で全体の58.2%を占めていた[3]. この傾向はここ20年間変化がなく, 業務上疾病の中で常に上位を占め続けている. また, その中で災害性腰痛は負傷に起因する疾病総数5,370名中4,377名で81.5%を占め, 非災害性腰痛は作業態様に起因する疾病総数368名中54名で14.7%を占めていた. 災害性腰痛の発症数が特に多い職種は, 製造業847名 (19.4%), 商業・金融・広告業829名 (18.9%), 保健衛生業770名 (17.6%), そして運輸交通業720名 (16.4%) であり, 非災害性腰痛の発症数が特に多い職種は, 製造業と商業・金融・広告業各15名 (27.8%), 保健衛

---

* Morihiro TSUJISHITA/甲南女子大学看護リハビリテーション学部理学療法学科

表 1 各種職場・職種における腰痛有訴者の実態

職場・職種	対象者数	性別	平均年齢(平均±標準偏差)	腰痛有訴者数 過去2カ月以内に腰痛	腰痛有訴率
遊技場の窓口事務職員	1,226名	全数女性	54.7±9.4歳	592名	48.3%
清掃局のゴミ収集作業員	198名	全数男性	41.4±12.2歳	118名	60%
保育園の保育士	322名	全数女性	53.3±6.9歳	159名	49%
看護師	1,244名	全数女性	32.5±9.6歳	698名	57%

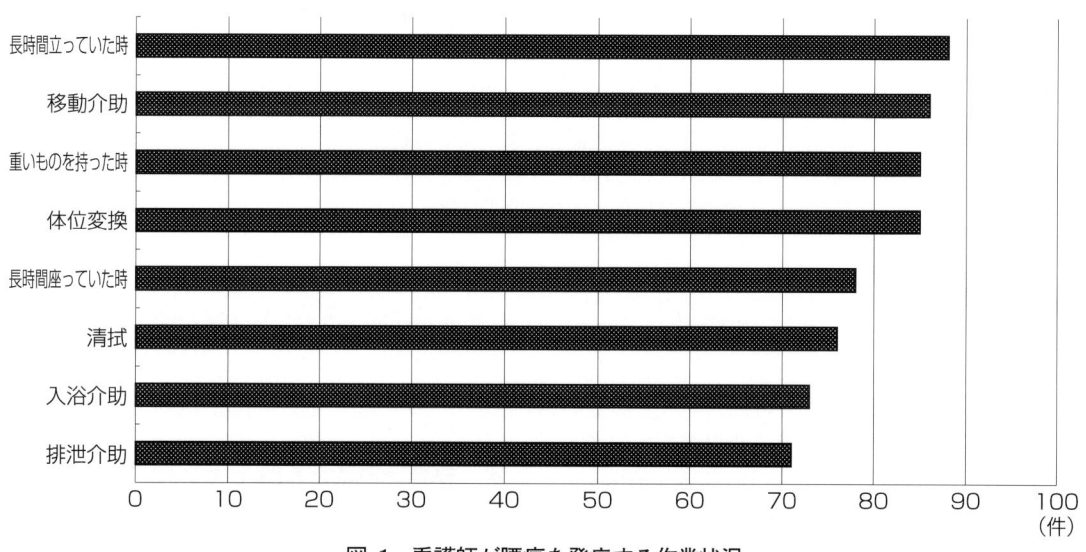

図 1 看護師が腰痛を発症する作業状況

生業7名(12.9%)，そして建設業6名(11.1%)であった．

表1は，筆者がこれまで実施してきた各種職場・職種における腰痛の実態調査をまとめたものである．本調査はすべて同じ調査票を用いており，腰痛だけでなく頸・肩・腕障害と生活習慣病に関する調査も同時に実施した．腰痛有訴者については，過去2カ月以内に腰の痛みが「いつもある」または「ときどきある」と回答した人数を集計し，全数で除した割合を腰痛有訴率とした．本調査での腰痛有訴率は，清掃局のゴミ収集作業員が60%と最も高く，次いで看護師が57%となっていた．また，遊技場の窓口事務員と保育園の保育士も約50%近くの腰痛有訴率であり，どの職種も半分以上の者が職業性腰痛を経験している実態が明らかとなった．

III. 職業性腰痛の発症リスク因子

1. 腰痛の発症に関連する身体・人間工学的リスク因子

筆者らは1,244名の看護師を対象にして，腰痛を経験したすべての作業状況についてアンケート調査を実施した(図1)．その結果，最も回答件数が多かったのは「長時間立っていた時」の88件であり，次いで「移動介助」の86件，「重いものを持った時」と「体位変換」の85件であった．また，「長時間座っていた時」や「清拭」も70件以上の回答があり，介助動作だけでなくカルテ記載などの事務作業も含め看護師業務の全般がリスク因子となることがわかった．

また，清掃局のゴミ収集作業者における腰痛発症の危険動作と，その筋電図を調査・測定した結果，彼らの腰痛有訴率は60%であり，半分

表 2 腰痛の発症に関連する身体・人間工学的リスク因子

身体因子	基本属性	年齢や性別など
	家族歴	両親や兄弟における腰痛経験の有無
	既往歴	就業前および他就業時の腰痛経験の有無
	健康状態	他疾患への罹患や病歴の有無
	生活習慣	喫煙や飲酒習慣および睡眠時間や食生活など
	身体形態	肥満度などの体格や脊柱側弯の有無
	全身体力	四肢の筋力、全身持久力、柔軟性など
	体幹筋力	等尺性・等速性筋力と遠心性・求心性筋力、体幹筋持久力
作業因子	作業内容	重量物の取り扱い方法や静的・動的作業負担の程度
	作業姿勢	中腰やしゃがみ姿勢、座位と立位での作業、不自然・不安定な姿勢
	作業密度	連続作業か間欠的作業か、連続作業時間、作業課題の質と量
	作業環境	屋内作業か屋外作業か、作業温度や作業照度などの環境条件
労働因子	労働時間	時間内労働と時間外労働との総労働時間
	労働体制	常日勤あるいは日勤と夜勤の交代制勤務
	休憩時間	休憩時間の長さと休憩時間の間隔

以上の者が腰痛を原因に休職を経験していた．ゴミ収集作業では，不透明で重さが推定できないゴミ袋を中腰やしゃがんだ状態から持ち上げ，さらに腰を回旋させたり，走りながら反動をつけたりして投げ込むといった危険な動作を常に行っていた．また，筋電図所見では腰部の仙棘筋に持続的な活動と突発的な活動が混在し，腰部に対して多大な負担を及ぼす作業状況であることを裏づけた．

これらの調査結果から，中腰やしゃがむといった不自然で不良な姿勢を強いられる作業，あるいは長時間にわたり立位や座位などの同一姿勢を保持する作業が腰部への負担となり腰痛の発症リスク因子になると考えられる．特に中腰などの体幹前屈位では，腰背部の筋群が弛緩する屈曲弛緩現象が起こり，筋群の保護がない状態で急激な外力やねじれが加わると，腰痛を発症する危険性が最も高くなると考えられる．
また，長時間繰り返される腰部への負担は，腰部筋群の組織内血流量を阻害して虚血状態を招き，疲労物質の蓄積によって痛みやだるさを生じさせる．これが筋筋膜性腰痛の発症機序であり，このような筋疲労状態に瞬間的な内力や外力が加わることで「ぎっくり腰」などの災害性腰痛を発症させることになる．

腰痛の発症に関連する主な身体・人間工学的リスク因子については，このほかにも表2のような数多くのリスク因子が報告されている．

2．腰痛の発症に関連する心理・社会的リスク因子

筆者らは，主にキーボードからのデータ入力作業に従事する成人女性1,326名を対象として，腰痛発症と心理・社会的リスク因子との関連性について調査研究を行った．対象者の平均年齢は53.7±9.8歳（21〜65歳）であり，腰痛有訴者は623名（47％）であった．アンケート調査項目は，個人属性〔所属部署，職種，性別，年齢，肥満度指数(BMI)〕，および宗像[4]が作成したタイプA行動特性，積極的対処行動，消極的対処行動，自己実現型行動特性，自己抑制型行動特性，無力体験，日常苛立ち事，そして情緒的支援ネットワークの各尺度であり，腰痛に関しては，腰部のだるさや痛みの程度について評価する独自の調査尺度を使用した．有効回答数は1,320名（99.5％）であり，統計処理には多重ロジスティック回帰分析を用いた．分析の結果，高いオッズ比を認めたのは，タイプA行動特性（オッズ比1.968）と日常苛立ち事（オッズ比3.091）であった（表3）．

表 3 職業性腰痛の心理・社会的リスク因子

変数名	オッズ比	95%信頼区間
年齢	0.959	0.469～1.959
肥満度指数（BMI）	1.199	0.646～2.226
従事年数	0.697	0.365～1.333
タイプA行動特性	**1.968**	**1.030～3.758**
積極的対処行動	1.175	0.659～2.093
消極的対処行動	1.884	0.971～3.656
自己実現型行動特性	1.389	0.176～10.964
自己抑制型行動特性	0.763	0.233～2.197
無力体験	1.500	0.767～2.932
日常苛立ち事	**3.091**	**1.678～5.694**
情緒的支援ネットワーク	1.557	0.783～3.099

表 4 腰痛の発症に関連する心理・社会的リスク因子

個人因子	性格	正義感，几帳面，悲観的，消極的，依存的など
	精神状態	うつ状態，神経症，焦燥感，強迫傾向，情緒不安定など
	生活出来事	配偶者の死，離婚，夫婦別居生活，けがや病気など
	日常苛立ち事	職場でのトラブル，ライバルの昇進，夫婦喧嘩，借金など
	行動特性	タイプA行動特性，自己抑制型行動特性，消極的対処行動特性など
職場因子	仕事の要求度	時間に迫られた多量の仕事，多様で複雑な仕事の内容
	仕事のコントロール感	仕事に対する裁量権の有無と自由度の大きさに関する認知
	仕事の緊張度	失敗が許されない仕事や長時間の集中を強いる仕事の内容
	仕事の満足度	人事評価に対する不平等感，理不尽な待遇格差，管理制度への不満
	上司や同僚からの支援	上司や同僚との信頼感喪失，上司からの不適切な指示

タイプA行動特性とは，虚血性心疾患の発症リスクとして注目されている行動特性であり，「歩いたり，食べたりするのが速い」や「一度に2つのことをやろうとする」など，常に時間的切迫感をもち，せっかちで必要以上の仕事をやり遂げようとする人のことである．また，日常苛立ち事は，「家族の健康状態」や「近所との付き合い」など，日常生活においてイライラを感じる事柄のことであり，日常苛立ち事が多いほどストレスをもちやすいと考えられている．タイプA行動特性と日常苛立ち事との間には強い関連性があり，前者の傾向が強いとストレス耐性が弱められ，後者の数が多いとストレス源を増やすことになる．したがって，両者の相乗効果によりストレスが増強されることは，腰痛の発症に大きな影響を及ぼすことがわかる．

最近では，職業性腰痛の発症とストレスとの関連性が注目され，特に仕事の要求度―コントロールモデルに基づいた研究が報告されている[5]．本研究では，仕事の要求度が大きい，仕事のコントロール感が低い，そして職場の上司や同僚からの支援が少ないという条件が重なることで腰痛発症リスクが高まることを明らかにしている．

腰痛の発症に関連する主な心理・社会的リスク因子については，このほかにも表4のような数多くのリスク因子が報告されている．

IV. 職業性腰痛に対する理学療法アプローチ

災害性腰痛は，損傷部位が明らかであり診断名も明確になるため，その診断名に応じた整形外科的治療と理学療法が行われるはずであるが，そのまま復職すると再発する危険性が高い．一方，非災害性腰痛は主に筋筋膜性腰痛であり，

表 5 身体的・人間工学的リスク因子に対するアプローチ

身体因子	① 喫煙や飲酒などの生活習慣を改善 ② 肥満の改善 ③ 全身持久力や柔軟性などの体力増強→ウォーキングやエアロバイクによるトレーニングとストレッチ体操 ④ 体幹筋力と体幹持久力の向上→ボールエクササイズなどによる腰腹部筋群のトレーニング ⑤ 作業特異的な運動課題のスキル向上→復職後の作業に必要な運動課題のスキルを反復トレーニング ⑥ 腰背部保護ベルトの着用→前屈姿勢の制限と腹圧上昇による腰背部の負担軽減
人間工学的因子	① 職場配置の変更を検討 ② 重量物取り扱い方法の改善→作業の機械化や補助機器の導入を検討 ③ 不自然・不安定な作業姿勢の改善→中腰やしゃがみ姿勢を極力避けるような作業環境の工夫 ④ 作業密度の軽減→作業工程や一定時間ごとに休息を取り入れるなどの工夫 ⑤ 作業環境の条件を改善→温度や照度などの適正化

まず安静にすることで症状は軽減するが，多くの場合再発し，それを繰り返すことで頑固な慢性腰痛へと発展しやすい．そこで両者に対する一般的な理学療法の詳細については他章にゆずり，ここでは復職後の再発を防ぐために必要な腰痛予防管理としての理学療法アプローチを解説する．

1. 身体的・人間工学的リスク因子に対するアプローチ

腰痛発症の既往歴自体が大きな再発リスク因子となるため，復職に際しては身体的・人間工学的な配慮が最重要事項となる．より効果的で具体的なアプローチを行うためには，腰痛発症の原因となった職場環境や作業態様など，人間工学的な問題点について詳細に調査し，身体因子との関連性も考慮した分析を事前に行う必要がある．その分析結果に基づいて表5のような身体因子と作業および労働因子を含めた人間工学的なアプローチを行うべきである．特に，人間工学的なアプローチでは，図2のような腰痛予防のための腰部負担評価＆作業改善支援ソフト（Bless ver. 1.01）を使い，重量物取り扱い時の腰部負担度を腰部椎間板圧迫力推定値としてシミュレーションすることにより，作業姿勢や作業環境などを事前に検討することが可能となる．本ソフトは，首都大学東京の瀬尾明彦氏[6]が開発したものであり，作者に許可を受ければ自由に使用できるフリーソフトであるので作者のホームページを参照していただきたい．特に，こういった人間工学的なアプローチは，腰痛による長期休職者の復職に効果的であるとする報告があり，理学療法士としても産業医や職場の労働衛生担当者と協働した取り組みへ積極的に参加すべきであろう[7]．

ただし，注意点として伝統的な腰背筋群の筋力増強を主体とした腰痛体操や物理療法は，労働者の心理・社会的背景を無配慮に行われることで医療に対する依存性を高めたり，腰背部保護ベルトの着用は腰背筋群の弱化を強め腰痛発症に対する恐怖心を助長したりといった逆効果の危険性もあることを常に考慮すべきである．

また，日本でも導入されるようになった腰痛教室についても，教室開催の頻度やプログラムの内容によって効果に違いのあることがわかっている．オランダのHeymansら[8]は，高強度および低強度腰痛教室と，一般的な治療が，休職期間（完全に復職するまでの期間）や機能障害の軽減に及ぼす影響についてランダム化比較対照試験を実施している．対象は，非特異的腰痛

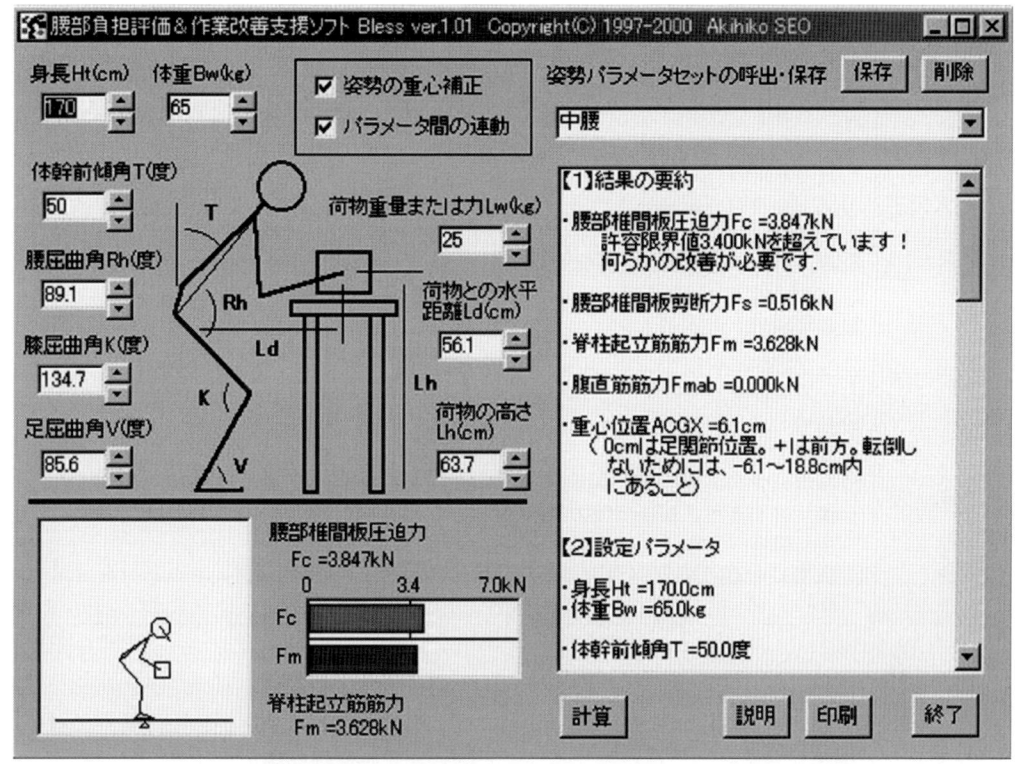

図 2 腰部負担評価&作業改善支援ソフト（Bless ver. 1.01）の画面
（文献 5）のホームページ画面から作者承諾により転載）

で 3～6 週間休職している労働者 299 名であり，無作為に 3 条件の治療へ割りつけられた．一般的な治療では，産業医から腰痛の状態や予後の説明と腰痛体操などの運動を可能な限り行うことを指導された．低強度腰痛教室では 1 週間に 1 回のグループセッションを 4 週連続で合計 4 回開催された．内容は 30 分間の講習，標準的な強度の作業課題や腰痛体操を 90 分間実施し，自宅でも 1 日 2 回は体操するように指導された．一方，高強度腰痛教室では 1 週間に 2 回のセッションを 8 週間連続で開催された．労働者は，自分の職場で最も困難な作業課題が再現された運動を毎回 1 時間，理学療法士の指導のもとで実施し，セッションごとに活動量が増やされた．さらに，自宅では腰痛体操を行うように指導された．本試験の結果，低強度腰痛教室は他の 2 条件の治療と比較して有意に休職期間が短縮し，機能状態の回復も早いことがわかった．ただし，痛みの程度と自覚的回復度には 3 条件の治療で有意差はなく，3 カ月後と 6 カ月後の機能状態の回復については一般的な治療と比較して 2 条件の腰痛教室ともに良好であった．

腰痛治療におけるメインアウトカムは，当然痛みの程度や機能障害の状態となるはずであるが，職業性腰痛に対する介入試験では休職期間や企業が支払う治療費などがメインアウトカムになるのが特徴である．本研究のように休職期間の比較では，同じ腰痛教室であっても低強度腰痛教室のほうが早く復職できることが明らかとなっており，そのプログラムの質や量が効果に大きく影響することを示唆している．本論文の考察にも述べられているが，高強度腰痛教室の問題点は，高強度な活動量の増加により，腰痛発症に対する運動への恐怖心を高めることで復職への自信を損なう危険性にある．したがって，職業性腰痛に対する腰痛教室も含めた身体

表 6 心理・社会的リスク因子に対するアプローチ

個人因子	①性格や心理・社会的行動特性の認識→エゴグラムやタイプA行動特性尺度などを用いた評価とガイダンス ②生活および職場のストレス度の認識→コーネル健康指数（CMI：Cornel medical index）や一般健康調査票（GHQ：general health questionnaire）など標準的な尺度を用いた評価とガイダンス ③ストレス源の認識→生活出来事および日常苛立ち事尺度を用いた評価とガイダンス ④痛みに対する認知療法→個人の痛みに対する不適切な認識と態度を修正 ⑤痛みに対する行動療法→不適切な痛み行動から適切な社会行動への変容 ⑥職場環境への適応トレーニング→対人関係スキルの習得とストレスマネジメントの教育
職場因子	①仕事の要求度を軽減→仕事の量やスピード，そして複雑さなどを改善 ②仕事のコントロール感を向上→仕事の裁量権と自由度を拡大することで士気を高揚 ③職場のストレスを解消→休息や昼寝あるいはスポーツなどによる緊張度の緩和 ④満足度を高める職場環境の改善→能力や実績に対する正当な評価と成功体験を生む職場づくり ⑤職場における管理監督者の教育→不健康者のピックアップスキルとコミュニケーション能力の獲得

的・人間工学的アプローチは，以下に述べる心理・社会的リスク因子も考慮したプログラムを検討すべきであろう．

2．心理・社会的リスク因子に対するアプローチ

主な心理・社会的アプローチは表6にまとめているが，多くの項目においてやはり理学療法士単独による実施は困難であり，産業医や臨床心理士などと協働したチームアプローチが必要となる．特に職場因子は，各企業における職場管理システムの改善を強いるため，医療者サイドが手を出しにくい領域ではある．しかし，最近の研究では職場因子全体に対して管理監督者の教育が効果的であるとの報告があり，本質的な職業性腰痛の発症予防には必須のアプローチといえよう[9]．したがって，理学療法士としても職場因子へのアプローチを避けるのではなく，職業性腰痛が頻発する企業に対しては積極的な働きかけを行うべきである．

また，個人因子へのアプローチについても心理学的アプローチが主体となるために理学療法士は不得意としてきたが，特に痛みに対する行動療法は職業性腰痛の発症予防管理において積極的に導入すべきアプローチとなるであろう．

痛みに対する行動療法とは，「痛み症状」ではなく「痛み行動」のコントロールを目的として，オペラント条件づけ学習理論に基づいた介入を行うことである．動物の行動は，ある刺激や条件のもとで出現し，直後に与えられた結果によりその行動の出現頻度が変化する．このような原理のことをオペラント条件づけ学習理論という．例えば，「痛い」と叫ぶ，つらい表情をする，薬を求める，病院へ行く，そして仕事を休むという痛み行動は，自分の痛みを周囲の人々に伝えようとする行動であるが，その行動の直後，誰からも相手にされず無視され続ければそれらの行動を起こさなくなる．一方，その行動の直後に優しい言葉をかけられたり，お見舞いや保険金などの金銭が与えられたりすると，それらの行動は維持あるいは増加するはずである．つまり，前者は行動の直後に好ましくない結果が与えられたことにより消去され，後者は好ましい結果が与えられたことにより学習されたわけ

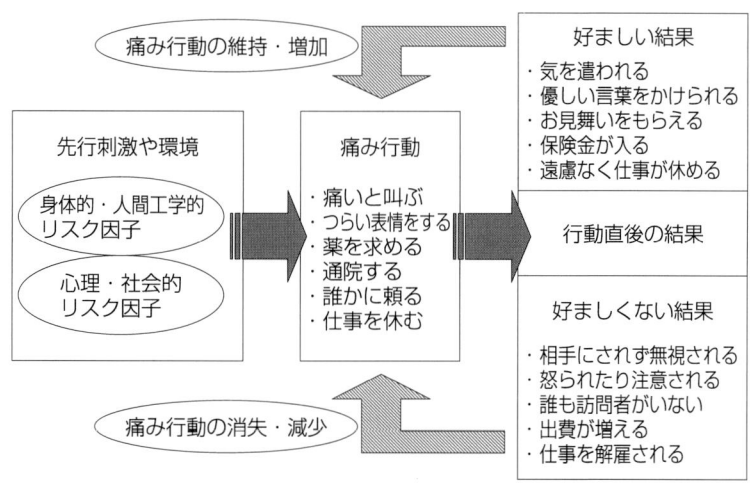

図3 痛み行動に関するオペラント条件づけ学習理論モデル

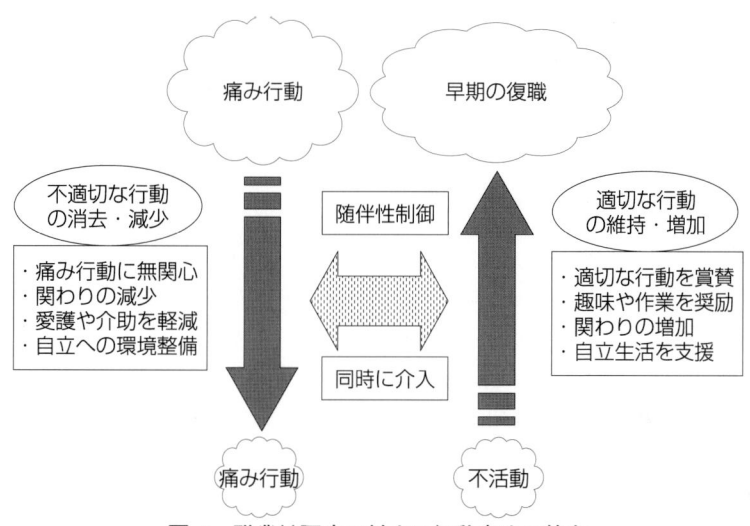

図4 職業性腰痛に対する行動療法の基本

である（図3）．

痛み行動は，最初痛み症状の表現という自然な反応として出現するが，患者にとって望ましい結果が与え続けられると，心理・社会的リスク因子も複雑に影響することにより，痛み症状とは無関係に痛み行動だけが維持・増強されるようになる．したがって，痛み行動を放置することは，身体的・人間工学的アプローチの効果を弱め，むしろ医療に対する依存性を高めることにより，最終的には自立した生活と復職への道を閉ざしてしまうことになる．

行動療法の基本は，オペラント条件づけ学習理論を応用して，不適切な痛み行動を弱めると同時に，作業や筋力トレーニングの実施など適切な行動を増やすことであり，最終的な目標は医療や他人に依存しない自立した生活能力を獲得させ，その人にふさわしい社会的な役割へ復職せることである（図4）．行動療法の手順は，まず痛み行動の明確化から始まり，痛み行動を強めている結果を行動の観察から明確にする行動アセスメント，アセスメントに基づいた具体的な実施計画の立案，そして計画の実施とその

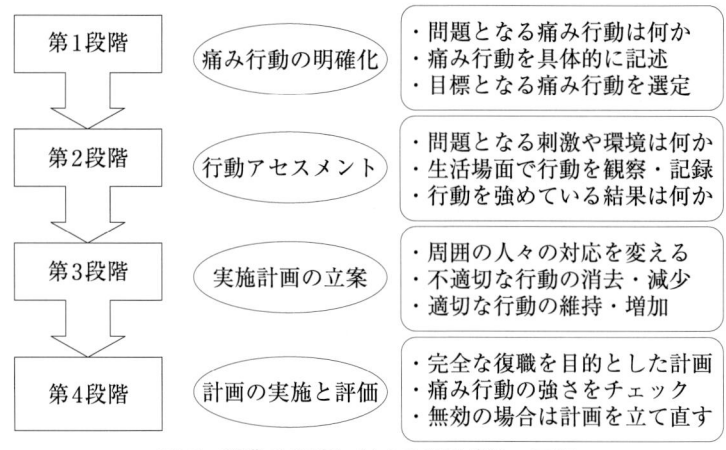

```
第1段階 → 痛み行動の明確化
  ・問題となる痛み行動は何か
  ・痛み行動を具体的に記述
  ・目標となる痛み行動を選定

第2段階 → 行動アセスメント
  ・問題となる刺激や環境は何か
  ・生活場面で行動を観察・記録
  ・行動を強めている結果は何か

第3段階 → 実施計画の立案
  ・周囲の人々の対応を変える
  ・不適切な行動の消去・減少
  ・適切な行動の維持・増加

第4段階 → 計画の実施と評価
  ・完全な復職を目的とした計画
  ・痛み行動の強さをチェック
  ・無効の場合は計画を立て直す
```

図 5　職業性腰痛に対する行動療法の手順

評価となる(図5).特に,計画の実施とその評価については,介入による痛み行動や適切な行動の出現頻度をグラフにして,常に労働者と理学療法士がフィードバックできるようにすることが重要である.

3. 行動指向型段階的活動プログラム

日本ではまだ紹介されていないが,欧米では職業性腰痛に対する学際的アプローチとして「行動指向型段階的活動プログラム(BOGAP:behavior-oriented graded activity program)」が導入されている[10].紙面の関係で詳細を紹介することはできないが,その概要については**表8**にまとめたので参照していただきたい.

BOGAPには,①機能的最大運動量の測定,②職場への訪問,③腰痛教室,そして④オペラント条件づけ学習理論に基づいた段階的活動プログラムが含まれている.これは理学療法士が主体となって行われる介入であり,オペラント条件づけ学習理論に基づいた行動変容技法を用いて,運動療法や作業課題のスキルトレーニングを段階的に進めることにより痛み行動をコントロールし,腰痛に対する恐怖心の緩和と身体に対する自己効力感を回復させることで復職を効果的に達成させている.特に,時間随伴性管理(time-contingent management)が強調され,あらかじめ労働者と復職までの期間とプログラムの実施期間を明確に設定し,この時間という目標の達成を重視してプログラムが進行する.また,段階的活動では各労働者の職場における作業課題を再現した運動や,腰痛発症が問題となる日常生活の運動を選択し,各運動の機能的最大運動量(多くの場合は運動の反復回数)をセッションごとにスモールステップで増加させ,その運動量の増加をグラフにして労働者にフィードバックさせて成功体験による強化を図っている.

BOGAPの効果については,Staalら[11]により行われたオランダの空港職員を対象としたランダム化比較対照試験が報告されている.対象は非特異的腰痛のために休職した労働者134名であり,各67名が無作為にBOGAPと一般的ケアに割りつけられた.本試験の結果,6カ月後においてBOGAPの休職期間が平均58日であったのに対して,一般的ケアでは平均87日であり,休職50日後の復職に対する効果はハザード比で1.9 (95%信頼区間1.2～3.2:$p<0.009$)であった.また,機能回復の状態や痛みについてもBOGAPのほうが一般的ケアより良好であったが有意差は認められなかった.以上の結果より,BOGAPは腰痛による休職期間を短縮させる効果のあることが実証された.

日本においても今後は,このような行動療法を用いた職業性腰痛に対する復職支援プログラ

表 8　行動指向型段階的活動プログラム（BOGAP）の概要

実施者	理学療法士，産業医（ケースマネジャー）
概　念	・痛みとその関連する行動(痛み行動)，例えば身体不活動，痛みの訴え，欠勤は学習（オペラント条件づけ学習理論）により出現する ・痛み行動に与えられた好ましい結果は，将来痛み行動の出現頻度を高める．運動と身体活動は痛み行動と拮抗するものであると考えられるため，運動行動の刺激は結果的に痛み行動を減らすことができる
指　導	・週21時間の理学療法士による指導を完全に復職するまで継続する ・本プログラムの最大期間は3カ月とする
標　語	・痛みは人を苦しめるが害ではない ・痛み症状にもかかわらず，運動と身体活動は推奨でき安全である ・機能の回復が目標であり，痛みを取り除くことではない
運　動	・一般的な運動（有酸素運動，腹筋と背筋，そして下肢の運動）および問題となる職場での作業課題と日常生活動作を再現した個別に処方された運動
最大運動量のベースライン値	・最初の3セッションにおいて，痛みが生じる限界の最大運動量を決定する．その3セッションにおける最大運動量の平均値が，運動量に基づいた運動プログラムのベースライン値となる
復職までの日数	・第3セッション後，労働者は理学療法士と相談したうえで，本プログラム期間と一致させた復職までの日数を宣言させる
運動プログラム	・労働者は，理学療法士と相談したうえで段階的に増加させる運動量を決定する ・運動量は，成功を保証するために最大運動量のベースライン値以下で開始し，プログラム進行中は段階的に増加させる
時間随伴性の管理	・痛みの程度にかかわらず運動量はあらかじめ設定され，プログラム進行中は変化させない
復　職	・労働者は完全に復職する前に簡易な作業課題による部分的な復職を許される．部分的な復職は治療的価値をもつ．また，この復職計画については時間随伴性に基づいて行われ，痛み症状のためにこの計画を変化させない点に意味がある

ムが導入されるべきであり，行動療法を習得した理学療法士の貢献が期待されている．

文　献

1) 青山英康：職場における腰痛問題をめぐる背景．青山英康，明石　謙（編）：新版職業性腰痛．労働基準調査会，1984, p 25
2) 労働省労働基準局：業務上腰痛の認定基準等について．災害性の原因による腰痛基発 750：3-4, 1976
3) 厚生労働省統計表データベース：http://wwwdbtk.mhlw.go.jp/toukei/kouhyo/indexkr_30_2.html
4) 宗像恒次：最新行動科学からみた健康と病気．メヂカルフレンド社，1996, pp 3-46
5) Hoogendoor WE, Bongers PM, deVet HC, et al：High physical work load and low job satisfaction increase the risk of sickness absence due to low back pain：results of a prospective cohort study. *Occup Environ Med* **59**：323-328, 2002
6) 人間工学と産業保健のホームページ：http://homepage2.nifty.com/aseo/bless.htm
7) Anema JR, Cuelenaere B, van der Beek AJ, et al：The effectiveness of ergonomic interventions on return-to-work after low back pain；a prospective two year cohort study in six countries on low back pain patients sicklisted for 3-4 months. *Occup Environ Med* **61**：289-294, 2004
8) Heymans MW, de Vet HC, Bongers PM, et al：The effectiveness of high-intensity versus low-intensity back schools in an occupational setting：a pragmatic randomized controlled trial. *Spine* **31**：1075-1082, 2006
9) 川上憲人，原谷隆史：職場環境の改善．産業医学ジャーナル **23**：45-49, 2000
10) Lindstrom I, Ohlund C, Eek C, et al：The effect of graded activity on patients with subacute low back pain：a randomized prospective clinical study with an operant-conditioning behavioral approach. *Phys Ther* **72**：279-290, 1992

11) Staal JB, Hlobil H, Twisk JW, et al : Graded activity for low back pain in occupational health care : a randomized, controlled trial. *Ann Intern Med* **140** : 77-84, 2004

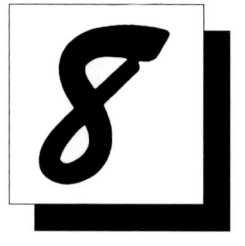

8 アスリートの慢性腰痛

平田光司*

◆ Key Questions ◆
1. 慢性筋痛とは
2. 改善のための具体的方法は
3. その効果と有用性は

I. はじめに

スポーツ活動の可否条件とは，すなわち運動の限界因子である．筋や骨そのものの損傷の場合は，限界因子として非常に明瞭である．痛みの場合は，中枢神経系内での興奮水準を抑制する因子ではあるが，必ずしも限界因子ではない．したがって，アスリート（競技選手；athlete）は中枢神経系内における興奮水準を維持可能な程度であれば，痛みを「がまん」することでスポーツ活動を継続することが可能となるわけである．しかし，痛みはスポーツ動作時の運動負荷，すなわちストレスが身体の脆弱部分に作用した際の末梢からのネガティブフィードバックである．腰痛を主訴とするアスリートに対する保存的戦略としては，このネガティブフィードバックを軽減することが第一義である．この点に関して，明確なスタンダードは今のところ見当たらないが，ネガティブフィードバックの質と動作における寄与因子を探ることが一つの方向性といえるだろう．

II. 慢性的な腰痛を主訴とするアスリートの特性

全米体育協会（NCAA：National Collegiate Athletic Association）の2005年のISS統計（ISS：injury surveillance system）[1]によれば，所属傘下の10種目13競技において慢性障害による腰痛と思われたものは，全報告例のうちの12.1％であった．わが国においても，疼痛以外の臨床所見をもたないものは，どの種目でもおおむね15～20％程度と報告されている[2]．

慢性障害を有するアスリートの場合は，愁訴と動作の関係性が強く，「走ると痛い」「同じ動作を繰り返すとしだいに痛みが増強する」「動き出しは痛みが強く，その後の痛みは軽減するが腰から臀部にかけての脱力感が増してくる」など，自覚的な所見はさまざまであるが，問題解決の糸口となるキーワードが潜んでいる場合も少なくない．

1. 姿勢の特性

姿勢は動作を形成するうえで基本（図1）[3]となる要素であり，動作を開始する直前の状態は，いわゆる「構え」と呼ばれる準備姿勢である．この準備姿勢になんらかの不具合が存在してい

---

* Koji Hirata／江別谷藤病院理学療法科

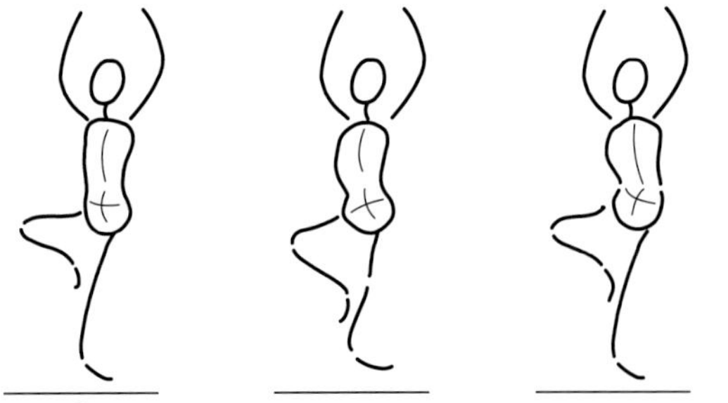

図1 姿勢不良（文献3）より改変引用）
ルティレ：片脚立ちで動作脚を曲げてつま先を軸脚の膝につける

れば，次に起動される動作にもなんらかの不具合が生じることは容易に想像できる．愁訴によるネガティブフィードバックは，無意識下で生理的負担の少ない姿勢を選択することを促す．骨および靱帯に依存した姿勢不良は，筋の生理的負担を軽減するために関節の end point を有効利用し，脆弱部分へのストレスを回避または軽減する．腰椎の場合，椎間関節の噛み合わせと後方靱帯の緊張に依存した姿勢不良が一例としてあげられる．姿勢不良の習慣化により関節周囲の軟部組織の長さ変化は，姿勢不良のアライメント（alignment）に順応するようになる．椎間関節の侵害受容器が興奮するのは，有害なメカニカルストレス（mechanical stress）が加わる場合だけでなく，炎症による化学的な有害刺激も侵害受容器興奮の原因となるが，ひとたび炎症が惹起されれば弱いメカニカルストレスでも痛みの原因となる[4]．したがって，姿勢不良は慢性的な腰痛による悪循環の入口となる．アスリートの多くはスポーツ活動において，移動しながら姿勢や動作を制御する能力が要求される．そこでは複雑精巧なバランス能力が重要となるが，ここでいうバランス能力とは，脳と神経系の働きによる姿勢保持のための筋収縮調節能力を示唆していると考えられる．姿勢不良の習慣化などによる慢性的なストレス回避行動は，神経―筋の適応性（plasticity）に影響を与へ，筋の不活性状態や sensori-mortor system の機能不全を助長する[5]．

2．運動連鎖の特性

スポーツ動作やトレーニングによる運動負荷は，ストレスとなって身体に作用する．身体の脆弱部分に作用することで，「痛み」や「違和感」といったネガティブフィードバックとして認識される．認識されたネガティブフィードバックに対して中枢神経系内で興奮水準を維持しようとすれば，生理的な限界因子を超えない範囲で回避（代償的）動作をとるようになる．この状態が恒常的に継続すると代償的動作が学習され，非効率で誤った動作になる．したがって，「意識」という主観的変数が高水準にあっても，「動作」という物理的出力は非効率な動作によって抑制されるようになる．主観的出力と物理的出力に差が生じると，物理的出力を引き上げようとさらなるストレス過大が近接部位へ波及することが少なくない．例えば野球の投手の場合，腰痛による体幹機能低下は効率的な運動連鎖（kinetic chain）を破綻させ，投球動作における力源の多くを上肢へシフトさせることでリスクを高め，肩・肘へのストレスを増大させる．

バルクアップ（bulk up）型の筋力トレーニングは，筋腱移行部に過大な負担をかけるだけでなく，筋容積の増大による可動域制限や関節の柔軟性の低下を招来する．筋容積の増大は，必ずしも効率的な筋出力やパフォーマンスの発揮を保証するものではない[6]．上肢あるいは下肢の近位部の可動域の制限や柔軟性の低下は，体幹にさらなる機能的負担を要求することになる．また，トレーニングによる体幹の abuse[7]は脆弱部分へのメカニカルストレスを増大させる．アスレティックリハビリテーション期における筋力トレーニングに関しては，積極的なパラダイムシフト（paradigm shift）が期待される．

このように，スポーツは全身運動であることから障害が他の部位へリンクする可能性が高い．また，日常生活下や外来では腰痛が強くな

いケースが多く，他部位の障害のほうがたまたま愁訴が強い場合などは，腰痛がブラインドされていることもある．同じようにして他部位への障害が体幹機能に影響し，腰痛の発現に至るケースも多い．したがって，慢性障害の場合は個々が有する障害の状態や受傷・発症のプロセス，発症からの経緯，治療経過などのストーリーを丹念に紡ぎながら，病態の本質を捉えるためのキーワードを探る努力が必要である．そして，探り当てたキーワードから推察される周辺領域との関連性を構造（解剖学）的および機能的諸問題から整理・鑑別し，効果的な理学療法をデザインするための不屈さが望まれる．

3．腰背部コンパートメントの特性

慢性腰痛を有するアスリートの傍脊柱筋群のコンパートメント症候群[8]は，よく経験される．片側性もしくは両側性に認められ，慢性例では両側性の場合，左右不均一なケースが多い．腰椎のコンパートメントの筋内圧は，脊柱アライメントの変化によって動的に推移する．この点は，下肢のコンパートメントと特性が異なっている．腰背筋群の筋内圧は体幹屈曲60°以上になると定常となる（臨界点：critical point）．したがって，屈曲角度が深くなると脊椎の荷重支持は，筋性支持から骨・靱帯に移行することを示唆している．腰痛出現時の腰背部コンパートメントの筋内圧パターンは漸増型，平坦型，漸減型，無反応型に分類される．無反応型を除いて，慢性腰痛のアスリートのスポーツ活動下における腰痛の発現タイプに酷似している．以前は，腹筋群と脊柱起立筋群の筋力の不均衡（imbalance），背筋群の使い過ぎ（overuse）などと考えられていた．近年，脊柱の安定化に対して，グローバルシステム（global system）とローカルシステム（local system）[5]という概念が浸透しつつあるが，スタビライザー（stabilizer）をつかさどるローカルシステムに機能不全（低下）や破綻が惹起されることで，グローバルシステムに過負荷が生じ，腰背部コンパートメントの負担が増大するという解釈に傾いてきている．したがって，腰背部コンパートメントへの負担が増大すると，筋内圧が上昇し腰痛が発現すると考えられる．腰背部コンパートメントの筋内圧上昇が局所のアライメントに依存しているということは，腰椎の分節構造（intersegment）の安定化に対する機能代償として，該当する部位の腰背部コンパートメントの圧が上昇することを示唆している．

III．腰部―骨盤複合体の安定化（lumbopelvic complex stabilization）[9,10]

近年，スポーツの分野においても「stabilization（安定化）」という概念が脚光を浴びている．用語だけが一人歩きをしている感もあるが，体幹の深層筋群が機能することは，スポーツ動作はもちろんのこと歩行などの日常生活下の動作を含む，あらゆる動きにおいて重要であることが認識されている．アスリートにおいて体幹機能不全が問題となるのは，「腰痛」に限定されるものだけではない．体幹はスポーツ活動に必要とされるあらゆる動作において四肢と機能的にリンクすることが求められ，筋力測定による数値に改善が認められたとしてもそれがすべての姿勢，すべての動作における体幹機能の改善を示唆するものでないことは，臨床的にもよく経験されることである．

腰部脊柱と骨盤帯は荷重関節であり，隣接する領域であるがゆえに，相互にリンクした動きを示す．両者を機能的複合体として位置づけることは，理学療法をデザインするうえできわめて有用性が高い．ことに，慢性障害を有するアスリートに対しては，戦略の方向性を単純化することができる．

1. 機能評価

立位で腰椎カーブ（C-curve）[11]や腰背部コンパートメントの状態，前額面後方および矢状面のアライメントを確認する（図2a）。前屈時は踝部と大腿骨大転子の位置関係を把握する。後屈時の状態も評価する。上肢を屈曲させたり，股関節を屈曲させ腰部—骨盤複合体がどのような反応を示すか確認する。矢状面，前額面前方・後方から観察する。矢状面においては，壁面に接した形で行うとフィードバックさせやすい。必要があれば背臥位でも行う。また，頸部のアライメントについても着眼しておく（図2b）。

腰部—骨盤複合体における筋系（muscle system）の機能も評価する。腹横筋は体幹の深層に位置し，関節運動に直接関与していないため徒手的にその機能を把握することは困難である。非侵襲的な評価方法として超音波画像による評価が試みられているが，高価な機械を必要とし，収縮の程度は把握できるが機能的に十分かどうかは判定できない。そこで腰部—骨盤複合体のメカニズムを用いて，間接的に体幹深部筋群の機能評価に役立てている。

この機能評価法は Pilates[11,12]のサイドキック（side kick）（図3）に準じた方法で行う。まず肘立て側臥位で，頭頂部から踝部までを直線状のアライメントになるように配置する。手は後頭部で合わせるのみとし，頭部を支持しない。足部は底屈位，足趾はニュートラル伸長位とする。代償動作に留意しながら表1の分類に従って評価する。なお，徒手筋力検査などで下肢が十分に挙上できることをあらかじめ確認しておく。痛みの愁訴の強いものは評価しない。

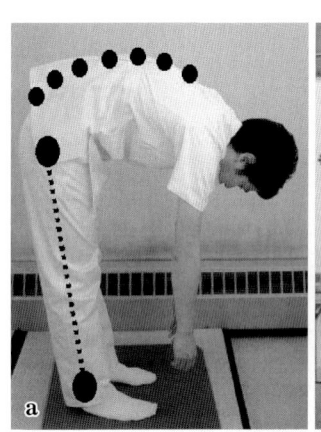

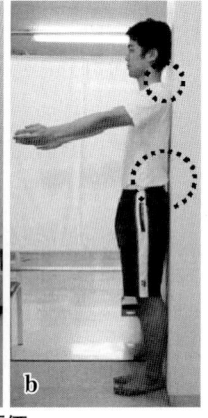

図2 機能評価
a．大転子を前方へ移動させた時の反応も観察
b．前弯部分の変化も観察

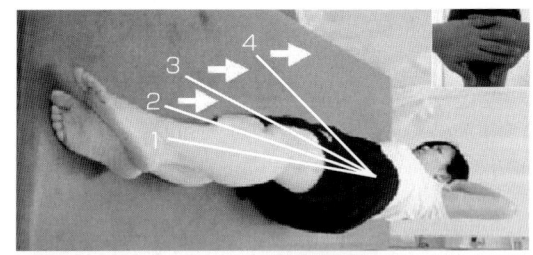

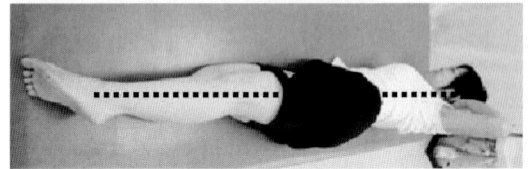

図3 サイドキック変法
・後頭部で手は組まない
・数字は挙上位置とグレード

表1 体幹深部筋群の評価と機能グレード

グレード0	検査の開始肢位を数秒間保持できない
グレード1	検査の開始脂位を数秒間保持できる
グレード2	股関節屈曲15°で下肢の挙上が十分可能
グレード3	股関節屈曲30°で下肢の挙上が十分可能
グレード4	股関節屈曲60°で下肢の挙上が十分可能

「十分挙上が可能」な状態とは，ゆっくり3回程度骨盤と同等の高さへの挙上と下制が反復可能なこと．左右両側で評価する

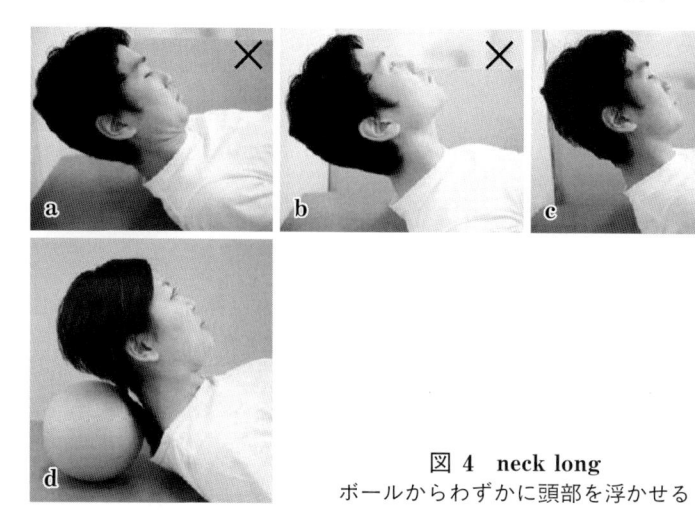

図4 neck long
ボールからわずかに頭部を浮かせる

〔フィールドデータ〕

高校の運動部に所属する健常女子10名を対象に調査した．初回テストにおいて，グレード2は3名，残りはすべてグレード1であった．腹横筋の収縮方法などを学習させた後，再テストを行った．結果，グレード3が2名，グレード2が5名，グレード1が3名となった．また，無作為に5名を抽出し，腹横筋による腰部―骨盤帯の安定化のための3つの課題を課した．2週間以上の期間を経た後，再度テストを行った．課題なしの群と比較し，トレーニング課題を継続した群のほうが優れた結果であった（グレード平均2.6）．以上のことから，サイドキック変法による評価は短期的学習効果と長期的トレーニング効果の判定に利用できる可能性が示唆された．

2．運動療法

skillを構成する要素である正確さ，素早さ，持続性[13]の3点に留意しながら段階的にエクササイズを進める．また，頸部の使い方（neck long；図4）や足部・足趾の使い方（pointing）[11]をあらかじめ学習させておく．基本的に体幹前面のパーツは引き上げ，後面のパーツは引き下げるイメージで行う．初期段階は，筋の収縮手順や関節の制御，呼吸法などの学習（physical education）の行程と捉える．運動が適切に行えているかのチェックポイントはアライメントのほかに，胸郭から股関節にかけてのストリームライン（streamline）であり，「形にこだわる目」をもつことである．

1）内部構造の安定性（intralumbo-pelvic complex stability）の獲得[9]

まず最初に，多裂筋のスタビライザーとしての働きを学習させる．腹臥位に手掌部で仙骨を末梢から引っ掛けるように軽く抑える（図5a）．軽い徒手抵抗に対して押し戻す感覚で仙骨の起き上がり運動（counter-nutation）[14]の方向にガイドする．腹臥位のまま「腹部の引き込み（abdominal hollowing）」[15]で腹横筋とのリンクを学習させる．腹臥位で上達したら，側臥位で学習させる．仙骨の位置決め（「setting」と呼んでいる）を背臥位で行い，フラットバック（flat-back）[16]をつくれるようにする（図5b, c）．多裂筋による安定化はこの「フラットバック」が目安になる．

吸気の際には，腹部前壁を膨らませると腹横筋の活動が休止または緩んでしまうため，持続的に腹横筋を強く収縮させておくためには胸郭の後外側を拡張するように吸気を行う（lateral breathing；図6）方法を学習させる．胸郭に徒手で抵抗を加えながら肋間筋などを賦活する練

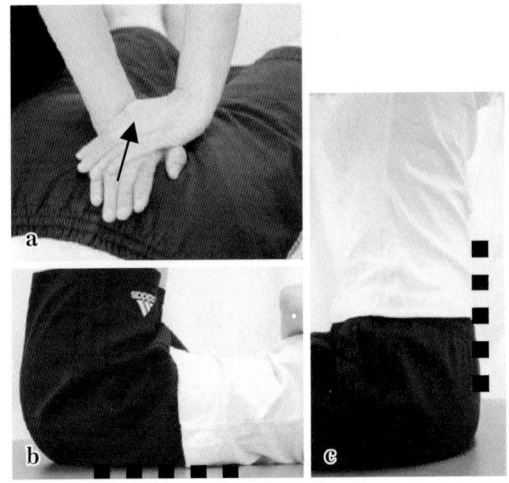

図5 多裂筋のガイド
腰部―骨盤複合体をフラットにする

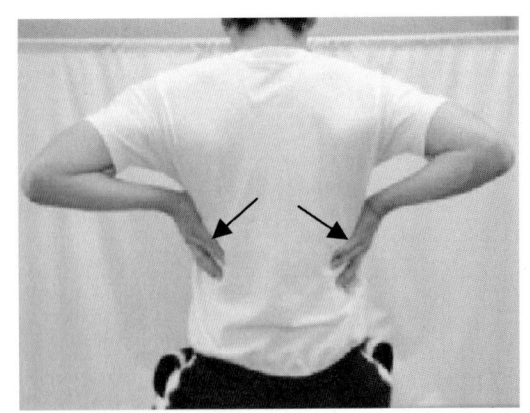

図6 呼吸法
吸気時に胸郭を横に広げるようにする

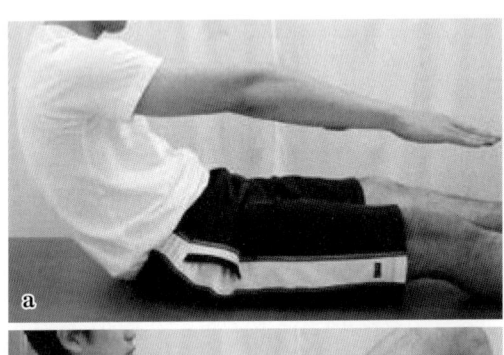

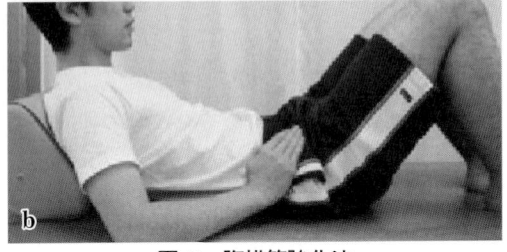

図7 腹横筋強化法
椎体を一つずつおくイメージ

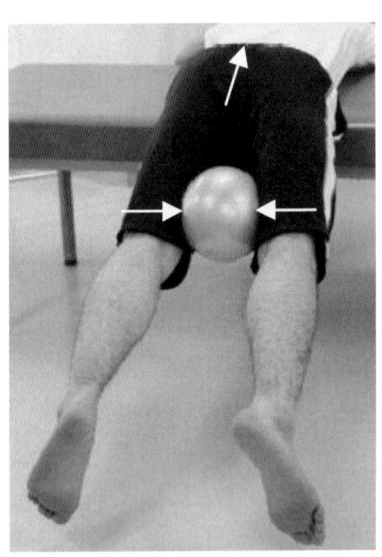

図8 多裂筋賦活法
股関節は最大外旋位．終末域で5秒程度ホールドする．股関節は伸展しないように注意する

習方法でガイドする．
　腹横筋の収縮がある程度学習できたら，体幹を屈曲させ腹横筋が緩んだ状態からでも強く収縮できるような学習課題を与える（図7）．MRIなどで多裂筋の萎縮が進んでいるものに対しては，腹臥位でやや体幹を屈曲させた肢位をとり，仙骨を脊柱へ引き寄せるようなイメージで行う．また，引き寄せた時に5秒程度保持するようにする．その後，逆に引き下げるようにし5秒ホールドする．これを反復させる（図8）[16]．

2）周辺領域との安定性（perilumbo-pelvic complex stability）の獲得（図9）

　内部構造の安定性がおおよそ得られたら，上肢や下肢の運動を取り入れて体幹の固定性や安定性を強化する．腹横筋は中枢もしくは末梢方向へ牽引するような刺激を与えてやると強い収縮が得られるようになる．上肢挙上の際には，上肢は突き出し（引き離す），肩甲骨は腰部へ下げるようにしながら下角で合わせるイメージで

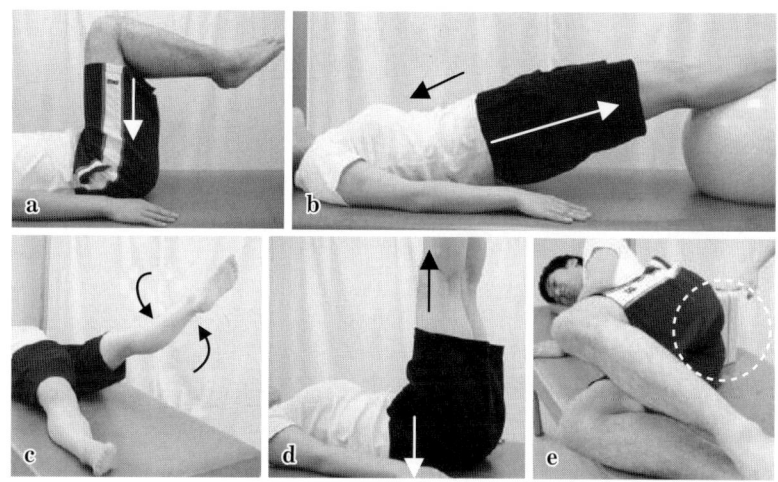

図 9　周辺領域との安定性
a．股関節を圧迫するようにする
b．腹横筋は引き上げ，腸骨から遠位を引き下げる
c．骨盤をぐらつかせないようにする
d．大腿骨は床面方向へ，下腿はつま先方向の意識で行う
e．ヨガブロックで仙骨面の傾きをモニターさせる

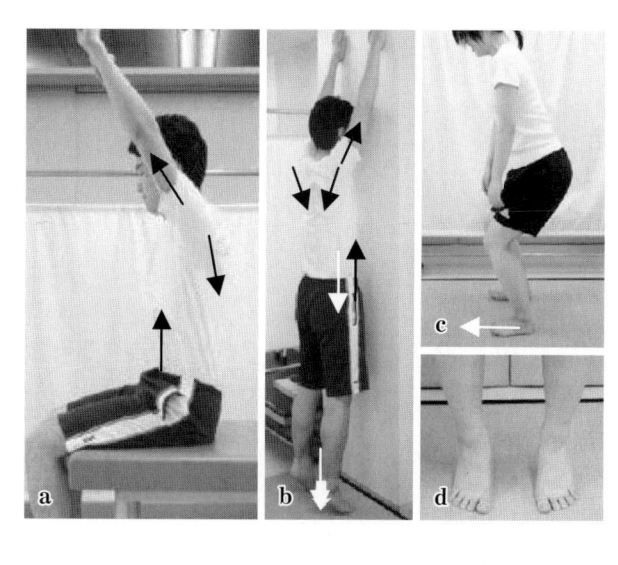

図 10　座位と立位
a．上肢を挙上する際，肩甲帯はできるだけ挙上しないようにする
b．手の位置は変えない．腸骨以下を引き下げる
c．足趾は前方へ伸ばす
d．踵挙上―前足部回内

行わせる．また，前胸部を強く張り，背部を狭める（前広背狭）形にならないよう，背部もフラットにするイメージで行わせる．側臥位でフラットバックを意識できない時は，ヨガブロックなどを用いるとよい．背臥位および腹臥位や座位での安定化が十分可能になったら，静的な立位および動的な立位で学習させる．立位での学習においては足部や足趾の使い方にも留意する（図10）．

3）スポーツ関連動作における機能的な安定性（functional stability）の獲得

学習の行程からトレーニングの行程に移行する．チューブを利用し，負荷をかけたり，外乱を加えたりする（図11）．また，負荷を領域的（region）なものから全身的なものへと広げてゆく[17]．一方，この段階においては負荷をかけるだけでなく，負荷やストレスに対する効率的な対応（適応），すなわちスポーツ活動における「安

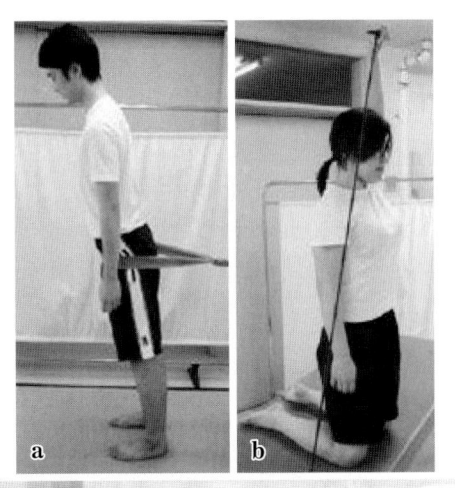

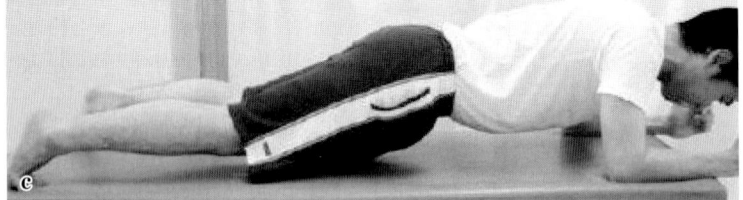

図 11　負荷動作

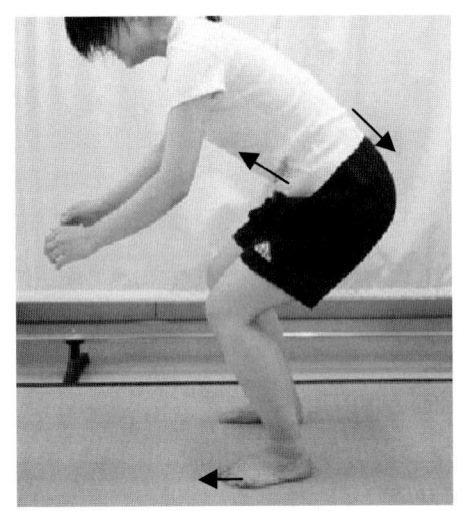

図 12　着地動作
股関節で吸収し，下腿は前傾する

全な身体動作」についてもトレーニングする機会を必ず設けるようにする．例えば，着地動作(landing)では足尖から踵へ柔らかく荷重するようにしながら，股関節を十分に屈曲させ衝撃を吸収するようにさせる．その際に，腹横筋や多裂筋が緩るまないようにする(図12)．平坦な場所で多数回連続可能になったら，階段やボックスを使ってトレーニングする．ジャンプの際，介助しながら段階的に到達点を高くし，ストレスをコントロールしながら鍛える方法も勧められる．

IV．アスレティックリハビリテーション

上記の段階を経て，痛みの改善および機能の改善が得られたら，種目に関わるような特化したトレーニング課題を与えるようにする．例えば，スキーやスケートの滑走に要求されるバランス能力は，バドミントンやテニスなどのラケットスポーツやバスケットボールに要求されるものとは異なるはずである．リハビリテーションの初期段階や基礎トレーニングのレベルではバランスディスクやバルーンなどを用いたトレーニングでも遜色ないと思われる．しかし，雪面や床などの地（床）面（surface）は起伏はあっても動いたり，揺れたりはしない．不安定な土台の上で運動することと不安定な姿勢で運

動することは，決してイコールではない．例えば，スケートのように高速でコーナーを滑り抜けてゆく時には，体幹をかなり傾斜させなければならない．もしこの時，体幹の傾斜に堪え切れなくなり，体幹を起こすと重心はしだいに足部に近いほうへ移動するため安定（安心）するようになる．しかし，重心はコーナーの内縁から遠くなることになるので，滑走ラインは膨らみ，大回りになる．したがって，滑走タイムは遅くなる．急峻なカーブを描くには，腰部―骨盤複合体の高い安定性が必要となる．スキーも同様に，鋭いラインを描いて旗門の根元を攻めるには，深い体幹の傾斜が必要になる．これは，バルーンなどではトレーニングできない領域である．平坦な地（床）面でストリームラインを保ったまま，自身の荷重にどこまで耐えられるか日々反復してトレーニングする方法が，まずあげられる．

ラケットスポーツは，片脚で踏み切って体幹を回旋する動作が重要と考えられる．ボールやシャトルの軌道は千差万別である．したがって，片脚立位で体幹を多少傾斜させても，回旋軸が破綻しない能力が必要である．手がかりは，スポーツ種目特有の「形」にこだわって分析する目をもつことであろう．

V．おわりに

本稿では，慢性的な腰痛を主訴とするアスリートに対して，戦略の一つである腰部―骨盤複合体のstabilizationについて簡略な具体例を提示した．理学療法をデザインするうえで，論じ足りないところもあるが，体幹に慢性障害を有するアスリートにとって，腰部―骨盤（股関節も含む）複合体の概念は，ポテンシャルの高いものであることは明らかである．具体的な貢献度やメカニズムについては未解明な部分もあるが，汎用性が高まることで理学療法士，アスリート双方にとっての社会的資産となるはずである．

文　献

1) NCAA：http://www.ncaa.org
2) 内山英司：スポーツ整形外科受診の慢性障害．*Sportsmedicine Quarterly* **26**：4-13, 2000
3) 森下はるみ：舞踏におけるバランス．体育の科学 **53**：263-267, 2003
4) 山下敏彦：椎間関節性腰痛の基礎．脊椎脊髄 **13**：432-438, 2000
5) Richardson CA, Hodges PW, Hides JA：Therapeutic Exercise for Lumbopelvic Stabilization 2 nd ed. Churchill Livingstone, Edinburgh, 2004, pp 13-28, pp 105-117
6) 今井　茂：筋力トレーニング．トレーニングジャーナル **8**：91-94, 1991
7) Robinson LY：The Body Control Pilates Back Book. Pan Books, London, 2002, pp 23-30
8) 紺野慎一，他：姿勢と筋内圧．脊椎脊髄 **13**：428-431, 2000
9) Mitchell B, Colson E, Chandramotha T：Lumbopelvic mechanics. *Br J Sports Med* **37**：279-280, 2003
10) Lee DG：The Pelvic Girdle 3 rd ed. Churchill Livingstone, Ejinburgh, 2004, pp 41-54
11) Ungaro AL：Pilates body in motion. A Dorling Kinedersley Book, London, 2002, pp 8-25, pp 98-101
12) Pilates JH：Return to Life through Contrology. Dynamics Inc, Nevada, 1945
13) 大築立志：タイミングのよい適度な出力調節の神経制御．バイオメカニクス研究 **6**：41-52, 2002
14) 村上栄一，国分正一，田中靖久，他：仙腸関節性腰臀部痛の基礎．脊椎脊髄 **13**：439-444, 2000
15) Drysdale CL, Earl JE, Hertel J：Surface Electromyographic Activity of the Abdominal Muscle During Pelvic-Tilt and Abdominal-Hollowing Exercise. *J Athl Train* **39**：32-36, 2004
16) Danneells LA, Vanderstraeten GG, Cambier DC, et al：Effects of three different training modalities on the cross sectional area of the lumbar multifidus muscle in patients with chronic low back pain. *Br J Sports Med* **35**：186-191, 2001
17) Bennett JO：Butt & Gut. Developing Core Stability in Athletes. The Distinguished Lecture Series in Sports Medicine. HOPE College, Michigan, 2003

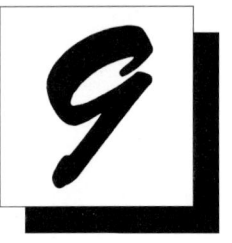

9 慢性腰痛のストレッチング

鈴木敏和*　鈴木重行**　平野幸伸***

◆ Key Questions ◆
1. 慢性筋痛とは
2. 改善のための具体的方法は
3. その効果と有用性は

1. ストレッチングの対象となる慢性腰痛

　一般に腰痛の診断として代表される診断名は，椎間板ヘルニア，脊椎分離症，変形性脊椎症，脊椎すべり症，脊柱管狭窄症などさまざまであり，どれも観血的に治療を行わなければ，器質的な変化を望むことは難しい疾患である．したがって，これらの疾患により腰痛が引き起こされた場合は，保存的治療で腰痛の原因を取り除くことが難しく，慢性腰痛に移行すると考えられ，一生の付き合いになると思われがちである．しかし，十分な科学的根拠が少ないとはいえ，慢性腰痛に対して運動療法や物理療法などの保存療法は，有効な治療方法として考えられている．「なぜ，器質的に変化を望めない慢性腰痛が改善できるのであろうか」．

　腰痛の診断には，主に画像診断が用いられている．しかしX線像，CT，MRIなどの画像診断より得られる情報は，必ずしも臨床症状と一致しておらず，腰痛診断をする際には，臨床症状と照らし合わせながら診断を行うようにしなければならない．画像診断で表されるものは，骨格や骨格筋，またはその他の結合組織の形状である．骨格は静的なものであり，画像診断からの機能的予測は重要であると考える．しかし，骨格筋などの動的に形状が変化する組織に対して，画像診断での判断には限界が存在するように感じられる．腰痛には，上記で述べた椎間板ヘルニアなど，画像診断で判別が可能な疾患以外にも，筋筋膜性腰痛，椎間関節症候群，棘間靱帯損傷など，画像上で判別が難しい疾患も存在する．特に軟部組織性の疾患は，他覚的に診断が難しく腰痛診断として用いることは困難であるといえる．また椎間板ヘルニアなどの前述疾患として診断されている患者でも，画像診断により診断が困難な，後述の筋筋膜性疾患を原因とした腰痛の可能性が存在する．以前の報告で，MRI上に顕著な椎間板ヘルニアのある患者に対し，理学療法士により徒手的に保存療法を行うことで，腰痛での疼痛に対し顕著な減少を示した．疼痛の減少後，MRI上の椎間板ヘルニアは治療前と比べて変化はないままに，腰痛の改善を示した．この症例の場合，椎間板ヘルニアが腰痛の主な原因であったと考えることは困難であり，筋筋膜性疾患の疼痛が主であったと

---

* Toshikazu SUZUKI／レッツリハビリデイサービスセンター
** Shigeyuki SUZUKI／名古屋大学医学部保健学科
*** Yukinobu HIRANO／愛知県立循環器呼吸器病センター

考えられる[1]．このように一般的に慢性痛といわれる疾患でも，急性痛より長期化したものを慢性痛というのではなく，その発生要因にも着目する必要がある．

II．慢性腰痛の捉え方

ここからは，保存療法の主な対象となる筋筋膜性腰痛を中心に述べる．一般に慢性腰痛とは，急性期の症状が一定の経過をしても（通常1カ月以上）症状が改善せず持続する症状をいう．また，症状は数カ月～数年にわたり再発する痛みとしている[2]．しかし，急性痛と慢性痛とは発生機序がまったく別であるため，慢性痛に対する治療も急性痛に対する治療と同じものでは効果が期待できない．慢性痛の発生は，神経系の可塑性によるものとされている．神経の可塑性とは，痛みの持続により通常の神経活動とは機能的に異なる状態になり，元の正常な状態に戻ることができなくなった状態をいう．慢性痛に至る可塑性についての定説は，いまだ確立されてはいないが，痛覚神経にアドレナリン受容体が発生し，交感神経系活動が痛覚刺激として働くと考えられている．また，慢性痛が長期にわたった場合，慢性痛は器質的なものだけでなく，不安，抑うつなどの心理的要因（suffering）が，慢性腰痛の強化因子として働く（図1）[3]．

慢性腰痛には，社会的因子も非常に重要な関わりをもつ．慢性腰痛の長期化や再発の原因は，腰痛の原因となった要素が完全に除去できないからである．腰痛を起こす原因として，過度の負荷（重量物の保持，立位・座位の持続など），体型的要因，精神的な緊張による精神的ストレスなどがある．しかし腰痛と診断され，職業を変える，体重を減量する，精神的ストレスを感じないように気持ちを切り替えるなど，腰痛の改善を目的に，あるいは症状の改善後に適切な環境を整えることは困難である．よって，慢性腰痛の治療は原因となるストレスが持続する中

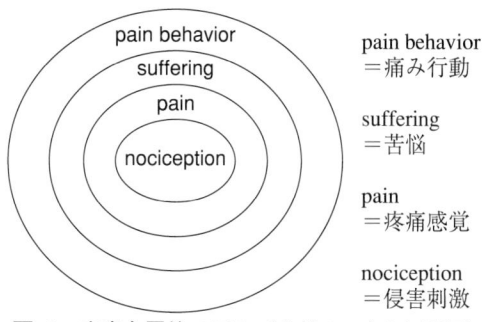

図1 疼痛多層的モデル（文献3，4）より引用）

pain behavior ＝痛み行動
suffering ＝苦悩
pain ＝疼痛感覚
nociception ＝侵害刺激

で，症状を改善させようと試みるため，長期化，再発することが多くなる（図2）．したがって，症状の改善には現時点の症状に対する治療だけでなく，症状改善後の持続的治療，社会的因子の把握をしていくことが重要となる．特に他国と違い日本では，慢性腰痛は病気としての認知度が低く，腰痛を理由とした休学，欠勤は認められないのが現状である．慢性腰痛の治療には，包括的な取り組みが必要に感じられる．

III．慢性腰痛に対するストレッチング

先に述べたように慢性痛は，痛みの長期化と考えるものではなく，神経系の器質的変化を伴ったものである．したがって，慢性痛の治療も慢性痛に対して有効な治療法を用いなければならない．慢性痛が発生し痛みが持続した場合，可塑性に変化している神経系の痛みだけではなく，痛みより身を保護するため，その周囲の筋緊張が増すことになる．この筋緊張の増加がADLを低下させる原因となる．また，この緊張も慢性痛と混在する急性痛となる．この状態が持続した場合，周囲筋の短縮・萎縮に至ることとなる．ストレッチングは，この周囲筋緊張を押さえ筋短縮・萎縮を改善させ，ADLを低下させぬように維持させる手段として有効である．またストレッチングによる爽快感は，心因的リラクセーションの効果もあり，慢性痛に対し心理的効果も期待できる．ストレッチングにより

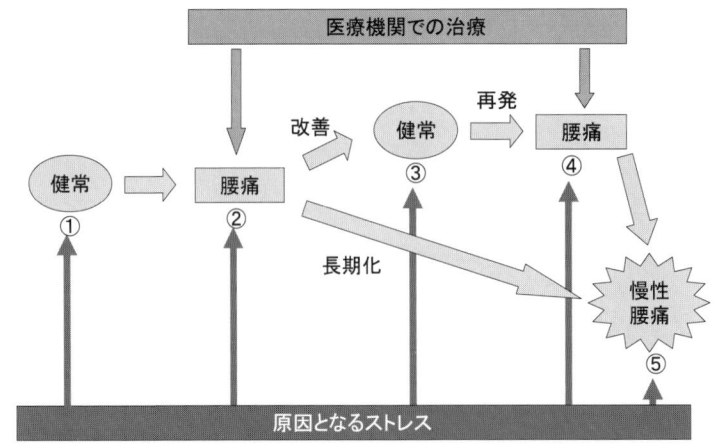

図2 腰痛と原因ストレスとの関係
① 原因となるストレスを加え続けられることによって腰痛が出現する
② 医療機関にて治療を行うが，原因ストレスは加え続けられることが多い
③ 治療により改善するが，原因ストレスは症状出現前と同じように加えられる
④ 原因ストレスを加え続けられることにより，腰痛が再発する
⑤ 腰痛の長期持続により慢性腰痛となる．原因ストレスは，変わらず加え続けられるため，さらに長期化する

疼痛を軽減し，神経活動を正常化することは，正の可塑性を引き出すことができ，正常な状態に近づけていくと考える．また，慢性痛に移行しないように，早期よりの対応が重要となる．

ストレッチングにはいくつかの方法がある．ストレッチング方法は対象者の体格や状態，効果目的によって選択される．よってスポーツ選手が行うストレッチングと，腰痛患者が行うストレッチングとは，目的も方法も違いがある．ストレッチングは，バリスティックストレッチングとスタティックストレッチングとに分けられる．バリスティックストレッチングは，反動を利用して筋を伸張する方法で，筋紡錘を興奮させ，求心性Ⅰa神経線維により脊髄後角を経て，脊髄前角に存在する運動神経細胞を脱分極させる．伸張した筋は，反射的に収縮し伸張反射を助長させる（図3）．このようにバリスティックストレッチングは，強度の伸張反射を伴うため，正常の鍛えられた骨格筋に適しており，疼痛によって筋緊張の増している骨格筋，または疼痛により萎縮を起こしている筋に対して行った場合は，筋の損傷を伴う危険性があり，

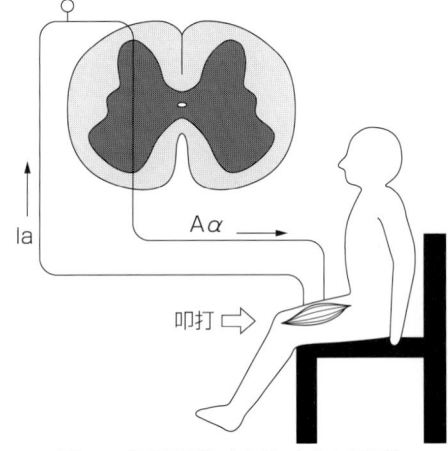

図3 伸張反射（文献5）より引用）
膝蓋腱を叩打すると筋は瞬間的に引き伸ばされる．筋の長さの変化は筋紡錘により感知され，求心性Ⅰa線維により脊髄に伝達される．Ⅰa線維は脊髄内で直接前角にある運動神経細胞にシナプス結合し，この細胞を脱分極させる．この脱分極は遠心性Aα線維により筋まで到達し，筋を反射的に収縮させる

慢性腰痛の患者に行うことは避けたほうがよい．スタティックストレッチングは，1975年にAnderson[6]によって提唱されたストレッチングで，反動を利用せずゆっくりと筋を伸張し，その肢位を数秒間保持する方法である．スタティックストレッチングは，Ｉｂ抑制を利用したもので，筋を伸張した際に筋および結合組織からの抵抗が生じた時点で保持することにより，筋腱移行部に多く存在するゴルジ腱器官がその刺激を受容し，求心性Ｉｂ神経線維を介して，脊髄後角までインパルスが伝搬される．脊髄内では，脊髄前角細胞の電位を下げる働きがあるため，結果的に前角細胞の脱分極を抑制し，骨格筋の緊張を抑制することになる（図4）．スタティックストレッチングは，異常を起こしている骨格筋に対して愛護的にストレッチングを行うため，筋の損傷を伴わずに筋緊張を改善することができる．よって，腰痛患者のストレッチングはスタティックストレッチングを選択することが適切といえる．

IV．ストレッチングの効果

1．関節可動域の改善と筋緊張の低下

1985年，Hagbarthら[4]は手指中手指節関節にトルクモータを設置し，他動的に手指中手指節関節を屈曲・伸展し，各条件下での関節の可動性・筋緊張について検討している（図5）．その結果，手指屈筋群を他動的に大きく伸張すると伸張前に比べ，手指中手指節関節伸展の可動域拡大と伸張反射の抑制がみられ，逆に屈筋群を短縮方向に動かすと手指中手指節関節伸展の可動域減少と伸張反射の亢進が出現し，筋緊張の亢進を示した．このことは，ストレッチングは筋および結合組織の柔軟性を改善するだけではなく，伸張反射の抑制効果がみられたことから，筋緊張の抑制にも効果的であることを示したものと考えられる．このように軟部組織の機能的変化による関節可動域低下に対するスト

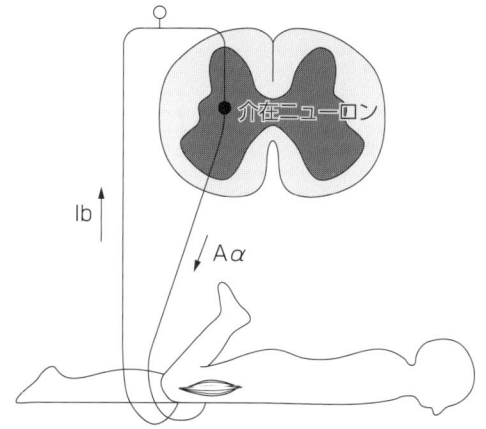

図4　伸張反射とＩｂ抑制（文献5）より引用）
筋が持続的に伸張されるとゴルジ臓器官が筋緊張の高まりを感知し，この信号は求心性Ｉｂ線維を伝播し，脊髄まで達する．脊髄内では介在ニューロンがこの信号を受け取り，脊髄前角にある運動神経細胞の興奮を低下させ，結果的に持続的に伸張された筋の緊張を低下させる

レッチングでは伸張する方向が非常に重要であることがわかる．慢性腰痛において，腰背部に疼痛が出現している場合，体幹を屈曲方向にストレッチングした後に，さらに伸展方向にストレッチングを加えた場合，屈曲方向へのストレッチングで筋緊張が改善された腰背筋群は，後に逆方向に行った伸展方向へのストレッチングにより，再度筋緊張が亢進し，症状が悪化する場合がある．

さらに，ストレッチングの筋緊張亢進に対する効果としては，電気生理学的には安静時放電の著明な低下[8]，神経伝達効果の増大[9]，運動時の異常放電の減少[10]，Ｈ反射の振幅減少[11]，平均周波数の高周波成分への移行[7]（図6），モアレ像の正常化[10]（図7）などにより裏づけられている．

ストレッチングの可動域あるいは柔軟性の改善効果は，関節可動域の増大[12〜16]，筋質重量の改善[14,15]，筋線維断面積の増大（図8）[15,17〜19]，筋節長の改善（図9）[14,19]，筋節減少の防止[12,14,20]，結合組織占有面積の減少（図

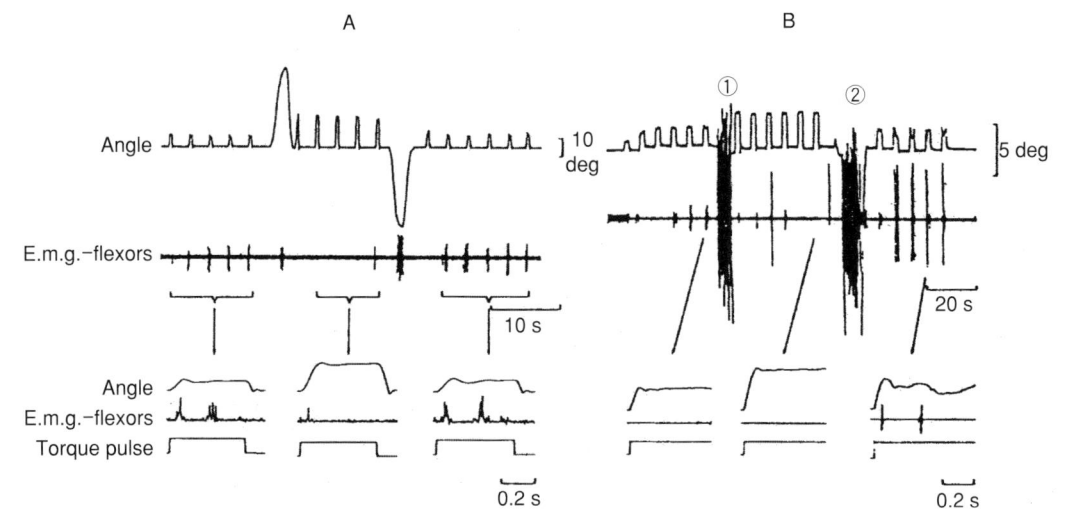

図 5 異なる条件下での筋緊張に伴う反射的変化(文献 4)より一部改変引用)

A．手指中手指節関節をトルクモータで他動的に大きく伸展し(最上段のベースラインより上方向)，手指屈筋群を伸張すると，伸展後は伸展前と同じトルクを負荷しても手指屈筋群の筋緊張が低下し，伸張反射の消失(最上段より2段目)とともに，大きな角度が獲得された．逆に，手指中手指節関節を他動的に大きく屈曲した場合では，伸張反射の再出現と伸展角度の減少がみられた

B．手指屈筋群に等尺性収縮(①)を負荷すると(最上段より2段目)負荷前に比較し，わずかな手指中手指節関節の角度増加がみられたが(最上段)，等張性収縮(②)後では伸張反射の増強とともに伸展角度の減少が観察された

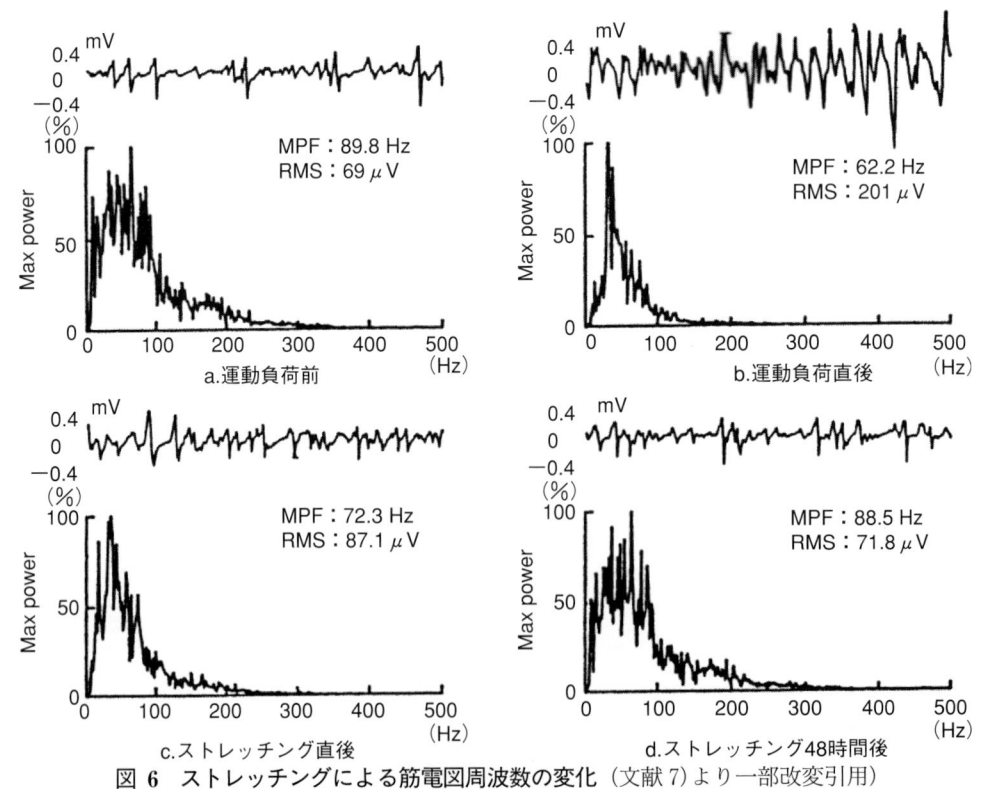

図 6 ストレッチングによる筋電図周波数の変化(文献 7)より一部改変引用)
運動負荷により筋電図は低周波成分が増加し，平均周波数も低下するが，ストレッチング48時間後では運動負荷前までほぼ回復している

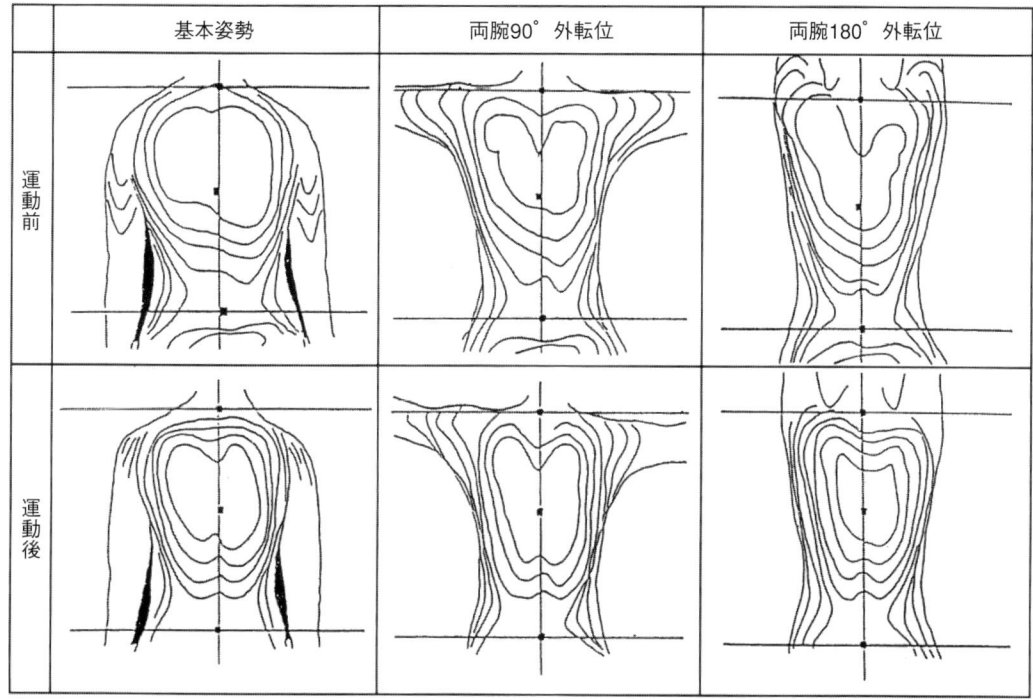

図7 ストレッチングによるモアレ像の変化（文献10)より引用）
腰痛者は筋緊張の左右アンバランスからモアレ像はゆがんで撮影されるが，ストレッチングはほぼ左右対称的な像が獲得できている．上段：腰痛者のモアレ像，下段：ストレッチング後のモアレ像

8)[12,14,15]，コラーゲン線維の走行改善(図10)[14]やコラーゲン線維の代謝改善[21]などから検討され，いずれもストレッチングの効果を示唆している．

軟部組織の柔軟性に関与する因子として，関節包，筋筋膜，腱，皮膚などが考えられるが，その大部分は関節包と筋筋膜が，それぞれ47％と41％関与し[22]，筋筋膜が可動域や柔軟性に与える影響の重要性がうかがえる．また，関節包，腱，靱帯などの結合組織は，収縮・弛緩の特性はないが若干の柔軟性をもち，伸張可能であるが短縮した結合組織の伸張のためには少なくとも20分間の持続伸張が望ましいとの報告[23]や，ストレッチングは結合組織の粘性には効果的であるが，弾性には効果がないとの報告[24,25]もみられる．

2．血液循環の改善

血液循環の改善は，筋弛緩をさせるために筋細胞内に放出されたカルシウムを筋小胞体へ取り込む時のエネルギー源であるアデノシン三リン酸の生成を活発にし，筋収縮から弛緩への移行をスムースにするとともに，筋疲労の回復を促すことが考えられる．健常人を対象とした実験では，ストレッチング後の血流量はストレッチング時間が長くなるに伴い多くなる傾向を認め，運動前のストレッチングが運動後の皮膚温上昇にも関与すると報告されている[26~29]．また鈴木ら[30,31]は，慢性腰痛患者に対し疼痛抑制とストレッチングを施行した結果，腰部深部微小動脈の血管断面積が拡大し血流が改善したことを確認している．

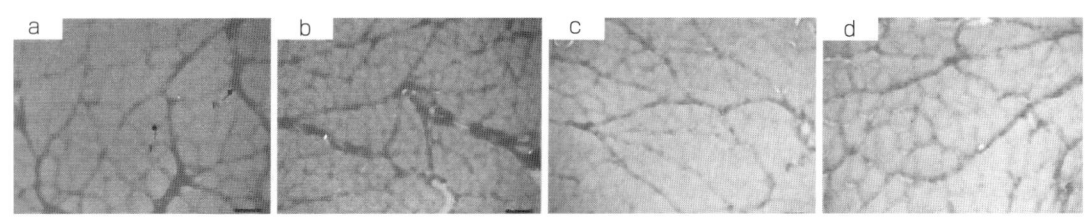

図8 ラットの筋線維と結合組織の変化（文献17)より引用)
　　　a．正常
　　　b．4週間固定
　　　c．4週間固定後自由飼育
　　　d．4週間固定後ストレッチ

ラットの足関節を4週間底屈位ギプス固定することにより筋細胞は萎縮し（b），逆に結合組織の占有面積が増加する．ストレッチングにより，正常までほぼ回復する（d）

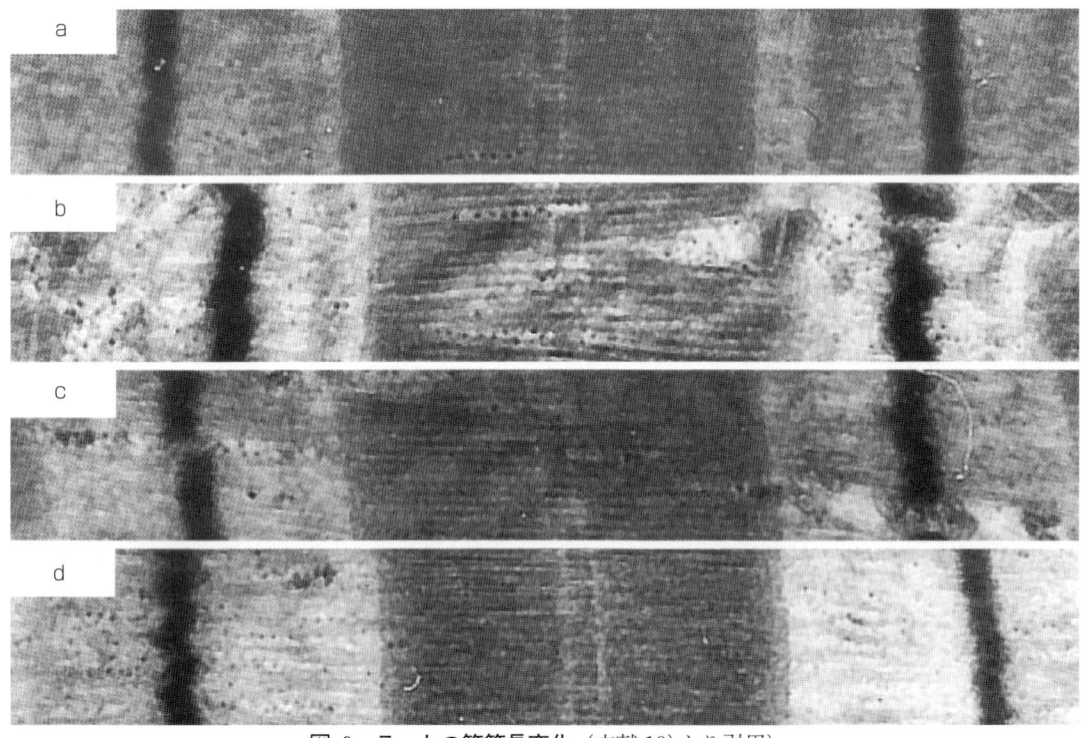

図9 ラットの筋節長変化（文献19)より引用)
　　　a．正常
　　　b．4週間固定
　　　c．4週間固定後自由飼育
　　　d．4週間固定後ストレッチ

ラットの足関節を4週間底屈位ギプス固定することにより，筋節長は短縮するが（b），ストレッチングにより筋節長は回復する（d）

3．筋痛の緩和

血液の循環改善は発痛物質や疼痛増強物質の生成を抑制し，いわゆる筋痛を緩和する．また，ストレッチングによるIb抑制作用は筋によtopる脊髄運動ニューロンの興奮性を低下させる[14]．これらの検証として鈴木ら[30〜32]は，肩関節部に種々の器質的疾患を有し，かつ疼痛が発生している筋に対し，ストレッチングによる疼

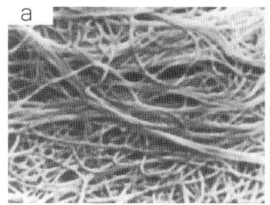

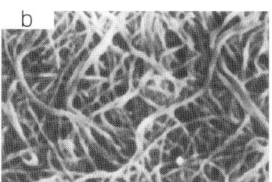

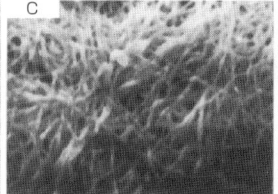

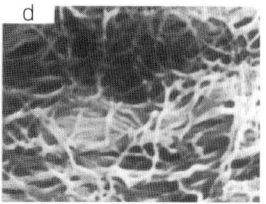

図10 ラットのコラーゲン線維走行の変化(文献15)より引用)
　　a．正常
　　b．4週間固定
　　c．4週間固定後自由飼育
　　d．4週間固定後ストレッチ

ラットの足関節を4週間底屈位ギプス固定することにより，コラーゲン線維走性は筋線維に対し横走化するが（b），ストレッチングにより筋線維に対し正常と同様に縦走化する（d）

痛軽減を報告している．

4．精神的リラクセーション効果

慢性痛患者に加わる心因的要素に対し，適度なストレッチングを行うことにより疼痛軽減，循環改善より体性感覚的リラクセーションを得ることができる．ストレッチングにて得ることができる体性感覚的リラクセーションは，心因的ストレスの改善を期待でき，特に慢性腰痛にスタティックストレッチングを用いることの有用性が示唆される．

V. 慢性腰痛に対するストレッチングの阻害因子

慢性腰痛に対しストレッチングを施行する際，軽度の腰痛に対してはストレッチングにより循環改善，疼痛緩和が期待できる．しかし強度に腰痛が出現している場合は，スタティックストレッチングを用いて行っても，筋緊張の増加が予測され，疼痛が増悪する場合が考えられる．したがって，強度に疼痛が出現している場合は，まず疼痛軽減を行わなければならない．特に筋筋膜性の慢性腰痛の患者は，腰部骨格筋を中心として筋緊張亢進部位をもっており，この部位を伸張されることにより強い疼痛が出現する．疼痛を軽減するには，この部位の疼痛閾値を上げることが重要となる．疼痛閾値を上げる疼痛抑制法の一つに，広汎性侵害抑制調節を利用した疼痛抑制法がある．広汎性侵害抑制調節は，1979年にLeBarsら[33]により報告され，麻酔したラットの脊髄後角や三叉神経脊髄路核から広作動域ニューロンを記録し，後肢足部に強い電気刺激を加え，C線維の興奮により誘発されるニューロンの発射が，尾部に与えた侵害刺激によって抑制される生理的現象をいう（図11）．よって今回のような慢性腰痛に対しても，出現している疼痛に対し徒手により抑制をする手技がある．具体的な方法を図12に示すが，疼痛が出現している骨格筋を徒手で確認し，身体の他の部位に侵害刺激を加えることにより，疼痛部位の閾値を上げ，疼痛を抑制する方法である．

VI. 慢性腰痛に対するストレッチング

慢性腰痛は，長期にわたり症状が持続しているため，その症状も一定の固定された症状として表れることはまれであり，広範囲に複雑化した症状として表れている．このため慢性腰痛患者に対してストレッチングを行う際には，どの骨格筋に疼痛が出現しているかを確実に把握する必要がある．特に腰部骨格筋は，体幹を支える抗重力筋であるため，一つひとつの骨格筋も

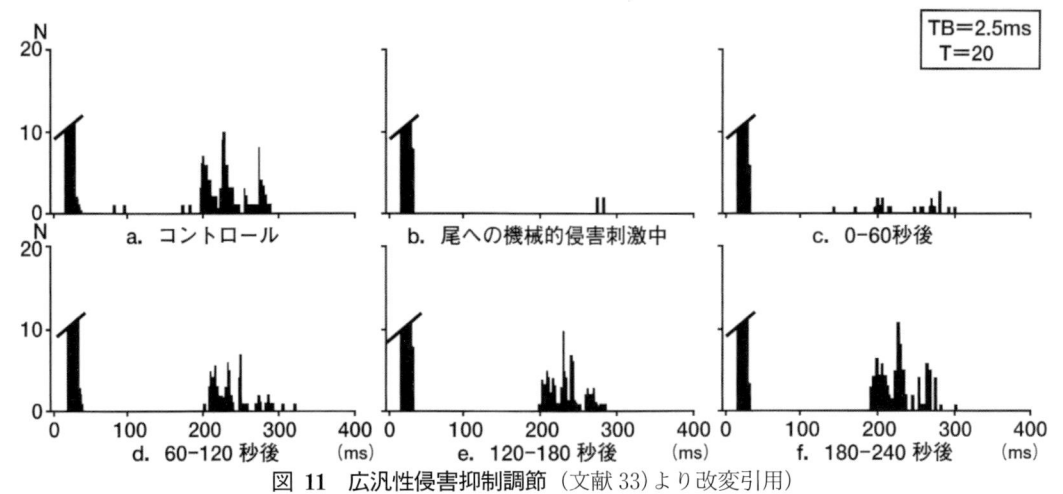

図 11 広汎性侵害抑制調節（文献33)より改変引用）

各図の縦軸は神経線維の発射頻度，横軸は時間経過を示す．各図は潜時の短いA線維の放電と遅れて現れるC線維の放電を表している．ラットの後肢足部に強い電気刺激を与えると脊髄後角広作動域ニューロンにおけるC線維活動が増強している（a）．ピンセットで強力にラットの尾を挟みつけると，C線維活動が完全に抑制されている（b）．その抑制効果は2分間程度継続し（c, d），3〜4分後に元の活動に戻っている（e, f）

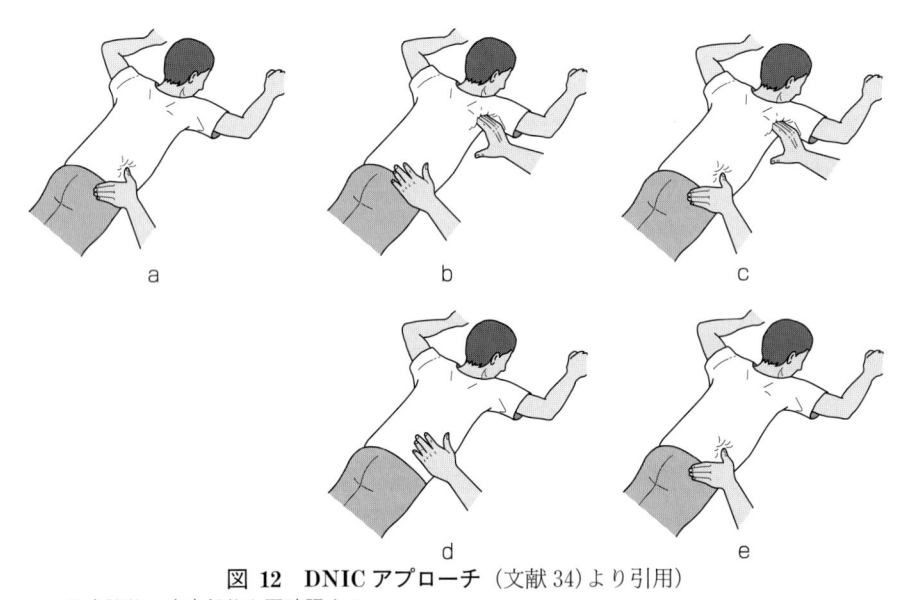

図 12 DNICアプローチ（文献34)より引用）

a．治療肢位で疼痛部位を再確認する
b．他の部位に侵害刺激を与える
c．他の部位に侵害刺激を与えている時に，もともとの部位の疼痛が抑制されているかを患者に聞いて確認する
d．疼痛部位を中心に圧刺激を約10〜20秒加える
e．aで与えた同じ圧迫力でもともとの部位の疼痛が抑制されていることを再確認する

① 腸肋筋

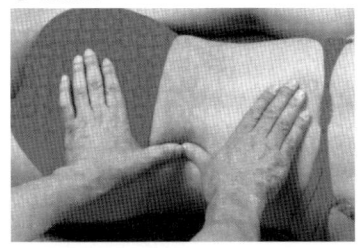

傍脊柱起立筋の中で最も外側に存在する筋である．特に腰部では肥厚しており，最長筋とともに腰部痛の原因となる筋である．触診は表層のみでなく，深部に進入するように行い，特に最長筋との筋間の状態を注意して触診する必要がある

② 最長筋

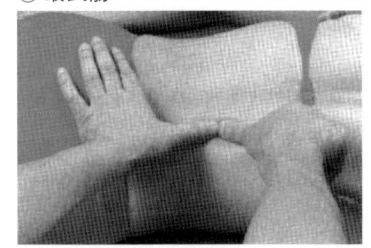

安静時でも比較的筋緊張の高い骨格筋であるため，深部まで触診するためには，触診指の進入方向，触診強度に配慮する必要がある．腸肋筋，棘筋，多裂筋などに筋間があり，腰痛の原因となりやすい筋である

③ 多裂筋

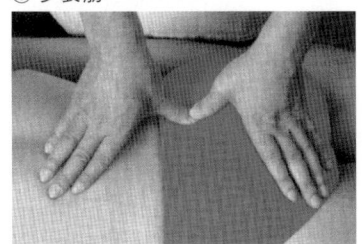

上後腸骨棘の内側は，肥厚した硬い骨格筋であるため，仙骨体上部で骨格と間違えられることが多い．仙腸関節部での疼痛として感じられることもあるため，仙腸関節炎との触診による鑑別が必要である

図 13 腰痛症に対する触診（文献 35）より改変引用）
　腰部筋群は，浅部より深部まで幾層にも骨格筋が存在する．ストレッチングを行う前に，どの骨格筋に疼痛が出現しているか触診により詳しく評価していく．代表的な筋を3つあげたが，触診に関する専門書，解剖学書を参考に触診を進めていただきたい

重厚であり，筋線維走行方向も一定方向ではない．的確な解剖学的知識，触診技術を身につけ，疼痛部位を的確に把握する必要がある（**図13**）．また疼痛閾値，骨格筋の硬さ，疼痛の種類（鈍痛，鋭利痛など）も把握しておくと，ストレッチ後の効果判定も具体的にできるようになる．

　また，疼痛の出現している骨格筋を特定できるならば，当該骨格筋を中心に効果的にストレッチングを行うことができる．骨格筋を個別にストレッチングする方法として，IDストレッチング（individual muscle stretching）がある．IDストレッチングは，前述したストレッチングの種類ではスタティックストレッチングに分類される．このためIb抑制を利用し，ゆっくり持続的にストレッチングを行うため，慢性腰痛に対してのストレッチングとしては有効性が高いストレッチングといえる．**図14，15**に具体的なIDストレッチングを示す．本書で示したIDストレッチングは傍脊柱起立筋であるが，大殿筋緊張や梨状筋など，坐骨神経に影響する骨格筋由来の慢性腰痛などもあり，今回示した骨格筋以外をストレッチングする場合は，専門書を参考にし，対処していただきたい．また慢性腰痛は，原因となるストレスの継続が予想されるため，改善後の予防や，症状改善のために，自分一人で行うことができるストレッチングを指導しておく必要がある．自分で行うストレッチングとしてはアクティブIDストレッチングがある（**図16**）．アクティブIDストレッチングを対象者が自分で行う場合は，対象者の骨格筋の状

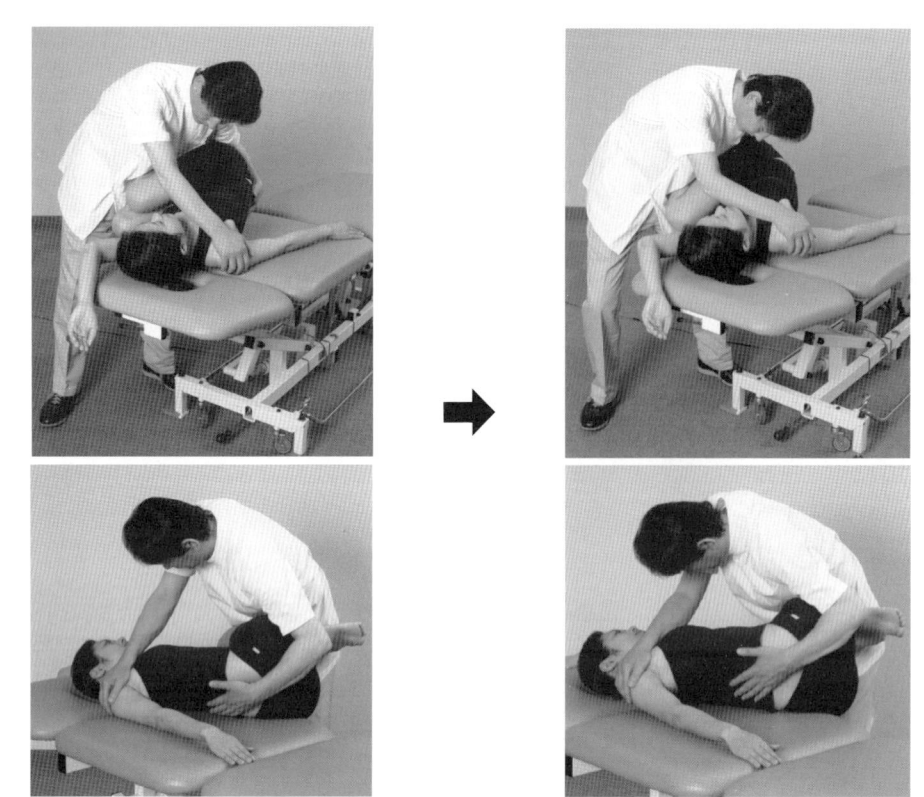

図14　下位腰部筋群のIDストレッチング（文献5）より改変引用）
患者の片側上肢を挙上させ両膝を屈曲し，術者の大腿上に置く．患者の膝が腋窩につく方向に前腕で仙骨部を押し込み，術者の重心を頭側に移動させながら骨盤後傾，腰椎後弯を増強させることにより伸張させる

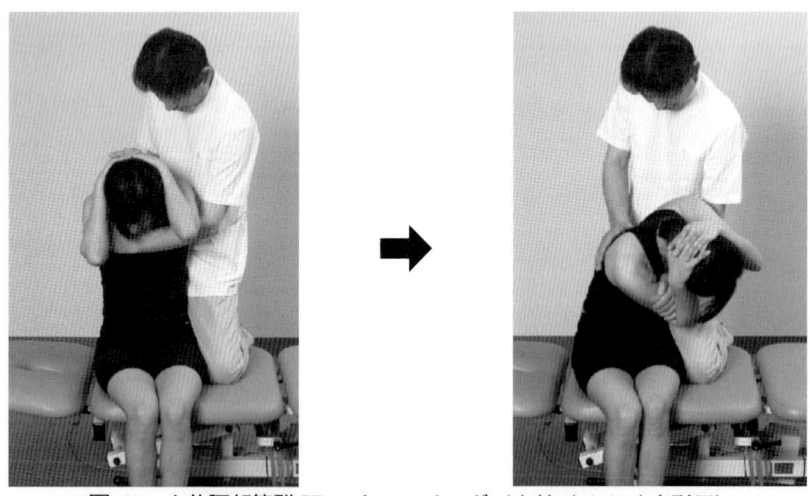

図15　上位腰部筋群IDストレッチング（文献5）より改変引用）
術者の膝で，患者の骨盤を固定する．対側腋窩より上肢を差し入れ，患者の上腕を把持する．患者の肩甲骨を押し込みながら上腕部を引き寄せ，体幹を屈曲・回旋させ伸張する

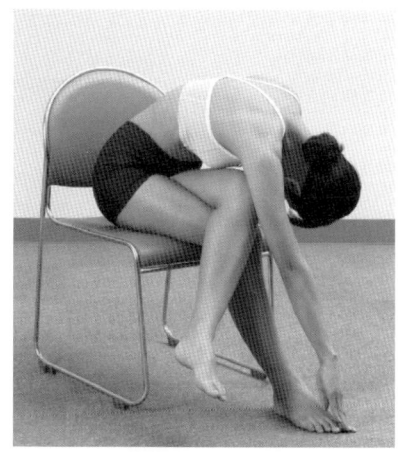

図 16　腰部筋群のアクティブ ID ストレッチング

対側の下肢を組み，上肢を大腿外側に下ろすように体幹屈曲・回旋させる．この時，反動を利用しないようにゆっくり伸張する

態により伸張される方法が違うため，治療者が対象者に合わせたストレッチングを指導する必要性がある．

VII. まとめ

慢性痛に対するストレッチングの効果を述べたが，慢性痛は神経的器質的変化に伴う痛みの長期化といえる．したがって，痛みに対して保存的療法としてストレッチングを行うのではなく，常に持続している痛みがどのような痛みか評価し，どのような目的のストレッチングを行うかを考えなければならない．慢性腰痛は多くの人間が経験し，生活面・社会面での障害となっていることが非常に多い疾患である．今後も腰痛に対する包括的治療の一つとして，臨床の場で効果が出ることを期待する．

文献

1) 鈴木重行，平野幸伸，水梨勝次，他：腰背部痛の機能解剖学的特性．理学療法　**21**：365-373，2004
2) Bonica JJ：Definitions and taxonomy of pain. The management of pain 2 nd ed. Lea & Febiger, Pensylvania, 1990, pp 18-27
3) Loser JD：Concept of pain. Stanton-Hicks M, Boaz R ed, Chronic Low Back Pain. Raven Press, NewYork, 1982, pp 146
4) Hagbarth KE, Haqqlund JV, Nordin M, et al：Thixotropic behaviour of human finger flexor muscles with accompanying changes in spindle and reflex responses to stretch. *J Physiol* **368**：323-34, 1985
5) 鈴木重行：ID ストレッチング第 2 版．三輪書店，2006
6) Anderson B：STETCHING. Shelter Publications Inc, Bolinas, 1980
7) 森谷敏夫，石田浩司，田口貞善：ストレッチングによる筋痛の生理学的効果に対する電気生理学的解明．デサントスポーツ科学　**8**：212-219，1987
8) De Varies HA：Electromyographic observations of the effect of static stretching upon muscular distress. *Res Quart* **32**：468-479, 1961
9) 片平弦一郎，山下敏彦，和田卓郎，他：筋の伸張に伴う電気生理学的変化からみたストレッチング体操の有効性についての一考察．臨床スポーツ医学　**2**（増刊号）：21-23，1985
10) 寺崎博子，門田昭三：腰痛者における形態分析と筋放電から見た運動効果．神奈川県立衛生短期大学紀要　**21**：27-33，1988
11) Guissard N, Duchateau J, de Montigny L, et al：Decrease of motorneuron excitability during stretching of the human soleus. *Biomed Biochim Acta* **48**：S 489-492, 1989
12) Williams PE：Effect of intermittent stretch on immobilized muscle. *Ann Rheum Dis* **47**：1014-1016, 1988
13) Bandy WD, Irion JM：The effect of time on static stretch on the flexibility of the hamstrings muscles. *Phys Ther* **74**：845-850：1994
14) 佐伯　彩，沖田　実，吉村俊朗，他：弛緩位ならびに伸張位での固定がラットヒラメ筋におよぼす影響．理学療法学　**27**：63-68，2000
15) Okita M, Yoshimura T, Nakano J, et al：Effects of short duration stretching on disuse muscle atrophy in immobilized rat soleus muscles. *J Jpn Phys Ther Assoc* **4**：1-5, 2001
16) 中田　彩，沖田　実，中居和代，他：持続的伸張運動の実施時間の違いが関節拘縮の進行抑制効果におよぼす影響．理学療法学　**29**：1-5，2002
17) 山崎俊明，立野勝彦，灰田信英，他：短時間筋伸張位保持が成熟ラットの廃用性筋萎縮予防に及ぼす効果．理学療法学　**23**：349-354，

18) 沖田　実，吉村俊明，中野治郎，他：関節の固定肢位の違いが筋線維，ならびに筋内膜コラーゲン線維に及ぼす影響．理学療法学 **25**：128-134，1998
19) 沖田　実：拘縮に関する基礎研究．医学書院，2003，pp 37-48
20) Cox VM, Williams PE, Wright H, et al：Growth induced by incremental static stretch in adult rabbit latissimus doris muscle. *Exp Physiol* **85**：193-202, 2000
21) Savolainen J, Vaananen K, Puranen J, et al：Collagen synthesis and proteolytic activities in rat skeletal muscle：Effect of cast-immobilization in the lengthened and shortened position. *Arch Phys Med Rehabil* **69**：964-969, 1988
22) Johns RJ, Knox DL, Walsh FB, et al：The relative importance of various tissues in joint stiffness. *J Appl Physiol* **17**：824-828, 1962
23) Kottke FJ, Pauley DL, Ptak RA, et al：The rationale for prolonged stretching for correction shortening of connective tissue. *Arch Phy Med Rehabil* **47**：345-352, 1966
24) Kudo K, Kanehisa H, Kawakami Y, et al：Influence of static stretching on viscoelastic properties of human tendon structures in vivo. *J Appl Physiol* **90**：520-527, 2001
25) Kudo K, Kanehisa H, Fukunaga T, et al：Effects of resistance and stretching training programmes on the viscoelastic properties of human tendon structures in vivo. *J Physiol* **538**：219-226, 2002
26) 福永哲夫，矢田秀昭：ストレッチ運動における血流変化．デサントスポーツ科学 **4**：192-195，1983
27) 安部　孝，成　東鎮，山田　保，他：生理学的見地からみたストレッチングの効果．日本体育学会第34回大会号：306，1983
28) 影山滋久：Warming up (Cool down) における Stretch および Jogging の効果について（カラーサーモグラフィーを用いて）．臨床スポーツ医学 **3**(別冊)：306-308，1986
29) 中村　浩：ストレッチングが組織血流量に及ぼす影響．医療 **49**：746，1995
30) 鈴木重行，水梨勝次，三宅　順：筋短縮改善のためのストレッチングの手技とその効果．理学療法 **21**：1448-1544，2004
31) 鈴木重行：筋・筋膜性疼痛に対する理学療法の画像による効果検証の試み．理学療法学 **32**：32-33，2005
32) 鈴木重行：関節可動域制限に対する複合的アプローチの現状と課題．理学療法 **20**：597-602，2003
33) Le Bars D, Dickenson AH, Besson JM：Diffuse noxious inhibitory controls (DNIC). Ⅰ. Effects on dorsal horn convergent neurons in the rat. *Pain* **6**：283-304, 1979
34) 鈴木重行：疼痛．PTジャーナル **37**：229-234，2003
35) 鈴木重行：ID触診術．三輪書店，2006
36) 沖田　実：関節可動域制限の病態生理．理学療法 **29**：1-5，2002
37) 熊澤孝朗：痛みのケア．照林社，2006
38) 松本千明：健康行動理論の基礎．医歯薬出版，2006

10 物理療法─慢性期

青山　誠*

◆ Key Questions ◆
1. 慢性腰痛に対する物理療法は
2. 具体的方法は
3. その効果と有用性は

I. 慢性腰痛

　腰痛は，その原因にかかわらず罹病期間により急性腰痛と慢性腰痛に分類される．一般的に罹病期間が3カ月未満の腰痛を急性腰痛といい，それ以上を慢性腰痛と定義している．慢性腰痛の病態は，単純に体性痛や体性関連痛を主とする急性腰痛の器質的要因が延長した状態とは考えられてはいない．すなわち，急性腰痛の器質的要因のほかに精神医学的問題や心理社会的問題などの非器質的要因が混在したものと捉えられている（表1）．

　慢性腰痛に対するアプローチをするうえで最も大切なことは，診断名ではなく痛みの原因が何かを探ることである．大きく腰痛の原因を分類するなら，① 椎間板性腰痛，② 椎間関節性腰痛，③ 神経根性腰痛，④ 筋筋膜性腰痛，⑤ 靱帯性腰痛の5つに分けられる．これら各部位の支配神経は，① 椎間板性腰痛は脊髄洞神経が，② 椎間関節性腰痛は背側枝内側枝が，③ 神経根性腰痛は後根・後根神経節が，④ 筋筋膜性腰痛は背側枝外側枝（脊柱起立筋），背側枝内側枝（多裂筋）が，⑤ 靱帯性腰痛は背側枝内側枝（棘間靱帯，棘上靱帯，横突間靱帯，黄色靱帯），脊髄洞神経（後縦靱帯），灰白交通枝（前縦靱帯）などが支配している．腰痛患者のアプローチを考える場合は，常に痛みの原因に目を向けることが大切であり，診断名にとらわれる必要はない．

II. 慢性腰痛と疼痛分類

　一般的な疼痛分類では，急性痛が① 組織損傷性疼痛（一次痛），② 炎症性疼痛（二次痛）からなる「可塑的な神経系の構造変化を起こしていない状態」を指しているのに対し，慢性痛は③ 神経因性疼痛からなる「痛覚系の可塑的な神経系の構造変化が，痛覚系以外の線維からの痛覚信号を伝達する状態」を指し，さらに心理的ストレスにより生ずる④ 精神因性疼痛をも含むと定められている[1]（表1）．

　慢性腰痛を疼痛分類にあてはめるなら，侵害受容器（ポリモーダル受容器）に可塑的変化を生じた「慢性痛の時期」はもちろん含まれるが，可塑的変化を起こす以前の「長期化した急性痛の時期」も含めて考えるほうが妥当である．また，慢性腰痛患者の多くは，この痛みの原因とは別に新たな原因による急性痛も有している場合が多い．この事実は，慢性腰痛の原因解明を

---

* Makoto AOYAMA／医療法人渓仁会手稲渓仁会病院リハビリテーション部

表 1 慢性腰痛と慢性痛の関係

	急性腰痛		慢性腰痛
腰痛分類	3カ月未満の腰痛		3カ月以上継続する腰痛
腰痛要因	器質的要因 　体性痛※1，体性関連痛※2， 　関連痛※3		器質的要因 　体性痛，体性関連痛， 　関連痛 非器質的要因 　精神医学的問題 　心理社会的問題
疼痛分類	急性痛	長期化した急性痛	慢性痛
神経生理学的要因	可塑的神経変性（−）	可塑的神経変性（−）	可塑的神経変性（＋）
疼痛要因	組織損傷性疼痛 炎症性疼痛	組織損傷性疼痛 炎症性疼痛	神経因性疼痛 精神因性疼痛

※1 体性痛：痛みの原因組織が，痛みの部位と一致しているか，あるいはその周辺部位にあるもの
※2 体性関連痛：痛みの原因組織とは異なる遠位部位で痛みが生じるもの
※3 関連痛：内臓由来の痛みが生ずるもの

複雑なものにしている．

つまり慢性腰痛とは，長期に及ぶ急性痛の原因となる①損傷部位周辺の血流傷害や適度の安静が得られない部位の修復の遅延，②損傷部位と同一部位の反復損傷，③損傷部位周辺の新たな続発する損傷，④痛みに対する逃避的運動や代償運動により生ずる離れた部位での新たな損傷，⑤損傷修復後の短縮・拘縮・筋の変性などに対する運動負荷が原因となって再発する運動痛や，慢性痛の原因である①疼痛線維（C線維）のみが入力する脊髄後角Ⅱ層に触覚伝達線維（Aβ線維）が侵入し，痛覚信号を視床に伝達する場合[2]（アロディニア），②損傷神経線維終末などにアドレナリン（α2）受容体が現れ，交感神経線維の興奮により放出されるアドレナリンと反応して痛覚過敏状態が形成される場合[3]などのことである（表2）．

われわれ理学療法士は，患者が慢性腰痛の時期に，長期化した急性痛から慢性痛に変わらぬよう最善を尽くさなければならない．慢性腰痛の時期に慢性痛への移行を促進する因子として，「深部組織損傷」と「持続する痛み」の2つが考えられる．つまり，腰部での表在組織損傷による痛み刺激は，血管拡張，血管の透過性亢

表 2 慢性腰痛

長期化した急性痛
① 血流障害などによる修復の遅延
② 同部位における反復損傷
③ 損傷部位周辺の連続した新たな損傷
④ 痛みに対する逃避運動などによる，別な部位の新たな損傷
⑤ 損傷修復後の短縮や拘縮，筋の変性などに対する過負荷
慢 性 痛
① アロディニア（allodynia）
② 交感神経終末から放出されるアドレナリンに対する痛覚過敏

進，ヒスタミン放出，マクロファージの食作用亢進，好中球の活動亢進，Tリンパ増殖，線維芽細胞の増殖など，一連の炎症反応を惹起し損傷組織を容易に修復する働きを有する．しかし，骨格筋・靱帯・関節などの深部組織損傷の痛み刺激は，損傷部位が姿勢調節に関わる部位であることから安静を保てず，何度でも痛みの再発を繰り返し，最終的に痛みの悪循環[4]を招き慢性痛へと移行する（図1）．

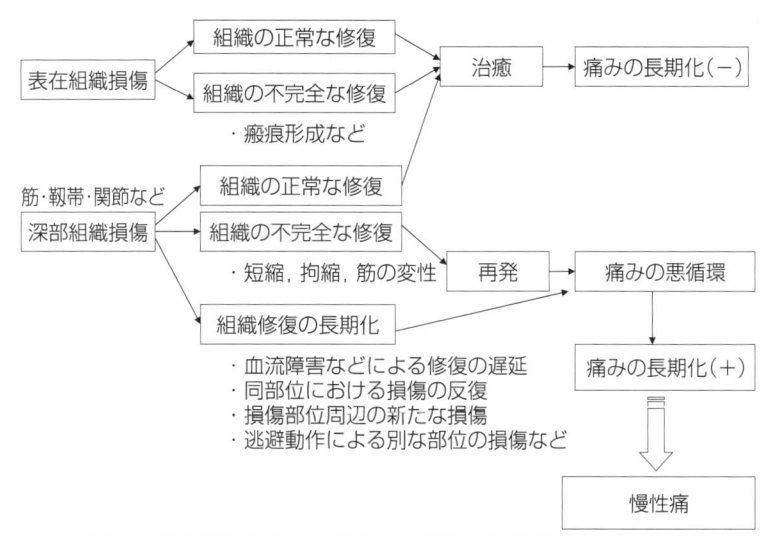

図1 損傷部位からみた痛みの長期化と慢性痛へのプロセス

III. 痛みの悪循環から慢性痛への移行

　痛みの悪循環から慢性痛への移行について詳細に説明を加えると、深部組織損傷における痛みの再発は「持続する痛み」を招き、表在性損傷時にみられる血管拡張などの正常な組織修復のための炎症反応を著しく阻害する。つまり、骨格筋・関節・靱帯などの深部組織損傷は、椎間板性腰痛、椎間関節性腰痛、神経根性腰痛、筋筋膜性腰痛、靱帯性腰痛のいずれかに分類され、侵害受容器を刺激し、脊髄から視床を介して体性感覚野に痛みとして伝達される。また、脊髄は視床に情報を送るだけではなく、交感神経や副腎に対してもその情報を伝達し、両者の作用より末梢血管の収縮が生ずる。さらに、脊髄は侵害受容器からの興奮をγ運動ニューロンに伝達し錘内筋線維の筋緊張を亢進させ（筋性防御）、筋線維内の血流低下や筋の圧迫・伸張などの機械的刺激の増加を招き、さらなるγ系の亢進を賦活させ筋緊張の亢進を増強させる。これらの作用により痛み部位周辺の血流低下が生じ、細胞組織の酸素欠乏が起こり、また組織の代謝異常が生じて細胞破壊と発痛物質（炎症メディエーター：セロトニン、ブラジキニン、プロスタグランジン）の生成も起こり、侵害受容器の興奮を惹起し、痛みがさらに増大する。相対的に深部組織に対する長期に及ぶ循環不全による酸素欠乏状態は、アデノシン三リン酸（ATP：adenosine triphosphate）の産生を抑制するなど、筋弛緩不全を引き起こし、拘縮に至るといった悪循環を形成する。この一連のサイクルは、正常な炎症反応による組織の修復作業を阻害し、「痛みの悪循環」なるサイクルを招く（図2）。この経緯は、「深部組織損傷」に対する「持続した痛み」を説明したものであり、この経緯こそ慢性痛へ移行する原因と考えられる。

IV. 慢性腰痛と物理療法

　物理療法を実施するうえでは、アプローチ対象がどこで（椎間板、椎間関節、神経根、筋筋膜、靱帯など）、また、おのおのの場所ごとに急性腰痛なのか慢性腰痛なのかを分類し、さらに慢性腰痛の場合であれば、疼痛分類の長期化した急性痛なのか慢性痛なのか、そして長期化した急性痛なら、痛みの悪循環による痛みなのか、修復組織の機能障害による損傷の反復による痛みなのかを明らかにして手技を選択する必要が

図 2 痛みの悪循環（文献 4）を一部改編引用）

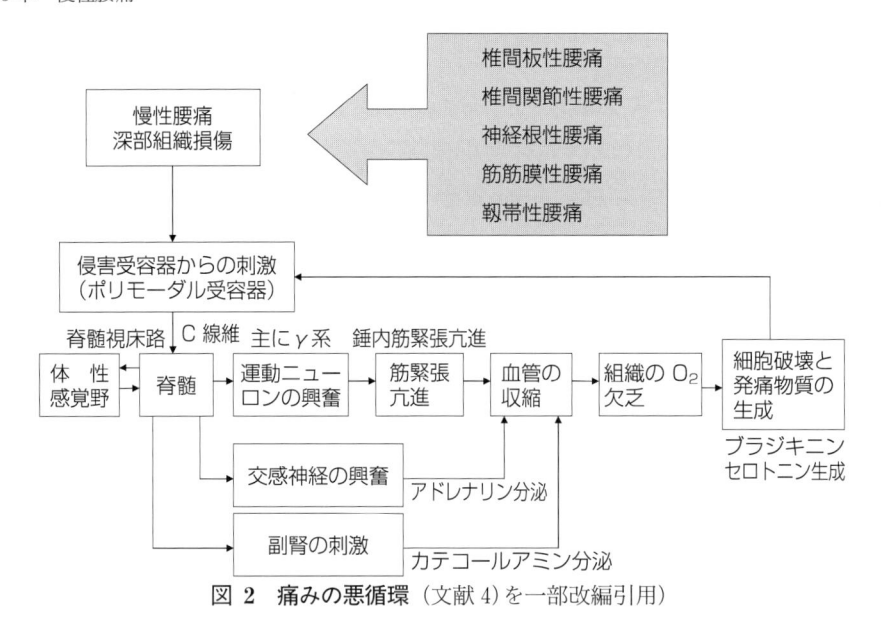

ある．

ここでは，①痛みの悪循環を遮断するための物理療法，②修復組織の機能障害（短縮・拘縮・筋の変性など）に対する物理療法，③慢性痛に対する物理療法に分けて述べる．なお，慢性腰痛患者の物理療法のゴールは痛みの軽減であり，完全な除痛がゴールとはならない．ここでの物理療法の目的は，物理療法の併用によって痛みを有している状態でも，1日も早い日常生活への復帰を目指すことである．

V．慢性腰痛を適応とする物理療法

一般的に物理療法は，温熱療法，寒冷療法，電気刺激療法，光線療法，牽引療法に分類される．ここでは，慢性腰痛に対して有効と認識されている，1．温熱療法（ホットパック，極超短波），2．超音波療法，3．経皮的電気刺激療法（TENS：transcutaneous electrical nerve stimulation），4．光線療法（レーザー治療），5．牽引療法（間欠牽引，持続牽引）について紹介する．

1．温熱療法

温熱療法は，熱の伝導する深さによって表在性温熱療法と深部性温熱療法に大きく分類される．ホットパックなどは表在性温熱療法に，極超短波（マイクロウエーブ）や超音波治療などは深部温熱療法に分類される．腰痛の原因から適応を分類する場合，筋筋膜性腰痛のみが表在性温熱療法の対象となり，椎間板性腰痛や椎間関節性腰痛など，他の原因に関してはすべて深部温熱療法の対象である．温熱療法の神経生理学的効果は，①筋紡錘活動の低下，②血管拡張と代謝促進による骨格筋内の発痛物質除去，③神経終末の閾値上昇，④脊髄後角侵害受容ニューロンの興奮性低下，⑤脊髄反射抑制作用が確認されている．

2．超音波療法

深部温熱療法に含まれる超音波療法もさらに温熱（連続波）と非温熱（パルス波）に分類される．温熱（連続波）の神経生理学的効果は，温熱療法であげた①〜⑤の効果と同じであり，非温熱（パルス波）の神経生理学的効果は，⑥細胞膜と血管壁の透過性を亢進し，腫脹を軽減，

⑦組織の修復促進効果がある．また，温熱・非温熱はともにフォノフォレーシス効果（phonophoresis）を有しているが，この効果は非温熱でより優れている．

3．経皮的電気刺激療法（TENS）

電気刺激療法の中で最も鎮痛効果が期待できるのが，TENSである．高頻度刺激と低頻度刺激のモードがあり，前者は①Aδ線維の抑制（ゲートコントロールセオリー）や②交感神経遮断効果を有し，後者は③脳脊髄液内におけるエンドルフィン（内因性オピアト様神経伝達物質）の放出を促進する[5~7]．慢性腰痛に対しては，その即時的効果の点などから高頻度刺激が用いられ，運動療法との併用で④筋内への血流改善に多大な貢献が期待できる．

4．光線療法（レーザー治療）

除痛目的で最もよく使用されている光線療法が，レーザー治療である．代表的な機種に半導体レーザーと，ネオンヘリウムレーザーがある．神経生理学的効果は，①痛覚線維の伝達ブロック（Aδ線維・C線維），②交感神経節ブロック，③照射部位におけるエンドルフィンの産生などが期待できる．

5．牽引療法

牽引療法には，持続牽引と間欠牽引があり，前者は①椎間関節の除圧に，後者は②自原抑制（Ib抑制）による筋緊張の低下，③椎体間の除圧，④軟部組織や滑液の循環の向上などが期待できる．近年では，椎間関節の有効なdistraction（伸延・牽引）のために，目的とする椎間関節によって股関節の屈曲角度を変えて牽引が行われるといった工夫がなされるようになっている．

VI．物理療法が対象とする慢性腰痛因子[8~17]

表3に各物理療法項目と慢性腰痛の適応因子との関連について示す．また以下に，慢性腰痛の神経生理学的問題をあげ，おのおのに有効な物理療法とその作用機序について説明する．

1．痛みの悪循環を遮断するための物理療法

慢性腰痛の原因の一つである痛みの悪循環に対して物理療法が適応となる因子は，1）大脳レベルでの痛みの認知，2）脊髄レベルでの痛み刺激伝達，3）運動ニューロンの興奮，4）筋線維内の血管収縮，5）組織の酸素欠乏，6）細胞破壊と発痛物質の生成の6因子である．以下に，各因子について物理療法の神経生理学的作用と，適切な機器の選択について紹介する．

1）大脳レベルでの痛みの認知

電気刺激は，エンドルフィンの放出を促進し，中枢神経系と末梢神経系への痛覚と侵害受容反応を抑制する効果が報告されている．このような働きが最も期待できるのはTENSであり，特に低頻度刺激が推奨されている．

2）脊髄レベルでの痛み刺激伝達

ゲートコントロールセオリー（gate control theory）は，Aβ求心性線維により伝達される非侵害受容器からの興奮性入力が脊髄T細胞に対してシナプス前抑制を引き起こすことで，侵害受容器からの興奮性入力（Aδ線維，C線維）が抑制され，体性感覚野，運動ニューロン，交感神経系，副腎に対する痛覚の伝達を抑制する．この時に活性化され，Aβ求心性線維によって伝達された非侵害受容器は，熱，電気，牽引，振動，触圧覚に対して閾値が低い受容器であり，ホットパック（表在性温熱療法），超音波療法（温熱），TENS，間欠牽引などにより，容易に同受容器を興奮させることができる．また，ゲートコントロールセオリーとは別の機序にてAδ線

表 3 慢性腰痛各因子に対する物理療法の適応

		エンドルフィン分泌	ゲートコントロール	痛覚線維ブロック	前角細胞抑制	血流増加作用(深部)	組織への酸素供給	抗炎症効果	塑性変形誘発効果	関節腔拡大	関節周囲組織の伸張
温熱療法	表在性温熱療法		○						△		
	深部性温熱療法				○	○	○		○		
超音波療法	温 熱		○		○	○	△	△	○		
	非温熱							○			
光線療法（レーザー治療）				○	○		○				
経皮的電気刺激療法		○	○			◎※			○		
牽引療法	間欠牽引療法		○		○			○ 関節面		○ 椎体間	△
	持続牽引療法							○ 関節面		○ 椎間関節	○

※交感神経遮断効果

維，C線維の伝達を特異的に遮断する効果を有するとしてレーザー治療も推奨されている．

3）運動ニューロンの興奮

筋温の上昇はⅡ型筋紡錘求心性線維の発火率を低下させ，γ運動ニューロンの発火率も低下させる．また，ゴルジ腱器官からのⅠb求心性線維の興奮性が亢進し，脊髄前角細胞に対する抑制が生じる（ゴルジ腱器官の興奮性が亢進する背景には，筋緊張の低下が関与しているかもしれない）．この効果は温熱療法の深部温熱療法，すなわち極超短波や超音波療法の温熱において期待できる．ホットパックのような表在性温熱療法は，深部組織に対する加温効果が期待できないため効果的手段とはならない．

レーザー治療では，γ遠心性線維の抑制，もしくは遮断効果が確認されている．

間欠牽引療法はⅠb求心性線維を刺激するため，自原抑制が働き脊髄前角細胞を抑制する効果が期待できる．

4）筋線維内の血管収縮

骨格筋などへの深部組織に対する血流増加は，筋活動による筋のpumping効果，直接的な交感神経節ブロック，深部温熱効果による血管壁平滑筋の弛緩などにより生ずる．なかでも筋活動による血流量増加や交感神経節ブロックが推奨され，推奨される物理療法機器としてはTENSやレーザー治療が第一選択肢としてあげられる．そのなかでもTENSは，筋のpumping作用とは別に交感神経遮断効果も有することより最も推奨される機器であろう．また，深部温熱による血管拡張効果として，極超短波や超音波療法の温熱も期待される．

5）組織の酸素欠乏

温熱療法は化学反応の反応速度をアップさせ，酵素活動の亢進を図る．酵素活動の増加は，体内への酸素の取り込みを助長させる．また，血液の温度が上昇することで酸素分圧が上がり，損傷組織への酸素供給が増加することも確認されている．深部組織への効果を考える際には，表在性温熱効果に関しては十分効果的との判断は難しく，また超音波（温熱）などの場合は治療範囲が局限されていて不十分である．この場合は，極超短波などの広範囲な深部温熱療法が最も効果的である．なお，温熱療法による効果とは違う機序であるが，レーザー治療も酵素活性を亢進させる．

6）細胞破壊と発痛物質の生成

超音波（非温熱）には，細胞膜と血管壁の透過性を亢進させ，炎症の沈静化を図り，創傷治癒を促進させる作用がある．また，フォノフォ

レーシス効果により抗炎症剤などの経皮薬を浸透させる特徴も合わせもつ．この効果は，温熱，非温熱の両方において有効とされているが，一般的には非温熱のほうが効果的であるといわれている．

レーザー治療では，炎症メディエーターの活動を抑制する作用が確認されている．

2．修復組織の機能障害（短縮，拘縮，筋の変性など）に対する物理療法
1）組織伸展性の変化

温熱療法は，深部組織に対してコラーゲンの伸展性を向上させ塑性変形を生じさせる効果がある．この場合，最も有効とされている物理療法は超音波療法（温熱）であり，関節包・腱・靱帯などのコラーゲン含有量の多い組織に対して優れた温熱効果を有する．

組織の治癒過程が増殖期あるいは再形成期である場合，TENS の陰極は線維芽細胞の反応，肉芽形成，コラーゲン線維定位などに関連した反応を強めると報告されている．

3．慢性痛に対する物理療法
1）アロディニアに対する物理療法

脊髄後角Ⅱ層へⅡ群線維である $A\beta$ 線維が侵入し生ずるアロディニアに対する適切な物理療法はないとされている．本来 $A\beta$ 線維のような触覚伝達線維は，$A\delta$ 線維，C線維の伝達を抑制するゲートコントロールセオリーの主役として，表在性温熱療法や超音波療法，TENS などに利用されている．理論的には，$A\beta$ 線維よりも太いⅠ群の求心性神経線維を刺激し，$A\beta$ 線維の伝達を抑制するか，もしくは $A\beta$ 線維の伝達を直接ブロックすることができれば，それが有効な手段となりえる．可能性として，筋の求心性神経線維である Ⅰa，Ⅰb もしくは皮膚の求心性神経線維である $A\alpha$（関節受容器からの求心性線維）を TENS や間欠牽引を用いて刺激する方法や，レーザー治療による $A\beta$ 線維ブロックなどが候補となるであろうが，Ⅰ群によるⅡ群のゲートコントロールセオリーについては不明であり，またレーザー治療は $A\delta$ 線維，C線維の伝達ブロック効果を有するが $A\beta$ 線維については無効であることが確認されている．

2）痛覚過敏に対する物理療法

交感神経終末から放出されるアドレナリンに対するC線維の痛覚過敏に対しては，交感神経系の抑制が効果的と考えられる．交感神経系の抑制に対してはレーザー治療による交感神経節へのブロック効果や TENS による交感神経遮断効果を利用する．

3）プラセボ効果

物理療法全般において，約30％前後のプラセボ効果が報告されている．これは，慢性痛に対してもなんらかの効果として現れている可能性があり，実際にはなんら有効な改善が得られていないにもかかわらず，患者の満足度だけは向上し，リハビリテーションに対する依存度を増し治療の長期化を招く恐れがある．

Ⅶ．物理療法の今後の課題

慢性腰痛に対する物理療法の効果について可能な限り神経生理学的機序に沿って述べた．しかし，慢性腰痛各因子において，どの物理療法が最も効果的であるのか，あるいは腰痛の部位（骨格筋・靱帯・関節）によって物理療法の選択が変わるのかなど，各物理療法間での効果の違いが明確にされてはいない．しかし，痛みについての客観的評価方法が確立されなければ，これらの比較検討は困難であり，その確立が急務であろう．今回紹介した物理療法効果の判定指標の多くは視覚的アナログスケール（VAS：visual analog scale）のような主観的評価方法や，客観的評価方法ではあっても，圧迫・熱・電気などの刺激における痛覚閾値を指標とした末梢における脊髄レベルでのデータであったり，どれも客観的に人が経験している痛みを評

価しているわけではない．

　近年では，脳脊髄液内のエンドルフィンなどの測定が行われるようになり，次第に脳内レベルでの客観的痛み評価は進歩している．これらがさらに発展し，痛みが伝達される脳内部位やその部位に放出される内因性モルヒネ様ペプチドの種類，量などの測定が行われるようになれば，痛みの各因子においてどの物理療法機器が最適か，あるいは痛み部位の違いによる物理療法機器の効果の違いなどの適応を明確にすることができるようになるであろう．

文　献

1) 杉元雅晴：痛みに対する物理療法の効果とその限界．理学療法　18：53-62, 2001
2) 熊澤孝朗：痛みは歪む．久野　宗(監)：脳を知る．秀潤社，2000, pp 106-116
3) 熊澤孝朗：痛み．久野　宗（編）：脳・神経の科学Ⅰニューロン．岩波書店，1998, pp 138-161
4) 後藤伸介：腰の痛みは予防できる．奈良　勲（編）：理学療法のとらえかた―clinical reasoning．文光堂，2001, pp 56-67
5) Sjolund BH, Eriksson MB：The influence of naloxone on analgesia produced by peripheral conditioning stimulation. *Brain Res*　173：295-301, 1979
6) Abram SE, Reynolds AC, Cusick JF：Failure of naroxone to reverse analgesia from transcutaneous electrical stimulation in patients with chronic pain. *Anesth Analg*　60：81-84, 1981
7) Lee KH, Chung JM, Willis WD Jr. et al：Transcutaneous nerve stimulation inhibits spinotheramic tract cells. *Adv Pain Research Therapy*　9：203-209, 1985
8) Chung JM, Fang ZR, Cargill CL, et al：Prolonged, Naloxone-reversible inhibition of the flexion reflex in the cat. *Pain*　18：35-53, 1983
9) Michelle HC（著），眞野行生，渡部一郎（監訳）：EBM物理療法第1版．医歯薬出版，2003
10) 杉元雅晴：痛みに対する物理療法．理学療法　23：142-148, 2006
11) 濱出茂治：痛みに対する物理療法．理学療法　23：153-157, 2006
12) 杉元雅晴，出口清喜：低出力レーザー治療の鎮痛メカニズムと臨床応用．PTジャーナル　38：167-176, 2004
13) 青木一治，上原　徹：超音波治療の鎮痛・創傷治癒メカニズムと臨床応用．PTジャーナル　38：177-182, 2003
14) 前田淳一：痛みに対する物理療法．理学療法　23：149-152, 2006
15) Chung JM, Fang ZR, Hori Y, et al：Prolonged inhibition of primate spinothalamic tract cells by peripheral nerve stimulation. *Pain*　19：259-275, 1984
16) Nathan PW, Wall PD：Treatment of post-herpetic neuralgia by prolonged electric stimulation. *Br Med J*　3：645-647, 1974
17) Wall PD, Sweet WH：Temporary abololition of pain in man. *Science*　155：108-109, 1967

第4章

腰痛理学療法の現状と展望

　現在，腰痛に対する理学療法として世界的にトピックとされている考え方と，特に慢性腰痛の治療には不可欠とされる社会・心理面にも配慮した治療の考え方およびその具体的方法に関して解説した．さらに，腰痛に対する理学療法の2008年時点での現状を根拠に基づいて整理し，今後の展望に関して言及した．

1. 痛みの評価と治療アプローチ
   ―脊柱姿勢と腰痛の観点から
2. 腰痛予防
3. 脊柱分節的アプローチ
4. 慢性腰痛に対する認知行動療法
5. 根拠に基づいた腰痛理学療法の評価と治療

1 痛みの評価と治療アプローチ
―脊柱姿勢と腰痛の観点から

熱田裕司* 小林徹也
恒川博巳 朝野裕一**

◆ Key Questions ◆
1. 疼痛発生機序は
2. その評価方法は
3. その治療効果と有用性は

I. はじめに

　腰痛という愁訴に対して，疼痛の起源を特定することはいまだに難しい問題である．腰痛を診断する際には，腰椎局所の変性変化や病変に注目しがちであるが，脊柱アライメントの異常も腰痛の重要な要因である．図1に示す症例は，長時間立位でいると増強する性質の腰痛があるという理由で，変性の強い椎間の固定術を受けた．しかし，この症例は術後も腰痛の改善がまったく得られなかった．アライメントをみると，脊柱は顕著な低位後弯変形を呈している．すなわち，術前における腰痛の原因は局所的な変性ではなく，脊柱アライメントの異常であった可能性が高い．

　脊柱アライメントは加齢とともに変化する．そして，そのことが腰痛発症に及ぼす影響は少なくない．一方，脊柱アライメントが加齢によって変化することをなんらかの理学療法により防止することができるのか，またいったん変化した脊柱アライメントを理学療法により正常に近づけられるのかについての研究はきわめて少ない．

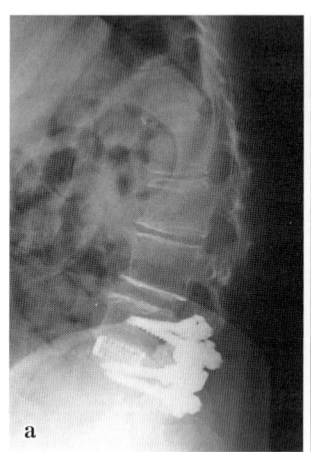

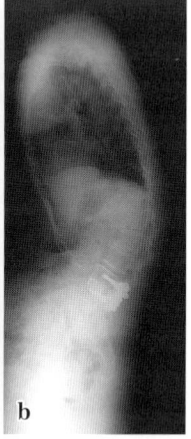

* Yuji ATSUTA, Tetsuya KOBAYASHI, Hiromi TSUNEKAWA/旭川医科大学整形外科
** Yuich ASANO/旭川医科大学病院理学療法部

図1 腰痛の症例
a．下部腰椎に金属を用いた固定がなされている
b．脊柱アライメントは低位後弯を呈している

　本稿においては，脊柱アライメントの加齢による変化と腰痛発症のメカニズムを考察するとともに，理学療法が介入できる可能性について言及することにする．

II. 脊柱アライメントとその加齢変化

　正常の脊柱アライメントは頸椎前弯，胸椎後弯，腰椎前弯という3つの弯曲と仙骨骨盤の傾斜から構成される．腰椎前弯は，人が四足歩行

から直立して二足歩行を行うように進化した際に，二次的に生じた弯曲と考えられている．腰椎は，弯曲した形態で上半身の体重を支え，その最も土台となる仙骨は傾斜しているというきわめて不安定な構造を呈しており，それらは人と腰痛の宿命的な関わりを示唆している．

脊柱アライメントを客観的に評価するには，立位の状態で全脊柱X線の側面像を撮影することが有用である．胸椎後弯角，腰椎前弯角，仙骨基底面の傾斜角は図2のように計測することができる[1]．そして，脊柱の矢状面バランスを示す指標として第7頸椎椎体中央を通る垂線を引き，これをplumbライン（鉛直線）と定義して用いる．このplumbラインと仙骨上面後縁との距離を，plumbラインの前方偏位距離として計測する．本稿では，腰痛と関連性が高いと思われる腰椎前弯角とplumbライン偏位距離に注目して述べてゆく．

これまで腰椎前弯角やplumbラインについて，各年代で計測された数値をまとめた報告はいくつかみられるが，同一の母集団について長期間の追跡調査をもとに変化を解析した報告はほとんど存在しなかった．小林ら[2,3]は地域集団検診にて96名の中高年を対象に10年以上追跡し，得られた立位X線像の計測データを分析した．そして同一母集団においても，実際に加齢による脊柱アライメントの変化の主体は，腰椎前弯の減少であることを明らかにしている．この調査では，腰椎前弯角は初診時平均が28.1°から19.7°に減少し，仙骨基底面の傾斜角は34.2°から27.0°に減少していた．興味深いことは，腰椎前弯角と仙骨基底面傾斜角の変化は有意な逆相関の関係を示したことであり，腰椎と骨盤は互いに影響していることがわかる．一方，plumbラインは初診時と比較して，10年以上経過後には約20 mm前方偏位を強めていた．

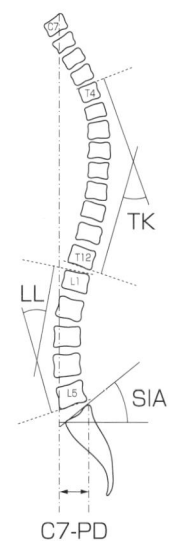

図2 全脊柱立位側面X線像による脊柱アライメントの評価（文献1）より引用）
TK：胸椎後弯角，LL：腰椎前弯角，SIA：仙骨傾斜角，C7-PD：plumbラインの前方偏位距離

III. 脊柱アライメントと腰痛

中高年の脊柱アライメントについては，標準以外にいくつかの異常パターンが分類されている（図3）[4]．なかでも腰痛の頻度が高いとされるのは低位後弯の姿勢であり，竹光ら[5,6]は腰部変性後弯（LDK：lumbar degenerative kyphosis）として注目した．腰部変性後弯の臨床所見は，基本的に慢性腰痛である．腰痛の性質としては，起立および歩行時に漸増する鈍痛であり，休息により軽減することから間欠性腰痛性跛行を呈する．手さげ荷物などを保持すると歩行可能な時間は短縮する．腰椎後弯化が軽度な場合は，体幹を垂直とする直立姿勢をとることができるが，歩行時に体幹の前傾姿勢となることが特徴的である（図4）．腰椎の後弯化が高度となると，直立時の時点で体幹が前方傾斜し，股関節と膝関節も代償性の屈曲位をとる．

脊柱アライメントと腰痛の関係について調査した報告は，ほかにもいくつか見受けられる．Glassmanら[7]は，352名の腰痛患者を対象とし

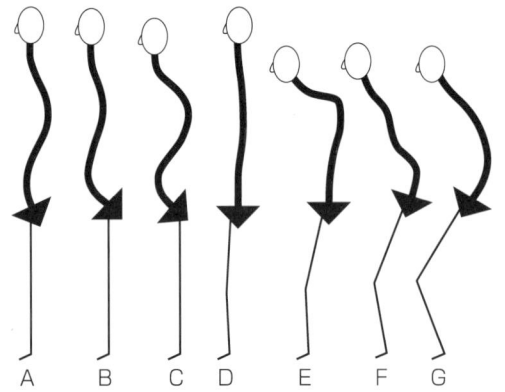

図3 代表的な脊柱姿勢（文献4）より引用）
A：標準姿勢，B：凹背，C：凹円背，D：平背，E：上位後弯，F：低位後弯，G：円背

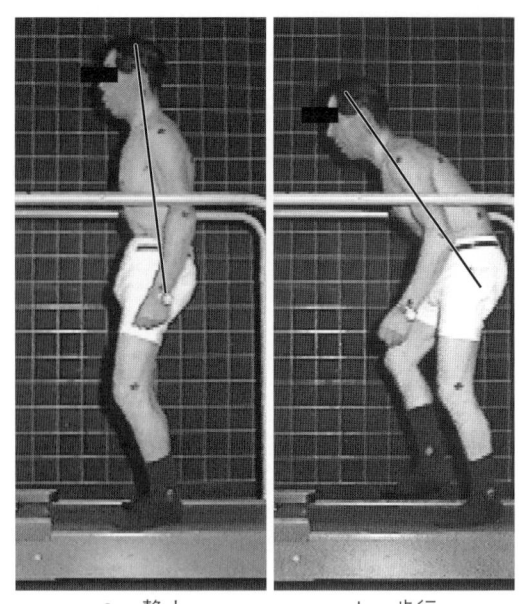

a．静止　　　　b．歩行
図4　腰部変性後弯患者の静止直立時と歩行時の姿勢変化

た研究でplumbラインの前方偏位とhealth status（健康状態）のスコアが相関することを報告している．またKorovessisら[8]は，100名の慢性腰痛患者において脊柱アライメントの計測値とSF-36（Mos short-form 36-item health survey）スコアの関係を検討し，腰椎前弯角も一つの関連因子であることを示している．Jacksonら[9]も腰痛患者と健常者の比較で，腰椎前弯の減少が腰痛関連因子として示されている．

これらの報告からすると，脊柱アライメントが標準姿勢から加齢による変化，すなわち基本的には腰椎の前弯減少とplumbラインの前方偏位が生じてくることにより，腰痛による生活の質（QOL：quality of life）低下が生じてくることが強く示唆される．また，plumbラインの前方偏位は脊柱の前方要素による負荷を増大させることにより，長期的には椎間板変性の促進や椎体圧迫骨折の発生リスク増大に関わってくると推測される[5,6]．さらにplumbラインの前方偏位は，当然上半身の重心位置の前方移動を伴っており，このような姿勢変化は次項で述べるが，腰部伸筋に対する負荷を増大させ，筋原性疼痛の誘因となると考えられる．

IV．姿勢と腰部伸筋の関わり

腰椎の抗重力性支持機構として，重要な役割を果たすのが背側に存在する伸筋群，すなわち脊柱起立筋および多裂筋である．両筋は強靱な筋膜で区画されたコンパートメント内に存在している．これらの筋の収縮は腰部体幹の伸展に作用し，立位姿勢を維持するにあたっては抗重力筋として機能する．また，脊柱矢状面弯曲の観点からは腰椎の前弯を維持する役割を担うと考えられている．

健常人における姿勢と腰部伸筋活動量の関係を図5に示す．表面電極を用いて導出した筋電図の記録で振幅から筋活動量を評価すると，直立姿勢では安静臥位時と異なり筋活動が出現するがそれほど高くはない．静止状態で筋活動が最も顕著に増大するのは，中等度の前屈姿勢であるが，最大前屈姿勢や深いしゃがみ姿勢では逆に筋活動はほとんど消失する．これは，flexion-relaxation現象として知られる特徴である．次に，健常人の例において腰部伸筋（コンパートメント）内圧値と姿勢の関係を図6に示

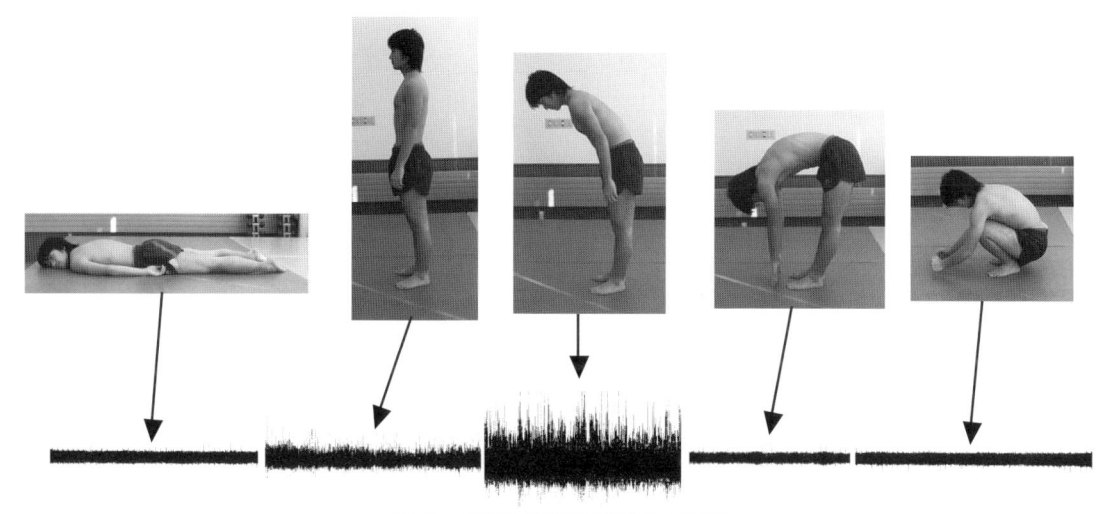

図5 姿勢と腰部伸筋活動の関係

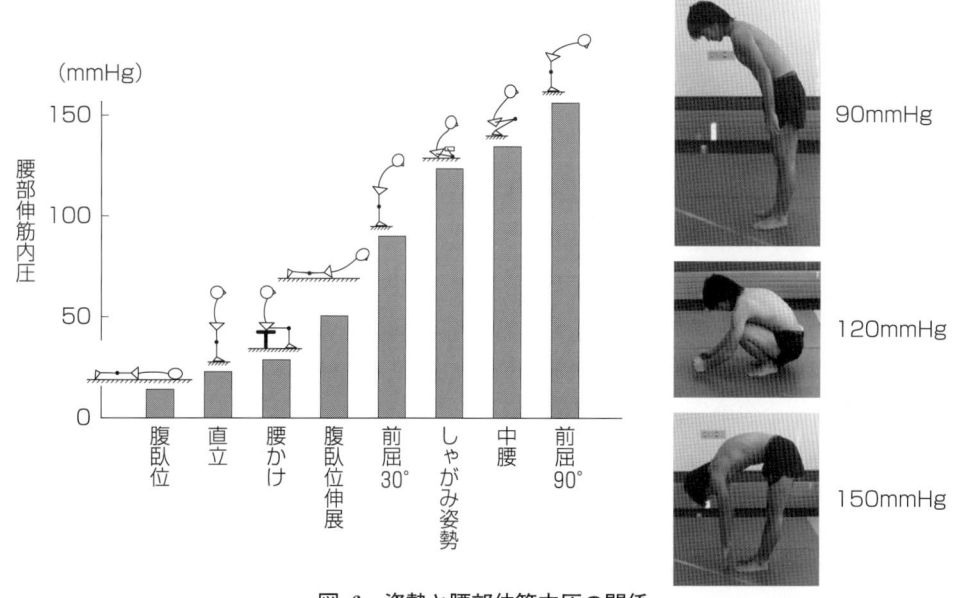

図6 姿勢と腰部伸筋内圧の関係

す．腰部伸筋内圧は，基本的に筋収縮と前屈による受動的筋伸長および筋膜による圧迫の影響を強く受ける．健常例では，腹臥位での筋内圧値は10 mmHg，直立位でも20 mmHg程度の低値である．腹臥位での上半身挙上動作，すなわち腰部伸筋を収縮させた状況では筋内圧は約50 mmHgに上昇する．また，立位での前屈30°により腰部伸筋収縮と筋の伸長が同時に加わる状況では90 mmHgと高値となり，さらにしゃがみ姿勢や最大前屈90°となると筋活動は消失するものの筋伸長の影響が強く表れ，筋内圧は120〜150 mmHgまで達する．このような高い筋内圧状況下では，筋内細動脈は閉塞し血液供給が減少していると推察される．よって，前屈姿勢で立位や歩行を継続していると，筋収縮とそれに伴う疲労，さらに筋内血流減少という条件が重なり筋原性疼痛を生じやすいことが理解される．また加齢による脊柱アライメントの異

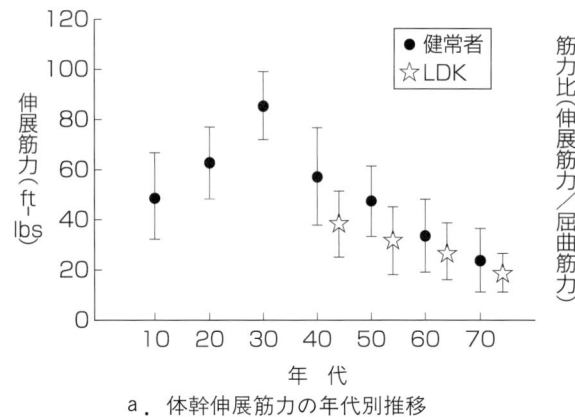

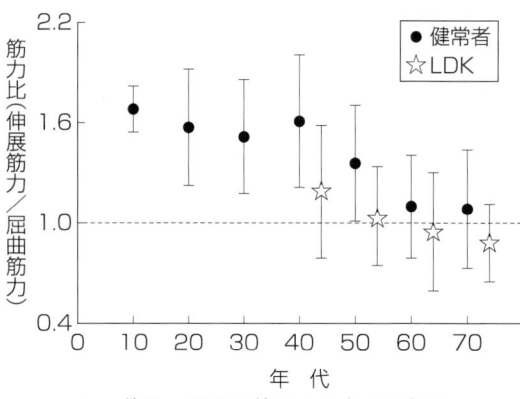

図7 加齢と体幹筋力 (文献6)より引用)
a. 体幹伸展筋力の年代別推移
b. 伸展・屈曲の筋力比の年代別推移

常,すなわち腰椎前弯減少と plumb ラインの前方偏位は,健常人が前屈姿勢をとることと同等に腰部伸筋の負荷を増大させ,腰部伸筋由来の漸増型腰痛の要因となると考えられる.

V. 理学療法の可能性

ここまで脊柱アライメントの加齢による変化,そして腰痛発現との関連について述べてきた.ここで最も重要な問題は,理学療法が介入することによって,脊柱アライメントの変化を防止することができるのか,そしていったん変化した脊柱アライメントを多少なりとも健常化することができるのかということである.残念ながら過去において,このような観点から検討した論文はほとんど見当たらない.なぜなら,このような研究は必ず prospective(前向き)でなければならないし,多大な年月を要するからである.

運動器に及ぼす運動療法の影響を集約すると,他動的伸長による筋,靱帯,関節包といった軟部組織の伸延性の改善による関節可動域の拡大,そして筋力訓練による筋収縮力の増大であろう.

竹光[6]は,Cybex II を用いて各年代の体幹伸展筋力と屈曲筋力を計測した結果を報告している.伸展筋力は,女性では30代前半をピークとして加齢とともに減少傾向を示す(図7a).また,伸展筋力の低下傾向がより強いため,伸展筋力と屈曲筋力の比は加齢とともに減少する傾向を示す.正常被験者では,伸展筋力と屈曲筋力の比は1.0を下回らないが,LDK姿勢の被験者では伸筋側の低下が著しく,比は1.0以下に低下する(図7b).このことから腰部伸筋の筋力の低下は,加齢に伴う腰椎前弯の減少や後弯化に密接に関連していると考えられる.そして,腰部伸筋の筋力の維持や増強ができれば,腰椎前弯の減少を防止したり,さらには腰椎前弯の回復に寄与できるのではないかという可能性が想起される.

腰部変性後弯患者のもう一つの特徴としてあげられるのは,前屈はまったく制限がないが,後屈は強く制限されていることである.このような伸展制限は必ずしも脊椎骨や椎間板の形態変化によるのみでなく,脊椎周辺の軟部組織の拘縮が関わっている可能性がある.したがって,腰部伸筋の筋力を訓練によって増強することとともに,腰椎の拘縮を改善して伸展方向の可動域を拡大することも理学療法の目的となりうる.

VI. 理学療法の実際

筆者らが腰椎前弯減少という脊柱アライメン

ト異常による腰痛と診断した患者に対して，理学療法士を介して指導している運動療法の実際は，以下のごとくである．

まず，腰椎の伸展可動域を拡大するための受動的訓練を優先する．この基本は，腰部に枕を入れて背臥位をとり休息することである（図8a）．1回10〜15分程度とし，回数についての根拠はいまだ明らかではないが，1日に3回以上を目安に行う．これは自らの体重によって腰椎に伸展力を加えるため体力を特別に必要とせず，高齢者でも行うことができる．ただし，腰椎後弯が高度で枕を入れた際に，肩や頭部が床面とまったく接触しないようであれば，上半身の体重を腰部のみで受けることとなり，患者は腰部のつらさを感ずる．その際には，枕の高さを低めに調節するか，肩の下に柔らかいバスタオルなどを入れて，上半身の体重を部分的に支持するようにする．

体幹の伸展可動域が比較的残存している患者では，この方法では腰部の伸展負荷に限界がある．そのような場合は，腹臥位において両上肢を床面につっぱり，腰部に受動的伸展負荷を加える訓練を指導する（図8b）．

年齢が比較的若く，治療に対して高いモチベーションを有していると判断されれば，腰部の能動的伸展訓練にて腰部伸筋の強化を指導する．患者を腹臥位とし，腹部に枕を入れ，随意的に上半身の背屈を行わせる（図8c）．現在は，上半身の挙上位保持を5秒間保持する訓練10回を1セットとし，1日3セット以上行うよう指導している．これも回数に関する明確な根拠はまだ得られていないが，腰が曲がることへの抵抗感を感じている患者においては十分に達成できる運動内容である．

VII. 理学療法の効果

このような運動療法が，実際に脊柱アライメントに影響を及ぼすかについては，いまだ十分

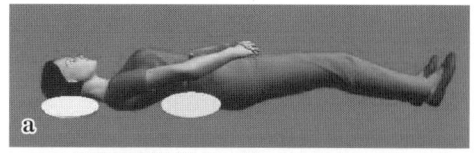

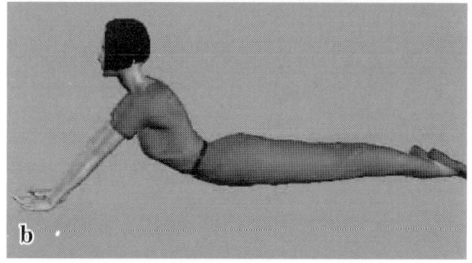

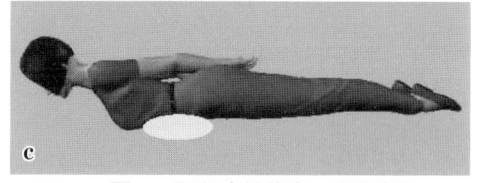

図 8 腰部変性後弯の運動療法
a，b：腰部の受動的伸展訓練，c：腰部伸筋の強化訓練

な資料が得られていない．しかし，運動療法の効果を示唆すると思われる知見について述べる．

恒川ら[10]は北海道内の特定の地域において，平均52歳の女性を平均11年追跡した調査結果を報告している．この研究の対象となった111名には，最初の検診時において腰曲がり防止のためとして腰椎の伸展訓練を勧め，先述の具体的方法をパンフレットにて説明した．この対象の人々が追跡期間の11年の間，日常生活の中でどの程度訓練を行ってきたかは把握することはできないわけであるが，興味深い結果が得られている．

本研究では，最終検診時に能動的脊柱背屈テストで床面から顎の挙上距離（図9a）を計測するとともに，静止立位と歩行時の体幹前傾角度の違いを背部傾斜角（図9b）として計測した．これらはいずれも腰椎の可動性と背屈筋力に反映すると考えられる．最終検診時に得られた立位X線像の分析値（腰椎前弯角とplumbライン偏位）を，11年前の初回検診時と比較してそ

a．脊柱背屈テスト

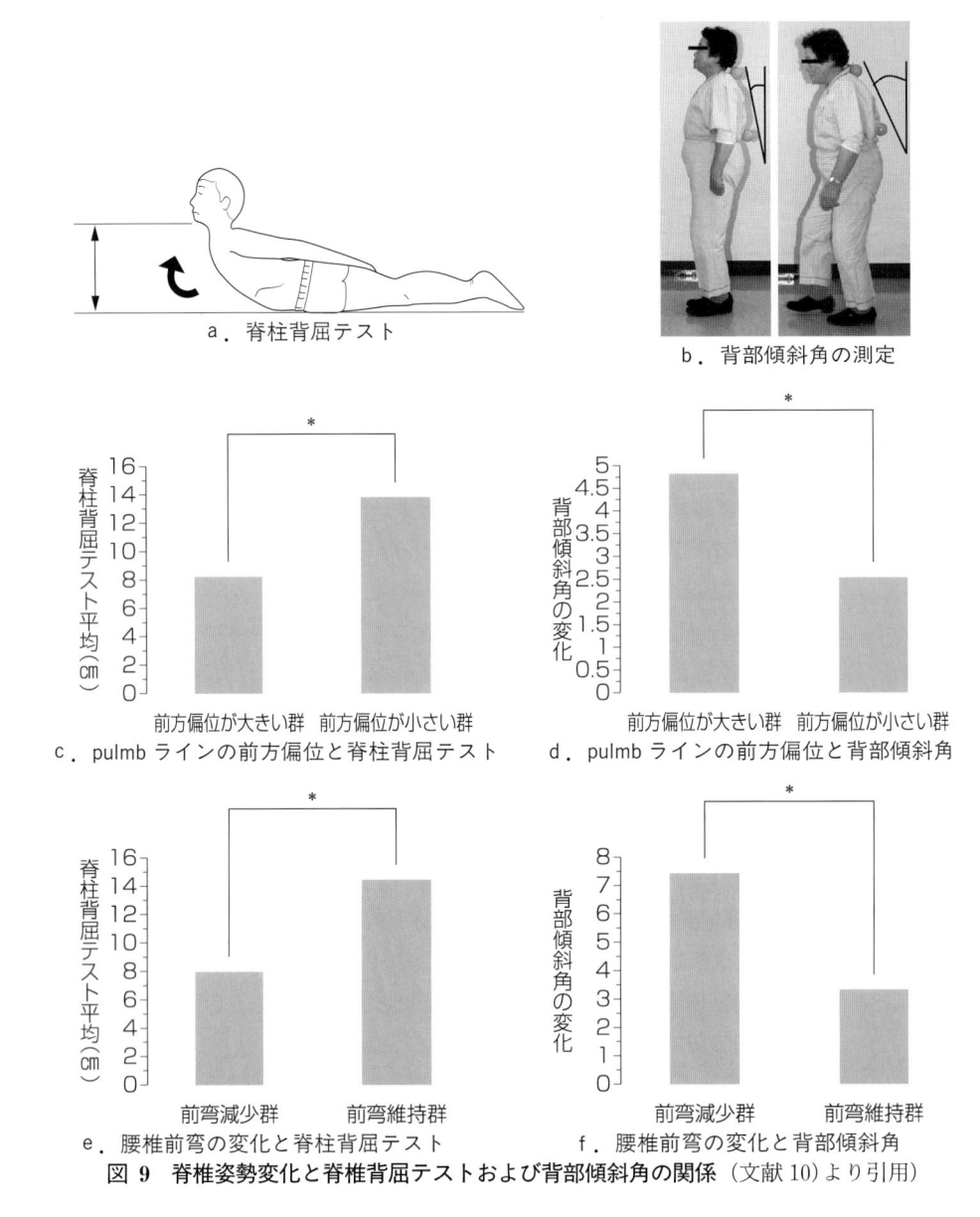

b．背部傾斜角の測定

c．pulmbラインの前方偏位と脊柱背屈テスト

d．pulmbラインの前方偏位と背部傾斜角

e．腰椎前弯の変化と脊柱背屈テスト

f．腰椎前弯の変化と背部傾斜角

図9　脊椎姿勢変化と脊椎背屈テストおよび背部傾斜角の関係（文献10）より引用）

の変化を評価するとともに，脊柱背屈テストおよび背部傾斜角の結果との関係を調べた．

対象をplumbラインの前方偏位が大きい群と小さい群に分け，脊柱背屈テストの値を比較した．すると加齢現象と捉えられるplumbラインの前方偏位が大きい群は，小さい群に比較して有意に脊柱背屈テスト値が小さかった（図9 c）．また，plumbラインの前方偏位が大きい群は，小さい群に比較して背部傾斜角の変化が有意に大きかった（図9 d）．

次いで，対象を腰椎前弯角減少が大きかった前弯減少群と，減少が少ない前弯維持群の2群に分けて検討を行った．この両群間には，初回の検診時に腰椎前弯角には有意差はなかった．この両群間において脊柱背屈テストの結果を比較すると，前弯減少群は前弯維持群に比して，脊柱背屈テスト値が有意に低値であった（図9 e）．また，同様に両群間で背部傾斜角を比較する

と，前弯減少群は前弯維持群に比して有意に大きかった（図9f）．以上の結果を総合すると，脊柱背屈テスト値が高く歩行時の背部傾斜が小さいこと，すなわち腰部伸筋の機能が良好に保たれているほどplumbラインの前方偏位が小さく，腰椎前弯の減少も少ないということである．よって，もし理学療法によって腰部伸筋の機能を維持したり改善することが可能であれば，そのことは脊柱アライメントの変化に影響を及ぼすことが推察されるわけである．

体幹筋力の強化訓練を行って，脊柱アライメントへの影響を調べた論文はきわめて少ない．Itoiら[11]は，49〜65歳の女性60人を対象とした研究で，その半数に腹臥位での等尺性体幹伸展訓練を日課として指導し，2年後に脊柱アライメント（胸椎後弯，腰椎前弯，仙骨傾斜）の変化をX線像で分析した．最終的にこの2群間で比較した場合には，脊柱アライメントの計測値に差は見出されなかった．しかし，訓練によって体幹伸展筋力が増強した対象を抽出すると，胸椎の後弯が有意に減少していたとのことである．この研究に示されるごとく，脊柱アライメントは2年程度の短期間では容易に変化しないであろうが，脊柱アライメントの自然経過が訓練により修飾される可能性を示唆するものであろう．

筆者らは，立位や歩行にて次第に増強する性質の腰痛を有し，X線像で腰椎前弯減少があり，歩行にて前傾姿勢となる患者を不良姿勢による腰痛と診断し，前述の訓練を指導している．比較的高齢者が多いためコンプライアンスは，必ずしも高いとはいえないが，意欲があって訓練を積極的に行い，長期間経過観察できた例が得られてきている．その中の代表例をここに紹介する．

1．〔症例1〕 72歳，女性

若いころは17年間農業に従事していた．4年前から中腰姿勢の際に腰部に鈍痛を生じるようになり，最近は歩行時に同様の腰痛と前傾姿勢を自覚するようになった．近医にて腰部のホットパックや電気治療を受けたが改善せず来院した．腰部変性後弯と診断して理学療法を処方した後，通院して意欲的に体操療法を続けた．その結果，1年後の再評価時には腰痛が軽減し，長時間の歩行も可能となった．初診時と理学療法1年後の全脊柱側面X線像を比較すると，腰椎の後弯2°が前弯1°，plumbラインは前方偏位60mmから42mmとなり，いずれも改善が認められた（図10a）．

2．〔症例2〕 75歳，女性

成人後から現在まで農業に従事してきた．数年前より歩行時に前傾姿勢となることに気づき，それとともに腰部の重苦感を自覚するようになった．腰部変性後弯と診断して理学療法と体幹装具を処方した．主に自宅で意欲的に体操療法を続け，8カ月後の再評価時には腰痛は軽減し，以前より長時間の歩行が可能となった．初診時と理学療法7カ月後の全脊柱側面X線像を比較すると，腰椎の前弯20°が22°，plumbラインは前方偏位66mmから43mmとなり，いずれも計測値に改善が認められた（図10b）．

この2例では，前弯角の変化は大きくないため有意な差かどうかは明らかではないが，plumbラインの後方移動は比較的明瞭である．このことから理学療法が脊柱アライメントに及ぼす影響は，plumbラインの変化として最も現れやすいのであろうと推察され，腰痛の改善との因果関係も示唆される．

VIII．まとめ

本稿では加齢による脊柱アライメントの変化と，それが腰痛発現に及ぼす影響，そして理学療法が脊柱アライメントに影響を与えうる可能性について述べた．脊柱アライメントの変化は，

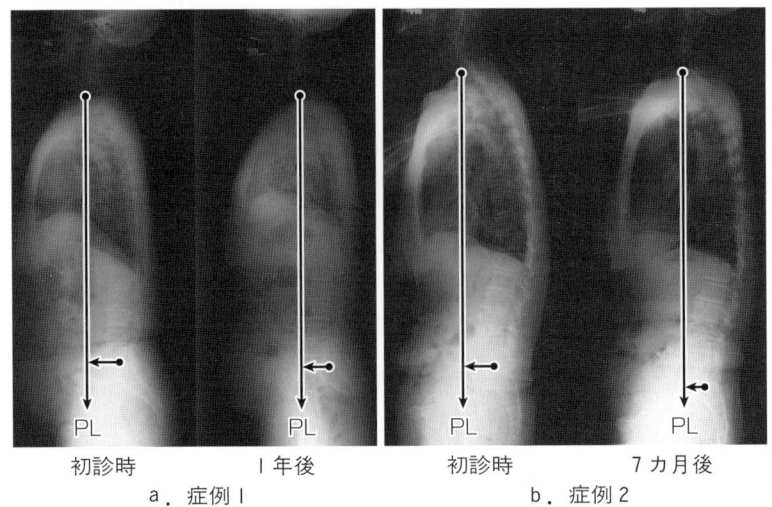

図10 理学療法によるplumbラインの変化（2症例とも前方偏位距離の短縮が認められる）

a．症例1　初診時　1年後
b．症例2　初診時　7カ月後

いったん大きく生じてしまえば，その後で健常化することはきわめて困難である．しかし，理学療法によりplumbラインを修正することは可能と思われ，それだけでも腰痛症状をかなり軽減できる可能性がある．また，予防医学的観点から理学療法というものが脊柱アライメントの異常発生を防止することに貢献できれば，高齢者のQOL向上に向けて重要な役割を果たせるかもしれない．たいへんに時間のかかる作業であるが，今後もエビデンスを目指して理学療法と脊柱アライメントの研究が遂行されることが望まれる．

文献

1) Kobayashi T, Atsuta Y, Matsuno T, et al：A longitudinal study of congruent sagittal spinal alignment in an adult cohort. *Spine* **29**：671-676, 2004
2) 小林徹也，熱田裕司，武田直樹，他：姿勢と腰痛―特に中高年者の姿勢変化について．脊椎脊髄 **13**：545-549, 2000
3) 小林徹也，熱田裕司，武田直樹，他：長期農作業従事者の脊柱変化に関するコホート研究．日整会誌 **75**：S125, 2001
4) 小林徹也，熱田裕司，松野丈夫，他：姿勢と腰痛．現代医療 **34**：543-547, 2002
5) Takemitsu Y, Harada Y, Iwahara T, et al：Lumbar degenerative kyphosis. Clinical, radiological and epidemiological studies. *Spine* **13**：1317-1326, 1988
6) 竹光義治：脊椎およびその周辺からの痛み―脊柱姿勢の異常に関連して．日整会誌 **4**：327-339, 1993
7) Glassman SD, Bridwell K, Dimar JR, et al：The impact of positive sagittal balance in adult spinal deformity. *Spine* **30**：2024-2029, 2005
8) Korovessis P, Dimas A, Iliopoulos P, et al：Correlative analysis of lateral vertebral radiographic variables and medical outcomes study short-form health survey：a comparative study in asymptomatic volunteers versus patients with low back pain. *J Spinal Disord Tech* **15**：384-390, 2002
9) Jackson RP, McManus RN：Radiographic analysis of sagittal plane alignment and balance in standing volunteers and patients with low back pain matched for age, sex and size. A prospective controlled clinical study. *Spine* **19**：1611-1618, 1994
10) 恒川博巳，小林徹也：腰椎検診における脊柱アライメントと歩行時姿勢の検討．日脊会誌 **17**：275, 2006
11) Itoi E, Sinaki M：Effects of back-strengthening exercise on posture in healthy women 49 to 65 years of age. *Mayo Clin Proc* **69**：1054-1059, 1994

2 腰痛予防

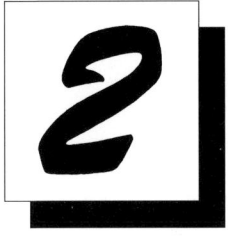

伊藤友一*

◆ Key Questions ◆
1. 腰痛予防とは
2. 具体的方法は
3. その効果と有用性は

I. 腰痛予防のために腰痛をどのように捉えるか

　直立二足歩行をする人間に，特有といわれる腰痛がもたらす経済的・精神的損失は計り知れない．さらに，腰痛はIT革命によるコンピューター従事者の増加によるメンタルヘルスケアとともに，ますます重要な問題となることが予想される．このように国民的な関心事である腰痛については，その原因・治療・予防などについて，これまでさまざまな角度から研究がされてきた．

　腰痛予防を考えるうえで，腰痛の原因となる器質的疾患があるかないかを見極めることが肝要である．臨床においては，理学所見，神経学的所見，血液所見，画像を駆使して器質的疾患をみつけ出すが，この器質的疾患を診断することが難しいこともあり，腰痛の治療や予防を複雑にしている．また器質的疾患がある場合，予防よりも治療が優先される．ここでは，腰痛の原因となる器質的疾患がない「いわゆる腰痛」の予防に関して論述する．

　「いわゆる腰痛」の中には，腰痛をきたしていると思われる原因が推測される場合がある．腰痛の予防には，その原因を取り除いたり，修繕することが主眼となる．その人の身体的特徴をチェックすることにより，腰痛の原因がわかり問題が解決することがある．また，腰痛が日常生活動作および身体的仕事活動によって引き起こされた可能性がある場合，その活動内容を把握することも重要となる．さらに，その人の生活環境・経済力・精神状態・人間関係などを捉える必要もある．

1. 身体的特徴

　身体的特徴として全身のバランスをチェックする．正面，側面よりみた配列異常（側弯・後弯など）がないかどうかである．例えば，腰椎の前弯が強いことより腰痛を訴えることがある．また，下肢の配列異常をチェックする必要もある．下肢の配列が悪いことから（O脚やX脚など），あるいは扁平足から腰痛をきたすことがある（図1）．この場合，普段履いている靴をチェックすることも忘れてはいけない．次に，体の背側と腹側にある筋肉のバランスをチェックする．例えば，背筋と腹筋の筋力にアンバランスがないかどうか，筋の硬さに差がないかどうかを調べる．最近は，骨盤輪のアンバランス

---

* Tomokazu ITO/済生会山形済生病院整形外科

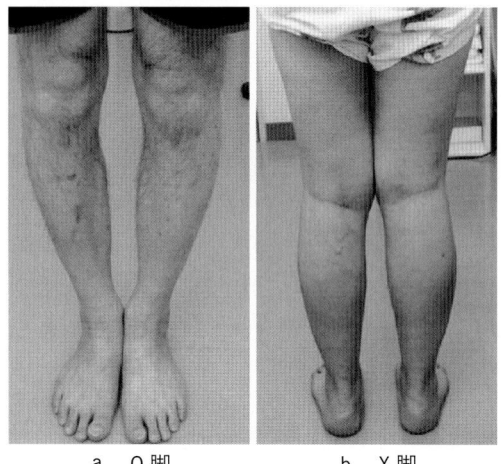

a．O脚　　　　b．X脚
図1　下肢の配列異常

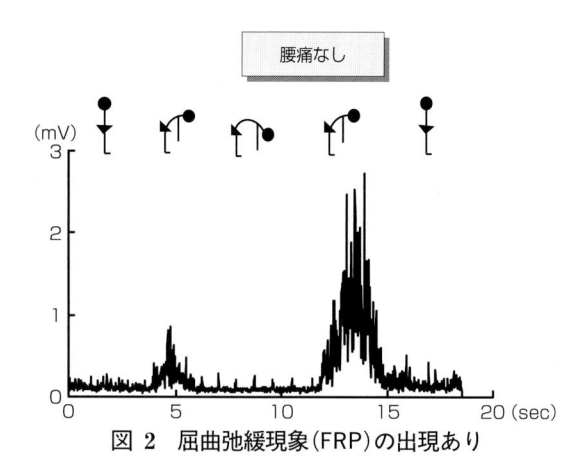

図2　屈曲弛緩現象(FRP)の出現あり

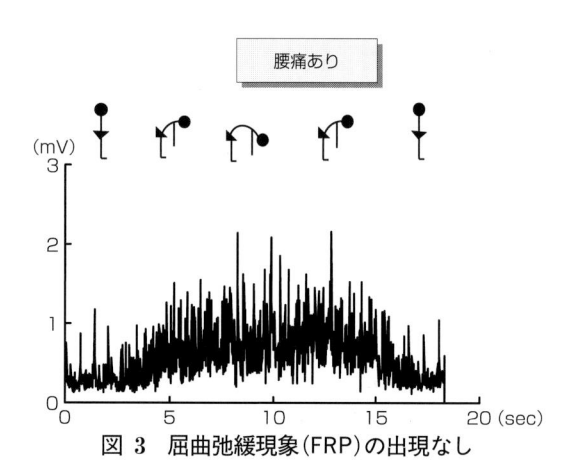

図3　屈曲弛緩現象(FRP)の出現なし

が原因と思われる腰痛や仙腸関節部痛も多くなっている．また骨盤のゆがみ，高さの左右差がないかどうかを調べることも重要である．座っている時の姿勢，立った時の姿勢もチェックする必要がある．腰痛を予防するための理学療法は，以上のような身体的アンバランスを解消することが目的となる．最近，腰痛に神経筋協調運動の障害が関与しているとの報告があり，筋の質的異常をチェックする方法も確立されてきた．正常人では，腰椎屈曲時に筋電図により筋の弛緩現象(flexion-relaxation現象)がみられるが，腰痛患者ではこの現象がみられない（図2，3），筋の疲労が早期に起きてくるなどの報告がある[1]．さらに，MRI検査にて筋の質的異常が筋の信号強度変化として捉えられることもある．これら筋の質的異常を解消するための新しい理学療法も発展してきている．

2．日常生活動作

立つ，歩く，走る，座る，横になる，ベッドで眠るなどの日常生活動作が腰痛に関与するといわれている．腰痛の予防には，その人の日常生活を把握する必要がある．一般に同じ姿勢を長く続けることや，腰椎が前屈する（中腰姿勢）動作が悪いとされる．また，長く立ち続けたり，ハイヒールを履いたり，肘掛けや背もたれがない椅子に座る，柔らかすぎるソファーのベッドに眠ることも腰痛をきたす一因といわれている．物を持ち上げる際，物を体に近づけず下肢を伸展したまま持ち上げる動作，高いところから物を直接取る動作，重い物を移動する時に押すよりも引く動作などが悪いとされる．

3．スポーツ活動

スポーツをすることが腰痛の原因となることもある．腰椎分離症や腰椎椎間板ヘルニアなどの器質的疾患を除外した場合，その人の身体的特徴（前述），年齢，スポーツの種類やトレーニング方法，スポーツ活動時間などを把握することにより腰痛予防の糸口がみつかる場合が多

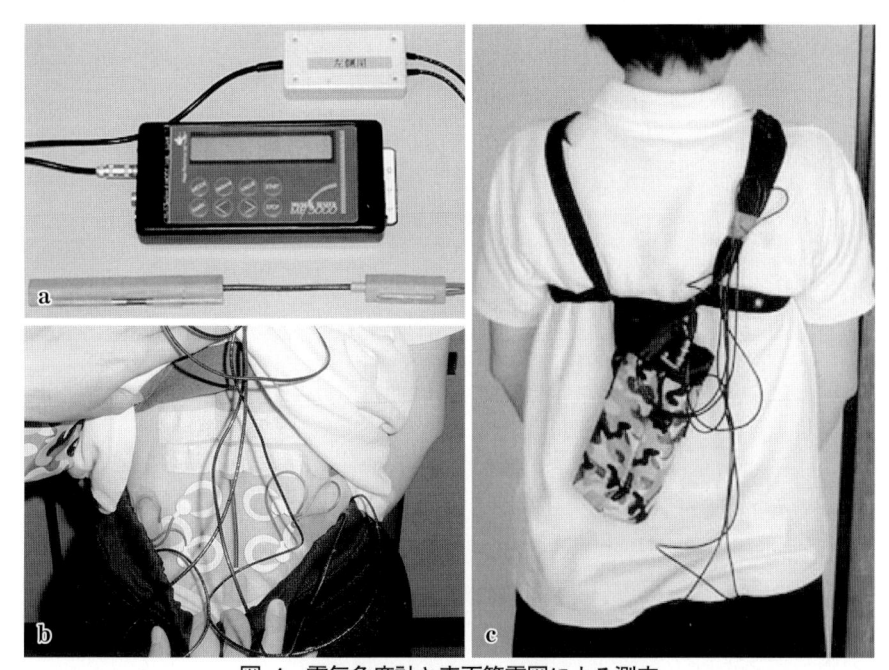

図4 電気角度計と表面筋電図による測定
a．電気角度計と携帯型記録装置　b．電気角度計と表面筋電図を装着　c．30分間の日常業務を測定

い．一般に，腰椎前傾姿勢や腰椎をねじる動作のスポーツでは，腰痛が生じる可能性がある．そのような場合，使い過ぎ（オーバートレーニング）を指摘したり，過密試合を是正する必要がある．また，腰背筋訓練，ストレッチングを取り入れ腰痛の発生を予防する必要がある．スポーツに関しては，別の章にて詳しい論述があるので省略する．

4．身体的仕事活動

職場における腰痛は，身体的仕事活動によって引き起こされた可能性のある筋骨格系の障害（作業関連筋骨格系障害）として捉えられる．世界的には，作業関連筋骨格系障害としての腰痛予防対策がとられている．わが国においては，労働災害の一つとして「職場における腰痛予防対策指針」を示して対策を立てているが，実際の現場では対策が遅れているのが現状である．職場における腰痛予防対策は，疫学調査（アンケート調査），職場巡視，健康管理，作業管理，作業環境管理，労働衛生教育などが中心である．さらに，腰痛の発生が比較的多い5つの作業について作業態様別の基本的な対策を示している．重量物取り扱い作業，重症心身障害児施設などにおける介護作業，腰部に過度の負担のかかる立ち作業，腰部に過度の負担のかかる腰掛け作業・座作業，長時間の車両運転などの作業である．腰痛予防のためには，実際に腰痛がどの程度あるのか，どのような作業で生じているのかを詳しく把握する必要がある．

まず，筆者が介護福祉施設で行った腰痛の実態調査について紹介する．社会福祉事業団の職員680人にアンケート調査を行った．その結果，現在腰痛ありと答えたのが30.9％，腰痛の既往ありが79.4％であった．次に，アンケート結果から得られた腰痛に関連すると思われる不良姿勢について電気角度計を用いて腰椎屈曲角度を連続的に測定した．電気角度計はFlexible electrogoniometer MX 180/B型（Penny & Giles社製）を用いた（図4）．周波数は，10 Hz

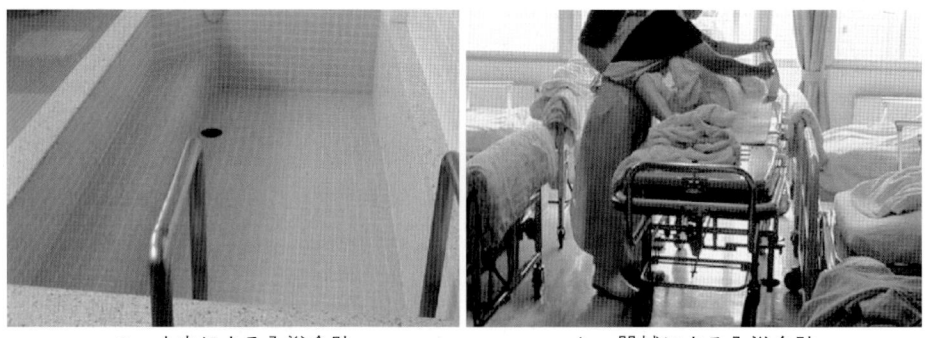

a．人力による入浴介助　　　　b．器械による入浴介助

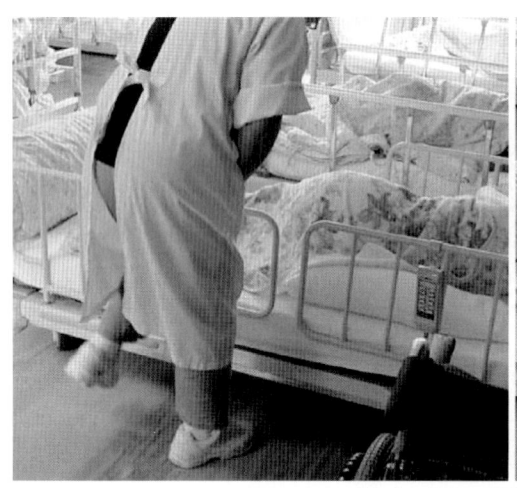

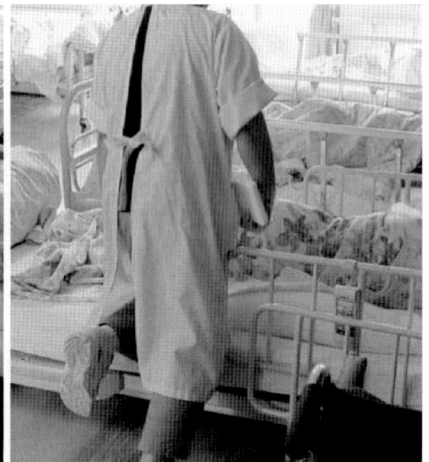

図5　入浴介助

図6　おむつ交換姿勢

を用いた．この装置は，携帯型記録装置(Mega Electronics社製)と組み合わせることにより，静的な評価方法では得られなかった腰椎の動きを連続的に捉えることができる[2]．電気角度計を装着したまま日常業務における一般介助，おむつ交換および入浴介助作業における腰椎の屈曲角度を連続的に測定した．測定には，人力で入浴介助をしている施設(図5a)と器械にて入浴介助を行っている施設(図5b)からそれぞれ代表者を選び実施した．一般介助と入浴介助の測定は，周波数10Hzで時間は30分間とした．人力による入浴介助の場合は，中腰の姿勢を多くとることが予想され，実際に30分間の電気角度計の測定により，一般介助に比べ腰椎の屈曲角度が大きいことがわかった．器械による入浴介助では，人力によるものより屈曲角度が小さいことがわかった．また，おむつ交換時(図6)に一時的に屈曲角度が大きくなる時があることがわかった[3]．したがって，介護士の「いわゆる腰痛」予防には，器械による入浴介助を推進するなどの作業環境の改善やおむつ交換時に注意すべき姿勢などを介護士へ教育する必要がある．このように身体的仕事活動によって引き起こされた可能性のある腰痛については，各職種において腰痛の実態調査を行い，腰痛予防対策を立てる必要がある．

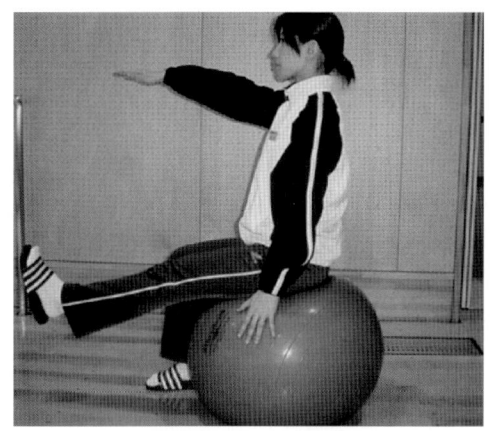

図7 バルーン体操

II.「いわゆる腰痛」に画像診断は有用か？

一般に，器質的疾患を診断する際には画像は有用である．前述した介護福祉施設の中で3つの施設を選択し，腰痛ありと答えた男性14人，女性26人，平均年齢43歳を対象とし腰椎立位単純X線像およびMRIの撮像を行った．神経学的に明らかな異常がみられた例はなかった．また，ADLに支障をきたすほどの器質的疾患を有する者はいなかった．ただし，腰椎分離症が3人，隅角解離が2人にみられ，MRIで椎間板の後方突出が6人にみられたが，MRIにより腰痛の原因をはっきりと特定することはできなかった[3]．したがって，画一的な画像検査だけでは腰痛の原因を捉えることは難しいと思われる[4]．

III. 腰痛理学療法の展望

これまで理学療法では，腰痛の予防や治療として腰椎背筋訓練，腰椎腹筋訓練やストレッチングなどが中心に行われてきた．腰痛に対する運動療法は，大きく分けて身体の柔軟性を高める目的のものと体幹筋力強化による腰椎の安定化を図る目的のものとなる．

最近は，バランス訓練が新しいタイプの理学

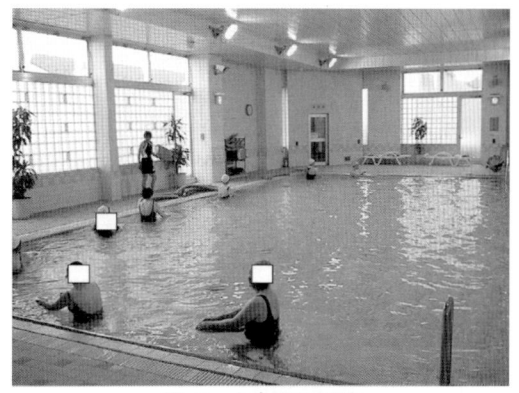

図8 水中歩行訓練

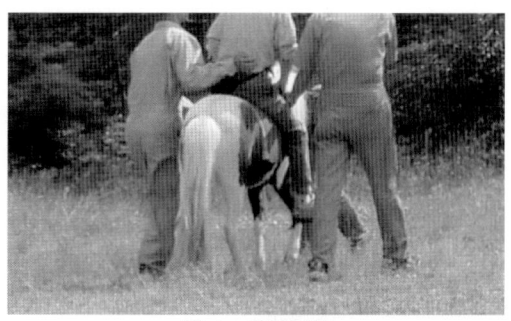

図9 乗馬訓練

療法として発展してきている．慢性腰痛を改善する目的で，バランス訓練としてのバルーンを用いた訓練（図7），水中歩行訓練（図8），乗馬訓練（図9），器械による乗馬訓練，スリングセラピー，器械による全身振動訓練（図10）などが新しいタイプの理学療法として発展してきている[5~7]．今回，筆者が経験したこの新しいタイプの理学療法の一部を紹介する．

介護福祉施設にて理学療法を用い腰痛予防の介入を行った．職場で介入する場合，簡単で時間や場所をとらない，長く持続できるなどの条件が必要であった．そこで振動板トレーニング装置（ガリレオ装置，エルク社）を用いアンケート調査で腰痛があると答え神経学的異常がない14人を対象に介入を行った．男性2人，女性12人，年齢は22～54歳（平均38歳）であった．対象者は直接検診後，腰椎単純X線像および腰椎MRIにて腰椎椎間板ヘルニアなどの明らかな異常がないことを確認している．そして週2

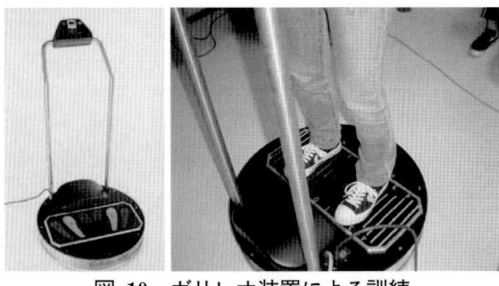

図10 ガリレオ装置による訓練

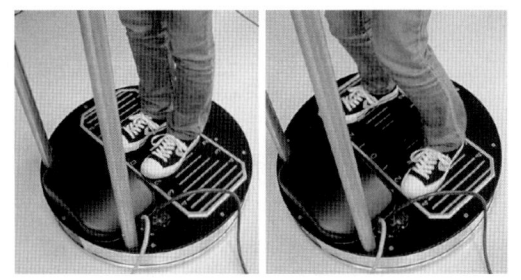

図11 starting position

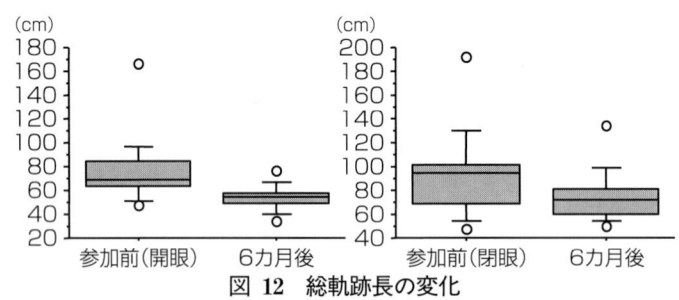

図12 総軌跡長の変化
開眼,閉眼とも参加前後で有意差がみられた

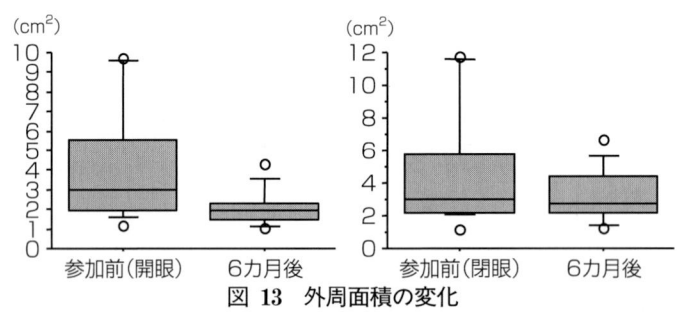

図13 外周面積の変化
開眼,閉眼とも参加前後で有意差がみられた

回,1回につき20分間,ストレッチ体操に加えガリレオ装置を使用し行い,観察期間を6カ月とした.ガリレオ装置は,周波数18 Hzに設定した.まず1分間,踵をプラットフォームの端におくstarting positionで訓練し,その後プラットフォームに足をおくようにした(図11).この間,短い時間なら手すりをつかんでもかまわず,自信がついたら足を広げてもかまわないこととした.訓練時間は,1日4分を目標に最高7分を超えないようにした.その結果,腰痛の改善は介入後1～2週間でみられ,介入により重心動揺もよくなることがわかった(図12,13).最終的に満足度が高く,継続希望者が多いことよりこの方法は有用であった.

腰痛患者では,弛緩現象の消失,神経筋強調運動(neuromuscular coordination)の破綻などの体幹機能不全がみられると報告されている.Shiradoら[1]は,慢性腰痛患者では神経筋協調運動が障害されているとの理由より,バルーン体操を指導し腰痛改善に有効であったと報告している.その治療効果は,反射を介して起きてくるといわれる.Ritwegerら[8]は,ガリレオ(whole-body vibration)装置を用い慢性腰痛患者で腰痛の改善が得られたと報告している.筆

者も同様の方法で介入したが，最終的に満足度が高く，継続希望者が多いことよりガリレオ装置を用いた腰痛予防は有用であったといえる．

また，筆者は腰痛の治療として水中歩行訓練，リラクセーション，ストレッチング，腰痛体操を組み合わせた腰痛予防教室に取り組んでいる．この方法でも満足度が高く，平衡機能が改善した例を経験している[6]．今後は，腰痛予防の目的でこれらの新しいタイプの理学療法がますます発展していくものと思われる．

IV. 腰痛予防は可能か

「いわゆる腰痛症」の治療や予防は，その原因を取り除いたり，修繕することが主眼となる．その内容は，腰痛体操などの筋力訓練，日常生活動作指導を含む腰痛学級，産業医学的作業環境の改善，漢方や針に代表される代替医療，バランス訓練など多種に及んでいる．しかし，腰痛を予防するためには多要因を考慮した多面的・集学的アプローチが必要である．また，心身医学的アプローチも含めた全人的予防対策が肝要である．それにより腰痛予防は可能になると思われる．

文 献

1) Shirado O, Ito T, Kaneda K, et al：Flexion-relaxation phenomenon in the back muscles. A comparative study between healthy subjects and patients with chronic low back pain. *Am J Phys Med Rehabil* **74**：139-144, 1995
2) 小野武也，渡辺多恵，三瀧英樹，他：電気角度計による腰椎前屈角度測定の信頼性—X線写真との比較検討．東日本整災会誌 **15**：18-21，2003
3) 伊藤友一，武田陽公：介護士の職業性腰痛の実態調査．日本腰痛会誌 **10**：95-99，2004
4) 奥野徹子：重症心身障害児・者（重症者）介護者の腰痛と腰椎X線所見．日本腰痛会誌 **8**：160-165，2002
5) 伊藤友一，武田陽公：振動板トレーニング装置を用いた腰痛予防対策．日本腰痛会誌 **11**：95-99，2005
6) 伊藤友一，武田陽公：水中歩行訓練を中心とした腰痛治療．日本腰痛学会，2005
7) 四宮葉一，関根 修，仲島了治，他：乗馬療法機器による姿勢腰痛予防の可能性についての検索と根拠．日本腰痛学会，2000
8) Ritweger J, Just K, Kautzsch K, et al：Treatment of chronic lower back pain with lumbar extension and whole-body vibration exercise：a randomized controlled trial. *Spine* **27**：1829-1834, 2002

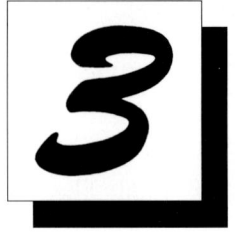

3 脊柱分節的アプローチ

齋藤昭彦*

◆ Key Questions ◆
1. 脊柱分節的アプローチとは
2. 具体的方法は
3. その効果と有用性は

1. はじめに

　脊柱は分節構造からなる．個々の分節は前方の椎間板，後方の椎間関節により可動性が与えられ，棘間靱帯，棘上靱帯などの靱帯により補強されている（図1）．各分節には多くの筋が関与し，分節に安定性と運動性を与えている．このような分節は脊柱の最小機能単位であり，腰椎分節の異常は腰痛の原因となる．また，一つの分節の異常は他の分節の異常をもたらし，その影響は脊柱全体に波及する．

　四肢が機能するためには，脊柱が安定していなければならない．すなわち，脊柱は四肢が機能するための土台を形成する．脊柱に求められる安定性は，建物に求められるような静的な安定性ではなく，身体内外の変化に柔軟に対応できる動的安定性である．脊柱の動的安定性は主として，①骨，関節，靱帯（他動組織），②筋（自動組織），③神経系（制御組織）の3つの組織の統合によって維持されている（図2）．筋は唯一の自動組織であり，他動組織を動かし，他動組織や自動組織からフィードバックを受けながら制御する．

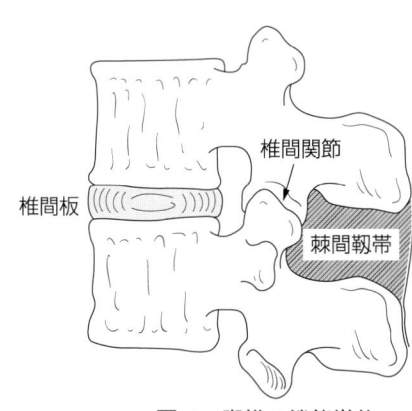

---
* Akihiko SAITO／東京福祉大学

図1　脊椎の機能単位
脊柱は分節構造からなる．個々の分節は前方に位置する椎間板と後方に位置する左右の椎間関節で連結され，機能単位を形成する．棘間靱帯・棘上靱帯などの靱帯が機能単位を補強し，そして筋が機能単位を動かし，神経系がこれらの他動組織や自動組織からの情報を得ながら自動組織を制御する

　脊柱分節的アプローチは，主として深部筋を作用させることにより分節の安定性を向上させるためのアプローチである．従来の腰痛に対する運動療法の多くは，腹直筋，内腹斜筋，外腹斜筋，脊柱起立筋群の筋力，筋持久力の向上を図り，強固な筋コルセットを形成することを目的としてきた．しかし，これらの筋は分節の安定性に関与することができないため，問題のあ

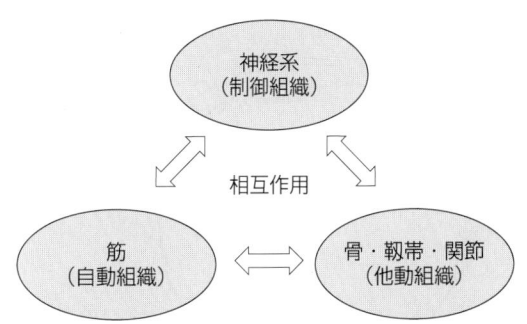

図 2 脊柱の動的安定性に関与する3つの組織
体幹は四肢が機能するための土台である．土台である体幹機能が低下すると，上下肢機能が低下する．建物の土台に求められるのは強固な支持性であるが，体幹に求められるのは身体内外の変化に対応することができる動的安定性である．このような動的安定性は，①骨，靱帯，関節（他動組織），②筋（自動組織），③神経系（制御組織）の3つの組織の相互作用によって保たれている

る分節は放置されたままとなっていた．基礎となる分節が放置されたまま，上ものだけを立派にしても，まさに「砂上の楼閣」状態であった．このようにして，腰痛の多くが未解決のまま取り残されてきた．たとえ，一時的に腰痛が軽快したとしても再発を繰り返してきた．

腰痛の一因となる椎間関節や椎間板の損傷は，比較的小さな負荷で起こる．筋の収縮により分節が保護されていない場合には，食卓上のコーヒーカップに手を伸ばすというような日常的な活動で椎間関節などの他動組織に微細損傷が生じる．体重支持組織の微細損傷はそうした動作の積み重ねにより生じる．したがって日常活動において脊椎の分節を保護し，効率的かつ安全に体重を支持する機能をトレーニングしなければならない．また，重量物の運搬のような高負荷課題に備えるためのトレーニングを安全に行うためには，各分節の位置関係を適切に維持するための基礎トレーニングを先行させる必要がある．

II．ローカル筋とグローバル筋

脊柱の安定性に重要な唯一の自動組織である筋は，その機能によって大きくグローバル筋とローカル筋に分けられる．グローバル筋は，腹直筋，内腹斜筋，外腹斜筋，脊柱伸筋群のような表在に位置する筋である．これらの筋群は多分節に作用して腰椎を動かし，腰椎の剛性を高め，腰椎に加わる大きな負荷に対処する．これに対して，ローカル筋は深部に位置し，脊柱分節の安定性に関与する筋である．臨床的には，腹横筋と腰部多裂筋の深部線維が注目されている．個々の分節の動的安定性を高めるにはグローバル筋ではなく，腹横筋や深部多裂筋などのローカル筋群の機能に注目しなければならない．

従来の腰痛に対するトレーニングは，腹直筋，内腹斜筋，外腹斜筋，脊柱伸筋群などの体幹筋の筋力トレーニングにより，グローバル筋の筋力，持久力を高めようとするものであった．このようなアプローチでは，脊柱の個々の分節を安定化させることはできない．腰椎の動的安定性を高めるためには，まず個々の分節のコントロールを高めることが重要である．最近，腰椎・骨盤の安定性を改善させることを目的とした深部に位置するローカル筋のリハビリテーションが注目され，多くの臨床的研究が行われるようになっている．

III．分節間筋の機能

腰椎の分節間には，分節間筋と呼ばれる小さな筋が存在する．横突起間，棘突起間に位置する小筋は，それぞれ横突間筋，棘間筋と呼ばれる（**図3**）[1]．分節間筋は椎間運動の運動軸の近くに位置し，筋断面積が小さいことから，腰椎の運動や力の発生には適していない．したがって，体幹の運動や体重支持に必要とされる筋力という観点では，これらの小筋が果たす役割は限ら

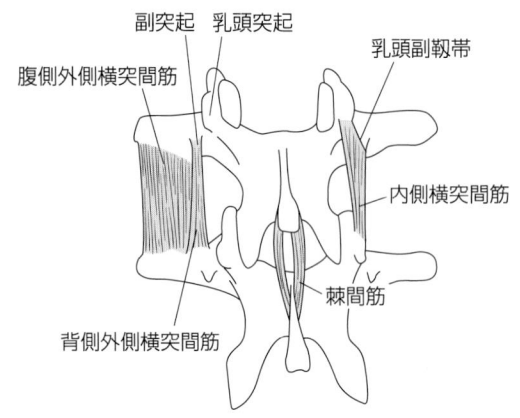

図3 脊椎の深部に位置する分節間筋
（文献1）より引用）

脊柱の深部に位置する棘間筋や横突間筋などの分節間筋は，筋断面積が小さいため大きな力を発生させることができない．また，これらの筋は運動軸の近くに位置しているためレバーアームが短く，力の発生には適していない．しかし，これらの筋には相対的に多くの筋紡錘が存在し，脊椎の分節間の運動や位置変化を中枢神経系に伝え，大きな力を発生させることができないものの，分節間の微妙な位置変化をコントロールする機能を有していると考えられる

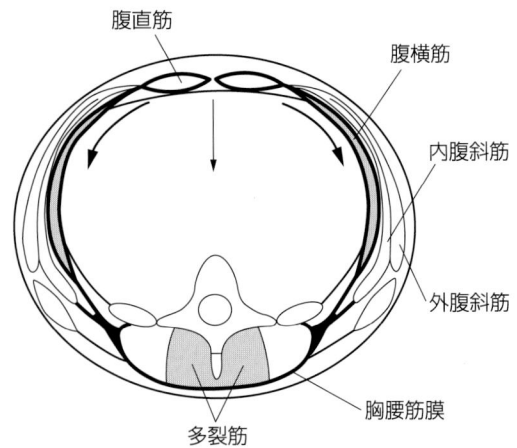

図4 深部筋コルセットの概念図
（文献6）より一部改変引用）

両側の腹横筋が求心性に収縮し，後方の腰部多裂筋が等尺性に収縮することにより，これらの筋と胸腰筋膜により深部筋コルセットが形成される．したがって，深部筋コルセットを作用させる機能と腰痛との関連性が指摘されている

れている．

しかし，分節間筋には別の役割がある．それは運動覚や位置覚を中枢神経系にフィードバックする固有受容器としての役割である[1]．これらの筋には筋紡錘が多く存在し[2]，分節性の神経支配がある[3]ことから，脊椎の分節間の運動や位置変化を中枢神経系に伝えることができ，分節間の微妙な位置変化をコントロールする機能を有していると考えられている．分節の安定性を高めるためには，これらの筋の固有受容器としての役割が重要となるが，現時点ではこれらの小筋を直接的に評価し，アプローチするには至っていない．

IV. 深部筋コルセット

腰椎骨盤領域の安定性を得るためには，腹横筋，腰部多裂筋，骨盤底筋，横隔膜の4筋が共同して作用しなければならない．これらの筋が作用することにより腹腔の円柱効果が得られ，腰椎骨盤領域の支持性が高まる．

4筋の中で臨床的に特に注目されているのは，腹横筋と腰部多裂筋の深部線維である．腹横筋と腰部多裂筋が同時に収縮することにより，これらの筋と胸腰筋膜で形成させる深部筋コルセットが機能し，腰椎骨盤領域の安定性が高まる（図4）．

深部筋コルセットは，自動組織である腹横筋と多裂筋，他動組織である腰椎骨盤領域を囲む胸腰筋膜との間に形成されるコルセットであり，従来から指摘されてきた腹直筋，内腹斜筋，外腹斜筋，脊柱伸筋群により形成される筋コルセットよりも深部に形成されるコルセットである．

リハビリテーションの初期段階および予防的アプローチでは，深部筋コルセットを形成し，腰椎骨盤領域の関節保護メカニズムを発展させる．深部筋コルセットが機能しないと，分節の安定性が得られないまま関節周囲組織に負荷が

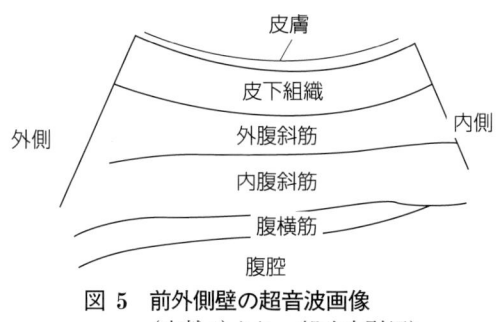

図5 前外側壁の超音波画像
（文献1）より一部改変引用）

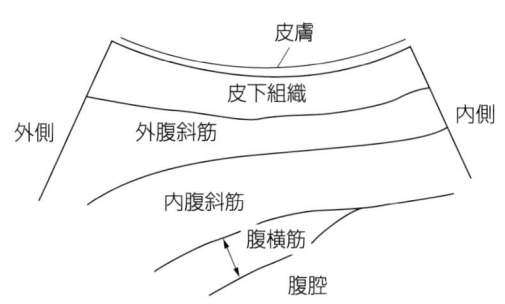

図6 前外側壁の3層構造（外腹斜筋，内腹斜筋，腹横筋）
（文献6）より一部改変引用）

加わるため，関節周囲の組織の再損傷のリスクが大きくなる．したがって，腰椎に対するアプローチでは，必ず基礎トレーニングとして深部筋コルセットを機能させる分節的トレーニングを組み入れる必要がある．トレーニングにより自動的な深部筋コルセットが機能するようになれば，次の段階，すなわち高負荷，高スピード課題を含む，より負荷的な状況下で深部筋コルセットとグローバル筋システムを統合させる段階へと進めることができる．

1．深部筋コルセット作用の評価

「腹壁を引いてください」という指示に対して，腹横筋と腰部多裂筋を収縮させて深部筋コルセット作用を行うスキルを評価する．腰痛患者ではこのようなスキルが低下する．また，腰痛患者では腹横筋の収縮がみられないか，みられても左右非対称性の収縮が起こる．さらに，腰痛患者では腹腔内圧の増加に伴って腹横筋の遠心性収縮がみられ，本来起こるべき腹横筋の求心性収縮がみられないことがある．このような遠心性収縮の発生機序は明らかではないが，横隔膜，骨盤底筋，腹横筋，腹斜筋の相互作用によるものと考えられている．

V．超音波診断装置による評価

超音波診断装置を用いることにより，筋や筋膜の変化を視覚的に捉えることができる．このような目的には，3.5～10 MHzの周波数が用いられることが多い．周波数を大きくすると解像度が高まるが，視野が狭くなり，逆に周波数が小さいと視野が広がるが，解像度が低下する．深部の組織をみる時には周波数を小さくし，表在の組織をみる時は周波数を大きくする．

前外側腹壁にプローブを置くと，超音波画像上で筋膜が明確に示され，前外側壁の3層構造（外腹斜筋，内腹斜筋，腹横筋）を区別することができる（図5）．

1．腹横筋

腹横筋が機能すると，以下のような変化がみられる（図6）．

① 腹横筋の求心性（短縮性）収縮がみられ，前方の筋膜が緊張する．
② 腹横筋が選択的に収縮する．すなわち，腹横筋の筋厚が増加するが，外腹斜筋，内腹斜筋の筋厚はあまり変化しない．
③ 腹横筋が腰部を包むためウエストが細くなる（コルセット作用がみられる）．
④ 対称性パターンがみられる．

これに対して，腹横筋だけでなくグローバル筋が作用すると，以下のような変化がみられる（図7）．

① 腹横筋の求心性（短縮性）収縮がみられず，前方の筋膜が緊張しない．
② 腹横筋の選択的収縮がみられず，腹横筋だ

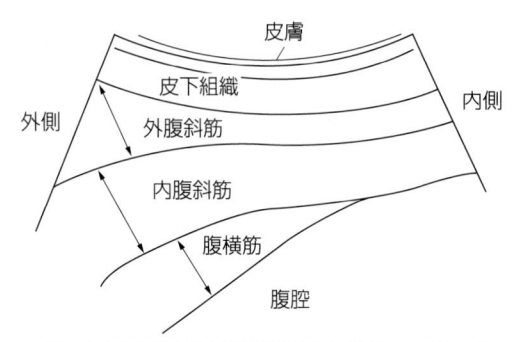

図7 腹斜筋群の収縮を伴うグローバルパターンを示す超音波画像（文献6）より一部改変引用）

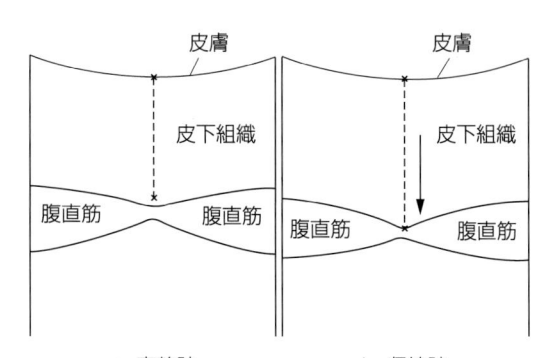

図8 前腹壁の超音波画像（文献6）より一部改変引用）
a. 安静時　　b. 収縮時

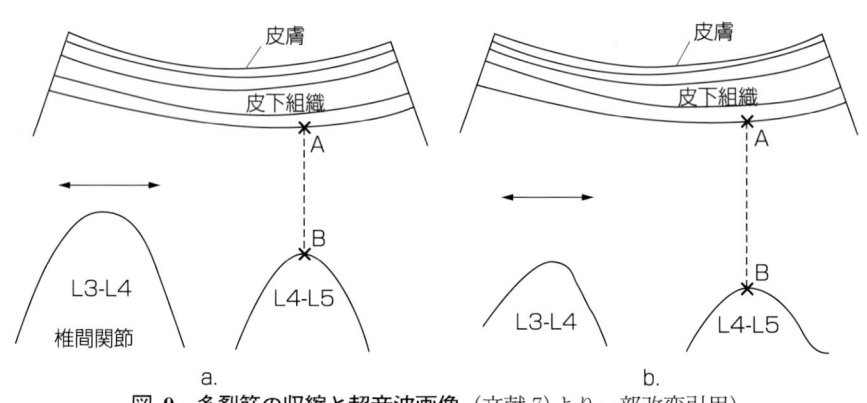

図9 多裂筋の収縮と超音波画像（文献7）より一部改変引用）

けでなく，外腹斜筋，内腹斜筋も肥厚する（急激に肥厚することが多い）．
③腹横筋が腰部を包まないため，ウエストの狭小化がみられず，むしろ拡大する．
④非対称性パターンがみられる．

前腹壁の超音波画像では，両側の腹直筋と前方の筋膜との関係を観察することができる．腹横筋の収縮によりコルセット作用がみられる場合には，前腹壁の後方への動き（図8の矢印で示す）が観察される（図8）．

2．多裂筋

深部筋コルセット作用時の多裂筋の等尺性収縮は，矢状面における超音波画像から観察することができる（図9）．脊椎を動かさないようにして多裂筋を収縮させた時には，椎間関節上に重なるようにして走行する多裂筋が膨隆し，椎間関節の頂点から胸腰筋膜までの距離が増加する．

この時，超音波診断装置のプローブは皮膚上に固定されているため，画面上では皮膚と胸腰筋膜が上方に動くのではなく，椎間関節が下方に動くようにみえる．多裂筋の等尺性収縮を行うことができない場合には，このような動きがみられず，脊柱が動く．

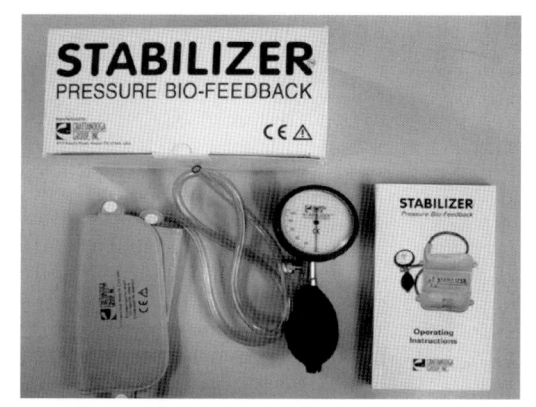

図 10 圧バイオフィードバックユニット

VI. 圧バイオフィードバックユニットによる評価

1. 圧バイオフィードバックユニット

圧バイオフィードバックユニットは，目的とする身体領域と硬い表面との間の空間を埋める弾力性のない空気が入るパットと圧をモニターする圧力計からなる（図10）．パットを適度に膨らませ，圧を記録する．身体部分がパットから離れると圧が低下し，身体部分がパットを押すような動きをすると圧が増加する．

このユニットは，深部コルセット作用（腹部引き込み作用）の評価に用いることができる．腹直筋は骨盤から胸郭に向けて垂直方向に，外腹斜筋，内腹斜筋は斜め方向に走行するため，これらの筋群が収縮すると，腹壁は平坦となるがウエストは細くならない．これに対して，腹横筋の線維は横断方向に走行するため，脊椎の動きを伴わず腹壁に窪みを形成することができる．したがって，腹横筋が分離して収縮すると腹部が窪むため圧が低下し，一方，他の腹筋群が代償的に作用すると腹部が平坦化するため圧が増加する．

2. 検査方法

腹臥位で両上肢を体側に置き，頭部を正中位にする．腹部の下に圧バイオフィードバックユニットのパットを挿入し，パットの中央部を臍レベルに，パットの遠位端が左右の上前腸骨棘を結ぶ線上に位置させる．次にパットを70 mmHgに加圧し，腹壁の圧変化を検知できるようにする．

被検査者に対して「脊椎や骨盤を動かさないようにして腹壁を引いてください」と指示し，深部コルセット作用に関与する腹横筋と腰部多裂筋（深部線維）を収縮させる．収縮が得られたら，安静呼吸を再開するように指示する．

検査者は，圧バイオフィードバックユニットの圧変化や体幹・骨盤の代償運動に注意し，上前腸骨棘の内下方で深部に位置する腹横筋の収縮を触れる．腹横筋が正しく収縮している場合には，深部で腹横筋の緊張がゆっくりと高まるのが触知される．腹斜筋が代償的に収縮する場合には腹壁の膨隆が触知される．持久性を検査するために，可能であれば収縮を10秒間保持させ，これを最高10回まで繰り返す．

3. 結果の解釈

圧変化，脊椎の動き，腹壁の触診所見からローカル筋と前腹壁のグローバル筋との関係についての情報を得る．ローカル筋が機能する場合は，コルセット作用により腹部が背側に引かれ，圧が4～10 mmHg低下する．この時，グローバル筋の活動を示す脊椎や骨盤の動きがみられないように注意する．このような圧低下は，腹横筋を他の腹筋群と独立して短縮域に収縮できることを示す．圧低下が0～4 mmHgであった場合は，腹横筋の短縮性収縮が十分でないか，腹横筋に非対称性収縮がみられる可能性を示す．腹壁のグローバル筋が収縮し，脊椎が動かない場合には，圧バイオフィードバックユニットの圧が増加する．

腹横筋の収縮や非対称性の有無を確実に評価するためには，超音波診断装置による評価が必要となる．超音波診断装置のプローブを患者の外側腹壁に置き，超音波画像上でウエストの狭

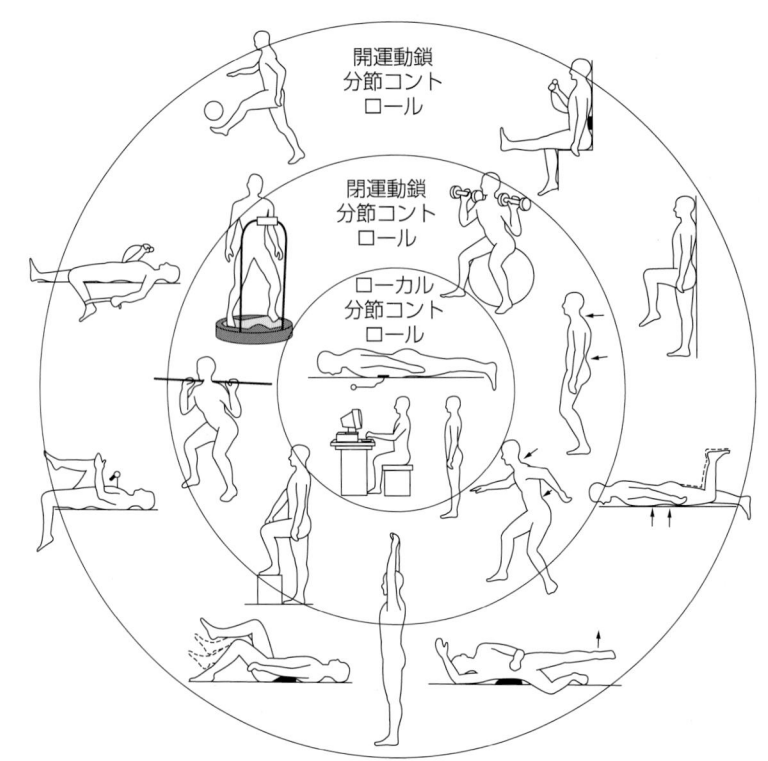

図 11 段階的トレーニング（文献 11）より引用）

小化（腹横筋の短縮性収縮）を観察する*.

腹部を引くように指示し，腹横筋を機能させた時の腹横筋の両側性短縮や胸腰筋膜の緊張が起こることが重要なポイントとなる．このような評価は，筋電図学的手法では難しい．

VII. トレーニング

最初に，圧バイオフィードバックや超音波画像からの視覚フィードバックを用いて，グローバル筋群とは独立した腹横筋，腰部多裂筋の収縮スキルを高める．グローバル筋群が代償的に活動している場合には，グローバル筋の過活動を抑制してから，腹横筋と多裂筋の「コルセット」作用を高めるスキルを再教育する．コルセット作用が習得された後は，コルセット作用を持続的に保持する能力を高める．

このようにして局所分節のコントロールが得られ，関節周囲組織を保護できるようになってから，閉運動鎖エクササイズ，開運動鎖エクササイズを通してグローバル筋群との統合を図る（図11）．

1．効果と有用性

腹横筋や深部多裂筋による深部筋コルセット作用を高めることにより，椎間関節の関節剛性を高めることができる．腹横筋のような骨盤筋群の水平線維は，仙腸関節の剛性を高め，骨盤を安定化させる作用がある[4]．腰痛患者では，深部筋コルセットを形成するスキルが低下し，本

---
* ワイヤー電極を用いた筋電図学的手法によって腹横筋の収縮を記録することが可能であるが，コルセット作用に必要な腹横筋の両側対称性の求心性収縮を評価することはできない．また，この方法では腰部骨盤領域の安定性に重要な役割を果たす胸腰筋膜の緊張の有無を判断することもできない．

来あるべき胸腰筋膜の機械受容器が失われ，固有受容性機能の低下を示唆するエビデンスが存在する[5]．また，腰痛のある人では運動感覚が低下することが報告されている[6]．このような関節や靱帯などの他動組織からの情報の低下は，深腰椎骨盤領域の筋が適切なタイミング，強度で収縮する機能に悪影響を与え，深部筋の再トレーニングを難しくする．

腹横筋と腰部多裂筋の指導および学習では，超音波イメージングを用いて深部筋の正しい収縮を直接的にフィードバックすることが非常に有用である[7,8]．また実際に，腹横筋と多裂筋の収縮を含む深部筋―筋膜コルセットの作用をトレーニングすることにより，腰痛の消失および再発の予防がなされるというエビデンスが存在する[8~11]．

VIII. おわりに

腰痛の一つの原因となる椎間関節や椎間板などの体重支持構造の微細損傷は，日常の動作により生じる．したがって，まずは深部筋コルセット機能を高め，各分節の位置関係を維持し，効率的かつ安全に体重を支持する機能を確立しなければならない．

トレーニングにより自動的なコルセット作用が機能するようになれば，より負荷的な課題をとおして深部筋コルセットとグローバル筋を統合的に機能させる段階に進める．最終的には，重量物の運搬のような高負荷課題の遂行やスポーツなどに参加するための高負荷，高スピードに備えるためのトレーニングが必要となる．

脊柱分節的アプローチでは適切な負荷を加えることが重要である．過剰な負荷を与えると関節保護に関与する筋が疲労する．疲労によるモーターコントロールの変化は，関節コントロールを低下させ，疼痛を増悪させる．また，腰痛患者にみられるように固有受容感覚が低下している場合には，負荷の増加に対する筋の反応が遅れ，関節損傷のリスクが高まる．したがって，適切な負荷を与え，筋疲労を起こさないように進めることが重要である．

文 献

1) Bogduk N：Clinical Anatomy of the Lumbar Spine and Sacrum 4th eds. Elsevier Churchill Livingstone, Edinburgh, 2005
2) Nitz AJ, Peck D：Comparison of muscle spindle concentrations in large and small human epaxial muscles acting in parallel combinations. *Am Surg* **52**：273-277, 1986
3) Bogduk N, Wilson AS, Tynan W：The lumbar dorsal rami. *J Anat* **134**：383-397, 1982
4) Snijders CJ, Vleeming A, Stoekart R, et al：Biomechanical modeling of sacroiliac joint stability in different postures. *Spine* **9**：419-432, 1995
5) Bednar DA, Orr FW, Simon GT：Observations on the pathology of the thoracolumbar fascia in chronic mechanical low back pain. *Spine* **20**：1161-1164, 1995
6) Parkhurst TM, Burnett CN：Injury and proprioception in the lower back. *J Orthop Sports Phys Ther* **19**：282-295, 1994
7) Stroke M, Hides J, Nassiri K：Musculoskeletal ultrasound imaging：diagnostic and treatment aid in rehabilitation. *Phy Ther Rev* **2**：73-92, 1997
8) Hides JA, Richardson CA, Jull GA：Multifidus muscle recovery is not automatic following resolution of acute, first-episode low back pain. *Spine* **21**：2763-2769, 1996
9) Hides JA, Jull GA, Richardson CA：Long-term effects of specific stabilizing exercises for first-episode low back pain. *Spine* **26**：E 243-248, 2001
10) O'Sullivan PB, Twomey L, Allison GT：Evaluation of specific stabilizing exercise in the treatment of chronic low back pain with radiologic diagnosis of spondylolysis or spondylolisthesis. *Spine* **22**：2959-2967, 1997
11) Richardson C, Hodges P, Hides J：Therapeutic Exercise for Lumbopelvic Stabilization 2nd eds. Churchill Livingstone, Edinburg, 2004

4 慢性腰痛に対する認知行動療法

甲田宗嗣* 辻下守弘** 岡崎大資***

◆ Key Questions ◆
1. 腰痛者に対する認知行動療法とは
2. 具体的方法は
3. その効果と有用性は

I. はじめに

　慢性腰痛の中には，明らかな身体要因がみあたらないものや，身体要因と疼痛部位が異なるもの，身体要因が改善したにもかかわらず疼痛はまったく軽減しないものなど，従来からの医学的アプローチのみでは治療に難渋するケースが少なくない．身体要因を明確にし，適切な対応をとることは最も重要なことであるが，慢性腰痛患者に対しては身体要因のみに固執しすぎては，結果として患者の満足が得られなかったり，漫然と治療を継続してしまったりしかねない．

　本稿では，心理学や行動科学の分野において理論が構築され，心理療法の一つとして広く実践されている認知行動療法を中心に，慢性腰痛に対する介入の可能性について紹介する．認知行動療法とは1950年代に誕生した行動療法に，各種の行動・認知の変容技法と理論が取り込まれてまとまった一つの心理療法の体系である．

* Munetsugu KOUTA/広島市総合リハビリテーションセンター リハビリテーション科
** Morihiro TSUJISHITA/甲南女子大学看護リハビリテーション学部理学療法学科
*** Daisuke OKAZAKI/群馬パース大学保健科学部理学療法学科

認知と行動は，切っても切り離せない関係であるが，本稿では臨床において客観的に観察可能である患者の行動と患者を取り巻く環境との相互作用を分析することを基軸におき，患者の認知・心の理解を深める手法である行動療法を糸口に認知行動療法を解説する．もともと行動療法における「行動」とは，情緒反応や思考（無意識的な情報処理も含む）までを意味する学術用語である．したがって，「行動療法」と「"認知"行動療法」の間に実質的な違いはないが，本稿では混乱を避けるため，すべて認知行動療法と表記する[1]．

II. 痛みの認知と痛み行動

　痛みは，個人の心理的要因や個人を取り巻く環境要因により，痛みを感じる程度が増減したり，他者へ訴える度合いが変化したりするものである．このことは慢性腰痛患者に限ってあてはまることではなく，われわれも思いあたる節があるはずである．例えば，スポーツ選手が試合中に骨折したにもかかわらず，そのまま試合を続行することがある．これは心理的要因により痛みを感じる程度が軽減した例である．また，われわれも日々の診療業務が非常にハードな1

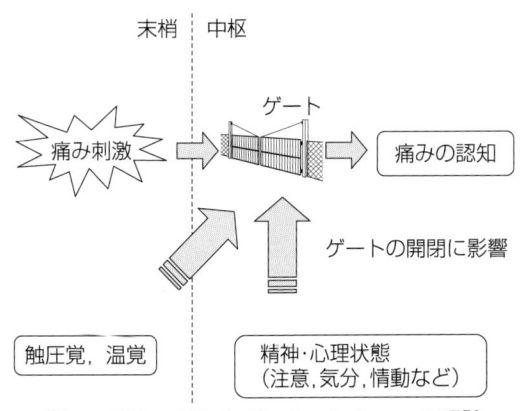

図1 痛みの認知とゲートコントロール理論

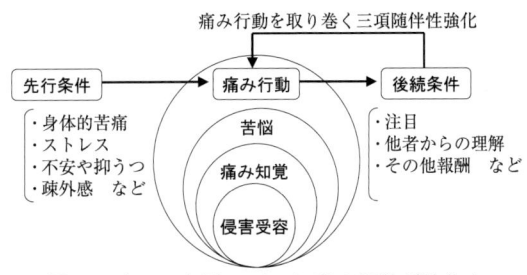

図2 痛みの多層モデルと痛み行動が強化される一例
（文献3）より一部改変引用）

日であった場合，腰のだるさは普段とあまり変わらないにしても「あー，腰が痛い」と声を出して背伸びをすることがある．これは痛みの程度を的確に表現するための言動であるというより，意識しているにしろ無意識にしろ他者への訴え（痛み＋疲弊）が増長した例である．

このような痛みを感じる程度の変化や，痛みを訴える度合いの変化は，心理学の分野において痛みの認知と痛み行動として解釈できる．前者の心理的要因などにより痛みを感じる（認知する）程度が増減することは，ゲートコントロール理論[2]により説明できる．ゲートコントロール理論は，MelzackとWall[2]により1965年に提唱された理論である．この理論は，痛みの程度は末梢の痛覚受容器からの単なる神経信号のみで認知されるのではなく，触圧覚や温覚などの他の体性感覚からも影響を受け，さらには注意や気分といった精神・心理状態によっても影響を受けるというものである（図1）．つまり，痛みの認知において中枢でのゲート（門）が大きく関与しているという理論である．このゲートに関しては，いまだ十分な科学的解明がなされていないが，臨床において患者の痛みの訴えを理解する際に有効であろう．

後者の痛みを訴える（表出する）度合いが変化することは，痛みの多層モデル[3]や痛み行動に随伴する要因として説明できる（図2）．

Loeser[3]によれば，痛みは侵害受容，痛み知覚，苦悩，痛み行動の4層構造がある．侵害受容とは，侵害刺激により神経自由終末にある侵害受容器に電気的インパルスが生じることを指す．これが複数のニューロンを経由して大脳皮質に到達した時に，さまざまな程度の痛みとして知覚される．そして，痛み知覚が引き起こした不安や抑うつなどの陰性感情が苦悩である．苦悩は，さまざまな言語的・非言語的表現および痛みを回避するための行動を引き起こす．痛みの評価スケールであるVAS（visual analogue scale）も痛み行動に含まれる．われわれが臨床上，患者の痛みについて評価する場合，多くは痛み行動について評価しており，言い換えれば痛み行動を分析することで，苦悩などの痛みの認知を推測しているのである．通常，痛み知覚によって直接もたらされる苦悩が原因で痛み行動が生じることが多いが，慢性腰痛患者においては，痛み知覚以外の社会的苦悩やストレスと痛み行動が結びつき，さらに複雑な臨床症状を呈することがある．

痛み行動が増加，慢性化するメカニズムには，三項随伴性の原理が作用していることが多い．三項随伴性の原理によれば，例えばストレスや不安，疎外感などがある状況（先行条件）において，「痛くて歩くこともままならない」と発言するなどの痛み行動をとれば，他者から優しい言葉をかけられたり注目されたりする（後続条件）という結果が得られ，このような経験が痛

み行動を増加，慢性化させていると考えることができる．しかし，痛みに対する認知行動療法においては，優しい言葉をかける必要がないと短絡的に判断するのではなく，まずは患者の認知・環境諸側面や痛み行動に随伴する事象を的確に把握することが肝要である．

III. 認知行動療法の基礎

1. 慢性腰痛患者を取り巻く複雑な三項随伴性

人の行動の多くは三項随伴性の原理に従っている．三項随伴性の原理とは，ある先行条件のもとに行った行動から得られる結果としての後続条件が，以降の行動の生起頻度に影響を及ぼすというものである（図3a）．例えば，腰が痛いという先行条件のもとにホットパックを腰にあてるという行動をとると，腰が痛くなくなったという後続条件が得られたなら，以降もホットパックをあてるという行動を継続して行うことになるであろう．このように，後続条件として提示されると以降の行動が増える（強化）ものを好子と呼び，逆に減る（弱化）ものを嫌子と呼ぶ．また，好子と嫌子がもともと存在している状況から消失すると，相対的に逆の働きを示し，それぞれ弱化・強化として働くことになる（図3b）．慢性腰痛患者によくみられる三項随伴性の例を表1にまとめた．それぞれの項目で2

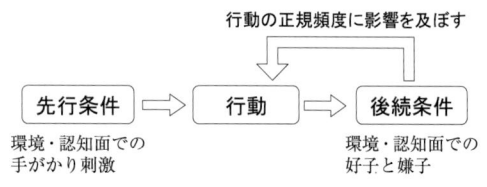

```
           行動の正規頻度に影響を及ぼす
          ┌──────────────────────┐
   先行条件 ⇒   行動   ⇒  後続条件
   環境・認知面での           環境・認知面での
   手がかり刺激              好子と嫌子
```

a．三項随伴性の原理

	好子	嫌子
出現	正の強化	弱化（罰）
消失	弱化（消去）	負の強化

b．後続条件の種類と行動正規頻度に及ぼす影響

図3　三項随伴性の原理に伴う行動の増減
　a．ある先行条件のもとに行った行動から得られる結果としての後続条件が，以降の行動の生起頻度に影響を及ぼす．b．後続条件としての好子や嫌子の出現・消失により以降の行動の生起頻度が影響される．なお，好子や嫌子は個人により異なることに注意しなければならない

表1　慢性腰痛患者にみられる三項随伴性の原理

好子出現による強化	㊤腰痛がひどかったので㊥「腰が痛い」といったら，ホットパックをあててもらい㊦痛みが軽減したので，頻繁に「腰が痛い」というようになった ㊤セラピストとの会話が少なかったが，㊥「腰が痛い」といったら，セラピストが㊦優しい言葉をかけてくれたので，頻繁に「腰が痛い」というようになった
好子消失による弱化	マッサージを受けた時は㊤気持ちいいが，㊥運動療法をすると診療時間の関係で㊦マッサージを受けられないので，運動療法を拒むようになった 物理療法を受けながら他の患者さんと話すのが㊤楽しかったが，㊥運動療法をすると，会話の量が減って㊦楽しくないので，運動療法をする時間は少ない
嫌子出現による弱化	㊤腰痛がいつもよりひどくないので，㊥無理をして運動をしたら㊦腰痛が悪化したので，運動をやめた セラピストに㊤運動を勧められたので，㊥無理をして運動をしたら急に無理をせず実施回数を守るように㊦叱られたので，運動をやめた
嫌子消失による強化	常におもだるいような㊤腰痛に悩まされていたが，セラピストに勧められた㊥運動を実践したら㊦腰痛が軽減したので，運動を継続した ㊤腰痛で自動車を運転できなかったが，セラピストに勧められた㊥運動を実践したら㊦運転しても腰痛が増悪しなくなったので，運動を継続した

※表中，下線部の「㊤」は先行条件，「㊥」は行動，「㊦」は後続条件であり，三項随伴性の原理が成立している．それぞれ2つの例文をあげているが，同じ行動の強化・弱化であっても先行条件と後続条件が異なることに着目したい

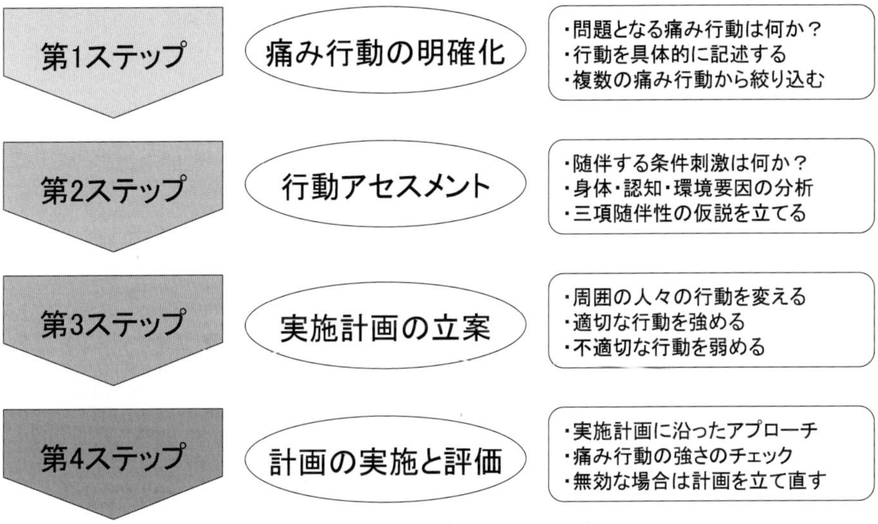

第1ステップ	痛み行動の明確化	・問題となる痛み行動は何か？ ・行動を具体的に記述する ・複数の痛み行動から絞り込む
第2ステップ	行動アセスメント	・随伴する条件刺激は何か？ ・身体・認知・環境要因の分析 ・三項随伴性の仮説を立てる
第3ステップ	実施計画の立案	・周囲の人々の行動を変える ・適切な行動を強める ・不適切な行動を弱める
第4ステップ	計画の実施と評価	・実施計画に沿ったアプローチ ・痛み行動の強さのチェック ・無効な場合は計画を立て直す

図4 認知行動療法のステップ
(文献4)より一部改変引用)

つの例文を提示しているが，同じ行動の強化・弱化であっても先行条件と後続条件が異なることに着目していただきたい．通常，腰痛そのものに随伴する好子や嫌子により行動が強化・弱化されるばかりでなく，対人関係などの心理社会的要因によっても行動が強化・弱化されることが少なくない．そして，腰痛が慢性化するにつれて，心理社会的要因が強く影響する傾向にある．患者は，このような三項随伴性を認識していることもあるが，多くの場合，無意識のうちに何種類もの三項随伴性に影響を受けている．認知行動療法を実践する手がかりとして，単純な飴と鞭の三項随伴性だけを分析するのではなく，心理社会的な随伴事象にも視野を広げ，一つの行動に複数の随伴事象が影響していることに注意しなければならない．このような複雑な三項随伴性を分析することが，慢性腰痛患者の認知・心の理解につながるのである．

2．認知行動療法のプロセス

認知行動療法は4つのステップに沿って計画的に実施する[4]（図4）．

第1のステップは「痛み行動の明確化」である．理学療法士は慢性腰痛患者の痛み行動のうち問題となっているものについて具体的に明記する．例えば，「運動療法は実施せずに物理療法のみを実施する」「マッサージの時間が少ないと執拗に文句をいう」「腰痛治療のためのプログラムを行ってもらおうと勧めても拒む」「運動はほとんど行わず，心理社会的な苦悩を話し続ける」などである．問題行動は，一人の患者に一つというわけではなく複数存在することが多い．まずは思いつく限り列挙し，その中からターゲット行動にふさわしいものを絞り込む．

第2のステップは「行動アセスメント」である．問題行動がどのような三項随伴性により強化されているのか分析する．表1の「好子出現による強化」の例文を三項随伴性ダイアグラムに書き換えてみると図5のようになる．ダイアグラムを書く時の大切なポイントは，まず観察可能な先行条件と後続条件を列挙することである．次に患者の認知・心を推測するという手順をとる．陥りやすい誤りは，「もともと運動をしたくない→腰が痛いという→しんどいことから逃げるタイプ」というようなダイアグラムを書いてしまうことである．患者の認知・心は大切であるが，あくまでも観察可能な三項随伴性から推測しているに過ぎないことを覚えておく必

```
                    腰が「痛い」という行動が強化される
                    ┌─────────────────────────────┐
                    ↓                             │
┌──────────────┐                              ┌──────────────┐
│・腰が痛い      │                              │・ホットパックにより│
│・理学療法士との│ ⇒  「腰が痛い」という  ⇒    │  一時的に腰痛減少│
│ 会話が少ない  │                              │・理学療法士からの│
└──────┬───────┘                              │  優しい言葉かけ │
       │ 推測                                  └──────┬───────┘
       ↓                                             │ 推測
┌──────────────┐                              ┌──────────────┐
│・痛みに対する │                              │・温熱療法への依存│
│ 不安・不快    │                              │・安心・安らぎ  │
│・理学療法士への│                             │・理学療法士への │
│ 期待減少      │                              │ 期待増大      │
└──────────────┘                              └──────────────┘
```

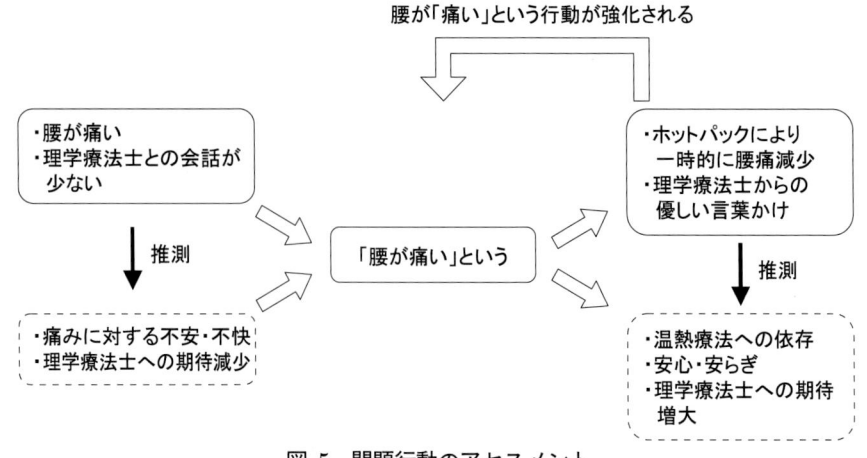

図 5　問題行動のアセスメント

表 2　実施計画の立案におけるポイント

1) 問題行動を減らし，望ましい代替行動を増やす
　　・痛み行動の増加　→　好子消失による弱化（関わりを減らすなど）
　　・代替行動の出現　→　好子出現による強化（関わりを増やすなど）
2) 介入は急がず段階的に実施する
　　・痛み行動に対する注目を徐々に減らす
　　・運動療法など代替行動の時間，回数を徐々に増やす
　　※痛み行動に対する注目を減らした場合，一時的に痛み行動の増加が予測
　　　されるため，必ず並行して代替行動を提示し，少しでも代替行動を実施
　　　できたら十分な好子を随伴させる
3) 受動的な治療から能動的な治療へ移行する
　　・理学療法室での運動療法や自宅での自主トレーニングを提示
　　・段階的に実施するため，最初は隣で見守るなどトレーニングに注目する
　　　（好子提示）
　　・自主トレーニングは実施状況を聞く，チェックシートをつけるなどして，
　　　好子を提示できるような会話へ誘導する
4) 社会参加を視野に入れた課題の提示
　　・理学療法中に仕事，役割，趣味などに関する会話をし，望ましいと思わ
　　　れる活動をしているようなら好子を提示する

要がある．この例のもう一つの誤りは，「運動したくない」「腰が痛いという」「しんどいことから逃げるタイプ」という3項目に直接的因果関係がないことである．

第3のステップは「実施計画の立案」である．表2に実施計画の立案におけるポイントをまとめた．注意すべきことは，「好子の内容は個人により異なる」ことである．一般的には注目や賞賛が好子として有効であるが，すべてのケースで好子として機能するわけではない．注目のタイミングや賞賛の内容はケースに合わせて変化させなければならない．そのため，好子を提示・消失させた後の患者の反応（ターゲット行動，表情，会話の内容や口調の変化）に細心の注意を払い，好子として機能したかどうかを判断する必要がある．一度，好子として有効であっても同一の好子が継続して有効であり続けるわけではないので，適時変化させる必要がある．

また，問題行動を減らし，代替行動を増やすための具体的な三項随伴性を推測しておくことも必要である．第2のステップである「行動アセスメント」において，問題行動をとりまく三

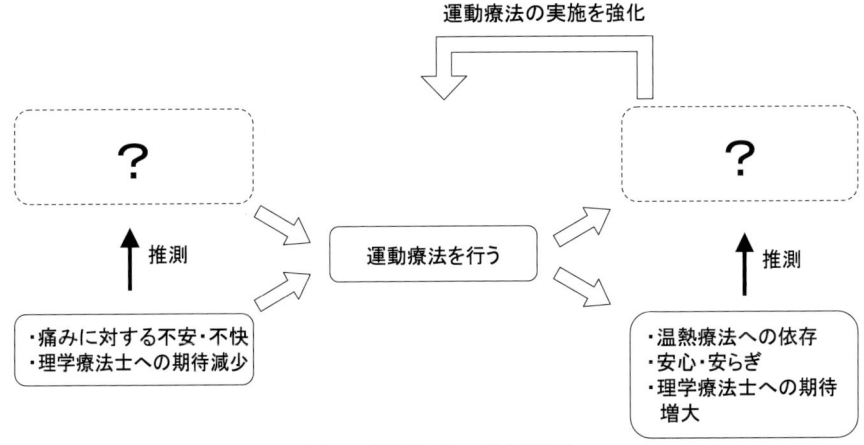

図 6　代替行動の統制計画

項随伴性を明確にし，患者の認知・心を推測しておけば，どのような先行条件や後続条件を提示すればターゲット行動を統制できるか推測できる（図6）．図6の「？」に何を書き込めばよいか考えていただきたい．先行条件には，痛みに対する不安・不快があることが推測されるため，痛みの出現しにくいような簡単なストレッチから運動療法を推奨するのがよいかもしれないし，理学療法士への期待が減少していることが推測されるため，ストレッチ運動の効果を十分に説明し，導入段階で他動運動を取り入れるのがよいかもしれない．後続条件には，安らぎを与えるために運動療法をやり終えたことをねぎらい，温熱療法への依存を減らし，安心感を与えるためにストレッチ運動の効果（血流改善効果など）をさらに説明するのがよいかもしれない．この時も患者の反応に細心の注意を払う必要がある．

第4のステップは「計画の実施と評価」である．具体的には，「Ⅴ．認知行動療法の実際」を参考にしていただきたい．評価は，評価チャートを作成するなどして問題行動や代替行動の生起頻度がどのように推移するのかを確認することが望ましい．効果がみられないようであれば，前のステップに戻り有効な方法を再考しなければならない．

Ⅳ．認知行動療法の技法

ここでは，前項で説明した認知行動療法の基礎理論を踏まえたうえで，認知行動療法を実践するためのいくつかの技法を解説する．慢性腰痛に対する認知行動療法では，何を問題行動とみなし，何を代替行動として提示するのかが重要になる．この点に関しては理学療法士の考えを押しつけるのではなく，可能な限り患者と話し合わなければならない．心理療法には，こうした話し合いを円滑に行うための多くのカウンセリング技法があるので参考にされたい[5]．慢性腰痛に対する認知行動療法における基本的対応は，問題行動を減らし，代替行動を増やすことにある．初心者にとっては，望ましい代替行動を増やすことに主眼をおき，相対的に問題行動を減らすように対応することが実践しやすく，また患者とトラブルが生じるリスクも少ないであろう．

望ましい代替行動を増やすためには，好子出現による強化と嫌子消失による強化を行えばよいが，このような三項随伴性を単発的に提示してもあまり効果がない．計画的に，患者の症状や活動状況に合わせて三項随伴性を変化させていくために，以下の技法を覚えておいていただきたい．

```
┌─────────────┐
│ 物理療法    │
│ マッサージ  │
└──────┬──────┘
       ↓
┌──────────────────────────┐
│ セラピストによる他動的ストレッチ │
└──────┬───────────────────┘
       ↓
┌──────────────────────┐
│ ストレッチ体操       │
│ (セラピストの見守りあり) │──────┐
└──────┬───────────────┘       │
       ↓                        ↓
┌──────────────────────┐  ┌──────────────────────┐
│ ストレッチ体操       │  │ 負荷運動             │
│ (セラピストの見守りなし) │  │ (セラピストの見守りあり) │
└──────────────────────┘  └──────┬───────────────┘
                                  ↓
                          ┌──────────────────────┐
                          │ 負荷運動             │
                          │ (セラピストの見守りなし) │
                          └──────────────────────┘
```

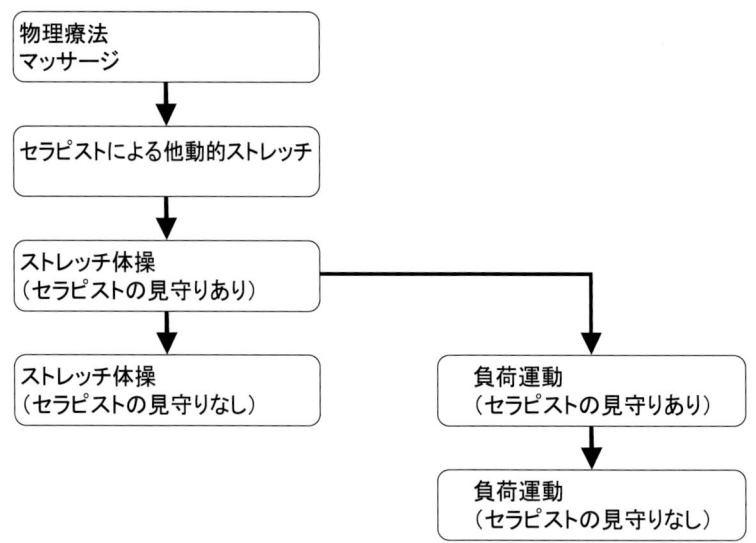

図7 理学療法室で自主トレーニングを実践するための課題分析

1．課題分析

　物理療法やマッサージに強く依存している患者が，自宅で自主トレーニングを行い，趣味や役割活動などを積極的に行うまでには，複雑な過程が存在する．趣味や役割活動を急に実践することは難しいであろうから，まずは理学療法室において主体的に自主運動を行えるような過程を考えることにする．

　概要図を図7に示した．このように目的とする課題を遂行するための複雑な過程を設計図として描くことが課題分析である．図7は概略であるが，実際には物理療法やマッサージは最終段階まで併用し，相対的に実施時間を短くするなど，さらに複雑な過程になるであろう．

2．分化強化による形成化

　課題分析により望ましい行動を実現するための設計図が完成したら，それぞれの段階で望ましい行動を増やし，望ましくない行動を減らすような三項随伴性を考えることになる．これを分化強化という．例として，図8にセラピストによる他動的ストレッチからストレッチ体操（セラピストの見守りあり）へ移行するための分化強化の三項随伴性ダイアグラムを示す．後続条件として，セラピストの発言がどのように機能するか考えていただきたい．このような介入を何日か繰り返し，十分に分化強化されたことを確認したうえで，他動的ストレッチの時間を短くし，ストレッチ体操の回数を増やす．ただし，分化強化を急激に進めようとすると成功しないことが多いので注意が必要である．

3．モデリングとプロンプト提示

　モデリングとは，患者が目的とする行動を学習しやすいように第三者が行う行動を観察させることである．例えば，理学療法室で自主トレーニングを実施できている慢性腰痛患者がいるなら，その患者の観察を促すために「あそこでやっている方のような感じでストレッチ体操をしてみましょう」などと声掛けをするなどの工夫をする．

　プロンプトとは，目的とする行動が生じやすいように手がかり刺激を先行条件として随伴させることである．図8の先行条件におけるセラピストの見守りもプロンプトである．初期では，目的とする行動が生起しやすいように十分なプロンプトを提示することが望ましい．また，どのようなプロンプトが有効であるか考えていた

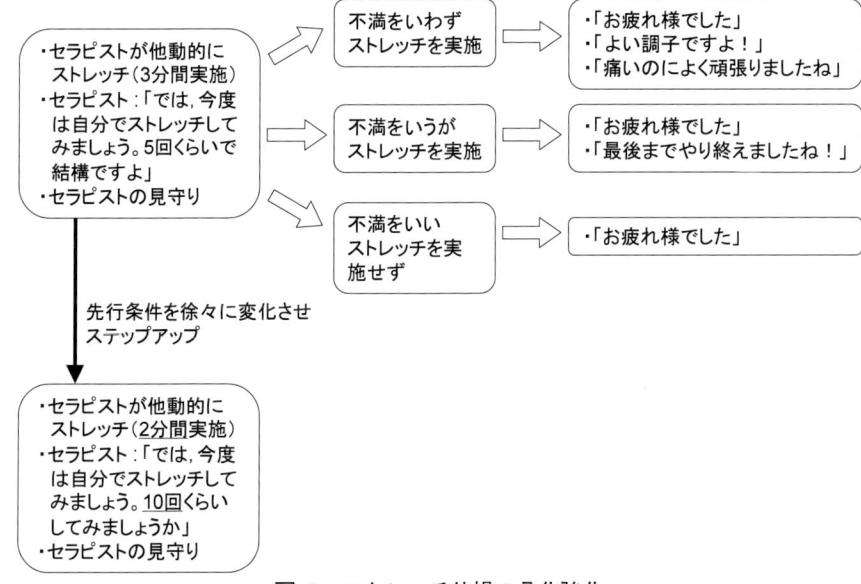

図 8　ストレッチ体操の分化強化

だきたい．例えば，患者自らがストレッチ体操をする際に患者の体に手をあてるなども有効であるかもしれない．

プロンプトがなくても目的とする行動が生起するように，徐々にプロンプトの量を減らす必要がある．この作業をフェイディングという．分化強化の項目でも説明したが，フェイディングはゆっくり慎重に行うことが肝要である．急激なフェイディングは，患者にとって罰刺激となってしまい，目的とする行動そのものの生起頻度を大きく減らしてしまう可能性があるからである．

4．トークンエコノミー法

トークン（token）とは代理報酬のことである．貨幣は，それ自体にはあまり価値がなくても，一定数集めるとその額に応じてさまざまな価値と交換することができる．このように一個の代理報酬では，それほど大きな好子にならないことでも，代理報酬を蓄えることで大きな好子として活用する技法をトークンエコノミー法という．自宅での自主トレーニングでは，自主トレーニング実施直後にセラピストからの好子を与えることができないため，トークンの活用が有効である．自主トレーニングを実施したらカレンダーにシールを貼るなどしてトークンを蓄えるとよい[6]．

V．認知行動療法の実際

ここでは，慢性腰痛患者に対する認知行動療法の実践例を症例報告にて紹介する．

1．症例プロフィール

症例は60代後半の女性であり，交通事故にて右鎖骨骨折と右コーレス骨折を受傷する．総合病院へ入院し，理学療法が実施された後，退院となる．外来でのフォローアップは自宅から近く通院しやすい当院を希望され理学療法を開始する．鎖骨骨折とコーレス骨折に関しては，当院で理学療法を開始してからも幾分か改善がみられ，当院初診より2カ月経過した時点で鎖骨骨折とコーレス骨折に関する愁訴はほとんどなくなった．日常生活はすべて自立レベルであり，骨折による活動制限は重量物の運搬ができないなどであった．しかし，当院初診時より腰痛を

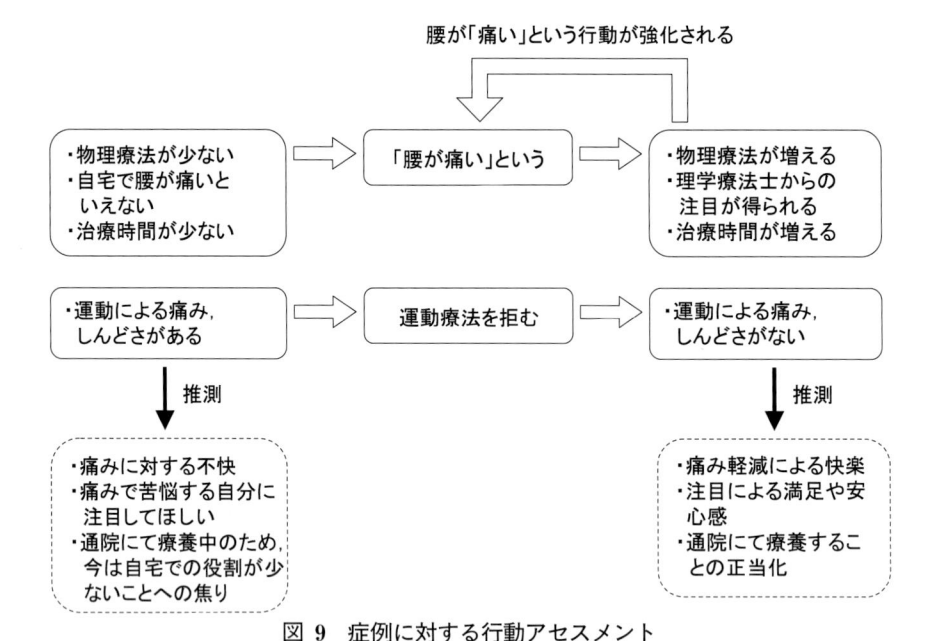

図 9 症例に対する行動アセスメント

訴えており，経過とともに愁訴は多くなる状況であった．整形外科では筋筋膜性腰痛と診断されていたが，患者に話を聞くと総合病院に入院していたころは腰痛はなかったといい，今ごろになって交通事故の後遺症が出てきたと訴えていた．当院初診から3カ月経過し，鎖骨骨折やコーレス骨折に関する愁訴はまったく聞かれなくなったが，腰痛に関する愁訴はますます多くなり，腰痛に対する認知行動療法を中心に実施することになった．

2．認知行動療法のプロセス

1) 第1ステップ：痛み行動の明確化

a．痛み行動①　多様な愁訴

愁訴は腰痛そのものに関する内容と，同居している息子の嫁についての不満（気が利かないなど）や腰痛のため家事などができなくなったという生活に関する内容であった．

b．痛み行動②　受け身的な理学療法のみ実施

多くの種類の物理療法を実施(ホットパック，干渉波，腰椎牽引)し，マッサージを好んだ．運動療法を促すと「まだ腰が痛いから無理はできない」と実施しない状況であった．

2) 第2ステップ：行動アセスメント

第1ステップであげた痛み行動について三項随伴性ダイアグラムを記載した（図9）．

3) 第3ステップ：実施計画の立案

a．痛み行動①に対するアプローチ

図9の三項随伴性ダイアグラムからも推測できるように，多彩な愁訴は単に痛みの程度を訴えるものではなく，患者への注目を促すための行動と考えられた．そのため，当面，多彩な愁訴を減らす直接的なアプローチは行わず，患者が能動的な運動療法を行った時に「注目」という患者の欲求を満たす後続条件を随伴させる方針をとることにした．

b．痛み行動②に対するアプローチ

図9の三項随伴性ダイアグラムより，能動的な運動療法を拒む要因として，運動後の痛みや疲労の出現が嫌子として作用し，嫌子出現による行動の弱化が生じているものと思われた．そのため，図7のように能動的な運動療法が実施できるよう段階的な介入を計画した．本症例は

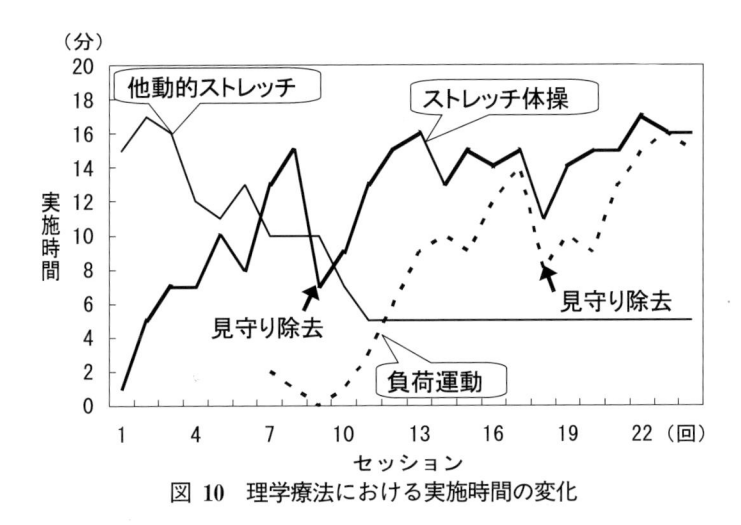

図 10　理学療法における実施時間の変化

「注目」や「治療としての運動を実施した達成感」が好子として作用するのではないかと予測された．これらの好子が運動による痛みや疲労という嫌子を相対的に上回るように，運動中に患者の身体に触れる，運動後に十分会話するなど注意を払った．

4）第4ステップ：計画の実施と評価

週に2〜3回来院して理学療法を実施した．理学療法における他動的ストレッチ，ストレッチ体操，負荷運動の占める時間の推移を図10に示す．実施計画どおりに介入した結果，他動的ストレッチは毎回5分のみになり，ストレッチ体操と負荷運動は，十分休憩をとりながらであるが，それぞれ15分近く実施するようになった．また，当初3種類の物理療法を実施していたが，24回目のセッションにおいては干渉波のみを実施していた．腰痛評価は，頻繁に疼痛の程度を聴取すると腰痛を訴える行動を強化しかねないので最小限にとどめたが，セッション開始当初VASにて7〜8あった腰痛が，24回目のセッションにおいては4まで軽減した．現在は，自宅での自主運動や屋外散歩，家事などの役割活動を促すため，自己目標カレンダーにチェックをつけてもらい（図11），フォローアップしている．現在，本症例は週1回のフォローアップを行っており，腰痛やその他の愁訴を訴えること

イキイキ腰痛体操カレンダー　3月分

1	2	3	4	5	6	7
○ △ □ ☆	○ △ □ ☆	○ △ □ ☆	○ △ □ ☆	○ △ □ ☆	○ △ □ ☆	○ △ □ ☆
8	9	10	11	12	13	14
○ △ □ ☆	○ △ □ ☆	○ △ □ ☆	○ △ □ ☆	○ △ □ ☆	○ △ □ ☆	○ △ □ ☆
15	16	17	18	19	20	21
○ △ □ ☆	○ △ □ ☆	○ △ □ ☆	○ △ □ ☆	○ △ □ ☆	○ △ □ ☆	○ △ □ ☆
22	23	24	25	26	27	28
○ △ □ ☆	○ △ □ ☆	○ △ □ ☆	○ △ □ ☆	○ △ □ ☆	○ △ □ ☆	○ △ □ ☆
29	30	31	○： □：	△： ☆：		

図 11　自己目標カレンダーの作成

カレンダーには「○，△，□，☆」の4つの記号が書かれており，それぞれの記号に対応した約束事を患者と相談して決める．あくまでも自己目標であることが大切である．本症例は，○：ストレッチ体操，△：筋力増強運動，□：屋外散歩，☆：洗濯などの家事と決めた．患者本人が目標を達成したと思えば記号を塗りつぶしてもらうことにした．自宅での運動量を評価するのではなく，自発的な活動を促すためのトークンとして利用することを目的とした

はあるが，頻度は激減し，能動的な運動中心のメニューを実施している．

VI. まとめ

本稿では，腰痛理学療法の展望という観点から，慢性腰痛に対する認知行動療法について紹介した．認知行動療法は，心理療法の分野で治療理論が確立され，効果が実証されている介入方法である[7〜9]．慢性腰痛のように慢性期理学療法においては医学モデルに従った介入のみでは限界があり，他領域の学問からヒントを得ることが必要になるであろう．特に，心理学は患者の心を理解するうえで有益な理論であり，不安定な心理状態の患者と接するための多くの技法を提供してくれる．本来，認知行動療法を実践するためには，心理療法の基本的な技法を習得しておくことが望ましいので，成書を参考にしていただきたい．最後に，誤解がないように再度付け加えておくが，認知行動療法を実践する前提には，運動療法や物理療法などの医学的介入を十分行う必要があり，これらの評価・治療が不十分なまま，患者の心や患者の家族に問題を帰結させることがないよう注意する必要がある．また，認知行動療法は運動療法や物理療法と相反する関係にあるのではなく，同時に併用すべきものである．認知行動療法が，広い視点で慢性腰痛患者をみるための一助になることを期待している．

文献

1) 鈴木伸一，神村栄一：実践家のための認知行動療法テクニックガイド―行動変容と認知変容のためのキーポイント．北大路書房，2006，pp i〜x
2) Melzack R, Wall PD：The Challenge of Pain. Penguin Books, England, 1982
3) Loeser JD：Concepts of pain. Stanton-Hicks M, Boas R（eds）：Chronic low back pain. Raven Press, New York, 1982, p 146
4) 辻下守弘，小林和彦：痛みに対する行動療法．理学療法 **23**：226-231，2006
5) 日本健康心理学会(編)：健康心理カウンセリング概論．実務教育出版，2003
6) 岡崎大資，宮口英樹，甲田宗嗣，他：地域保健センターにおける転倒予防教室への取り組み―行動分析学的アプローチとその効果．PTジャーナル **36**：329-336，2002
7) 岩本隆茂，明野 裕，坂野雄二(編)：認知行動療法の理論と実際．培風館，1997
8) 室津恵三，本多啓三：慢性疼痛に対する認知行動療法．大野 裕，小谷津孝明(編)：認知療法ハンドブック（下巻）．星和書店，1996，pp 141-176
9) 本多啓三：慢性疼痛のリハビリテーション．リハ医学 **34**：405-409，1997

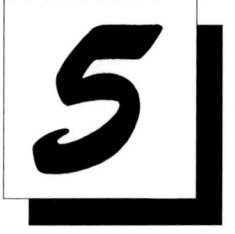

5 根拠に基づいた腰痛理学療法の評価と治療

伊藤俊一* 白土 修**

◆ Key Questions ◆
1. 腰痛の理学療法の新しいガイドラインとは
2. 新しい概念での評価と治療とは
3. これからの腰痛の理学療法とは

I. はじめに

　腰痛は，一般にその80〜90％は3〜4カ月以内に緩解するとされているにもかかわらず，国民生活基礎調査の結果では，有訴受診率は毎回第1位もしくは第2位となっており，重大な社会問題となっている（図1）[1]．この理由は，腰痛とは「腰が痛い」という症状の総称で，腰痛の原因には脊椎性，神経由来，血管由来，内臓由来，心因性などさまざまな病態があり，多くの原因によって疼痛が発生し，動作や日常生活動作（ADL：activities of daily living）が制限されるからである．また，現在その80〜90％は画像診断などで特定できない疾患ともいわれており，多くの場合，保存療法（理学療法）は第一選択とされる．より効率のよい理学療法を実施するためには，機能障害の原因をできる限り共通の評価によって明らかにして，その治療法の検証を行う必要がある．しかし，わが国では長い間腰痛の主な原因を腰椎前弯の増強と決めつけてきたため，評価法はもちろん，評価によって選択された治療法を統一し，その効果を大規模データとして吟味してこなかったことが最大の問題点である．

　また，さらに最近では効果的な理学療法実施のためには，疼痛と機能障害だけでなくADLやquality of life（QOL）に至るまでの詳細な評価が必要とされている．したがって，これまでの認識以上に心理ならびに社会的因子が関与していることを念頭におき，主観的要素の多いとされる疼痛の変化をできる限り客観的に捉えて集積し，効果的で包括的なアプローチにより患者数の縮減と再発防止が必要となる．

　本稿では，近年の運動器疾患に対する理学療法の中で，多くの科学的研究結果により最も飛躍的に発展したとされる腰痛理学療法の現状を整理し，治療指針となる根拠に基づいた「（理学的）評価」と評価に基づいた「介入法」に関して概説する．

II. 病 態

　疾患の特徴から多くの病態分類があるが，急性腰痛と慢性腰痛の病期に分けた理解がその後の評価やアプローチの面から重要となる．

---

* Toshikazu ITO／埼玉県立大学保健福祉学部理学療法学科
** Osamu SHIRADO／埼玉医科大学整形外科学教室

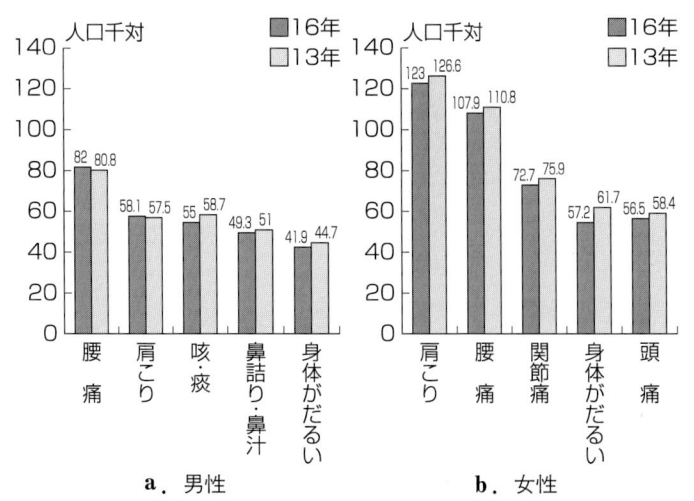

a．男性 / **b．女性**
図1　国民生活基礎調査有訴受診率（厚生労働省統計情報部）

1．急性腰痛

「いわゆる腰痛症」や「ぎっくり腰」といわれるものが多く，椎間板性，椎間関節性，筋性など発症部位により病態は若干異なる．急性腰痛の約50～60％は2週間，80～90％は3～4カ月以内に緩解するとされているが，実際は約25％の者ではそのまま慢性化するとの報告もある．米国の最新のガイドラインでは「まず，痛みは比較的短期に緩解することを患者自身に伝える」という「情報の提供」を慢性化させないための対処法の一つとして推奨している[2]．

2．慢性腰痛

以前は，2～3カ月間保存療法を行ったのにもかかわらず治癒しない状態ともいわれていたが，最近ではその後の病態の経過の違いから，「慢性再発性腰痛」と「慢性持続性腰痛」に分けて定義を見直す概念も紹介されている[2,3]．

具体的には，慢性再発性腰痛は急性腰痛を繰り返すという点で気分障害や就労障害を伴わないため，その治療法は急性腰痛に準じるとともに理学療法の適応として，最も効果を発揮させやすい．この理由は，痛みの単なる一過性の軽減ではなく，再発を繰り返しにくい腰背部を再構築するという運動療法本来の適応となるからである．

一方，慢性持続性腰痛は，多くの場合はなかなか治療効果が得られず難渋する．このような対象では，心理的・社会的要因が大きく影響しているとされ，特異的な評価や認知行動療法など心理面からのアプローチの必要性も指摘されている．

3．障害部位による分類[3,4]

より効率のよい理学的評価を行うため腰痛と動作の関連，さらに誘発テストとの関連を理解しておくことが重要となる（図2，3）．

1）椎間板性の腰痛

椎間板では辺縁部以外に知覚神経がないため，痛みの発生機序が十分に明らかになっているわけではない．しかし，椎間板は加齢とともに老化して亀裂や変性が進行した場合，その刺激が腰神経へはもちろん，偏位した髄核からの刺激が神経根へも伝わるとされている．現在，原因の明確なもののうちの約40％は椎間板由来のものと考えられている．前屈障害例では好発部位である下部腰椎の障害を疑い，SLRテストの結果と統合して解釈する．

2）椎間関節性の腰痛

脊椎の過剰運動や捻挫により椎間関節が損傷

を受けた場合，回復までに約3～4週間を要するとされる．外傷や変性により，関節の支持性が減少して関節動揺性が増加した場合，知覚神経の豊富な関節包などに刺激が伝播する．原因の明確なもののうち，約20％が椎間関節由来とされる．Kempテストや大腿神経伸張テストなどによる誘発テストが陰性で，後屈制限が強い例ではこの障害が疑われる．

3）仙腸関節由来の腰痛

仙腸関節へ繰り返されるストレスにより，仙腸関節周囲の靱帯への過剰負荷が原因で生じるとされる．仙腸関節部だけでなく周辺組織へも刺激が伝播して，腰痛だけでなく下肢への放散痛を引き起こす場合もある．特に，立位からの前屈作業や座業などでは仙腸関節への過剰負荷がかかりやすく，仙腸関節由来の腰痛は20～25％とされている．Newton（3法）テストやゲンスレンテストが誘発テストとなる．

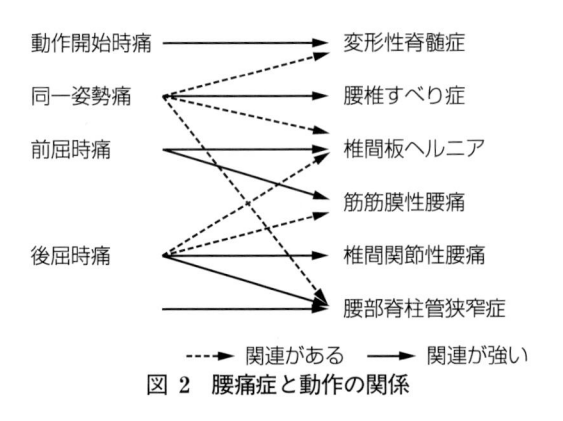

4）筋筋膜性の腰痛

長期間に渡る不良姿勢の継続，繰り返される脊柱へのストレスにより，主に腰背筋の筋疲労や阻血に伴った労作時の鈍痛を主体とする．この状態が長引くと，腰背筋の循環障害により，さらに痛みが悪化するという「痛みの悪循環」の原因ともなる．また，筋筋膜性腰痛は前述した1）～3）の腰痛の場合も，不良姿勢の持続や常時偏位したストレスが加わっていることで惹起される場合が少なくない．しかし，一般的な誘発テストはほとんど陰性となる場合が多く，問診による詳細な聞き取りや疼痛部位の触診と他の検査所見とを統合して考える必要がある．

4．経過（期間）による分類[1~3]

1）急性腰痛

一般に，急性腰痛の対象者で観血的治療が必要となる例は10～20％であり，80～90％の例では保存療法が選択される．また，約60％は1週間以内に緩解し，80～90％は6週間程度で回復する．

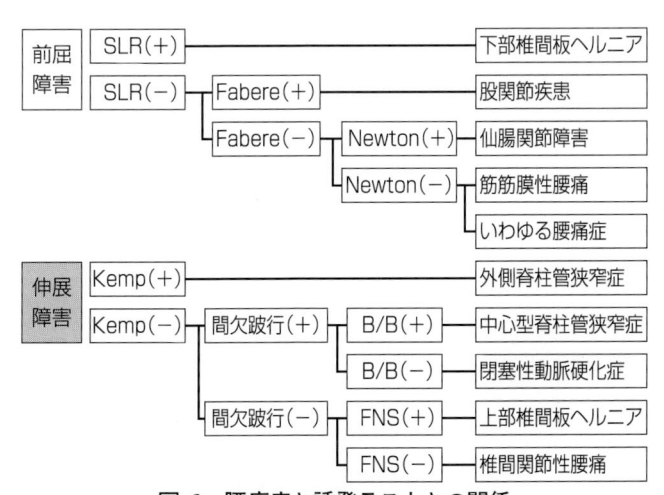

図2　腰痛症と動作の関係
（---→ 関連がある　　→ 関連が強い）

動作開始時痛 → 変形性脊髄症
同一姿勢痛 → 腰椎すべり症
前屈時痛 → 椎間板ヘルニア
　　　　 → 筋筋膜性腰痛
後屈時痛 → 椎間関節性腰痛
　　　　 → 腰部脊柱管狭窄症

図3　腰痛症と誘発テストとの関係
B/B：膀胱直腸障害，FNS：大腿神経伸張テスト

前屈障害
- SLR(+) → 下部椎間板ヘルニア
- SLR(−) → Fabere(+) → 股関節疾患
　　　　　Fabere(−) → Newton(+) → 仙腸関節障害
　　　　　　　　　　　Newton(−) → 筋筋膜性腰痛
　　　　　　　　　　　　　　　　　いわゆる腰痛症

伸展障害
- Kemp(+) → 外側脊柱管狭窄症
- Kemp(−) → 間欠跛行(+) → B/B(+) → 中心型脊柱管狭窄症
　　　　　　　　　　　　　B/B(−) → 閉塞性動脈硬化症
　　　　　　間欠跛行(−) → FNS(+) → 上部椎間板ヘルニア
　　　　　　　　　　　　　FNS(−) → 椎間関節性腰痛

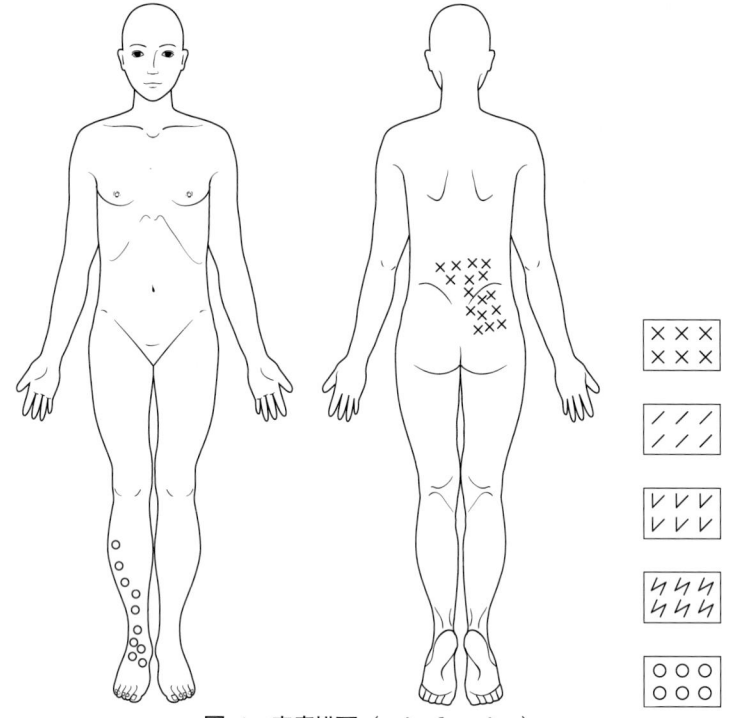

図 4 疼痛描画（pain drawing）

2）慢性腰痛

急性腰痛から慢性腰痛へ移行する，慢性持続性腰痛例は約10％とされる．腰痛既往歴と再発率に有意な相関があるため，慢性再発性腰痛の防止も含めて初回発症での対応がきわめて重要となる．また，近年の研究結果から慢性腰痛は単独の脊椎疾患との認識は誤りもあるとされ，他の慢性疾患や精神・心理面の影響にも配慮する必要もある．

III．理学療法評価

第一には，問診による主訴と疼痛，種々の脊柱所見，ADL制限の評価が必須となる．また，慢性腰痛における治療効果は医療者側の客観性だけでなく，むしろ対象者の主観的評価が重要視されているため，機能評価のみならずQOL評価も行うことが望ましい．

1．問診・視診による情報収集

1）主訴の把握

疼痛の種類，出現または出現しやすい動作を具体的に確認する．痛みの部位や種類は，疼痛描画（PD：pain drawing）を使用して把握する（図4）．

2）現病歴の確認

経過，外傷の有無，受傷機転などを聴取する．また，軽減や悪化など痛みの変化と罹患期間の関係を確認する．慢性再発性例では，緩解と悪化を繰り返している．既往歴のみならず，鎮痛薬や抗炎症薬（NSAIDs）をはじめとする外科的治療含む治療歴など，過去の治療歴と症状変化を確認する．

3）疼痛・腰痛症状の確認

安静時痛か，運動時痛か，痛みの軽減もしくは増悪する姿勢や動作を確認する．ADL動作時の痛みの部位，種類，質，程度，持続程度の評価は重要である．部位・種類は前述したPDで，痛みの質はMcGill pain questionnaire（MPQ）

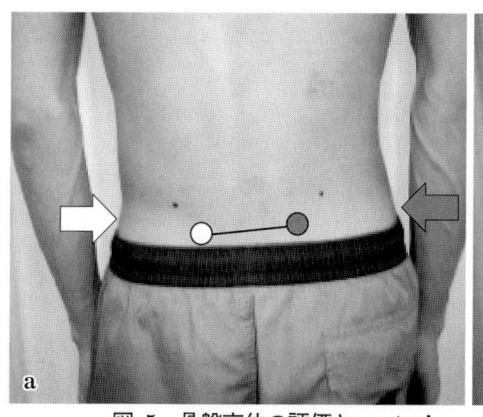

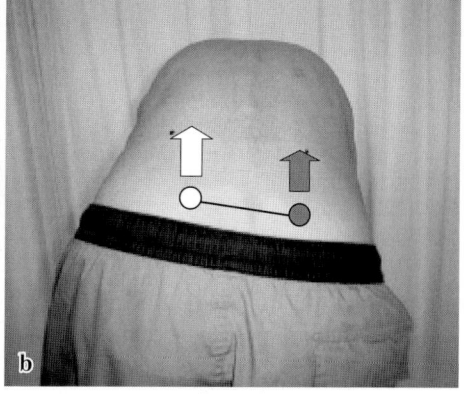

図 5　骨盤高位の評価と posterior-anterior mobility（PAM）testing
a．腸骨稜と上前腸骨棘，上後腸骨棘の高位と偏位の評価．骨盤の偏位を有する例では，筋硬結や脊柱側弯などを確認する
b．体幹前屈・側屈・回旋・伸展時の PSIS の可動性の評価．一般に疼痛側の可動性低下では，モビライゼーションやストレッチングなど柔軟性を改善させるエクササイズを，疼痛側の可動性が過剰な場合は腰部脊柱安定化エクササイズを選択したほうが治療成績が良好[21]である

にて詳細な評価が可能であるが，評価項目が多く臨床では煩雑なためあまり用いられない．痛みの程度は，visual analog scale（VAS）が最も一般的に使用されている．痛みの発現時刻の聴取は，日常生活や就労の影響の検討に役立つ．

慢性腰痛においては，治療歴はもちろんコルセットや装具の使用歴も聴取する．コルセットの長期使用者では，身体能力への影響のみならず不安感や依存度にも注意しなければならない．ステロイドの大量，長期服薬例では，骨粗鬆症が生じている場合もあり，その後の検査や評価に注意が必要となる．

4）ADL，QOL，その他の評価

腰痛者に対する理学療法の第一の目的は，疼痛軽減・除去であるが，予後を考えた際には家庭環境や生活，さらに職業の把握も重要となる．最終的目標は，身体機能の改善による復職やQOL の向上と行動変容となる．

一般的な Barthel index（BI）や機能的自立度評価法（FIM：functional independence measure）だけではなく，腰痛者の日本的 ADL 動作をより反映する日本整形外科学会腰痛疾患治療成績判定基準（JOAS）や疾患特異的 QOL 尺度として Oswestry disability index（ODI），Roland-Morris disability questionnaire（RDQ 日本語版）を用いて評価する[5]（付録①，③）．さらに，健康関連 QOL（HRQOL）を測定するための，SF-36（MOS short-form 36-item health survey）version. 2 は，現在国際的にも最も科学的で信頼性・妥当性をもつ尺度とされる評価である[6]．基本的には使用登録が必要であるが，インターネットから簡便に使用登録が可能である（http://www.i-hope.jp もしくは http://www.sf-36.jp/）．今後，運動器理学療法分野では疾患にかかわらずこの評価を行い，経時的変化はもちろん，対象者の国民標準値との差を検討する必要がある．

また，必要があれば慢性腰痛では，抑うつ状態自己評価尺度（CES-D）による抑うつ状態の把握も必要となる[1]．

2．姿勢および動作時の脊柱・骨盤評価

1）脊柱・骨盤の評価（図5a）

痛みや日常生活の偏った不良姿勢の習慣により，座位・立位姿勢でのアライメントが崩れ，脊柱へ局所的ストレスを発生させている場合が

少なくない．姿勢を確認し，痛みを助長する不良姿勢なのか，痛みからの逃避性なのか，また構築学的不良姿勢なのかを検討する．具体的には，静止した立位や座位での脊柱の状態，上前腸骨棘（ASIS：anterior superior illiac spine），腸骨稜（IC；illiac crest），上後腸骨棘（PSIS：posterior superior illiac spine）の高さや偏位，さらに左右差の確認である．

2）自動運動評価（図5b）

自動運動評価では，体幹の前屈，側屈，回旋，後屈時の ASIS，IC，PSIS の動きや状態を確認する．重要なことは，疼痛側と動きの関係の把握となる．具体的には，疼痛側が過剰に動くのか，左右差を認めないのか，動きが制限されているのかという解釈である．この評価は，前後方向可動試験（PAM：posterior-anterior mobility testing）とも呼ばれ，米のカイロプラクターやオステオパシーでは一般的な評価法であるが，わが国の整形外科医には違和感を抱かれる身体所見の捉え方でもある．しかし，PAM 評価より治療法を選択した無作為化比較試験（RCT：rerdomized controlle trial）の結果では，PAM テストを用いたより高い治療効果が示されている[7]．具体的には，疼痛側が可動性低下を示す例では脊柱マニピュレーション＋運動療法，過剰性を示す例では安定化エクササイズを第一選択とする．いずれの評価も，立位でも座位でも行うべきであるが，座位では椎間板内圧がより上昇しやすいため，椎間板ヘルニアや椎間板症例の座位での評価には注意が必要である．

また，体幹屈曲障害が著明な例では，指床間距離（FFD：finger floor distance）を測定し，脊柱の柔軟性について評価する．片側に疼痛が生じている症例では，FFD の測定は前屈のみならず側屈での測定も記録することで左右差や痛みと動作の関連も把握しやすい（図6）．

伸展障害の著明な例では，Kemp テストでのスクリーニングが有用となる．このテストは，

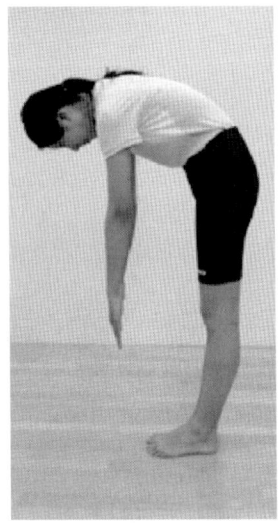

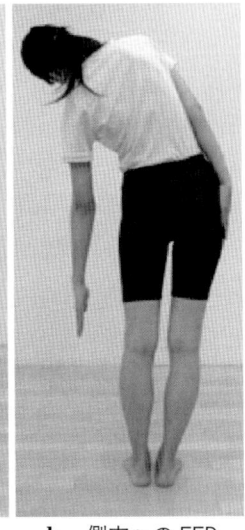

a．前方への FFD　　b．側方への FFD
図6　指床間距離の測定

立位で体幹を伸展・回旋・側屈させ，伸展・回旋・側屈した側に疼痛が生じれば陽性とする．もともとは椎間板ヘルニアのテストであったが，現在では腰部脊柱管狭窄症での伸展障害に対して陽性率が高いとされる．

3）他動運動評価および各種鑑別テスト

a．背臥位での評価（図7）

背臥位で股関節屈曲とともに対側股関節屈曲がみられた場合は，Thomas テストを行うことで腸腰筋の筋短縮が確認できる．また，股関節伸展とともに疼痛の増強がみられた場合は大腿神経伸張テスト（FNST：femoral never streching test）を行い，大腿神経に沿った疼痛やしびれの出現を陽性とする．関連疾患は，上位腰椎椎間板ヘルニアとなる．腸腰筋や大腿直筋の短縮もあり得るため，他の神経学的所見や脊柱所見を合わせて解釈すべきである．SLR テストは膝伸展位で股関節屈曲を行い，殿部から大腿後面にかけて坐骨神経に沿った疼痛が誘発される場合には下部腰椎椎間板ヘルニアが疑われる．しかし，このテストはヘルニア以外でも陽性となることもあるため，他の補助的検査と合わせて判断する．FFD と SLR テストから，脊柱

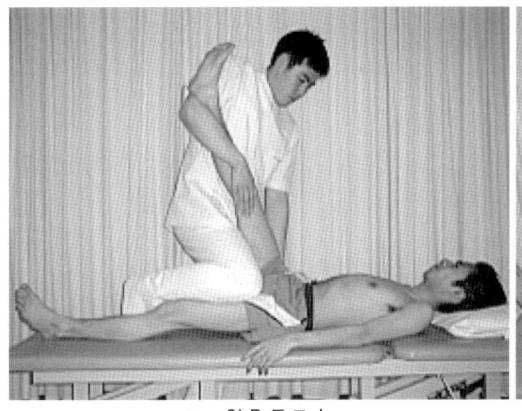

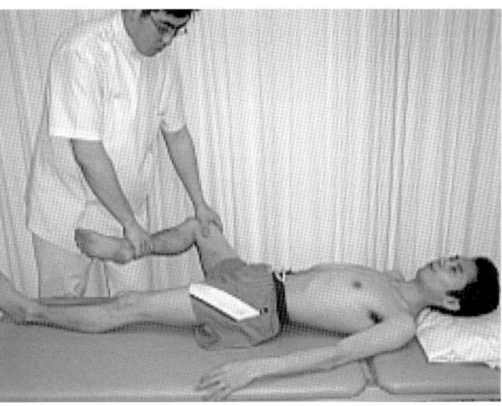

a．SLR テスト　　　b．Fabere test (hip flexion, abduction, external rotation)

図 7　背臥位での評価

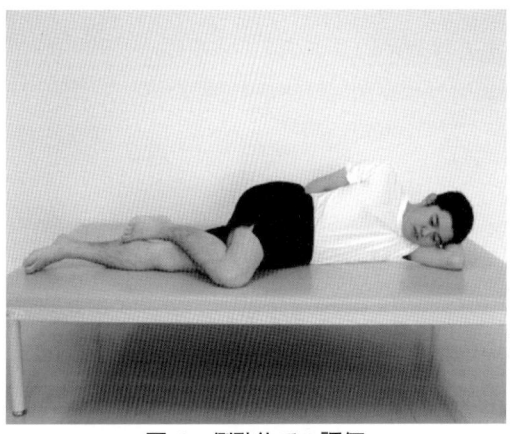

図 8　側臥位での評価
疼痛側を上にした側臥位にて，股関節を屈曲 (flexion)，内転 (adduction)，内旋 (internal rotation) をとらせることで痛みが誘発される

の可動性低下とハムストリングスの筋短縮を把握することが可能となる．また，問診や PD により，骨盤外側や大転子部に痛みを訴える例では，Fabere (hip flexion, abduction, external rotation＋extension) テストにて股関節疾患と鑑別する．

b．側臥位での評価（図8）

問診や PD により殿部後外側部痛を訴える例では，梨状筋症候が疑われる．FAIR (hip flexion, adduction, internal rotation) テストにより，梨状筋による大腿神経の拘扼が鑑別できる．しかし，解剖学的に大腿神経が梨状筋を貫通している例は約 25％程度とされるため，他動的な股関節内転の増加など他の補助的検査と合わせての判断が重要である．

c．腹臥位での評価（図9）

問診や PD で仙腸関節部痛を訴える例では，Newton テスト（第3手技）で鑑別可能である．仙腸関節障害の鑑別テストとしては Genslen テストも有効とされるが，直接仙腸関節にストレスを加える Newton テスト（第3手技）の方が左右差も比較しやすく，若干の慣れは必要となるが鑑別が容易である[8]．

IV．筋力の評価

1．体幹筋力[9,10]

腰痛における体幹筋力は，筋自体が損傷を受け疼痛を発症している場合や，疼痛発生後のADL 制限ために二次的筋力低下が生じている場合，疼痛発現に対する恐怖心のために本来の能力を発揮できない場合など，いくつかの原因による低下が認められている．しかし，腰痛の背景や病態は多岐に渡るため，腹筋と背筋のどちらか一方の低下とは断言できない場合が多い．評価に際しては，徒手筋力検査（MMT：manual muscle test）以外に発症前後の生活様

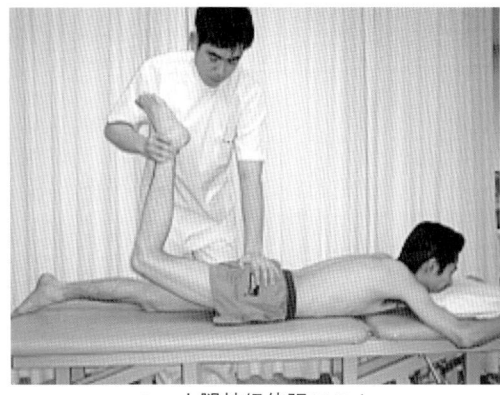

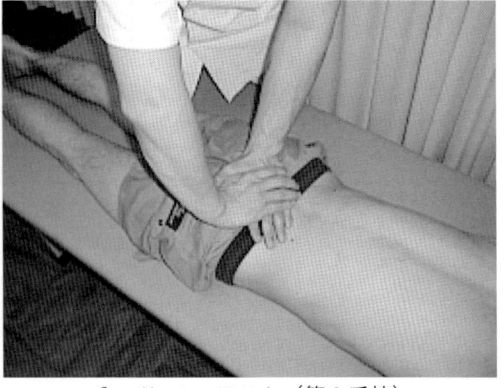

a. 大腿神経伸張テスト　　　b. Newton テスト（第3手技）

図9　腹臥位での評価

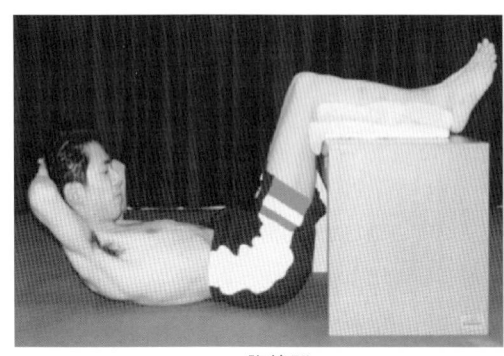

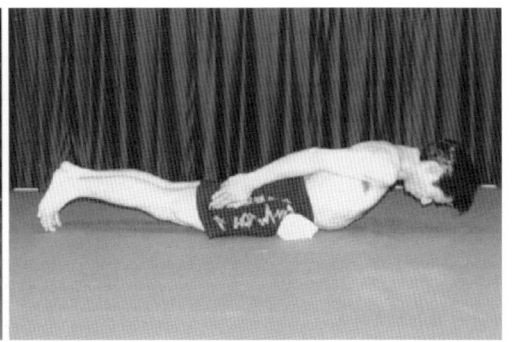

a. 腹筋群　　　b. 背筋群

図10　体幹筋持久力評価法

頸部は屈曲させ，骨盤後傾を維持させる．a は肩甲棘が接床した時点で終了とし，その保持時間を測定する．b は上体を過度に伸展させない．肩と床面が 5 cm を下回った時点で終了とし，その保持時間を測定する．おのおの最大 180 秒間を最大として評価する

式や職業も考慮して，症例による違いを考慮すべきである．最近では，背筋筋力低下と機能不全に関する報告が圧倒的に多く，今後の高齢化社会では伸筋評価法と強化法の再考が重要となる．さらに，深部筋活動障害が腰椎の不安定をもたらすとして腹横筋や多裂筋の筋活動評価やトレーニングが注目され，近年の画像診断技術の進歩により超音波での収縮状態の確認も可能となっている．また，腰痛者における筋力評価は体幹筋のみに着目しがちであるが，疼痛により活動制限が著明な例では，必要があれば下肢筋の MMT や下肢周径計測も行い筋萎縮の程度も確認する．

現状では，客観的な日本人の標準データは㈱OG 技研社製の GT-300 によるものしかない．今後，ハンドヘルドダイナモメーター（HHD：hand-held dynamometer）などを使用した日本人の大規模データの集積が必要である．

2．体幹筋持久力（図10）[11,12]

従来から，腰痛での体幹筋持久力の低下は明らかになっているが，ADL での筋活動を考慮すると最大筋力よりもむしろ 30～40%MVC（maximal voluntary contraction）程度の出力での持久性や協調性，安定性が重要である．体幹筋持久力評価には，Kraus-Weber テストや Sorensen テストなどがあるが，筆者らはより対象者の腰部への負担に配慮した体幹筋持久力評

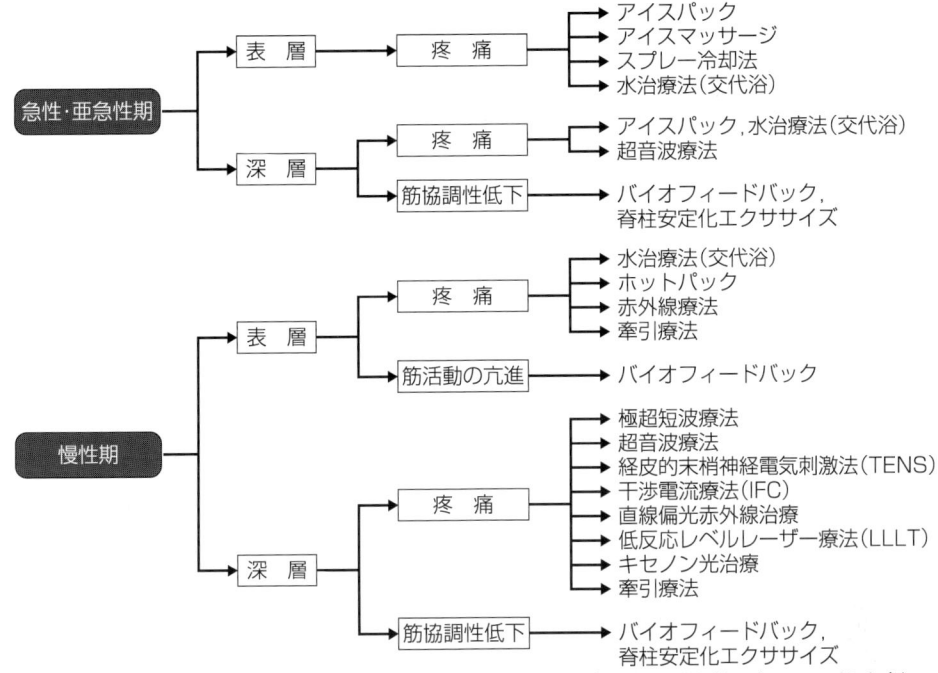

図 11 いわゆる腰痛に対する物理療法のプログラミングモデル（文献 16)より一部改変）

価法を考案し，腰痛者への施行を推奨している．

実際の生活を考慮した場合，体幹筋活動の多くは 30%MVC 以下であることから，今後筋持久力に対する評価や詳細な研究はますます重要となる．

3．体幹筋収縮速度[13,14]

慢性腰痛者において，体幹筋収縮速度の遅れを指摘する報告は数多い．今後，簡便な方法での評価が望まれるが，現状では特殊な測定機器が必要となる．現状での理解は，腰痛に限らず運動器疾患のほとんどの対象では，可動域と筋力が回復しても神経・筋協調性（neuro-muscular coordination）にも制限や障害があるものとして，ADL 動作の滑らかさや動作遂行時の腰部の違和感に関して，聴取・分析もしておくことである．

V．根拠に基づいた介入方法[2]

1．急性腰痛

急性腰痛に対して現在までに結果が共通していることは，活動維持のアドバイス，マニピュレーション，患者への情報提供となる．しかし，従来から炎症の急性期にむしろ禁忌とされてきた表在温熱療法は，Cochrane Database では推奨されている[15]．もちろん，この RCT は質の高いデザインで検討されているが，採用された 6 編の論文のうち 5 編は温熱パックメーカーの経済的支援下で実施されており，この RCT 自体に商業的バイアスがかかっていないのかなど，現在世界中で多くの論争の的となっている．

実際の臨床で急性期に運動療法を導入するためには，物理療法などによる二次痛を引き起こしている軟部組織に対するアプローチでの疼痛軽減・除去がきわめて重要となる．

具体的方法として，各種寒冷療法や超音波療法などの物理療法があげられる．物理療法の選択に関して，現状での選択モデルを図 11 に示

す[16]．特に注意が必要なことは，急性期の牽引療法は現在すべてのガイドラインや質の高い研究で効果がないか，効果が否定されていることである[2,17]．しかし，これに代わって推奨されるモダリティもないことも明記されており，今後急性期に対する温熱の効果とともに寒冷療法や交代浴など簡便に実施可能な方法での再検討が必要と思われる．

1）ストレッチング

安静期を過ぎて重要な理学療法アプローチとしては，近年では筋力強化よりもまず疼痛軽減，除去のためストレッチングをはじめとする徒手的治療が推奨されている[2,18]．なかでもストレッチングは簡便で即時的効果が高い．ストレッチングの方法は多岐にわたるが，大別すると静的ストレッチングと動的ストレッチング，さらに筋収縮後のストレッチングに大別される[19〜22]．現在，筆者らは急性期には静的ストレッチングから治療を開始して，その後できるだけ早期に等尺性収縮後のストレッチング（PIR：post isometric relaxation technique またはpost isometric stretching）へ移行することを推奨している．静的ストレッチングは，基本的には筋収縮を伴わないストレッチングであり，一般的に痛みの急性期では疼痛悪化の危険が少なく適応性が高い．等尺性収縮後のスト

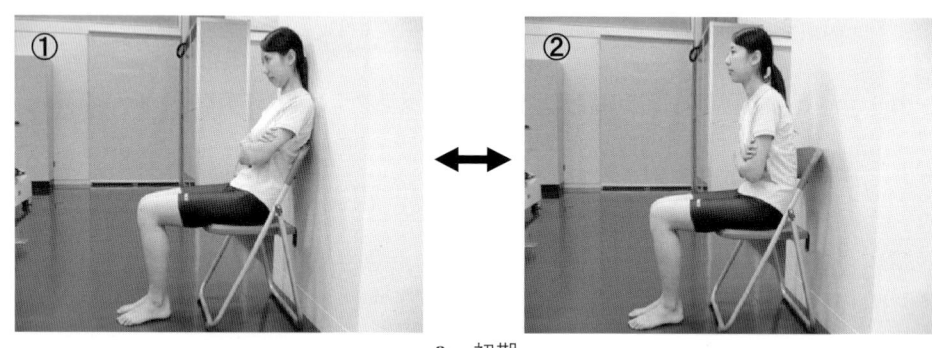

図12　座位での伸展筋強化と腰背部ストレッチング（初期）

a．急性期での伸展運動は，座位で椅子を必ず壁に付けて行う．この際，①伸展（収縮）時には吸気，②休息（弛緩）時には呼気となるように深呼吸を同期させて行う．はじめは3〜5秒程度の伸展5〜10回から開始して，3〜5セット反復することを目標にする．これにより，伸展ローカル筋群の筋力強化と血流改善による伸張性改善の両方の効果が期待できる（文献30）より引用）

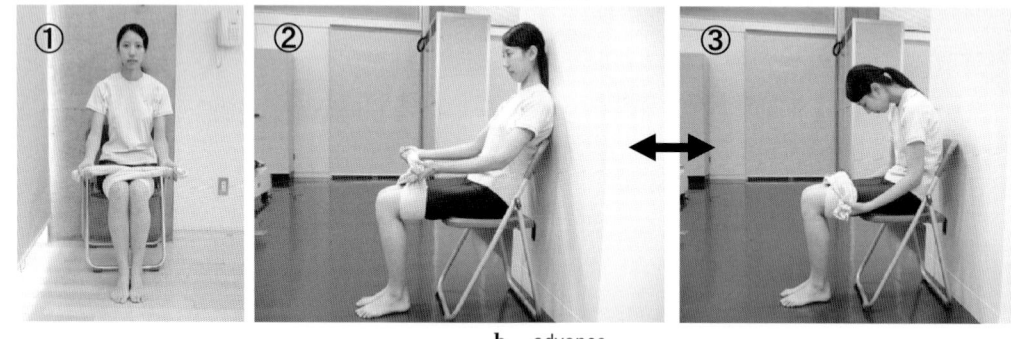

b．advanceの伸展運動も，座位で椅子を必ず壁に付けて行う．この際，①のようにタオルで両下肢を縛り，②の伸展（収縮）時には同時に下肢を外転させる．また，③の休息（弛緩）時には軽度前屈を行ってもらう．ただし，図12a同様に②では吸気，③では呼気を同期させる．はじめは3〜5秒程度の伸展5〜10回から開始して，3〜5セット反復することを目標にする．これにより，腰背部筋群や伸展ローカル筋群の筋力強化と，血流改善による伸張性改善の両方の効果がa以上に期待できる

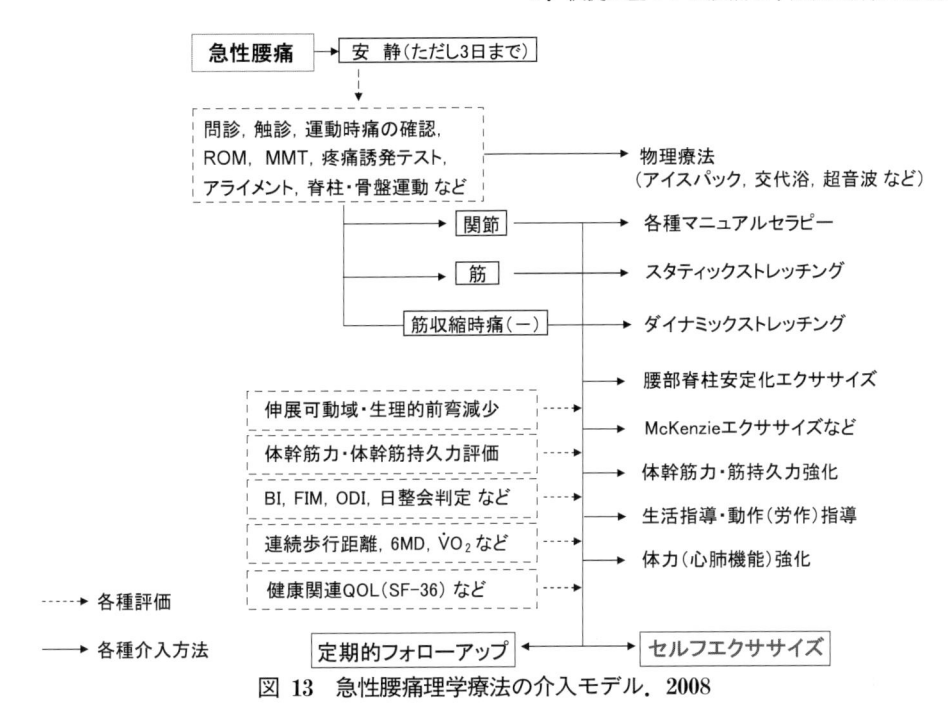

5．根拠に基づいた腰痛理学療法の評価と治療

図13 急性腰痛理学療法の介入モデル．2008

レッチングは，基本的には目的筋の収縮後に行うストレッチングであり，筋腹のみならず筋腱接合部や腱そのものも伸張可能とされている[23]．また，収縮時に吸気，伸張時には呼気と，呼吸を同期させることでより効果的となる（図12）．疼痛軽減の即時的効果として，治療前後の体幹の柔軟性など身体機能やADLの改善のみならず，トレーニング意欲の向上にもつながり，疼痛の自己管理に向けて行動を変化させる効果も期待できる．臨床では古くからPNF手技の中でも用いられているが，前述したように体幹運動の筋発揮力は30〜40％MVC程度であり，さらに強い等尺性収縮後には逆にストレッチングで筋緊張を助長する場合があるとの報告もるため[24]，施行時にはきわめて低強度での等尺性収縮から徐々に収縮力を増加させるといった，ゆっくりとしたストレッチングを施行することが肝要となる．

2）マニュアルセラピー

マニュアルセラピー（MT：manual treatment）に関する報告は，急性腰痛または慢性腰痛の患者に対する治療として，標準的な他の治療よりも優れているとのエビデンスはないと結論づけられている[25]．しかし，腰痛患者にMTを行った場合と行わない場合を比べて，有意に腰痛を改善するとのシステマティックレビューもある[26]．

手技の評価や適応に関する詳細は，本書の「第3章第2節慢性痛の理学療法」を参照のこと．

急性期の評価と治療の理学療法モデルを図13に示す．

2．慢性期のアプローチ

慢性腰痛の成人において，特に医療機関を受診している者では，運動療法は疼痛の低下と機能の改善にわずかに有効であるとされている[25]．また，徒手療法の効果として，徒手療法を行った場合と行わない場合を比べ，腰痛を有意に改善するとされている[26]．また，腹横筋強化などを重視した脊柱安定化エクササイズの効果として，徒手療法と比較して疼痛の改善に差はなく，HRQOLを含めた機能障害を有意に改善さ

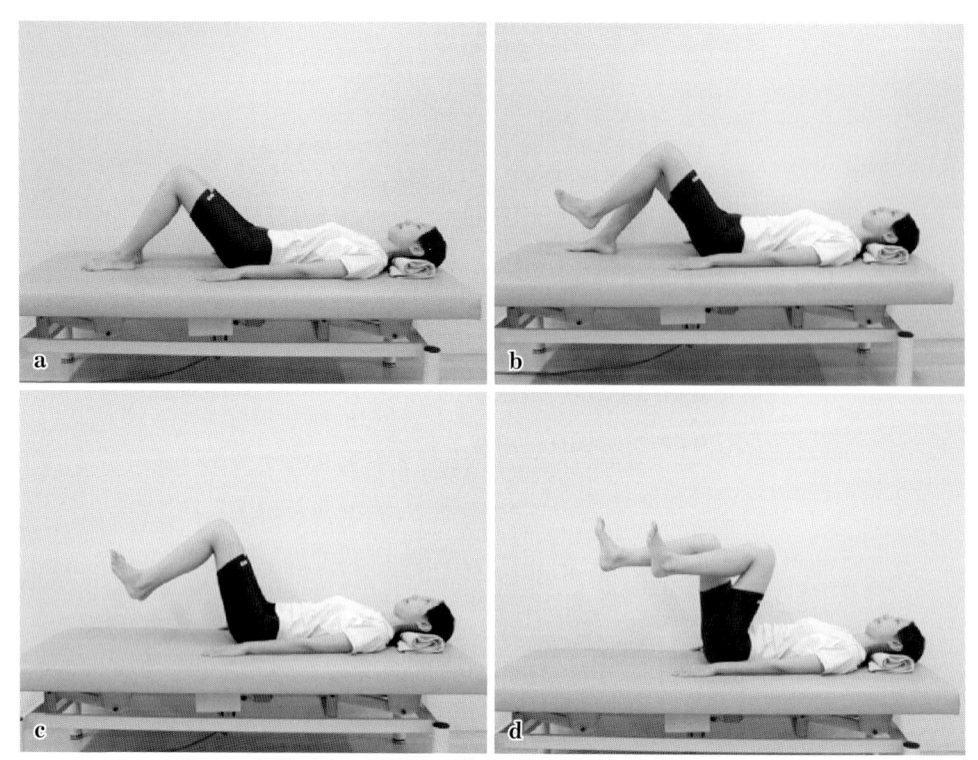

図 14 背臥位での屈筋群に対する腰部脊柱安定化エクササイズ
急性期から実施可能な，背臥位での安定化エクササイズ．写真 **a→d** の順で負荷量が高い．特に **b**（片側下肢挙上），**c**（両側下肢挙上）のエクササイズでは，腹直筋の強力な等尺性収縮によるローカル筋活動の抑制が起こらないようにお腹を上下させるように呼吸をさせる．**d**（両下肢での自転車漕ぎ様運動）では，股関節屈曲角度が少なくなればなるほど負荷量は高くなるので，当初はできるだけ屈曲角度を大きくして行うように指導する

せ，以前のレビューでは同等ともいわれていた「患者教育」よりも疼痛や機能障害改善効果が高いと結論づけられている[27]．腰部脊柱安定化エクササイズの具体例を図14に示す．

腰痛に限らず，慢性疼痛を有する患者では筋力は低下している．この原因には，①疼痛発生後のADL制限のための二次的筋力低下，②疼痛再発に対する恐怖心のため，本来の能力を発揮できないなど，機能低下のみならず心理面からの要因も含めての身体活動不全が指摘されている[1,28]．したがって，慢性期では身体機能を客観的に評価してその推移を対象者へフィードバックし，治療の焦点を疼痛軽減だけでなくADLとHRQOL拡大におくことが要求される．

具体的には，漫然と続ける受動的治療から，自らが積極的に治療および自己管理に参加する能動的治療を習慣づけることである．しかし，違和感も含めて痛みを前面に訴えている患者にとって，セルフエクササイズを行わせることは簡単ではない．この問題を改善する方法としても，前述したストレッチング手技を用いての疼痛軽減は効果的であり，疼痛軽減に伴う柔軟性や動作制限の改善を即時的に体感させることが最も行動変容を起こすきっかけとなりやすい[29]．近赤外線分光法を用いた筆者ら[30]の研究結果では，脊柱伸展運動時には股関節外転の同時収縮を加えることで伸展筋活動量の増加および筋血液量増加も認められ，筋力強化として有用であるだけでなく血行改善によるその後の伸

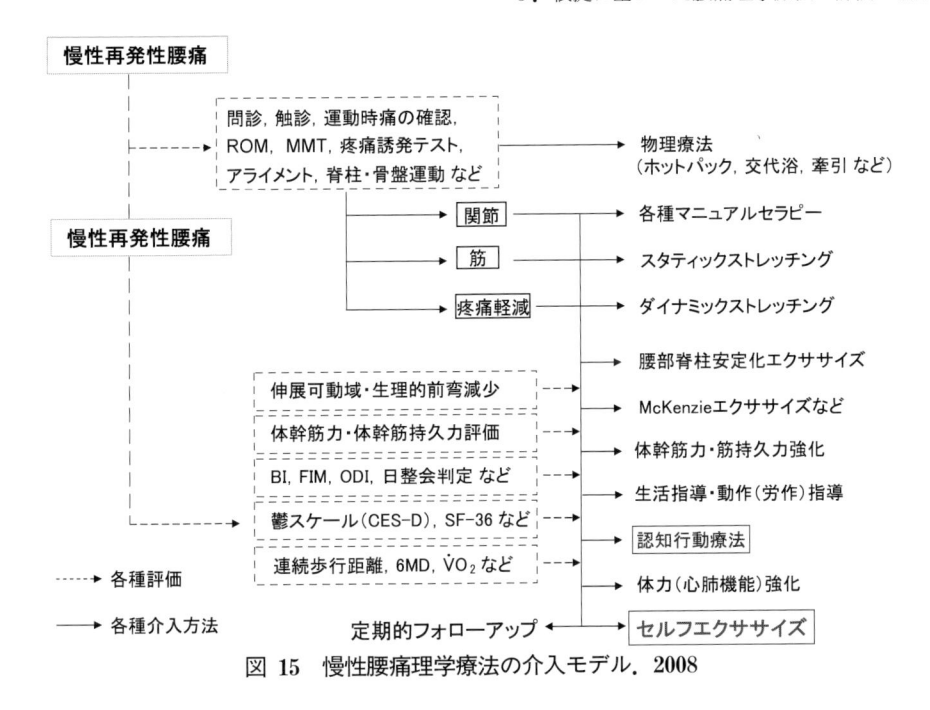

図 15 慢性腰痛理学療法の介入モデル．2008

張性の増加も期待できる．これらのエクササイズは，最終的にはセルフエクササイズへ移行させて，自己管理を目指すことが重要となる．現在までの筋電図学的研究では，従来の伸展運動では胸椎部での伸展筋活動がきわめて大きくなっていたが，座位での股関節外転を併用した方法では腰部伸展筋の活動がより強調され，腰部そのものの伸展筋強化により有効的となる[31]．したがって，この伸展エクササイズは柔軟性向上と脊柱へのストレス軽減をもたらす．

慢性期の評価と治療の理学療法モデルを図 15 に示す．

VI. おわりに

腰痛理学療法で運動療法は，1990 年代の欧米のガイドラインでは効果が明らかになっていないか，認められないとされるものが多かった．しかし，最新のガイドラインでは亜急性・慢性・再発予防の病期を問わず，むしろ推奨度は高いものとなっている．ただし，腰痛の原因は多岐に渡るため，評価も単一の評価では対応不可能な場合が多い．

また，理学療法分野ではあまりにも医師など他の医療職が違和感をもつ評価・治療が氾濫しているとされる．残念ながら，このような状況では医療法の下で厚生労働省（具体的には医療審議会）を動かすことは不可能である．現在，診療報酬などの改定に最も影響を与える腰痛ガイドラインのリハビリテーション関連のデータは，白土らの報告を除いてすべてが海外論文によるものである．

本稿では現状で最善と考えられる内容をまとめたが，今後早急に多施設間大規模研究を実施し，共通言語でのスタンダードな評価法やより効果的な介入法を決定し，検証することが重要課題である．

文 献

1) 菊地臣一：名医に学ぶ腰痛診療のコツ．永井書店，2006，pp 1-37
2) Chou R, Qaseem A, Snow V, et al.：Diagnosis and treatment of low back pain：A joint clinical practice guideline from the American college of physicians and American

pain society. *Ann Intern Med* **147**：478-491, 2007
3) 豊永敏宏：運動器疾患の進行予防ハンドブック―予防・治療・リハビリテーション．医歯薬出版，2005，pp 53-89
4) 菊地臣一（編）：腰椎の外来．メジカルビュー，1997，pp 134-246
5) Kopec JA, Esdaile JM：Functional disability scales for back pain. *Spine* **20**：1943-1949, 1995
6) Beaton DE, Hogg-Johnson S, Bombardier C, et al：Evaluating changes in health status：reliability and responsiveness of five generic health status measures in workers with musculoskeletal disorders. *J Clin Epidemiol* **50**：79-93, 1997
7) Fritz JM, Whitman JM, Childs JD：Lumbar spine segmental mobility assessment：an examination of validity for determining intervention strategies in patients with low back pain. *Arch Phys Med Rehabil* **86**：1745-1752, 2005
8) 伊藤俊一：腰痛症の評価と治療．理学療法学 **25**：511-514，1998
9) 伊藤俊一：疼痛と筋力強化，PTジャーナル **32**：847-854，1998
10) 村上　哲，土井貴行，他：腰椎症と体幹筋力―疾患別筋力特性の検討．北海道理学療法 **19**：19-21，2002
11) Ito T, Shirado O, Kaneda K, et al：Lumbar trunk muscle endurance testing；An inexpensive alternative to a machine for evaluation. *Arch Phys Med Rehabil* **77**：75-79, 1996
12) 伊藤俊一，石田和宏，他：慢性腰痛症患者における体幹筋持久力評価法―腹筋評価法の改良に関して．北海道理学療法 **15**：25-27，1998
13) Richardson C, Jull G, Hodges G, et al：Therapeutic exercise for spinal segmental stabilization in low back pain. Churchill Livingstone, 1999, pp 11-164
14) 伊藤俊一，白土　修，石田和宏：腰痛症再発予防のための理学療法．理学療法 **16**：9-13，1999
15) French SD, Cameron M, Walker BF, et al：Superficial heat or cold for low back pain. The Cochrane Database of Systematic Reviews 2006
16) 伊藤俊一，隈元庸夫：腰痛症．木村貞治（編）：物理療法臨床判断ガイドブック．文光堂，2007，pp 55-73
17) Clarke JA, van Tulder MW, Blomberg SEI, et al：Traction for low-back pain with or without sciatica. Cochrane Database of Systematic Reviews 2007
18) Australian Acute Musculoskeletal Pain Guideline Group：Evidence-based management of acute musculoskeletal pain. Australia Government, 2003, pp 25-62
19) Beurskens AJ, de Vet HC, Koke AJ, et al：Efficacy of traction for nonspecific low back pain：12-week and 6-month results of a randomized clinical trial. *Spine* **22**：2756-2762, 1997
20) 鈴木重行：IDストレッチング　第2版．三輪書店，2006，pp 2-253
21) 奈良　勲，黒川和生，竹井　仁：系統別・治療手技の展開　第2版．協同医書出版社，2007，pp 185-259
22) 伊藤俊一，久保田健太，隈元庸夫，他：痛みに対する徒手療法―ストレッチング．*MB Med Reha* **79**：61-67，2007
23) Mahieu NN, McNair P, De Muynck M, et al：Effect of static and ballistic stretching on the muscle-tendon tissue properties. *Med Sci Sports Exerc* **39**：494-501, 2007
24) Wilson LR, Gandevia SC, Burke D：Increased resting discharge of human spindle afferents following voluntary contractions. *J Physiol* **488**：833-840, 1995
25) Assendelft WJ, Morton SC, Yu EI, et al：Spinal manipulative therapy for low-back pain. The Cochrane Database of Systematic Reviews 2004
26) Licciardone JC, Brimhall AK, King LN：Osteopathic manipulative treatment for low back pain：a systematic review and meta-analysis of randomized controlled trials. *BMC Musculoskelet Disord* **6**：43（Electronic），2005
27) Goldby LJ, Moore AP, Doust J, et al：A randomized controlled trial investigating the efficiency of musculoskeletal physiotherapy on chronic low back disorder. *Spine* **31**：1083-1093, 2006
28) 辻下守弘，小林和彦：痛みに対する行動療法．理学療法 **23**：226-231，2006
29) 伊藤俊一，隈元庸夫，白土　修：体幹に対する筋力トレーニング：セルフエクササイズ．理学療法 **23**：1492-1497，2006
30) 佐々木裕子，伊藤俊一，隈元庸夫，他：体幹伸展運動が腰部の伸張性と循環動態に及ぼす影響．北海道理学療法 **24**：27-30，2007
31) 湯浅敦智，伊藤俊一，隈元庸夫，他：椅子座位での体幹伸展運動に関する筋電図学的検討．北海道理学療法 **24**：23-26，2007

付　録

新しい腰痛評価

① 日本整形外科学会腰痛疾患治療成績判定基準（JOAS）
② 腰痛アンケート用紙
③ Roland-Morris disability questionnaire（RDQ 日本語版）
④ JLEQ に関する運動器リハビリテーション委員会報告

付録① 日本整形外科学会腰痛疾患治療成績判定基準 (JOAS)

I. 自覚症状 ……………………… (9点)

A. 腰痛に関して
　a. まったく腰痛はない ……………………3
　b. ときに軽い腰痛がある …………………2
　c. 常に腰痛があるか，あるいは時にかなりの腰痛がある ……………………………1
　d. 常に激しい腰痛がある …………………0

B. 下肢痛およびシビレに関して
　a. 全く下肢痛，シビレがない ……………3
　b. 時に軽い下肢痛，シビレがある ………2
　c. 常に下肢痛，シビレがあるか，あるいは時にかなりの下肢痛，シビレがある ………1
　d. 常に激しい下肢痛，シビレがある ……0

C. 歩行能力について
　a. 全く正常に歩行が可能 …………………3
　b. 500 m 以上歩行可能であるが，疼痛，シビレ，脱力を生じる ………………………2
　c. 500 m 以下の歩行で疼痛，シビレ，脱力を生じ，歩けない …………………………1
　d. 100 m 以下の歩行で疼痛，シビレ，脱力を生じ，歩けない …………………………0

II. 他覚所見 ……………………… (6点)

A. SLR (tight hamstring を含む)
　a. 正常 ………………………………………2
　b. 30〜70° …………………………………1
　c. 30〜70°未満 ……………………………0

B. 知覚
　a. 正常 ………………………………………2
　b. 軽度の知覚障害を有する ………………1
　c. 明白な知覚障害を認める ………………0
　註：① 軽度の知覚障害とは，患者自身が認識しない程度のもの
　　　② 明白な知覚障害とは，知覚のいずれかの完全脱失，あるいはこれに近いもので患者自身も明らかに認識しているものをいう

C. 能力
　a. 正常 ………………………………………2
　b. 軽度の筋力以下 …………………………1
　c. 明らかな筋力低下 ………………………0
　註：① 被検筋を問わない
　　　② 軽度の筋力低下とは，筋力4程度を指す
　　　③ 明らかな筋力低下とは，筋力3以下を指す
　　　④ 他覚所見が両側に認められる時は，より障害度の強い側で判定する

III. 日常生活活動 ……………………… (14点)

	非常に困難	やや困難	容易
a. 寝がえり動作	0	1	2
b. 立ち上がり動作	0	1	2
c. 洗顔動作	0	1	2
d. 中腰姿勢または立位の持続	0	1	2
e. 長時間座位 (1時間位)	0	1	2
f. 重量物の挙上または保持	0	1	2
g. 歩行	0	1	2

IV. 膀胱機能 ……………………… (−6点)

　a. 正常 ………………………………………0
　b. 軽度の排尿困難 (頻尿，排尿遅延，残尿感) ……………………………………−3
　c. 高度の排尿困難 (失禁，尿閉) ………−6
　註：尿路疾患による排尿障害を除外する

V. 満足度 (参考)

　a. とてもよかった　　c. わからない
　b. よかった　　　　　d. やらない方がよかった

VI. 精神状態の評価 (参考)

　a. 愁訴の性質，部位，程度など一定しない
　b. 痛みだけでなく，機能的に説明困難な筋力低下，痛覚過敏，自律神経系変化を伴う
　c. 多くの病院あるいは多数科を受診する
　d. 手術に対する期待度が異常に高い
　e. 手術の既往があり，その創部痛のみを異常に訴える
　f. 異常に長く (たとえば1年以上) 仕事を休んでいる
　g. 職場，家庭生活で問題が多い
　h. 労災事故，交通事故に起因する
　i. 精神科での治療の既往
　j. 医療訴訟の既往がある

〔参考〕治療成績判定基準の利用方法について
　この判定基準は腰痛疾患全般 (椎間板ヘルニア，分離・すべり症，脊柱管狭窄症など) に応用可能な案として作成したものであるが，利用法として次のような方法が考えられる
1. 点数表示として扱う方法
　各使用者の判断により
　ⅰ) 自覚症状 (9点)，他覚所見 (6点)，日常生活活動 (14点) の総合点 (29点) により比較する方法．例えば総合点 8 → 29点 など
　ⅱ) 各項目別に比較し使用する方法
　　すなわち自覚症状 (9点)，他覚所見 (6点)，日常生活活動 (14点) の治療前後のそれぞれ

を比較する方法．例えば自覚症状 5 → 9 点，他覚所見 3 → 5 点，日常生活活動 7 → 13 点のごとく

iii) 1 つの症状を取り上げ治療前後で比較する方法

例えば脊柱管狭窄症では歩行能力だけを取り上げて比較する方法．例えば 0 → 3 点

iv) 改善指数あるいは改善率として表現する方法

a．改善指数 $= \dfrac{治療後点数 - 治療前点数}{治療後点数}$

b．改善率 $= \dfrac{治療後点数 - 治療前点数}{正常 - 治療前点数} \times 100 (\%)$

2．膀胱機能は障害のみられる場合のみ用い単独評価を行うか，あるいは総合点として用いるが，総合点として用いる場合はマイナス点として評価を行う

3．判定時期は各使用者が判定時期を明確にして使用する

4．満足度および精神状態の評価は参考として点数評価を行わない

付録②　腰痛アンケート用紙

評価日　　年　　月　　日（　）

以下のアンケートにお答えください．これらは腰の痛み（あるいは足の痛み）が，あなたの日常生活にどのように影響しているかを知るためのものです．

すべてのアンケートに答えてください．それぞれの項目の中で，もっとも今日のあなたの状態に近いものを選んで，番号に○を付けてください．

氏名　　　　　　　　　　　　　

1．痛みの強さ 0　今のところ，痛みはまったくない 1　今のところ，痛みはとても軽い 2　今のところ，中くらいの痛みがある 3　今のところ，痛みは強い 4　今のところ，痛みはとても強い 5　今のところ，想像を絶するほどの痛みがある	**6．立っていること** 0　痛みなく，好きなだけ立っていられる 1　痛みはあるが，好きなだけ立っていられる 2　痛みのため「1時間」以上は立っていられない 3　痛みのため「30分」以上は立っていられない 4　痛みのため「10分」以上は立っていられない 5　痛みのため立っていられない
2．身の回りのこと（洗顔や着替え） 0　痛みはなく，普通に身の回りのことができる 1　身の回りのことは普通にできるが痛みがでる 2　身の回りのことは一人でできるが痛いので時間がかかる 3　少し助けが必要だが，身の回りのほとんどのことはどうにか一人でできる 4　身の回りのほとんどのことを他の人に助けてもらっている 5　着替えも洗顔もできず，寝たきりである	**7．睡眠** 0　痛くて目を覚ますことはない 1　ときどき痛くて目を覚ますことがある 2　痛みのため「6時間」以上は眠れない 3　痛みのため「4時間」以上は眠れない 4　痛みのため「2時間」以上は眠れない 5　痛みのため眠ることができない
3．物を持ち上げること 0　痛みなく，重いものを持ち上げることができる 1　重いものを持ち上げられるが，痛みがでる 2　床にある重いものは重くて持ち上げられないが，（テーブルの上などにあり）持ちやすくなっていれば，重いものでも持ち上げられる 3　重いものは痛くて持ち上げられないが，（テーブルの上などにあり）持ちやすくなっていれば，それほど重くないものは持ち上げられる 4　軽いものしか持ち上げられない 5　何も持ち上げられないか，持ち運びもできない	**8．性生活（関係あれば）** 0　性生活はいつもどおりで，痛みはない 1　性生活はいつもどおりだが，痛みはでる 2　性生活はほぼいつもどおりだが，かなり痛む 3　性生活は，痛みのためにかなり制限される 4　性生活は，痛みのためにほとんどない 5　性生活は，痛みのためにまったくない
4．歩くこと 0　いくら歩いても痛くない 1　痛みのため「1km」以上歩けない 2　痛みのため「500m」以上歩けない 3　痛みのため「100m」以上歩けない 4　杖や松葉杖なしでは歩けない 5　ほとんど歩けないため屋内で過ごしている	**9．社会生活** 0　社会生活は普通に可能で，痛みはない 1　社会生活は普通に可能だが，痛みが増す 2　スポーツなどのように，体を動かすようなものを除けば　社会生活に大きな影響はない 3　痛みのため社会生活は制限され，あまり外出しない 4　痛みのため社会生活は家の中だけに限られる 5　痛みのため社会生活はない（社会参加しない）
5．座ること 0　どんな椅子にでも，好きなだけ座っていられる 1　すわり心地のよい椅子であれば，いつまでも座ってられる 2　痛みのため「1時間」以上は座ってられない 3　痛みのため「30分」以上は座ってられない 4　痛みのため「10分」以上は座ってられない 5　痛みのため座ることができない	**10．乗り物での移動** 0　痛みはなく，どこへでも行ける 1　どこへでも行けるが，痛みがでる 2　痛みはあるが「2時間」程度なら乗り物に乗っていられる 3　痛みのため「1時間以」上は乗っていられない 4　痛みのため「30分以上」は乗っていられない 5　痛みのため病院へ行く時以外は乗り物に乗らない

total

付録③ Roland-Morris disability questionnaire (RDQ 日本語版)

氏名_____ 検査日　　／　　／　　（　　回目）

※**腰痛になる前と比べて，今日の状態を「はい」「いいえ」で答えて下さい．**

1．腰痛のため，大半の時間家で過ごしている　　　　　　　　　「はい」・「いいえ」
2．腰痛を和らげるため，何度も姿勢を変える　　　　　　　　　「はい」・「いいえ」
3．腰痛のため，以前よりゆっくり歩く　　　　　　　　　　　　「はい」・「いいえ」
4．普段していた家の仕事をまったくしない　　　　　　　　　　「はい」・「いいえ」
5．腰痛のため，手すりを使って階段を上ぼる　　　　　　　　　「はい」・「いいえ」
6．腰痛のため，横になって休むことが多い　　　　　　　　　　「はい」・「いいえ」
7．何かにつかまらないと（深く腰かけた姿勢から）立ち上がれない　「はい」・「いいえ」
8．腰痛のため，人に何かしてもらうように頼むことがある　　　「はい」・「いいえ」
9．腰痛のため，服を着るのに以前より時間がかかる　　　　　　「はい」・「いいえ」
10．腰痛のため，短時間しか立たないようにしている　　　　　　「はい」・「いいえ」
11．腰痛のため，膝を曲げたり，ひざまずかないようにしている　「はい」・「いいえ」
12．腰痛のため，椅子からなかなか立ち上がれない　　　　　　　「はい」・「いいえ」
13．ほとんどいつも腰が痛い　　　　　　　　　　　　　　　　　「はい」・「いいえ」
14．腰痛のため，寝返りがしにくい　　　　　　　　　　　　　　「はい」・「いいえ」
15．腰痛のため，あまり食欲がない　　　　　　　　　　　　　　「はい」・「いいえ」
16．腰痛のため，靴下やストッキングを履く時は苦労する　　　　「はい」・「いいえ」
17．腰痛のため，短い距離しか歩かないようにしている　　　　　「はい」・「いいえ」
18．あまりよく眠れない（睡眠薬使用中は「はい」を選択する）　「はい」・「いいえ」
19．腰痛のため，服を着るのを誰かに手伝ってもらう　　　　　　「はい」・「いいえ」
20．腰痛のため，1日の大半を座って過ごしている　　　　　　　「はい」・「いいえ」
21．家の仕事をする際，力仕事はしないようにしている　　　　　「はい」・「いいえ」
22．腰痛のため，以前より他人にイライラしたり腹が立つ　　　　「はい」・「いいえ」
23．腰痛のため，いつもよりゆっくり階段を上ぼる　　　　　　　「はい」・「いいえ」
24．腰痛のため，大半の時間ベット（布団）の中にいる　　　　　「はい」・「いいえ」

TOTAL（YES数）；　　　　／24

付録④ JLEQに関する運動器リハビリテーション委員会報告

日本整形外科学会運動器リハビリテーション委員会（旧理学診療委員会）および作業部会
日本運動器リハビリテーション学会（旧日本理学診療学会）診療報酬等検討委員会
日本臨床整形外科医会整形外科理学療法検討委員会

疾患特異的・患者立脚型慢性腰痛症患者機能評価尺度；JLEQ (Japan Low back pain Evaluation Questionnaire)

評価尺度作成委員会
　　白土　修[1]，土肥徳秀[2]，赤居正美[3]，
　　藤野圭司[4]，星野雄一[5]，岩谷　力[3]
　1) 埼玉医科大学医学部整形外科
　2) 福寿会在宅総合ケアセンター
　3) 国立身体障害者リハビリテーションセンター
　4) 藤野整形外科
　5) 自治医科大学整形外科

Development of new disease-specific QOL measure for patients with chronic low back pain：Japan Low back pain Evaluation Questionnaire (JLEQ)

Working group on the development of QOL measure for chronic low back pain
　　Shirado O[1], Doi T[2], Akai M[3],
　　Fujino K[4], Hoshino Y[5], and Iwaya T[3].
　1) Department of orthopaedic Surgery, Faculty of Medicine, Saitama Medical University
　2) Fukujukai clinic
　3) National Rehabilitation Center for persons with disabilities
　4) Fujino Orthopcdic clinic
　5) Department of orthopaedic Surgery, Jichi Medical School

【Key words】
Functional outcome, patient-based measure, Roland-Morris Disability Questionnaire, Oswestry Disability Index

I　はじめに

日本整形外科学会理学診療委員会（現運動器リハビリテーション委員会），日本理学診療医学会（現日本運動器リハビリテーション学会）診療報酬等検討委員会，日本臨床整形外科医会整形外科理学療法等検討委員会は2001年より合同委員会を組織して，運動器疾患に対する運動療法，物理療法の効果を，今日のEBMの水準をクリアしたレベルにおいて検証する臨床試験を企画，実施してきた．臨床試験におけるアウトカム（治療成果）測定尺度は患者立脚型機能評価尺度を用いることとしたが，従来から用いられてきたJOAスコアは患者立脚型ではないことから，わが国の文化を反映しかつ国際的比較を行うことができる慢性腰痛症患者に対する患者立脚型疾患特異的QOL評価尺度を開発した．

II　開発過程

RDQ (Roland-Morris Disability Questionnaire)[1]ならびにODI (Oswestry Disability Index)[2]を参考に，わが国の生活環境において慢性腰痛症患者が経験している痛み，日常生活の状態，ふだんの活動運動機能，健康・精神状態を5段階でたずねる30の設問を作成し，痛みの程度をたずねるVASを加えて，自記式の日本版慢性腰痛症機能評価尺度（Japan Low back pain Evaluation Questionnaire：JLEQ）とした（付表1，2）．この尺度を用いて，腰痛疾患特異的評価尺度として世界的に広く使用されるRDQ（日本語JOA版）と平行調査を行い，計量心理学的検討を行った．

全国24の整形外科医療施設（別記）において対象となる慢性腰痛症患者を選択した．「慢性腰痛症」の定義に確立されたものはないが，文献的検討も含め以下の条件を満たすものを対象とした．
　1) 20歳以上65歳未満の外来患者（男女の性別は問わず）
　2) 発症から3か月以上経過し，明らかな神経学的脱落所見を伴わず，慢性の腰痛を主訴とする症例．
　3) 腰痛とは，背部に位置し，L1棘突起と殿溝の間に存在する疼痛を指す．
　4) 腫瘍，高度の骨粗鬆症，脊椎骨折，感染症のあるものは除く．

III　調査方法

第1回：94例（男45例，女49例，平均年齢43.1歳）
　　内的整合性：クロンバック α (Cronbach's α)
　　Pearson順位相関（JLEQとRDQ間）
第2回：101例（男43例，女58例，平均年齢42.1歳）
　　Baseline評価と2週間後の2回の評価を施行
　　この間，パンフレットによる患者教育（運動療法，NSAID，注射は禁）
　　再現性　Test-retest reliability
　　カテゴリカル主成分分析

選択した対象に，JLEQとRDQの2つの自記式

評価尺度への回答を求め，構成概念，外的基準との関連から妥当性を評価し，また2週間の間隔で再テスト法による信頼性チェックを行った．2回分総計195通の調査表が回収された．設問への回答欠損はごくわずかで，各設問に対する回答の偏り（天井効果または床効果）は認められず，内的整合性も高かった（Cronbach's $\alpha=0.971$）．再テストによる再現性は高い相関を示した（Pearson の相関係数にて JLEQ＝0.796, RDQ＝0.691）[3]．RDQ と JLEQ の並行テストでの相関係数は $r=0.833$（$p<0.01$）であった．

主成分分析により，JLEQ は3つのドメイン（1. 普段している作業や仕事の制限，2. 軽い動作の困難，3. 心理的影響）に分かれることが確認された．特に第三のドメインは，慢性腰痛症における心理・社会的問題を的確に反映するものといえる．最後に，日本語版の最終案をもとに英訳を行い，英語版を作成した．

IV 慢性腰痛症機能評価尺度の構成

  I　腰の痛みの程度　　　　VASによる数量評価
  II　この数日間の腰の痛み　　　　　　　　7問
  III　この数日間の腰痛による生活上の問題点
　　　　　　　　　　　　　　　　　　　17問
  IV　この1か月間の健康・精神状態など　6問
　　　　　　　　　　　　　　　　　　計30問

V 回答方法（自記式）

患者立脚型尺度であるので，医師，看護師，理学療法士など治療者に気遣いすることがない状況で回答をしてもらうことが必要である．

VI 採点法

VASを除く各設問に対する最もよい機能状態に対する回答肢を選択した場合を0点，最も重症の機能状態に対する回答肢を選択した場合を4点とする．中間の回答肢を選択した場合にはそれぞれの順序に応じ，1, 2, 3点とする．総点をJLEQスコア点とする（満点120点）．

VII おわりに

今日のEBMの水準をクリアする治療効果の有効性確認には，統計学的に検証された構成概念の評価尺度を用いることが必須条件である．今回，委員会が作成したJLEQ（Japan Low back pain Evaluation Questionnaire）は正当な計量心理学的検討が行われ，高い妥当性および信頼性を有することが実証された．日本人に適した患者立脚型慢性腰痛症患者機能評価尺度としてのJLEQをここに提案する．この尺度の利用にあたり，著作権などによる特別の制限はない．会員各位の幅広い利用をお願いするとともに，今後とも適切な改良が行われることを期待する．

文献

1) Roland M, Morris R：A study of the natural history of back pain. Part I：development of a reliable and sensitive measure of disability in low-back pain. *Spine* 8：141-144, 1983
2) Fairbank JC, Couper J, Davies JB, O'Brien JP：The Oswestry low back pain disability questionnaire. *Physiotherapy* 66：271-273, 1980
3) Shirado O, Doi T, Akai M, Fujino K, Hoshino Y, Iwaya T：An Outcome Measure for Japanese People with Chronic Low Back Pain ; An Introduction and Validation Study of Japan Low Back Pain Evaluation Questionnaire (JLEQ). *Spine* 32：3052-3059, 2007
4) 福原俊一，鈴鴨よしみ，高橋奈津子，他（日本整形外科学会学術プロジェクト委員会監修）：RDQ（Roland-Morris Disability Questionnaire）日本語JOA版マニュアル．日本リサーチセンター，2003

試験参加施設（順不同）

成尾整形外科病院（熊本県熊本市），埼玉医科大学病院（埼玉県毛呂山町），池袋病院（埼玉県川越市），東京医科大学病院（東京都新宿区），岡山大学病院（岡山県岡山市），今林整形外科病院（鹿児島県指宿市），国府台整形外科医院（静岡県磐田市），高知大学医学部付属病院（高知県南国市），城所整形外科（東京都千代田区），札幌円山整形外科病院（北海道札幌市），自治医科大学付属病院（栃木県南河内町），澤田整形外科クリニック（大阪府堺市），那須整形外科医院（東京都港区），小郡第一総合病院（山口県山口市），藤野整形外科医院（静岡県浜松市），厚木整形外科医院（神奈川県厚木市），岡野整形外科クリニック（山口県小野田市），牧整形外科医院（京都府福知山市），西部リハビリテーション病院（鳥取県米子市），鶴田整形外科医院（佐賀県小城市），佐々木整形外科麻酔科クリニック（宮城県仙台市），細川整形外科医院（石川県金沢市），吉良整形外科医院（兵庫県尼崎市），北整形外科クリニック（兵庫県明石市）

付表 1　腰の状態についての質問表

I．腰の痛みの程度
次の線は「あなたの腰の痛みの程度」をおたずねするものです．左の端を「痛み無し」，右の端をこれまでに経験した「最も激しい痛み」としたときに，この数日間のあなたの痛みの程度はどのあたりでしょうか．線の上でこのあたりと思われるところに×印をつけてください．

痛みなし　　　　　　　　　　　　　　　　　　　　　　　　　これまでに経験した最も激しい痛み

II．日常生活動作と腰の痛み
この「数日間のあなたの腰の痛み」についてお聞きします．あてはまる回答を1つ選び，□に✓をつけてください．

1．この数日間，あお向けで寝ているとき腰が痛みますか．
　　□痛くない　　□少し痛い　　□中程度痛い　　□かなり痛い　　□ひどく痛い
2．この数日間，朝，起きて動き出すとき腰が痛みますか．
　　□痛くない　　□少し痛い　　□中程度痛い　　□かなり痛い　　□ひどく痛い
3．この数日間，椅子に腰かけているとき腰が痛みますか．
　　□痛くない　　□少し痛い　　□中程度痛い　　□かなり痛い　　□ひどく痛い
4．この数日間，立ち上がるときやしゃがみこむとき腰が痛みますか．
　　□痛くない　　□少し痛い　　□中程度痛い　　□かなり痛い　　□ひどく痛い
5．この数日間，立っているとき腰が痛みますか．
　　□痛くない　　□少し痛い　　□中程度痛い　　□かなり痛い　　□ひどく痛い
6．この数日間，前かがみになるとき腰が痛みますか．
　　□痛くない　　□少し痛い　　□中程度痛い　　□かなり痛い　　□ひどく痛い
7．この数日間，腰をそらすとき腰が痛みますか．
　　□痛くない　　□少し痛い　　□中程度痛い　　□かなり痛い　　□ひどく痛い

III．腰の痛みによる生活上の問題
この「数日間のあなたの腰の痛みによる生活上の問題」についてお聞きします．あてはまる回答を1つ選び，□に✓をつけてください．

8．この数日間，同じ姿勢を続けるのはどの程度つらいですか．
　　□つらくはない　　□少しつらい　　□ときどき姿勢を変えないとつらい　　□しばしば姿勢を変えないとつらい　　□つねにつらくて，じっとしていられない
9．この数日間，腰痛のため，寝返りはどの程度困難ですか．
　　□困難はない　　□少し困難　　□中程度困難　　□かなり困難　　□ひどく困難
10．この数日間，腰痛のため，朝，起き上がるのはどの程度困難ですか．
　　□困難はない　　□少し困難　　□中程度困難　　□かなり困難　　□ひどく困難
11．この数日間，腰痛のため，からだを動かすのはどの程度困難ですか．
　　□困難はない　　□少し困難　　□中程度困難　　□かなり困難　　□ひどく困難
12．この数日間，腰痛のため，椅子や洋式トイレからの立ち上がりはどの程度困難ですか．
　　□困難はない　　□少し困難　　□中程度困難　　□かなり困難　　□ひどく困難
13．この数日間，腰痛のため，階段の昇り降りはどの程度困難ですか．
　　□困難はない　　□少し困難　　□中程度困難　　□かなり困難　　□ひどく困難
14．この数日間，腰痛のため，クツ下やストッキングをはくのはどの程度困難ですか．
　　□困難はない　　□少し困難　　□中程度困難　　□かなり困難　　□ひどく困難
15．この数日間，腰痛のため，ズボンやパンツの上げ下ろしはどの程度困難ですか．
　　□困難はない　　□少し困難　　□中程度困難　　□かなり困難　　□ひどく困難
16．この数日間，腰痛のため，床にある3～4キログラム（1升ビン2本，または2リットル入りのペットボトル2本）程度のものを持ち上げようとするのはどの程度困難ですか．
　　□困難はない　　□少し困難　　□中程度困難　　□かなり困難　　□ひどく困難
17．この数日間，腰痛のため，腰を捻って後ろのものをとろうとするのはどの程度困難ですか．
　　□困難はない　　□少し困難　　□中程度困難　　□かなり困難　　□ひどく困難

18. この数日間，腰痛のため，戸外を歩くのがどの程度に制限されていますか．
   □1時間以上歩ける   □30分程度は歩ける   □10-15分程度しか歩けない   □2,3分程度しか歩けない   □ほとんど戸外を歩けない
19. この数日間，腰痛のため，簡単な作業や家事（ものを片づける，食事に準備をするなど）はどの程度つらいですか．
   □つらくない   □少しつらい   □中程度つらい   □かなりつらい   □ひどくつらい
20. この数日間，腰痛のため，負担のかかる作業や家事（重いものを運ぶ，家の外の掃除など）はどの程度つらいですか．
   □つらくない   □少しつらい   □中程度つらい   □かなりつらい   □ひどくつらい
21. この数日間，腰痛のため，横になって休みたいと思いましたか
   □思わなかった   □たまに思った   □ときどき思った   □しばしば思った   □いつも思っていた
22. この数日間，腰痛のため，仕事や学校，ふだんの作業や家事を差しひかえたいと思いましたか．
   □思わなかった   □たまに思った   □ときどき思った   □しばしば思った   □いつも思っていた
23. この数日間，腰痛のため，夜よく眠れないことがありましたか．
   □腰痛のためによく眠れないことはなかった   □一晩ほどよく眠れないことがあった   □よく眠れるときと眠れないときが半々だった   □よく眠れない夜の方が多かった   □毎晩のようによく眠れなかった
24. この数日間の腰の状態からみて，遠くへの外出はむずかしいと思いますか．
   □むずかしくないと思う   □少しむずかしいと思う   □中程度むずかしいと思う   □かなりむずかしいと思う   □全く無理だと思う

IV．健康・精神状態など

この1か月間の状態について，お聞きします．あてはまる回答を1つ選び，□に✓をつけて下さい．

25. この1か月間，腰痛のため，近所への外出を差しひかえたりしましたか．
   □差しひかえることはなかった   □1,2回差しひかえた   □ときどき差しひかえた   □しばしば差しひかえた   □全く外出しなかった
26. この1か月間，腰痛のため，ふだんしていること（友人とのつきあい，スポーツ活動，趣味活動など）を制限しましたか．
   □制限しなかった   □少し制限した   □半分程度制限した   □かなり制限した   □全くやめていた
27. この1か月間，腰痛のため，職場や学校を休日以外に休んだり，ふだんしている家事を休んだりしましたか．
   □休まなかった   □1-3日休んだ   □数日以上休んだ   □半分程度休んだ   □ほとんど休んだ
28. この1か月間，腰痛のため気分がすぐれないことがありましたか．
   □気分がすぐれないことはなかった   □たまに気分がすぐれなかった   □ときどき気分がすぐれなかった   □気分がすぐれないときが多かった   □つねに気分がすぐれなかった
29. この1か月間，腰痛はあなたの精神状態に悪く影響していると思いますか．
   □全く影響はない   □少し悪い影響がある   □中程度悪い影響がある   □かなり悪い影響がある   □ひどく悪い影響がある
30. この1か月間，腰痛はあなたの健康状態に悪く影響していると思いますか．
   □全く影響はない   □少し悪い影響がある   □中程度悪い影響がある   □かなり悪い影響がある   □ひどく悪い影響がある

ご記入もれがないか，もう一度ご確認下さい．

付表 2　**The Content of the Japan Low Back Pain Evaluation Questionnaire (JLEQ)**

I. Degree of low back pain

The line below is a scale representing the severity of your lower back pain. Assuming that the farthest left represents "no pain" and the farthest right represents "the most severe pain I have ever experienced", where on this line would your pain have been over the last several days? Please mark the corresponding spot on the line with a cross (x)

|—————————————————————|

No pain　　　　　　　　　　　　　　　　　　　　　　　　　The most severe pain I have ever experienced

II. Low back pain related to activity of daily living

The following questions relate to 'your low back pain over the last several days'. Please select your answer by checking one of the following boxes.

1. Over the last several days, what type of pain have you felt in your lower back when lying on your back?
   ☐None　☐Mild　☐Moderate　☐Considerable　☐Severe

2. Over the last several days, what type of pain have you felt in your lower back on waking in the morning and moving about?
   ☐None　☐Mild　☐Moderate　☐Considerable　☐Severe

3. Over the last several days, what type of pain have you felt in your lower back when sitting in a chair?
   ☐None　☐Mild　☐Moderate　☐Considerable　☐Severe

4. Over the last several days, what type of pain have you felt in your lower back when you have stood up or squatted?
   ☐None　☐Mild　☐Moderate　☐Considerable　☐Severe

5. Over the last several days, what type of pain have you felt in your lower back when standing?
   ☐None　☐Mild　☐Moderate　☐Considerable　☐Severe

6. Over the last several days, what type of pain have you felt in your lower back when bending over?
   ☐None　☐Mild　☐Moderate　☐Considerable　☐Severe

7. Over the last several days, what type of pain have you felt in your lower back when bending backward?
   ☐None　☐Mild　☐Moderate　☐Considerable　☐Severe

III. Problems due to low back pain

The following questions relate to 'problems with your lifestyle due to low back pain over the last several days'. Please select your answer by checking one of the following boxes.

8. Over the last several days, to what extent has it been painful to maintain the same posture?
   ☐Not painful　☐Mildly painful　☐Painful if I do not change posture now and then　☐Painful if I do not change posture often　☐It is constantly painful—I cannot stay still

9. Over the last several days, to what extent has it been difficult due to lower back pain to turn over during sleep?
   ☐Not difficult　☐Mildly difficult　☐Moderately difficult　☐Considerably difficult　☐Extremely difficult

10. Over the last several days, to what extent has it been difficult due to lower back pain to get up in the morning?
    ☐Not difficult　☐Mildly difficult　☐Moderately difficult　☐Considerably difficult　☐Extremely difficult

11. For the last several days, to what extent has it been difficult due to lower back pain to move?
    ☐Not difficult　☐Mildly difficult　☐Moderately difficult　☐Considerably difficult　☐Extremely difficult

12. For the last several days, to what extent has it been difficult due to lower back pain to get up from a chair or Western style toilet?
    ☐ Not difficult   ☐ Mildly difficult   ☐ Moderately difficult   ☐ Considerably difficult   ☐ Extremely difficult
13. For the last several days, to what extent has it been difficult due to lower back pain to go up and down stairs?
    ☐ Not difficult   ☐ Mildly difficult   ☐ Moderately difficult   ☐ Considerably difficult   ☐ Extremely difficult
14. For the last several days, to what extent has it been difficult due to lower back pain to put on socks or stockings?
    ☐ Not difficult   ☐ Mildly difficult   ☐ Moderately difficult   ☐ Considerably difficult   ☐ Extremely difficult
15. For the last several days, to what extent has it been difficult due to lower back pain to put on and take off trousers and slacks?
    ☐ Not difficult   ☐ Mildly difficult   ☐ Moderately difficult   ☐ Considerably difficult   ☐ Extremely difficult
16. For the last several days, to what extent has it been difficult due to lower back pain to lift from the floor objects weighing 3-4 kilograms (2 standard sake bottles or 2 PET bottles each containing 2 liters)?
    ☐ Not difficult   ☐ Mildly difficult   ☐ Moderately difficult   ☐ Considerably difficult   ☐ Extremely difficult
17. For the last several days, to what extent has it been difficult due to lower back pain to twist around and pick up something from behind?
    ☐ Not difficult   ☐ Mildly difficult   ☐ Moderately difficult   ☐ Considerably difficult   ☐ Extremely difficult
18. For the last several days, to what extent have you been restricted due to lower back pain in walking outside?
    ☐ Can walk for at least 1 hour   ☐ Can walk for about 30 minutes   ☐ Can only walk for about 10-15 minutes   ☐ Can only walk for about 2 or 3 minutes   ☐ Almost unable to walk outside
19. For the last several days, to what extent have simple tasks and housework (cleaning, preparing meals, etc) been difficult due to lower back pain?
    ☐ Not difficult   ☐ Mildly difficult   ☐ Moderately difficult   ☐ Considerably difficult   ☐ Extremely difficult
20. For the last several days, to what extent have load-bearing tasks and housework (carrying heavy objects, and cleaning in the yard, etc) been difficult due to lower back pan?
    ☐ Not difficult   ☐ Mildly difficult   ☐ Moderately difficult   ☐ Considerably difficult   ☐ Extremely difficult
21. For the last several days, have you wanted to lie down and rest due to lower back pain?
    ☐ Have not wanted to   ☐ Have only occasionally wanted to   ☐ Have sometimes wanted to   ☐ Have frequently wanted to   ☐ Have constantly wanted to
22. For the last several days, have you wanted to skip work or school, or normal tasks or housework due to lower back pain?
    ☐ Have not wanted to   ☐ Have only occasionally wanted to   ☐ Have sometimes wanted to   ☐ Have frequently wanted to   ☐ Have constantly/wanted to
23. For the last several days have you been unable to sleep well at night due to lower back pain?
    ☐ There have been no times I have not been able to sleep well   ☐ I could not sleep well for one night   ☐ Half the time I've slept well and half the time I haven't   ☐ Most nights I haven't been able to sleep well   ☐ Virtually every night I haven't been able to sleep well

24. Looking at the condition of your lower back for the last several days, do you think it would be difficult to leave home for an extended period?
    ☐ Think it would not be difficult ☐ Think it would be mildly difficult ☐ Think it would be moderately difficult ☐ Think it would be considerably difficult ☐ Think it would be impossible

IV. **Health and psychological condition**
    The following questions relate to your condition in the last month. Please select your answer by checking one of the following boxes.
25. In the last month, have you refrained from going out into the neighborhood due to lower back pain?
    ☐ Have not refrained from going out ☐ Have refrained once or twice from going out ☐ Have sometimes refrained from going out ☐ Have frequently refrained from going out ☐ Have not gone out at all
26. In the last month, have you been restricted from performing normal activities (meeting friends, engaging in a sport, engaging in activities and hobbies, etc.) due to lower back pain?
    ☐ Not restricted ☐ Slightly restricted ☐ Restricted about half the time ☐ Considerably restricted ☐ Gave up all activities
27. In the last month, have you taken days off from work or school other than weekends/holidays or rested from normally performed housework due to lower back pain?
    ☐ Did not take time off ☐ Took 1-3 days off ☐ Took several days off ☐ Took about half the days off ☐ Took most days off
28. In the last month, have you ever felt unwell due to lower back pain?
    ☐ Have not felt unwell ☐ Have felt unwell only occasionally ☐ Have felt unwell sometimes ☐ Have often felt unwell ☐ Have constantly felt unwell
29. In the last month, do you think your lower back pain has affected your mental health?
    ☐ Not affected it at all ☐ Has had a slightly adverse effect ☐ Has had a moderately adverse effect ☐ Has had a considerably adverse effect ☐ Has had an extremely adverse effect
30. In the last month, do you think your lower back pain has adversely affected your general well being?
    ☐ Not affected at all ☐ Has had a slightly adverse effect ☐ Has had a moderately adverse effect ☐ Has had a considerably adverse effect ☐ Has had an extremely adverse effect

理学療法 MOOK 14
腰痛の理学療法

発　　　　行	2008年5月25日　第1版第1刷©
シリーズ編集	黒川幸雄・髙橋正明・鶴見隆正
責任編集	伊藤俊一・鶴見隆正
発　行　者	青山　智
発　行　所	株式会社 三輪書店
	〒113-0033　東京都文京区本郷 6-17-9　本郷綱ビル
	☎ 03-3816-7796　FAX 03-3816-7756
	http://www.miwapubl.com
印　刷　所	三報社印刷 株式会社

本書の無断複写・複製・転載は，著作権・出版権の侵害となることがありますのでご注意ください．

ISBN 978-4-89590-304-2　C 3047

JCLS 〈㈱日本著作出版権管理システム委託出版物〉
本書の無断複写は著作権法上での例外を除き，禁じられています．
複写される場合は，そのつど事前に㈱日本著作出版権管理システム
（電話 03-3817-5670，FAX 03-3815-8199）の許諾を得てください．

■ 待望の「IDストレッチング」セルフケアバージョン、遂に刊行!

アクティブ IDストレッチング
Active Individual Muscle Stretching

編　集　鈴木 重行　名古屋大学医学部保健学科
執筆者　鈴木 重行・平野 幸伸・鈴木 敏和

　1999年、「個別的筋ストレッチング」という新しい概念を確立した『IDストレッチング』。その姉妹版として、患者さん自らが行える『アクティブIDストレッチング』がここに完成。
　『アクティブIDストレッチング』は、従来セラピストによってのみ行われていたIDストレッチングに、患者自らが、どんな場所でも、ストレッチングの強度を自覚しながら安全に実施できる工夫を施すことで、ホームエクササイズを可能にしたものである。
　また本書は、その数『IDストレッチング』の実に2倍以上の530点以上ものカラー写真を用いることで、動画並みに動きが理解しやすい紙面となった。
　現代日本が抱える医療費増加の抑制にも一石を投じるこのセルフケア法は、現在すでにIDストレッチングを取り入れている理学療法士、柔道整復師、スポーツトレーナー、カイロプラクターに、またこのような科学的根拠に基づいたストレッチングを探している方にとって、十分に満足いただける一冊である。
　ぜひ本書を、患者さんの指導に役立てていただきたい。

■ 主な内容

第1章　アクティブIDストレッチングの概論
● アクティブIDストレッチングの基本事項
1. 器質的変化と機能的変化
2. 関節可動域とストレッチング
3. 等尺性収縮と筋緊張
4. 筋緊張と痛み
5. Ib活動とストレッチング
6. ストレッチングの方向
7. 筋触診と筋走行の熟知
8. ストレッチングの時間
9. ストレッチングの強度
10. 禁忌

第2章　アクティブIDストレッチングの実際
● 体幹・上肢
1. 腸肋筋
2. 最長筋
3. 前鋸筋
4. 僧帽筋上部
5. 僧帽筋中部
6. 僧帽筋下部
7. 頭半棘筋
8. 頭板状筋
9. 肩甲挙筋
10. 胸鎖乳突筋
11. 前斜角筋
12. 中斜角筋
13. 後斜角筋
14. 大菱形筋
15. 小菱形筋
16. 大胸筋鎖骨部
17. 大胸筋胸肋部
18. 大胸筋腹部
19. 小胸筋
20. 三角筋鎖骨部
21. 三角筋肩峰部
22. 三角筋肩甲棘部
23. 棘上筋
24. 棘下筋
25. 小円筋
26. 大円筋
27. 広背筋
28. 上腕三頭筋
29. 上腕二頭筋
30. 烏口腕筋
31. 腕橈骨筋
32. 長橈側手根伸筋
33. 短橈側手根伸筋
34. 尺側手根伸筋
35. 総指伸筋
36. 長母指伸筋
37. 短母指伸筋
38. 長母指外転筋
39. 示指伸筋
40. 小指伸筋
41. 橈側手根屈筋
42. 長掌筋
43. 尺側手根屈筋
44. 浅指屈筋
45. 深指屈筋
46. 長母指屈筋

● 下肢
47. 腸骨筋
48. 大腰筋
49. 大殿筋
50. 中殿筋
51. 大腿筋膜張筋
52. 縫工筋
53. 恥骨筋
54. 短内転筋
55. 長内転筋
56. 大内転筋
57. 薄筋
58. 梨状筋
59. 外閉鎖筋
60. 内閉鎖筋
61. 上双子筋
62. 下双子筋
63. 大腿方形筋
64. 大腿直筋
65. 内側広筋
66. 外側広筋
67. 半腱様筋
68. 半膜様筋
69. 大腿二頭筋
70. 腓腹筋外側頭
71. 腓腹筋内側頭
72. ヒラメ筋
73. 前脛骨筋
74. 長指伸筋
75. 長母指伸筋
76. 長腓骨筋
77. 短腓骨筋
78. 長指屈筋
79. 長母指屈筋
80. 後脛骨筋
81. 短指伸筋

● 定価4,725円(本体4,500円+税5%)　A4　頁220　2007年
　ISBN 978-4-89590-270-0

お求めの三輪書店の出版物が小売書店にない場合は、その書店にご注文ください。お急ぎの場合は直接小社に。

〒113-0033
東京都文京区本郷6-17-9 本郷綱ビル

三輪書店

編集 ☎03-3816-7796　FAX 03-3816-7756
販売 ☎03-3831-3063　FAX 03-3816-8762
ホームページ：http://www.miwapubl.com

■訓練効果UPの秘訣、教えます!!

リハビリテーション効果を最大限に引き出すコツ
― 応用行動分析で運動療法とADL訓練は変わる ―

新刊

編集　山﨑 裕司・山本 淳一

- せっかく考えた訓練なのにやってくれない!!
- 思うように訓練効果が上がらない!!
- 患者さんにやる気がないから仕方がない・・・!?

・・・こんな悩みに遭遇したとき、あなたは諦めていませんか？

　本書では、患者さんの病態・障害だけでなく、患者さんを取り巻く環境も含めて捉えることで、これらの悩みを解決します。運動療法やADL訓練への具体的な介入方法や事例集、具体的な目標設定に不可欠である筋力やバランス能力などの基準値データも掲載しており、すぐに臨床での実践・応用が可能です。

　運動療法やADL訓練は患者さんの協力なしでは成立しません。応用行動分析の視点から「患者力」を引き出す秘訣が満載の本書は、臨床で悩むセラピストにとって、目からウロコの一冊です。

■ 主な内容 ■

第Ⅰ章　なぜ,運動療法・ADL訓練に行動分析が必要なのか
1 実践してもらえない運動療法
2 ADL訓練の現状
3 行動分析の導入

第Ⅱ章　応用行動分析
1 応用行動分析の特徴
2 応用行動分析の基礎
3 行動に働きかける
4 まとめ

第Ⅲ章　理学療法,作業療法現場における応用行動分析の活用
1 うまくいかない場合の原因分析
2 運動療法の効果を最大限に引き出す方法
3 ADL訓練の効果を最大限に引き出す方法

第Ⅳ章　事例集
1 行動レパートリーがある場合 ―運動療法場面への介入―
2 行動レパートリーがない場合 ―ADL訓練場面への介入―

第Ⅴ章　今後の展望
1 強化の理論を支持する事実
2 行動分析と理学療法・作業療法の発展

第Ⅵ章　見通しを与える基準値
1 筋力の基準値
2 関節可動域の基準値
3 バランス能力の基準値
4 酸素摂取量の基準値
5 身体機能維持に必要な歩行量
6 日常生活に必要な歩行スピード
7 まとめ

● 定価3,570円（本体3,400円+税5%）　B5　頁224　2008年　ISBN 978-4-89590-298-4

お求めの三輪書店の出版物が小売店にない場合は、その書店にご注文ください。お急ぎの場合は直接小社に。

〒113-0033
東京都文京区本郷6-17-9 本郷綱ビル

三輪書店

編集　03-3816-7796　FAX 03-3816-7756
販売　03-3831-3063　FAX 03-3816-8762
ホームページ：http://www.miwapubl.com

■関節可動域制限の発生機序から治療手技までを解き明かす！

関節可動域制限
病態の理解と治療の考え方

新刊

編集：沖田 実

　関節可動域制限は，筋収縮の影響と軟部組織・関節構成体の器質的変化（拘縮の病態）が混在し，生じている場合が非常に多い．特に発生初期段階では，筋収縮の影響を的確に捉え治療を施さなければ拘縮へと進行し，最悪の場合には手の付けられない状態へと陥る．

　理学療法士・作業療法士などのリハビリテーション医療従事者にとって関節可動域制限は，臨床症例のほとんどに認められ，その病態との戦いに日夜明け暮れ，多くの時間と労力を費やしていることであろう．

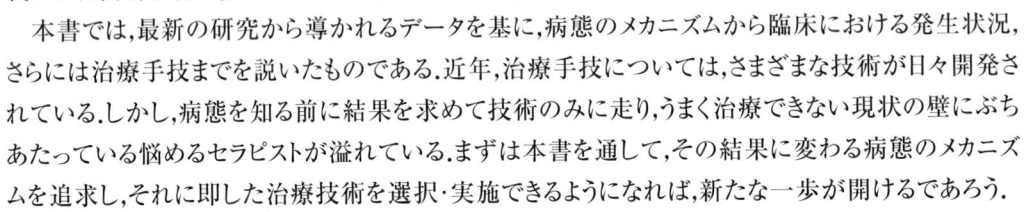

　本書では，最新の研究から導かれるデータを基に，病態のメカニズムから臨床における発生状況，さらには治療手技までを説いたものである．近年，治療手技については，さまざまな技術が日々開発されている．しかし，病態を知る前に結果を求めて技術のみに走り，うまく治療できない現状の壁にぶちあたっている悩めるセラピストが溢れている．まずは本書を通して，その結果に変わる病態のメカニズムを追求し，それに即した治療技術を選択・実施できるようになれば，新たな一歩が開けるであろう．

■主な内容

第1章　関節可動域制限の基礎
第1節　関節可動域制限とは
　1．関節可動域制限の発生状況の実態
　2．関節可動域制限の定義と分類
第2節　関節の構造と機能
　1．骨格筋の構造と機能
　2．靱帯の構造と機能
　3．関節包と滑液の構造と機能
　4．関節軟骨の構造と機能
第3節　関節可動域制限の責任病巣
　1．関節可動域制限の発生要因
　2．不動に伴う関節可動域制限の進行状況
　3．不動期間の延長に伴う関節可動域制限の責任病巣の推移

第2章　関節可動域制限の病態
第1節　関節可動域制限の実験動物モデル
　1．関節可動域制限の病態を探るうえでの動物実験の意義
　2．外固定法を用いた実験動物モデル
　3．内固定法を用いた実験動物モデル
　4．臨床症例のシミュレーション
第2節　筋線維の変化に基づいた関節可動域制限
　1．骨格筋の機能的変化と関節可動域制限
　2．筋線維の解剖学的変化と関節可動域制限
　3．筋収縮と関節可動域制限
　4．不動による筋紡錘の変化

第3節　筋膜の変化に基づいた関節可動域制限
　1．筋膜の構造と機能
　2．不動による骨格筋内コラーゲン含有量の変化と関節可動域制限
　3．不動によるコラーゲン線維の配列変化と関節可動域制限
　4．不動によるコラーゲン架橋の変化と関節可動域制限
　5．不動によるコラーゲンタイプの変化と関節可動域制限
　6．不動によるヒアルロン酸の変化と関節可動域制限
第4節　靱帯の変化に基づいた関節可動域制限
　1．靱帯の構造とその伸張性
　2．不動による靱帯の変化
第5節　関節構成体の変化に基づいた関節可動域制限
　1．関節構成体の構造と正常生理
　2．不動による関節包の変化
　3．不動による滑液の変化
　4．不動による関節軟骨の変化
　5．外科術後や関節内外傷後の関節可動域制限

第3章　関節可動域制限に対する治療の考え方
第1節　関節可動域制限に対する治療効果の検証
　1．筋収縮に対する治療効果
　2．軟部組織の器質的変化に対する運動療法（ストレッチング）の治療効果
　3．軟部組織の器質的変化に対する物理療法の治療効果
　4．関節構成体の器質的変化に対する治療効果
第2節　関節可動域制限に対する治療の考え方
　1．関節可動域制限の発生・進行に関する悪循環
　2．関節可動域制限の治療の考え方

●定価 2,940円（本体2,800円+税5％）　A5　頁210　2008年　ISBN 978-4-89590-291-5

お求めの三輪書店の出版物が小売店にない場合は，その書店にご注文ください．お急ぎの場合は直接小社へ．

〒113-0033
東京都文京区本郷6-17-9 本郷綱ビル

三輪書店

編集 ☎03-3816-7796　FAX 03-3816-7756
販売 ☎03-3831-3063　FAX 03-3816-8762
ホームページ：http://www.miwapubl.com